LES
FRACTURES DES OS LONGS

LES
FRACTURES DES OS LONGS

LEUR
TRAITEMENT PRATIQUE

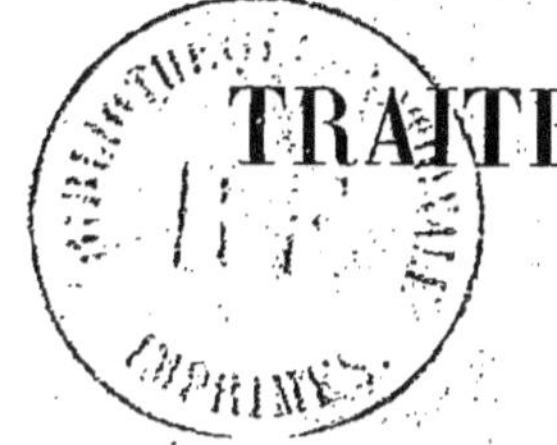

PAR LES DOCTEURS

J. HENNEQUIN
Membre de la Société de Chirurgie.

ROBERT LOEWY
Lauréat de l'Institut

PARIS
MASSON ET Cie, ÉDITEURS
LIBRAIRES DE L'ACADÉMIE DE MÉDECINE
120, BOULEVARD SAINT-GERMAIN
1904

LES
FRACTURES DES OS LONGS

LEUR
TRAITEMENT PRATIQUE

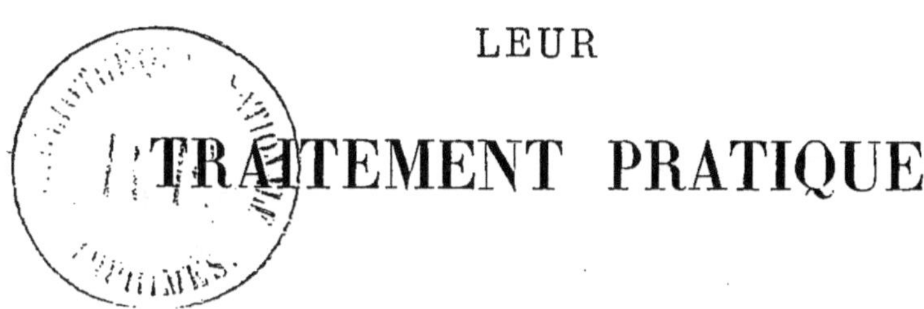

PAR LES DOCTEURS

J. HENNEQUIN
Membre de la Société de Chirurgie

ROBERT LOEWY
Lauréat de l'Institut

AVEC 215 FIGURES DONT 25 PLANCHES
REPRÉSENTANT 222 RADIOGRAPHIES ORIGINALES

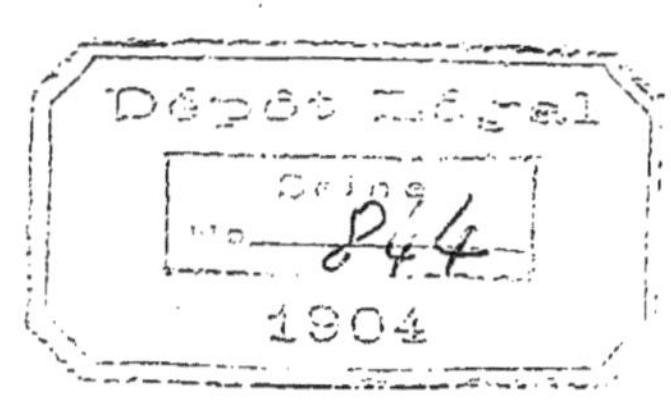

PARIS

MASSON ET Cie, ÉDITEURS
LIBRAIRES DE L'ACADÉMIE DE MÉDECINE
120, BOULEVARD SAINT-GERMAIN

—

1904

AVANT-PROPOS

Donner aux praticiens les instructions les plus rationnelles pour qu'ils traitent, dans les meilleures conditions, leurs malades atteints de fractures, tel est notre but.

Quelle a été notre pensée dominante?

Nous avons cherché à établir des règles sûres pour reconnaître une fracture, pour la localiser, pour la caractériser ; nous avons voulu décrire le procédé thérapeutique qu'une longue expérience nous permet de recommander.

Nous avons systématiquement laissé dans l'ombre les théories sur les actions mécaniques déterminant les fractures ; ces théories ont presque toutes pour origine des expériences qui, effectuées sur le cadavre, ne correspondent pas à la réalité, et ne peuvent fournir des indications certaines sur les méthodes curatives.

Les divisions actuellement admises dans la description des solutions de continuité, ne répondent pas à des catégories de lésions nettement distinctes ; *natura non facit saltus*, et toutes les transitions entre les différents types de fractures peuvent être constatées dans la pratique. Néanmoins, dans une pensée de clarté, nous avons conservé la plupart de ces divisions parce qu'elles sont usuelles ; nous en avons créé même quelques-unes.

Parmi des milliers de clichés, nous avons choisi ceux qui répondent aux types de fractures les plus fréquents, et nous les avons représentés dans nos planches.

Mais nous tenons, dès à présent, à mettre en garde contre une erreur qui paraîtrait invraisemblable si elle n'était journellement commise, erreur qui consiste à mesurer sur des radiographies l'étendue du chevauchement des fragments, et leur angle de déviation. Il faut, en effet, pour apprécier la longueur d'une droite dans l'espace, connaître celle de ses projections sur deux plans perpendiculaires, et l'angle de cette droite avec un des plans.

Les agressions auxquelles l'organisme est exposé présentent des modes infiniment variés ; l'action des processus réparateurs, par contre, est limitée ; elle est en outre plus ou moins contrariée par des circonstances extérieures ou des troubles de l'économie. Le chirurgien a souvent la faculté de modifier les unes, et de remédier aux autres, pour permettre aux forces organiques d'agir dans les conditions les plus favorables.

Celles-ci se trouvent réalisées, quand il tient compte des indications fournies par les lois de la mécanique.

C'est l'enseignement que nous nous sommes attachés à donner, cherchant toujours à nous appuyer sur les sciences exactes, dans la réduction des fractures, la pose de nos appareils, la rectification des déviations osseuses.

Nous nous sommes efforcés à la fois de rétablir le fonctionnement normal des membres, de conserver la beauté des formes et d'épargner dans la mesure du possible toute souffrance aux blessés.

Enfin, on perd trop souvent de vue, dans la thérapeutique des fractures, l'importance du terrain, le rôle du « sol humain » ; aussi avons-nous insisté sur certaines questions telles que les fractures dystrophiques et les troubles de la minéralisation.

Nous nous reprocherions de ne pas remercier nos éditeurs de la bonne grâce avec laquelle ils nous ont donné toute latitude pour les illustrations de cet ouvrage.

J. HENNEQUIN.   ROBERT LŒWY.

LES FRACTURES DES OS LONGS

LEUR TRAITEMENT PRATIQUE

SYMPTÔMES CARACTÉRISTIQUES DES FRACTURES DES OS LONGS

Considérations générales. — Les traumatismes qui portent sur un segment de membre peuvent provoquer des troubles fonctionnels, des lésions apparentes ou non. Parfois on constate tout de suite une attitude anormale récente, une saillie brusque et dure, une flexion angulaire ou arrondie, une rotation d'une des extrémités osseuses inexplicable par son mode d'articulation, une plaie permettant de voir le trait de fracture ou l'un des fragments déplacés; parfois aussi aucun signe de fracture n'apparait d'emblée; il est nécessaire alors d'explorer attentivement et méthodiquement la région atteinte et les parties voisines.

La vue fournit des renseignements assez exacts sur l'attitude du membre et la position du segment, siège du traumatisme. Ces renseignements sont assez caractéristiques dans certains cas pour qu'il ne soit pas nécessaire de pousser plus loin l'examen; le diagnostic est posé d'emblée.

Notons qu'il faut toujours procéder par comparaison et disposer le membre sain symétriquement pour se rendre compte de la forme et des courbures relatives de l'os que l'on explore. Mais c'est sur l'état des téguments que la vue nous donne les notions les plus précieuses (ecchymose, phlyctène, tension, coloration, infiltration, érosions, excoriations, plaies contuses, linéaires, petites ou grandes, sphacèle. altérations de structure, troubles de circulation, etc.).

Les renseignements que l'on peut acquérir par l'examen visuel ont, dans certains cas, une valeur telle que le pronostic et le traitement devront être, l'un réservé, l'autre modifié. Il n'est pas nécessaire de rappeler combien étaient graves les fractures ouvertes avant l'ère des pansements antiseptiques et aseptiques, et, s'il y a plaie, de dire combien est importante l'appréciation de l'abondance et de la nature du sang qui s'en écoule.

Les moyens d'exploration les plus utiles sont fournis par l'usage des mains à cause de leurs merveilleuses qualités d'adaptation et de tactilité. Grâce aux doigts, elles se prêtent aux conformations si variées des diverses régions. Où l'œil n'a rien révélé, la main découvre des modifications de direction, de consistance et de résistance, des saillies profondes, des dépressions comblées, tous symptômes dont la réunion, parfois même la révélation isolée, constituent des assises solides pour le diagnostic.

Toutes les modifications constatées par ce procédé n'ont pas la même signification, la même valeur clinique.

Deux phénomènes surtout doivent être considérés comme essentiels : la *mobilité anormale* et la *crépitation osseuse*.

Le plus souvent, un seul suffit pour permettre d'affirmer l'existence d'une solution de continuité du levier osseux; lorsqu'ils sont réunis, le doute n'est guère possible.

La *déformation* survenue dans la continuité d'un levier osseux, peu de temps après un traumatisme ou un violent effort, a une valeur sensiblement égale à celle des deux symptômes précédents.

Par contre, nous n'attacherons qu'un crédit relatif aux troubles fonctionnels, même s'ils vont jusqu'à l'impotence. La *douleur*, capable cependant de préciser le siège de la fracture, nous arrêtera peu, de même que les sensations perçues par le seul blessé. Nous ne nierons pas que, dans quelques cas, ces signes ne puissent apporter par leur association un appoint utile à un diagnostic hésitant.

Il faut se garder d'imprimer un mouvement, si petit soit-il, au segment d'un membre violemment traumatisé, avant d'avoir reconnu si son squelette est accessible à l'exploration digitale ; si, par un de ses bords ou par une de ses faces, le levier osseux n'est recouvert que par des ligaments et du tissu cellulaire mince. Une pression légère des doigts permet d'apprécier le degré de tension de la peau et, approximativement, la quantité de sang épanché, dont la vue a déjà donné une idée. Cette exploration fait souvent découvrir des saillies dures au toucher, suivies immédiatement de points dépressibles, laissant l'impression que le plan résistant est situé plus profondément.

Par des recherches plus prolongées, plus minutieuses, en faisant varier la position des doigts, en les portant dans différentes directions, on arrive en général à délimiter l'extrémité pointue ou obtuse d'un fragment. On la sent maintenue tantôt faiblement, tantôt solidement dans un plan qui n'est pas celui qu'occupe normalement le levier osseux auquel elle appartient. Alors l'idée de fracture repose déjà sur une base solide. Avant d'abandonner la palpation, il est utile d'explorer la sensibilité et la température du membre. Dans les grands traumatismes, il faut s'assurer de la persistance des pulsations artérielles, du degré de contraction des muscles ; rechercher si ces muscles sont paralysés.

La palpation ayant donné les renseignements qu'on était en droit de lui demander, on doit. s'il reste des doutes dans l'esprit, recourir à un autre mode d'exploration. C'est la mobilité anormale dans la continuité du squelette qui doit être recherchée avec persévérance.

Mobilité anormale. — Au membre inférieur, il est souvent utile, indispensable même, dans les fractures à faible déplacement, quand la tension des téguments est considérable et que le sujet résiste en contractant ses muscles, de fléchir la jambe à angle droit sur la cuisse pour obtenir leur relàchement.

Alors, plaçant une main disposée en étrier à la face plantaire, le pouce appliqué sur une des malléoles, l'index et le médius sur l'autre, on embrasse, avec la main restée libre, la jambe à l'union de son tiers moyen avec le tiers inférieur. et l'on imprime avec la main disposée en étrier des mouvements de latéralité, puis d'avant en arrière.

Si les mouvements se transmettent intégralement à l'autre main, on porte celle-ci à la partie moyenne puis au tiers supérieur.

Si la résistance est égale dans ces différentes régions, on saisit solide ment les tubérosités tibiales, et la main inférieure continue à imprimer des mouvements au segment inférieur. Le tibia n'ayant donné sur sa longueur aucun signe de mobilité anormale ou de flexibilité, on est autorisé à émettre des doutes sur la présence d'une fracture. Dans le cas contraire, la solution de continuité peut être affirmée.

Dans les fractures de jambe, la mobilité ou la flexibilité du tibia présentent des variations assez étendues selon que le péroné est fracturé au même niveau ou à une distance plus ou moins grande de la solution de continuité tibiale. C'est dans les fractures transversales des deux os que la mobilité et la flexion présentent les signes les plus nets et les plus faciles à obtenir.

Si le seul péroné est fracturé, le mode d'exploration variera selon que la rupture siégera à la pointe, au milieu, au collet de la malléole ou sur le corps de l'os.

Les mains disposées comme précédemment, la supérieure embrassant solidement la jambe immédiatement au-dessus des malléoles, on commence par exercer une pression modérée avec un doigt sur la pointe de la malléole externe qui bascule ou résiste. Dans le premier cas, la fracture siège au sommet de la malléole ou au niveau de l'articulation tibio-péronière inférieure; dans le second cas, on se gardera de rien affirmer.

Pour s'assurer de l'existence de la fracture, il faut exécuter une autre manœuvre : le pied est saisi par la main disposée en étrier; les quatre derniers doigts, le pouce leur faisant opposition, sont appliqués sur les faces interne ou externe de l'astragale et du calcanéum qu'ils maintiennent solidement, empêchant ainsi la rotation du pied autour de son axe longitudinal. Tandis qu'avec cette main on s'efforce de déplacer latéralement le pied en le transportant en masse transversalement d'une malléole à l'autre (mouvement de translation), avec la main restée libre on embrasse la base des malléoles assez solidement pour contrarier ces mouvements provoqués. S'il existe une fracture dans le voisinage du collet de la malléole externe ou du corps de la malléole tibiale, la translation peut être constatée.

Pour comprendre cette manœuvre et bien l'exécuter, il faut considérer que l'extrémité inférieure du péroné représente un levier du premier genre dont le point d'appui est le bord externe de la mortaise tibiale, point d'appui situé entre la puissance et la résistance. Quand le bras inférieur ou malléolaire se rapprochera de l'astragale, le supérieur s'écartera du tibia, dans les limites que lui permet l'état du ligament interosseux; et le fragment fracturé se déplacera comme le fléau d'une balance.

Les fractures du corps du péroné sont rendues évidentes par une autre manœuvre que voici : on saisit la jambe des deux mains placées l'une à côté de l'autre, on exerce une vigoureuse pression transversale, en prenant un point d'appui sur le bord antérieur et la face interne du tibia; cette manœuvre peut être répétée plusieurs fois. Le péroné, os grêle et long, éloigné du tibia, fléchit même à l'état normal; mais, lorsqu'il est fracturé, sa flexibilité comparée avec celle de la jambe saine est plus accusée.

La recherche positive de la mobilité anormale, de la flexion et de la flexibilité, ne dispense pas de celle des autres signes. Dans les fractures du péroné notamment, on a attribué une grande valeur à la douleur exquise, localisée en un point géométrique qui peut être déterminé avec la pointe d'un crayon. Nous avons déjà dit quelle valeur nous attachions à ce signe.

Quand on explore la résistance des leviers osseux, nous ne saurions trop répéter que les mains doivent être placées sur les points les plus superficiels, les moins recouverts de parties molles. En nous étendant un peu longuement sur la méthode que nous jugeons la plus rationnelle pour l'examen d'un segment de membre, nous avons voulu poser les principes qui doivent nous guider dans l'étude des fractures.

Les os longs sont des leviers et comme tels soumis aux lois de la mécanique pure et physiologique.

Le chirurgien, selon les circonstances et selon le but à atteindre, le transformera à son gré en leviers du 1er, du 2me ou du 3me genre; il n'aura qu'à faire varier le point d'application de la puissance[1].

Nous avons vu l'extrémité inférieure du péroné fracturé au niveau ou au-dessous de son collet transformé en levier du 1er genre; mais un autre os long, le fémur, par exemple, peut être transformé en levier du 3me genre, au grand avantage du blessé atteint d'une fracture de cet os dans son segment moyen.

Appuyons sur la rotule d'une main qui assurera la résistance, et promenons l'autre main sous la face postérieure de la cuisse, nous efforçant de soulever le membre. La tête fémorale maintenue dans la cavité cotyloïde sert de point d'appui, et la main placée sous la cuisse joue le rôle de la puissance. En cas de fracture, nous éprouvons une résistance atténuée; les extrémités des fragments soulevés et portés en avant font bomber la face antérieure du segment crural.

Lorsque, dans les manœuvres exécutées sur les segments formés de plusieurs os (jambe, avant-bras, métacarpe, métatarse), on éprouve une résistance notable, on doit les explorer isolément. Faute de cette précaution, nombre de fractures isolées du cubitus, du radius, du tibia, ont été prises pour des fractures de l'avant-bras et de la jambe. A l'avant-bras surtout cette erreur est fréquemment commise à cause des mouvements d'enroulement du radius simulant un déplacement anormal dans la continuité du levier.

Au pied et à la main, ce n'est qu'en explorant isolément chaque métatarsien ou chaque métacarpien transformé en levier du 3me genre qu'on peut savoir si un ou plusieurs os sont brisés. Ce mode d'exploration donne au diagnostic une précision qu'il est loin d'acquérir par les mouvements douloureux faits dans toutes les directions et sans méthode.

Applicable aux segments à un seul levier (cuisse, bras, clavicule), la manœuvre sera la même pour les autres segments; mais les mains prendront des positions différentes sur lesquelles nous reviendrons en temps et lieu.

Crépitation. — Elle est placée immédiatement après la mobilité anormale quant à son importance.

---

1. Rappelons que, dans les leviers du 1er genre, la puissance est à l'une des extrémités du bras de levier, la résistance à l'extrémité de l'autre, et le point d'appui entre les deux; du 2me genre, la puissance est à l'extrémité d'un bras, le point d'appui à l'autre extrémité, la résistance entre les deux; du 3me, la puissance est entre le point d'appui et la résistance.

La crépitation, produite par le frottement de surfaces osseuses, rugueuses, spongieuses ou cartilagineuses l'une sur l'autre, le glissement des synoviales dépolies, le déplacement de gaz emprisonnés dans les mailles du tissu cellulaire, l'écrasement de caillots sanguins ou fibrineux, donne, selon son origine, une sensation différente qu'une main exercée sait rapporter à sa véritable cause.

La crépitation produite par le frottement du tissu compact des os est plus rude, plus grosse, d'une tonalité plus basse que celle du tissu spongieux, laquelle est fine et abondante. Celle des tissus cartilagineux altérés, dépolis, mamelonnés, est rogue, de basse tonalité et arrive par bouffées.

La crépitation des os éburnés et chondroïdes présente des caractères spéciaux : le plan des fractures des os éburnés et chondroïdes étant lisse, sans aspérités, sans aiguilles osseuses quoique plus ou moins irrégulier (fractures vitreuses), la crépitation est sourde et de basse tonalité. Elle ressemble à celle que l'on constate dans certaines arthrites sèches, lorsque le cartilage de revêtement, même quand il baigne dans du liquide, produit un frottement saccadé comme s'il était saupoudré de colophane.

La crépitation gazeuse très fine, abondante, superficielle, est obtenue par une faible pression du doigt sur les téguments qui restent un instant déprimés : elle a pour caractère de disparaître instantanément sous la pression et, pour la retrouver, il faut, par le même mécanisme, la rechercher sur un point voisin du premier.

La crépitation sanguine donne la sensation d'un corps mou qu'on déprime, et qui fuit sous le doigt. C'est une crépitation amidonnée. Comme la précédente, elle est instantanée et ne se retrouve plus que dans le voisinage; il faut pour la reproduire écraser d'autres caillots.

La crépitation tendineuse donne la sensation de neige pressée entre les doigts, ou de cuir neuf que l'on plie.

La crépitation étant reconnue de nature osseuse, quelle conséquence en déduire au double point de vue de la lésion et de son siège?

Nous avons déjà fait pressentir son importance pour poser le diagnostic des traumatismes des segments des membres, et nous lui attribuons une valeur égale à celle de la mobilité anormale; mais elle fait assez souvent défaut; de plus, il n'est pas toujours facile de la différencier de celles qui ont une origine différente. Il est néanmoins certain que la crépitation d'origine osseuse est un signe positif de fractures et que dans quelques solutions de continuité, comme celles des cols de l'humérus où la mobilité anormale est assez rare, la constatation de ce symptôme permet d'affirmer le diagnostic.

Par contre, il ne faut pas songer à fixer, d'après la crépitation, le siège d'une fracture. Les vibrations et les ondes sonores perdent si peu de leur amplitude et de leur tonalité en allant d'une extrémité à l'autre d'un corps solide, quelle que soit sa longueur, qu'on commettrait de fréquentes erreurs en fixant le siège de la solution de continuité à l'endroit même où le doigt perçoit la crépitation. Il est bon d'être prévenu que, tout en étant nettement perçue sur un levier, elle peut provenir d'un autre os avec lequel ce levier est en contact immédiat. La crépitation est quelquefois assez intense pour être entendue, mais les meilleurs juges de son origine et de ses modalités sont les doigts.

Ecchymoses. — Les ecchymoses n'ont de valeur pour laisser reconnaître ou soupçonner l'existence d'une fracture, siégeant sur des os longs, que dans certains cas assez restreints : par exemple dans les solutions de continuité des cols de l'humérus ou de ses tubérosités. Elles acquièrent surtout de l'importance lorsqu'elles surviennent au bout de quelques jours progressant de la profondeur vers la superficie. L'étendue, le siège, la collection des épanchements, indiquent un point de départ osseux. Les muscles et les tendons qui traversent ou avoisinent le foyer sanguin, transportent son contenu jusqu'à leurs insertions thoraciques ou pelviennes. Les ecchymoses de la plante du pied après les chutes sur le talon, celles du pli de l'aine, ne sont pas sans valeur et doivent faire penser les unes à l'écrasement du calcanéum, les autres à la rupture du col fémoral ou de la branche horizontale du pubis. Nous y reviendrons.

Phlyctènes. — Les phlyctènes survenant après les traumatismes (frictions ou topiques irritants éliminés, bien entendu), sont dues à une compression centripète ou centrifuge des téguments. Ces deux causes quelquefois concourent à la production de la lésion. Pression excentrique par un vaste épanchement sanguin ou pression concentrique par un bandage ou un appareil trop serré sont suivies des mêmes effets.

Isolément, les mêmes causes sont capables de donner naissance à des exsudats séro-sanguins, mais leur réunion devient nécessaire quand la distension ou la pression de la peau est modérée.

Les phlyctènes ont des régions de prédilection : très rares à la cuisse, au bras, à l'avant-bras, inconnues dans les creux sus ou sous-claviculaires, elles sont fréquentes sur la moitié inférieure de la jambe et assez communes sur les faces dorsales de la main et du pied, c'est-à-dire sur les régions où les tissus mous sont peu abondants, où le squelette, les tendons et les ligaments sont superficiels. N'y aurait-il pas là un obstacle à la diffusion du sang épanché, qui, endigué dans une région donnée, produirait sur l'enveloppe et les terminaisons nerveuses une pression excentrique assez énergique pour entraver la circulation des téguments, et modifier leur texture harmonique?

Mensuration. — La mensuration, dans bien des cas, est un moyen de diagnostic précieux et peut fournir un argument décisif en cas de doute, à la condition toutefois qu'elle soit pratiquée avec méthode.

Il y a certaines règles qu'il faut observer, sinon la mensuration serait viciée dès le début et donnerait une fausse indication; au lieu de permettre d'affirmer le diagnostic, elle le rendrait de plus en plus incertain.

La première des conditions est de placer dans une attitude symétrique le segment du membre dont on veut connaître la longueur et celui qui doit servir de terme de comparaison, quand les points de repère ne sont pas pris exclusivement sur les leviers soumis à la mensuration. Au contraire, pour déterminer la longueur du tibia, du radius, du cubitus, peu importe que l'une des jambes ou l'un des avant-bras soient en extension, en rotation et l'autre en flexion, en abduction, si l'on prend les extrémités de ces leviers eux-mêmes comme points de repère : il est indifférent, pour faire la mensuration d'une poutre, que celle-ci soit verticale, horizontale ou oblique.

Mais quand on est forcé, comme pour le fémur et l'humérus, de prendre des points de repère dans le voisinage des leviers à mesurer, il est indispensable que les segments homonymes aient exactement la même attitude.

La deuxième des conditions est de ne prendre pour points de repère que des saillies osseuses et des lignes se rapprochant le plus possible des points et des figures géométriques : les extrémités bien délimitées des leviers par exemple, ou les interlignes articulaires.

Pour le fémur, les points de repère sont l'épine iliaque antéro-supérieure, l'interligne articulaire du genou, ou le bord articulaire des tubérosités tibiales en dehors du ligament rotulien. On peut encore placer un gros fil dans l'interligne articulaire du genou perpendiculairement à l'axe du membre. Si l'on tire sur les extrémités du fil, celui-ci déprime les tissus mous et pénètre dans l'articulation, le ligament rotulien étant relâché.

Pour l'humérus, on prendra le bord externe de l'acromion et le bec de l'olécrane, les avant-bras étant fléchis au même degré.

Pour le tibia, on choisira le bord articulaire de sa tubérosité interne à côté du ligament rotulien relâché et la pointe de sa malléole. Les lignes naturelles ou artificielles de la peau, ses dépressions ou ses saillies sont trop mobilisables par traction ou changement de position du tronc et des membres, pour servir de points de repère à une mensuration que l'on désire exacte.

La troisième condition est d'éviter les saillies et dépressions des parties molles ou du squelette qui feraient décrire au mètre ruban une ligne courbe ou ondulée au lieu d'une ligne droite.

Certains procédés de mensuration reposent sur des graphiques plus ou moins compliqués ; ils ne donnent des résultats exacts que si, dans la détermination des lignes entrant dans leur composition, on s'est rigoureusement conformé aux conditions précédentes de mensuration.

La quatrième condition est de ne pratiquer la mensuration que sur le segment dont on veut déterminer la longueur.

En la faisant porter sur tout le membre, on multiplie les causes d'erreurs. Il se peut, en effet, qu'il existe une attitude même légèrement asymétrique des membres, une légère flexion d'un segment inférieur, qu'il y ait eu précédemment un traumatisme du squelette ayant laissé un raccourcissement ou déterminé un arrêt de développement sur le segment supposé normal ; dans ce cas, on risque de porter un jugement erroné.

Pratiquement, dans les déformations pathologiques des différents segments d'un membre, le chirurgien, avant de faire la mensuration, doit donc toujours s'informer auprès du malade si le segment du membre qu'il va mesurer n'a pas déjà subi un traumatisme, ou n'a pas été atteint antérieurement d'une affection susceptible de produire un arrêt de développement ou une altération de sa forme et de sa longueur.

Bien qu'on ait rempli minutieusement les conditions précédentes, dans les affections pathologiques ou traumatiques de la hanche et de l'extrémité supérieure du fémur, il arrive assez fréquemment que des attitudes plus ou moins irrégulières du bassin sur la colonne lombaire, que des causes très nombreuses et d'origines variées, ne permettent pas une mensuration régulière et méthodique.

L'erreur peut être de plusieurs centimètres, même quand l'exploration du bassin et des têtes fémorales a révélé leur mobilité normale ou légèrement atténuée. Nous attribuerons cette cause d'erreur à une association d'attitudes variées du bassin sur l'axe vertébral et très compatibles avec le mode d'articulation lombo-pelvien. Sans le vouloir, sans en avoir conscience, bien des malades immobilisent leur bassin dans une position irrégulière que ne découvre pas toujours l'examen le plus attentif.

Les obstacles à une bonne mensuration, difficiles à éviter chez les sujets moyennement obèses, deviennent presque insurmontables chez ceux qui le sont à un haut degré.

Comment sentir et délimiter chez ces derniers des points de repère recouverts par un pannicule graisseux de plusieurs centimètres d'épaisseur?

Tout concourt à fausser la mensuration : déformation des membres et du tronc, rotondités exagérées suivies de dépressions et de sillons profonds.

Ne serait-ce pas de la présomption en pareil cas que d'espérer faire une mensuration rigoureusement exacte?

Ce n'est donc que dans certains cas, de beaucoup les plus nombreux, il est vrai, que la mensuration peut éclairer et même fixer le diagnostic, les autres signes étant voilés, incertains, trop peu accentués comme dans les fractures des extrémités supérieures de l'humérus et du fémur avec pénétration, chevauchement, déplacement angulaire.

Pour bien pratiquer la mensuration et en tirer une indication utile, il est indispensable de prendre non seulement toutes les précautions que nous avons indiquées, mais encore d'avoir une certaine habitude de cette petite opération, plus délicate qu'on ne croit généralement. Il n'est pas rare que deux chirurgiens soient en désaccord sur le résultat obtenu par chacun d'eux : doute chez l'un, certitude chez l'autre, d'où traitement différent selon que le premier ou le second en assumera la direction.

La mensuration peut être faite par les moyens les plus simples : le mètre ruban en tissu mince caoutchouté est le plus maniable, le moins encombrant, celui qui par sa souplesse se prête à toutes les circonstances. On peut sans difficultés lui faire décrire une ligne droite au-dessus des saillies et des dépressions, l'enfoncer au moyen de l'ongle dans les interlignes articulaires, ou l'arrêter exactement au niveau de la pointe qui termine un levier.

Pour pratiquer une mensuration exacte, il n'est donc pas besoin de s'embarrasser de compas d'épaisseur, de règles graduées mobiles sur un cadre en métal ou en bois dont les divisions coïncident difficilement d'habitude avec les points de repère.

Les résultats que donnent ces instruments ne sont pas plus exacts, et souvent le sont moins que ceux obtenus par le simple mètre ruban. Il ne faut pas que leur titre d'appareil géométrique en impose à l'esprit du chirurgien tout disposé à leur attribuer la prévalence sur ceux d'apparence plus modeste. Nous emploierons donc le mètre ruban.

PERCUSSION ET AUSCULTATION OSSEUSES

*La percussion et l'auscultation osseuses combinées comme moyen
de diagnostic et de localisation des fractures.*

Peu de temps après la découverte de la percussion et de l'auscultation,
les chirurgiens cherchèrent à les utiliser isolément ou simultanément
pour le diagnostic et la localisation des solutions de continuité des leviers
osseux. Ces leviers, comme tout corps solide, transmettent fidèlement les
ondes sonores, quelle que soit la distance comprise entre les points
d'émission et de réception.

D'abord ce fut le doigt qui fut chargé d'apprécier les modifications que
subissent les vibrations en passant d'un os sain à un os fracturé.

Au doigt on substitua bientôt l'oreille, armée du stéthoscope comme
agent de renforcement.

Les résultats obtenus par ce mode d'exploration furent peu concluants
et on peut dire que, lorsqu'il donnait des renseignements, ces derniers ne
faisaient que confirmer ceux que les signes classiques avaient déjà
fournis.

Tout récemment, un chirurgien hongrois reprit ces expériences et les
résuma dans un journal de médecine :

« Quand on percute l'épiphyse supérieure d'un os sain, tout en auscultant l'épiphyse opposée, on perçoit un son clair dont les qualités acous-
tiques dépendent de la longueur, de l'épaisseur et de la densité de l'os,
ainsi que de l'état des tissus environnants. Chez un individu normal la
percussion des mêmes os des deux côtés fournit à l'auscultation des
résultats identiques.

« Lorsque, au contraire, il y a fracture incomplète, le son n'étant pas
transmis par un corps homogène, la propagation des vibrations se trouve
altérée suivant l'étendue de la fissure; le son produit par la percussion
pourra même être accompagné·de bruits plus ou moins métalliques.

« Enfin, en cas de fracture totale, l'oreille ne percevra plus de son.
Il arrivera seulement, si les fragments osseux sont en contact, qu'on
entendra une crépitation provoquée par l'ébranlement dû à la percussion.

« Comme moyen de contrôle, il faut toujours répéter la manœuvre sur
les os homologues du côté opposé.

« La même méthode permet facilement de localiser le siège de la
fracture. Il suffit, tout en auscultant, de rapprocher peu à peu le stéthoscope de l'extrémité percutée jusqu'à ce qu'on obtienne le son clair
normal. On est alors au niveau du trait de la fracture

« Les épiphyses, étant ordinairement placées directement sous la peau, constituent des points d'élection pour pratiquer la percussion ; au cas contraire, on percuterait l'os voisin, les articulations transmettant assez bien le son.

« Comme instruments d'auscultation, les plus appropriés seraient les stéthoscopes bi-auriculaires et le phonendoscope. »

Nous ajouterons que ces deux derniers instruments ne nous ont pas donné des sensations aussi nettes, aussi claires que le stéthoscope ordinaire en métal.

Disons tout d'abord que les vibrations subissent des modifications en rapport avec la structure compacte ou spongieuse du levier osseux, sa position superficielle ou profonde, la nature et l'abondance des tissus mous qui le recouvrent (muscles, graisses, infiltrations sanguines ou séreuses des téguments et du tissu cellulaire) ; avec le mode de percussion et la façon d'appliquer le pavillon du stéthoscope ; avec la matière qui entre dans la composition du marteau percuteur et du stéthoscope. D'où la nécessité de se servir des mêmes instruments pour rechercher des sensations comparables.

Pour en tirer des déductions scientifiques et des résultats utiles, la percussion et l'auscultation des deux leviers similaires devront être pratiquées sur les points symétriques les plus superficiels ; les tissus mous qui les recouvrent auront la même structure et la même épaisseur ; les coups du percuteur seront frappés avec la même intensité et le pavillon du stéthoscope encadrera la région à ausculter.

Toutes ces conditions ne sont pas réalisables quand le segment entier est augmenté de volume, lorsqu'il est le siège d'épanchements sanguins, d'infiltrations séreuses ou d'inflammation. Aussi n'est-il pas facile, eût-on même une grande habitude de ce mode d'exploration, de rapporter à sa véritable cause la différence de sonorité qu'on perçoit en auscultant comparativement deux leviers osseux symétriques dont l'un est sain et l'autre traumatisé.

Si les conditions précédentes ne peuvent pas être remplies, le résultat qu'on attend est négatif, ou, du moins, ne lève pas les doutes qu'avaient laissés planer sur le diagnostic les autres moyens d'exploration.

Après de nombreuses expériences, nous sommes arrivés aux conclusions suivantes :

Dans les solutions de continuité récentes (5 ou 6 jours) et dans celles dont le cal est retardé, les vibrations du segment percuté se transmettent nettement au segment contigu, mais avec une sonorité plus douce, un peu voilée, paraissant plus lointaine. Il en est de même quand ces vibrations traversent une ou plusieurs articulations ; quand les points percutés sont recouverts de tissus adipeux, infiltrés de sang ou de sérosité, hyperémiés, gonflés; quand le stéthoscope, quittant un point superficiel du levier, est placé sur un autre plus profondément situé et par conséquent recouvert de tissus mous plus épais.

Si la consolidation a suivi une marche régulière, après huit ou dix jours, le son émis par le levier sain et le levier fracturé est sensiblement le même, et, partant, sans valeur diagnostique. Lorsque le levier fracturé, pour une cause ou une autre, ne remplit pas les conditions que réclame cette méthode d'exploration, la percussion du levier supérieur, inférieur ou contigu à l'os sain symétrique, sera pratiquée comparativement à celle du levier supérieur, inférieur ou contigu à l'os lésé. On constatera alors que la sonorité des vibrations du côté lésé est voilée à des degrés divers, en rapport avec les causes d'affaiblissement signalées.

Ainsi une percussion douce pratiquée sur l'épine iliaque antéro-supérieure se transmet, en diminuant de plus en plus d'intensité, au corps du fémur, à ses tubérosités, à la rotule, aux os de la jambe et jusqu'aux métatarsiens. Pratiquée sur l'apophyse épineuse de la 7e vertèbre cervicale, elle parvient, mais faiblement, au stéthoscope placé sur l'une ou l'autre rotule, malgré le grand nombre d'articulations interposées.

L'intonation du son venant d'un même point percuté varie selon que le marteau a frappé avec douceur ou avec force. Dans le premier cas, elle est douce et comme voilée ; dans le second, elle est sèche et rude.

Pour recueillir, par ce mode de recherches, des renseignements comparables et utiles, on doit, chose délicate, opérer toujours dans les mêmes conditions. Il ne faut changer ni le stéthoscope, ni le percuteur pendant la durée de la séance; il faut donner des coups d'égale intensité, et sur le même point ; il faut que l'auriculaire du stéthoscope et son pavillon soient exactement appliqués, le premier sur l'oreille, le second, sur un même point déterminé du levier osseux. Il faut enfin que des bruits étrangers ne viennent pas troubler la perception des vibrations.

Chez les enfants, la sécheresse du son n'est jamais aussi grande que chez les adultes, toutes choses étant égales. Elle atteint une plus grande intensité lorsque le levier a une position superficielle, et que la percussion et l'auscultation portent sur du tissu compact.

La sonorité varie également selon les rapports intimes ou éloignés qu'affectent les fragments entre eux; selon l'épaisseur des tissus mous interposés (sang, muscles, aponévroses, tendons).

En face d'une fracture qui ne se consolide pas, le chirurgien pourra retirer de la percussion et de l'auscultation osseuses des renseignements utiles. En effet, lorsque, entre les deux fragments osseux, se trouve une interposition de parties molles, le son passe difficilement de l'un à l'autre.

Donc la grande diminution de la sonorité normale fournira une présomption en faveur d'une interposition musculaire aponévrotique ou tendineuse empêchant la consolidation de s'effectuer. Encore ce signe n'est-il qu'un signe de probabilité.

En résumé, les nombreuses conditions exigées par ce mode d'exploration pour donner plus de précision et de fermeté au diagnostic étant rarement réunies, le praticien, qui n'aurait pas sous la main les instruments indispensables, ne devra pas en éprouver de bien grands regrets !

RADIOGRAPHIE ET RADIOSCOPIE

Radiographie. — Nous arrivons au moyen d'exploration le plus moderne : à la *radiographie*.

Sa découverte, en 1895, par Rœntgen, eut un grand retentissement dans le monde scientifique. Les esprits les plus pondérés, les moins

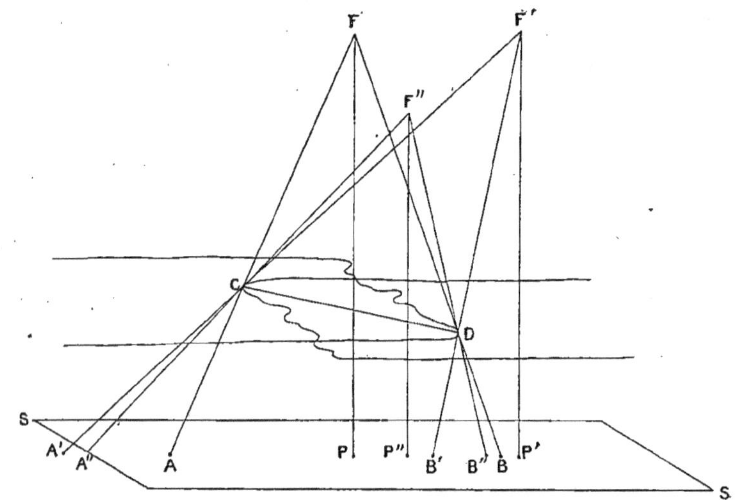

Fig. 1. — La distance CD sera projetée suivant AB, A'B', A''B'', selon que le foyer lumineux est en F, F', F'', et varie avec sa position.

Graphique de Hennequin, *Soc. de chirurgie*, 1902.

enthousiastes, fondèrent sur elle les plus brillantes espérances, et nous sommes en droit d'affirmer aujourd'hui, en toute sincérité, qu'ajoutée aux autres moyens d'exploration la radiographie fournit, dans bien des circonstances, des renseignements précieux; parfois même, elle seule nous renseigne sur l'existence d'une solution de continuité osseuse complète ou incomplète.

La *radiographie* ne donne pas l'image des objets, mais, chose bien différente, une projection particulière presque conique des parties de cet objet les moins transparentes aux rayons X.

Cette projection peut subir de nombreuses variations suivant la position du foyer lumineux, par rapport à l'objet; suivant la direction, l'intensité, le rapprochement ou l'éloignement de ce foyer lumineux; suivant l'état du tube de Crookes, c'est-à-dire la résistance plus ou moins grande qu'il oppose au passage de la décharge électrique.

Pour se trouver dans les meilleures conditions, il serait désirable de placer le foyer lumineux assez loin pour que les rayons issus de ce foyer puissent être considérés comme sensiblement parallèles; mais, en pratique, la chose est fort difficile à réaliser, jusqu'à présent tout au moins; car l'éloignement du foyer augmente la durée de la pose dans des proportions considérables.

Il faut donc être prévenu que, sur les clichés que nous voyons couramment, la silhouette des objets sera d'autant plus grande que la plaque sensible sera plus éloignée de cet objet, et le fait s'explique aisément, puisque, les rayons formant sensiblement un cône, la section de ce dernier est d'autant plus grande qu'on s'éloigne de son sommet.

Il en découle que pour les régions abondamment pourvues de graisse, de tissus mous, la plaque sensible étant nécessairement éloignée du squelette, l'image apparaîtra agrandie.

De plus, du point de vue qui nous intéresse (diagnostic des fractures). la position qu'occupe le membre fracturé par rapport au foyer lumineux et à la plaque est capitale.

Deux fragments, séparés et chevauchant l'un sur l'autre, peuvent, sur le cliché, donner des projections empiétant l'une sur l'autre ou séparées suivant la position relative des fragments par rapport au foyer lumineux et à la plaque sensible.

En outre, ces projections faites de la façon courante, ne donnent que des approximations très relatives, en raison de ce que nous avons dit précédemment, et nous pourrions multiplier les exemples

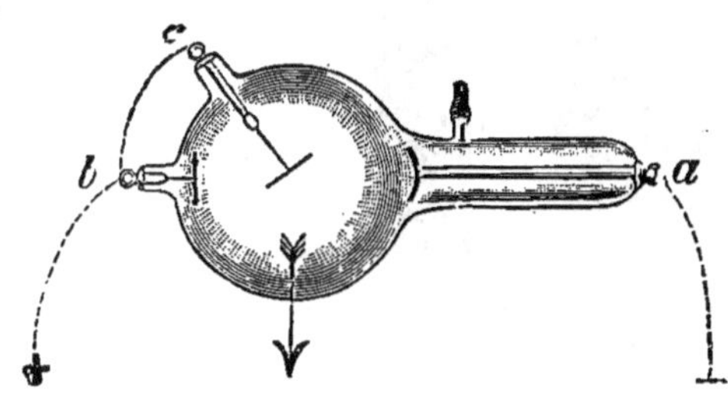

Fig. 2. — Ampoule de Crookes.

a, cathode. — *b*, anode. — *c*, anode.

d'erreurs commises par ceux qui se basent sur une seule épreuve radiographique pour conclure à la distance exacte de deux fragments.

Pratiquement : 1° Il faut placer la plaque sensible perpendiculairement à une ligne faisant avec l'anticathode un angle de 45 degrés, car

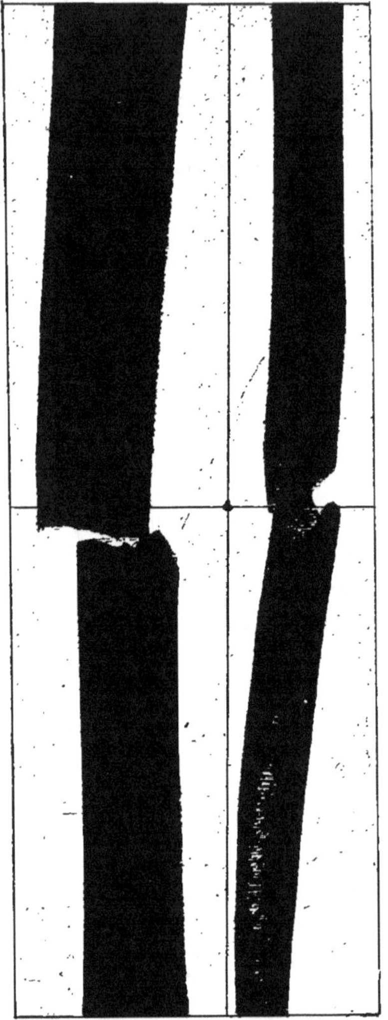

Fig. 5. — Le tube est placé directement au-
dessus des os et au niveau de la fracture.
Os pris de face [1].

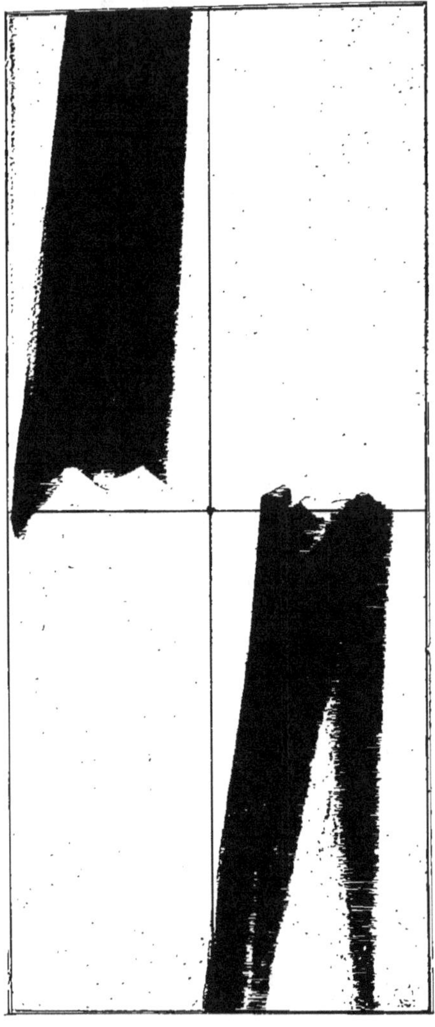

Fig. 4. — Le tube est placé directement au-
dessus des os et au niveau de la fracture. Os
pris de côté.

l'expérience a montré que c'étaient là les rayons les plus efficaces (fig. 2).

1. Cette figure, de même que les suivantes (fig. 4, 5, 6, 7, 8), représentent des os fracturés
scellés dans du plâtre, radiographiés, alors qu'on a fait varier la position du foyer lumineux,
tout en le laissant toujours à la même distance de la plaque (50 centimètres); le croisé des
traits qu'on voit sur la photographie indique la normale du tube à la plaque. Expériences de
Contremoulins. Communication Reynier. *Soc. de chirurgie*, Paris, 28 février 1900.

La région de l'os que l'on étudie doit être placée dans l'axe de ces rayons.

Il est vrai qu'on ignore parfois le siège exact d'une solution de conti-
nuité; si l'on ne veut pas procéder par tâtonne-ments, la radioscopie peut alors permettre de s'orien-ter et de placer convena-blement le membre.

Dans les cas douteux, il est indispensable de radio-graphier le côté sain pour avoir une base d'apprécia-tion.

Chez les enfants et les adolescents, c'est une règle pour nous de radiographier le côté lésé et le côté sain. Ce point pratique est à nos yeux d'importance ca-pitale.

Chez les adolescents, en effet, les cartilages de con-jugaison séparant les par-ties ossifiées apparaissent sur les épreuves sous forme d'interruptions dans la continuité de la projec-tion conique du levier os-seux, interruptions d'épaisseur variable, pre-nant l'aspect de lignes on-dulées avoisinant les arti-culations, et situées géné-ralement dans des plans sensiblement perpendicu-laires au grand axe de l'os. Ces interruptions peuvent

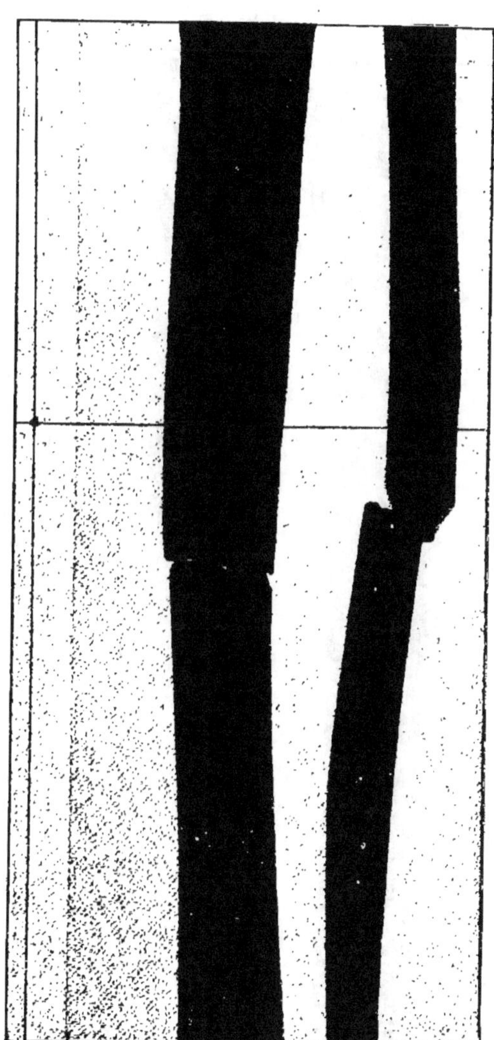

Fig. 5. — Le tube est placé de face, mais la normale tombe sur un point quelconque de la plaque, point indiqué par le croisement des lignes.

simuler des traits de fracture, et nous avons maintes fois constaté de graves fautes d'interprétation. Mais l'erreur la plus commune consiste à diagnostiquer un décollement épiphysaire là où il n'y a qu'un cartilage normal entre une épiphyse quelconque et un point d'ossification voisin : elle est commise journellement pour l'articulation du coude.

En présence d'une interruption dans la continuité de la projection conique de l'os, on ne peut, sur une seule épreuve, affirmer le décolle-ment épiphysaire que s'il existe un angle marqué entre l'axe de l'épiphyse et celui de la diaphyse. Il importe donc toujours, pour bien interpréter une épreuve radiographique, de savoir l'âge du sujet ; et il est indispensable, nous le répétons, s'il s'agit d'un adolescent ou d'un enfant, de radiographier les deux côtés : le sain et le lésé, dans les mêmes conditions.

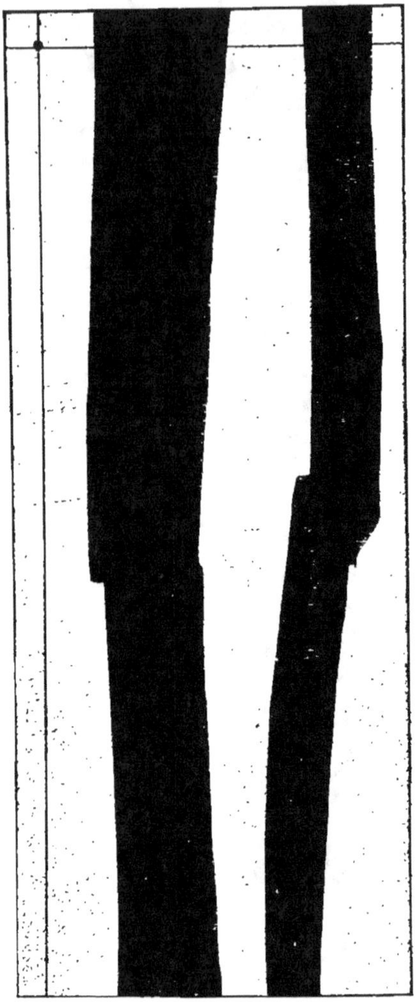

Il est indiqué de pratiquer deux opérations dans des positions différentes en transportant le foyer lumineux et la plaque ou le segment fracturé de façon à former un angle de 90° avec la première position. Ajoutons immédiatement que toutes les régions ne se prêtent pas aisément à cette modification de position (épaule, racine de la cuisse).

Dans quelques cas même, pour le cou-de-pied, par exemple, il est utile de tirer 3 épreuves en positions variées :

1" La radiographie antéro-postérieure permettra une lecture d'image postéro-antérieure ;

2° La radiographie interne-externe, une lecture d'image externe-interne ;

Fig. 6. — Le tube est placé de face, mais la normale tombe sur un point quelconque de la plaque, point indiqué par le croisement des lignes.

3° La radiographie dorso-plantaire une lecture planto-dorsale.

Pratiquement, il n'est pas toujours aisé de placer les sujets. On utilisera avec bénéfice, surtout au lit du malade, l'appareil d'Infroit, qui permet, sans déplacer le patient, de prendre plusieurs épreuves correspondant exactement à la même région et dans des plans perpendiculaires entre eux.

Lorsqu'on désire avoir des indications rigoureusement exactes sur la position des fragments dans l'espace, leur distance, il est une méthode qui permet d'avoir ces données scientifiques : c'est la *métroradiographie* de Contremoulins.

La radiographie stéréoscopique peut rendre également des services, car elle donne le relief. Elle peut être faite scientifiquement par les procédés de Colardeau, de Guilloz, de Marie, etc.

Pour l'emploi courant, il suffit, lorsqu'on a placé l'endroit fracturé au-dessus de la plaque sensible, de déplacer le centre de l'ampoule de 5 centimètres, de tirer une épreuve et de refaire un deuxième cliché dans le sens latéral, à partir de la verticale passant

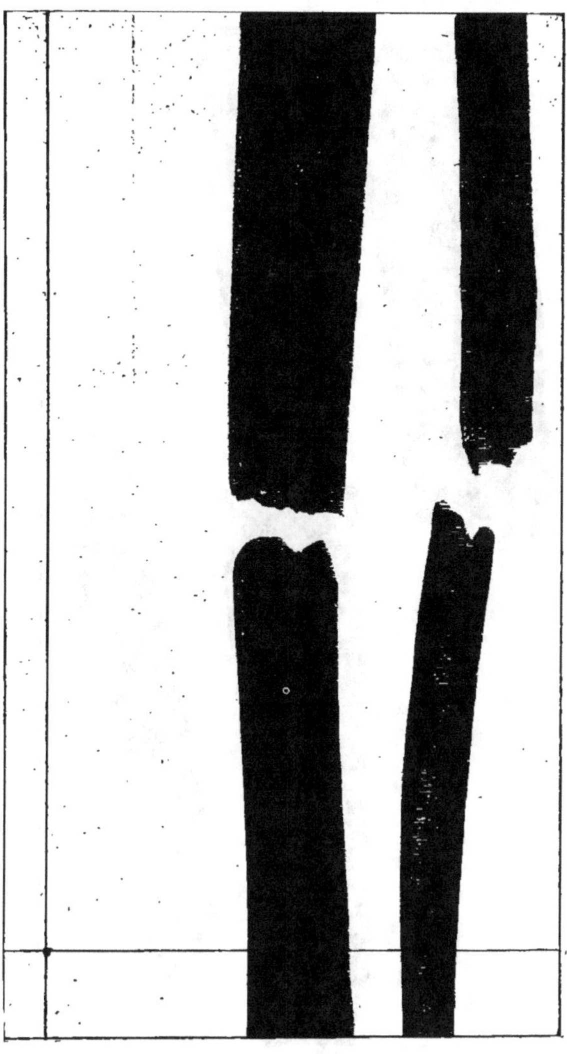

Fig. 7. — Le tube est placé de face, mais la normale tombe sur un point quelconque de la plaque, point indiqué par le croisement des lignes.

par le point à radiographier, en déplaçant l'ampoule de 5 centimètres à partir de la verticale, mais en sens opposé.

On examine alors les épreuves à l'aide d'un stéréoscope quelconque, et l'on a une idée de la position relative des fragments. Il est des cas où la lecture radiographique est si délicate qu'elle échappe à tout œil non spécialisé : lorsqu'il y a, par exemple, une très légère pénétration sans déplacement ; lorsqu'il existe des altérations pathologiques plus ou moins profondes du tissu osseux ; lorsque le cal est dans ses premiers stades d'ossification.

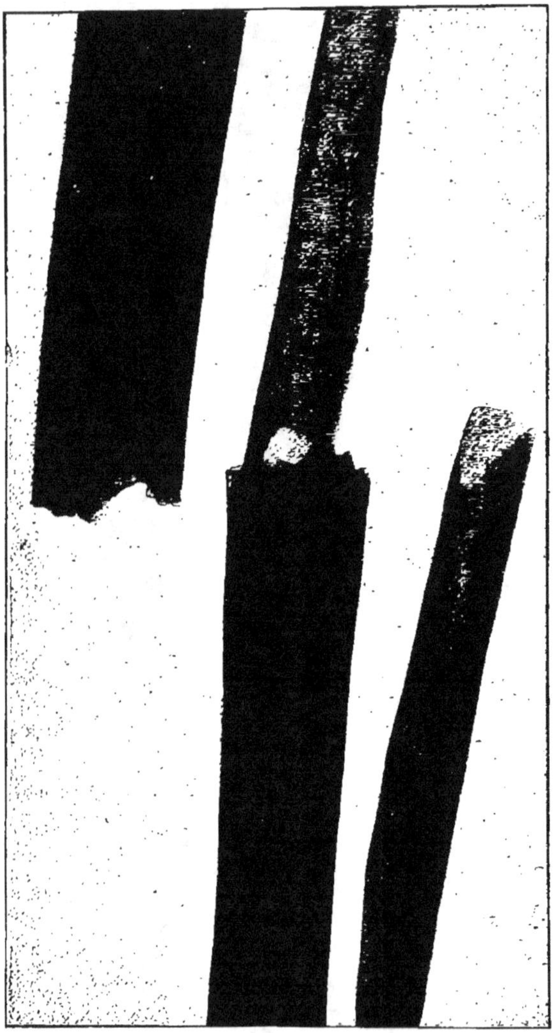

Ajoutons que la radiographie exige une installation particulière, des appareils dispendieux d'une manipulation délicate, une source d'électricité assez intense, des connaissances techniques pour bien interpréter les empreintes qu'elle laisse sur la plaque sensible et en tirer les indications utiles au diagnostic et au traitement.

Il faut une véritable éducation pour définir les lésions dans les cas délicats.

Donc *actuellement*, sauf les médecins exerçant dans les grands centres, et qui se sont étudiés à interpréter les épreuves, les chirurgiens d'armée de 1re et de 2me zone et les praticiens des campagnes devront se contenter de leurs mains et de leurs yeux pour le diagnostic des lésions traumatiques du squelette.

Fig. 8. — Le foyer lumineux est placé obliquement par rapport aux os et à la plaque.

Aussi est-ce en se basant sur les signes classiques : crépitation, mobilité anormale, déformation, qu'on est le plus souvent amené à admettre l'existence d'une fracture.

En résumé, la radiographie rend de grands services pour affirmer le diagnostic que les signes classiques auraient laissé incertain, pour reconnaître des fêlures, des fractures incomplètes, etc..., mais à la condition :

1° D'avoir des poses scientifiquement faites et des clichés bien développés;

2° De savoir interpréter et rectifier au besoin les empreintes que la radiographie détermine sur la plaque sensible;

3° De se mettre en garde contre les révélations en désaccord avec celles que fournit l'exploration visuelle et manuelle.

La radiographie peut nous donner des renseignements exacts sur la direction du trait de fracture, la présence des esquilles et des corps étrangers, la direction des fragments. On doit mettre, néanmoins, une *réserve absolue* à apprécier sur un cliché unique leur étendue, qui sera augmentée ou diminuée proportionnellement à la distance du levier osseux à la plaque sensible, et à l'angle compris entre les rayons lumineux efficaces et la verticale tombant sur l'objet.

Mais il serait désirable, et c'est un vœu pratique que nous formulons, que la radiographie *fût exécutée le plus tôt possible après l'accident, et qu'une technique commune fût employée par les radiographes*, afin que les résultats fussent comparables. Au point de vue scientifique, c'est indispensable.

Nous terminons en disant :

Il faut recourir à là radiographie quand nous pouvons le faire aisément, et systématiquement quand le diagnostic n'est pas ferme.

Radioscopie. – La radioscopie donne également des indications précieuses; de plus, elle permet, nous l'avons vu, d'avoir une idée approximative de la position des fragments; mais il en est une application intéressante à notre point de vue : c'est à la réduction des fractures.

Dans les cas, où l'on désire s'assurer de la position exacte des fragments pour l'avant-bras ou la jambe, on peut, comme nous l'avons fait avec le D\ :superscript: :sup: Krouchkolle, disposer le membre sur une table, placer le tube de Crookes sous cette table, un écran au-dessus du membre, et se rendre compte ainsi de la position des fragments.

On emploiera utilement le châssis avec diaphragme iris et indicateur d'incidence de Béclère.

DÉCOLLEMENTS ÉPIPHYSAIRES

On a voulu séparer complètement des fractures les décollements épiphysaires, en se fondant sur leur diagnostic particulier, leur pronostic très grave, leur traitement différent.

Nous ne saurions accepter cette manière de voir.

Qu'est-ce au juste qu'un décollement épiphysaire?

C'est la séparation de l'épiphyse et de la diaphyse, séparation siégeant le plus souvent entre la diaphyse et le tissu osseux en voie d'organisation complète adhérent au cartilage conjugal qui, lui, reste fixé à l'épiphyse.

Bien souvent la séparation ne se fait pas suivant un plan parallèle au cartilage conjugal; le trait de séparation est oblique et détache une lamelle de vrai tissu osseux.

Donc, bien souvent, il y a lésion mixte, décollement épiphysaire et fracture.

Le périoste, toujours adhérent à l'épiphyse et au cartilage conjugal, se détache souvent de la diaphyse sur une grande étendue.

Or le traitement est le même que celui des fractures.

Le pronostic peut être fort grave, au point de vue du développement ultérieur, puisque c'est la partie féconde qui est détachée du reste du levier osseux.

Il peut y avoir arrêt de développement complet ou incomplet avec déviations secondaires des leviers osseux; parfois, au contraire, ossification prématurée avec déformations consécutives des os du membre.

Ces accidents sont logiquement possibles; et, de fait, on les a parfois observés, mais ils sont extrêmement rares, et leur évocation à titre d'argument ne peut être mise en parallèle avec les conséquences fâcheuses et graves de nombre de fractures.

Donc le pronostic des décollements épiphysaires ne suffit pas à notre sens pour différencier absolument fractures et décollements. Mais nous concédons volontiers que leur siège est un peu particulier, les surfaces de séparation moins irrégulières. Ce n'est après tout qu'une variété de fracture spéciale au jeune âge : le fait mérite d'être noté. Mais il ne s'ensuit pas que les décollements épiphysaires comportent une classification à part.

Les décollements épiphysaires sont surtout fréquents après 10 ans, et ne sont possibles que jusqu'à l'époque approximative de la soudure épiphyso-diaphysaire.

Le tableau suivant, d'après Poland, donne l'époque moyenne des soudures épiphyso-diaphysaires.

MEMBRE SUPÉRIEUR

A 16 ans.	Epiphyse supérieure du radius.
Entre 16 et 17 ans. . . .	— olécrânienne du cubitus.
A 17 ans.	— inférieure de l'humérus.
A 18 ans.	Epicondyle de l'humérus et épiphyse inférieure du cubitus.
Entre 18 et 22 ans. . . .	— supérieure de l'humérus.
Entre 19 et 23 ans. . . .	— inférieure du radius.
Entre 22 et 25 ans. . . .	— de la clavicule.

MEMBRE INFÉRIEUR

A 19 ans	Epiphyses de la tête du fémur.
Entre 18 et 19 ans. . . .	— inférieure du tibia.
Entre 19 et 21 ans. . . .	— inférieure du péroné.
Entre 20 et 22 ans. . . .	— supérieure — .
Entre 21 et 22 ans. . . .	— — du tibia
Entre 20 et 25 ans. . . .	— inférieure du fémur.

Les décollements épiphysaires les plus fréquents sont ceux des épiphyses inférieure du fémur, supérieure de l'humérus, inférieure du radius.

Résultant souvent de traumatismes assez violents, les décollements épiphysaires s'accompagnent assez fréquemment de plaies.

Symptômes des décollements épiphysaires purs. — L'âge du malade et la localisation du traumatisme doivent éveiller l'idée de décollement épiphysaire.

A l'inspection : dans les cas moyens, on peut constater du gonflement, en général assez modéré. Il y a peu d'épanchement sanguin, parfois même il fait défaut. Le fragment épiphysaire peut faire saillie dans des directions variées.

A la palpation : on peut percevoir de la mobilité anormale au niveau de la région du cartilage de conjugaison, le plus souvent dans le sens transversal.

En recherchant la crépitation, on détermine d'ordinaire un frottement rauque, car les surfaces de séparation sont courbes, présentant à l'œil nu des saillies et des dépressions, et donnant au toucher une impression comparable à celle d'une langue de chat (A. Broca).

La douleur semble moins exquise que dans les fractures osseuses. On peut parfois presser fortement l'extrémité des fragments sans déterminer de douleur. Celle-ci est localisée dans la région du cartilage conjugal. La déformation varie pour chaque membre ; mais, en général, présente le même aspect pour chaque épiphyse.

Le diagnostic avec la fracture est un diagnostic de nuances pour lequel on doit surtout tenir compte de l'âge du sujet et de la localisation du plan de séparation de l'os. La radiographie donne toujours la clef de ce diagnostic, à la condition de radiographier la région symétrique du côté opposé.

Le traitement est le même que celui des fractures, avec cette nuance que la réduction doit être tentée et obtenue.

Rarement le décollement épiphysaire a provoqué un développement inégal des os d'un segment de membre, obligeant le chirurgien à pratiquer une résection de l'os sain.

On a proposé, s'il s'agit d'un enfant, de tenter la chondrectomie du cartilage d'accroissement de l'os sain. C'est une opération peu recommandable.

MODES

DE

TRAITEMENT DES FRACTURES

CONSIDÉRATIONS GÉNÉRALES

Le traitement des fractures doit être dirigé d'après des principes généraux auxquels il faut se conformer sous peine de compromettre les intérêts et la vie sociale du blessé. — Nous résumerons brièvement ces règles, sous forme d'axiomes. Il en est d'autres qui, sans avoir une importance aussi grande, sont cependant utiles à connaître; nous nous y arrêterons, car elles sont moins connues.

La 1re est d'immobiliser les fragments en bonne position, en respectant le plus possible le jeu des articulations voisines;

La 2e de n'entraver ni l'afflux du sang, ni l'influx nerveux;

La 3e de rétablir la fonction en conservant la forme et l'esthétique du segment fracturé.

La 4e d'effectuer et d'assurer la concordance de l'axe statique des fragments.

C'est un point sur lequel nous ne saurions trop insister, car un défaut de symétrie entre les axes, même de peu d'étendue, a une importance considérable. Pour le membre inférieur en particulier, le fait entraîne presque fatalement une claudication, un affaiblissement de ce membre que les appareils sont impuissants à corriger complètement. Au contraire, un raccourcissement de plusieurs centimètres se dissimule sans entraîner de troubles fonctionnels sérieux lorsque les axes, même déviés de leur direction normale sous forme d'angle ou de courbure, reprennent leur direction normale, au-dessous de la déformation

Dans ce dernier cas cependant, leur résistance à la pression exige plus de temps pour se constituer que si leur concordance n'était pas troublée. Une barre de métal coudée oppose une résistance moins grande à une pression verticale qu'une autre rectiligne, de même diamètre, de même longueur et de même densité.

Et, si les dépôts de matières calcaires sont venus renforcer la courbure ou l'angle formé par le levier osseux, au point de lui donner une résistance égale, et peut-être supérieure, à celle qu'il avait avant, il n'en reste pas moins établi que la fonction du membre a été troublée pendant un temps assez long.

Notons enfin que les leviers osseux étant profondément situés et entourés de tissus mous, le rétablissement de la forme extérieure peut masquer de grandes irrégularités du squelette, entraînant des troubles fonctionnels tels, qu'il en résulte une impotence relative.

Nous aurons à envisager dans cet ouvrage les différents modes de traitement que comportent les solutions de continuité.

La plupart des fractures sont justiciables d'une réduction immédiate et de la pose d'un appareil contentif.

Pour d'autres, l'extension continue est nécessaire; quelques-unes réclament simplement le massage; plus rarement nous utiliserons le traitement ambulatoire. Enfin parfois l'intervention chirurgicale s'impose d'emblée, avec ou sans ligatures ou sutures.

Réduire une fracture, c'est coapter les fragments, de façon à rétablir la concordance de leurs axes statiques.

Contenir une fracture, c'est en maintenir la réduction, dans la meilleure position possible.

La traction sur un fragment comporte une force agissant sur lui dans un sens déterminé.

L'extension est la résultante d'une traction dirigée selon l'axe du levier osseux, et ayant une action effective produisant un travail utile.

RÉDUCTION ET IMMOBILISATION DES FRACTURES

Que de tracas, de soucis, de préoccupations a donnés à nos devanciers cette opération chirurgicale, surtout à ceux qui ont vécu avant la découverte des anesthésiques et l'ère de l'antisepsie! Nous ne parlons pas de la radiographie qui est toute récente. Le nombre incalculable, des méthodes et des appareils de réduction et de contention proposés en font foi. La crainte très justifiée de produire des lésions entraînant souvent la mort, le vif désir de rendre aux blessés un membre utile, sinon parfait, stimulait leur esprit inventif. Les débats interminables, que soulevait dans les sociétés savantes la description d'un nouveau moyen de réduire ou de maintenir les fractures, nous donnent la mesure de l'importance qu'on attachait à cette branche de la chirurgie.

Cette époque éloignée est déjà presque effacée de notre mémoire. C'est sur des bases plus solides, plus sûres, plus scientifiques et moins dangereuses que l'école actuelle édifie le traitement des fractures.

L'anesthésie, l'antisepsie et la radiographie nous ont rendu la tâche plus facile, et presque exempte de dangers. Les perfectionnements apportés à la confection et à la pose des appareils plâtrés, et, comme nous le verrons, l'emploi de l'ouate et du lint, l'extension scientifique, ont permis de diminuer les souffrances des blessés et leur séjour au lit, de leur rendre l'existence moins précaire sans retarder la guérison, ni compromettre le résultat final.

La réduction des fractures diffère selon la thérapeutique employée, selon que la solution de continuité sera traitée par des appareils purement contentifs, des appareils contentifs appliqués sous une traction momentanée, des appareils à extension continue maintenue jusqu'à la consolidation, ou traitée par l'intervention chirurgicale. Nous envisagerons plus tard ces deux derniers modes de traitement.

Dans certains cas, lorsque le malade est par trop indocile, lorsque les résistances à vaincre sont trop fortes, et que le spasme musculaire et la contracture sont trop accentués pour permettre la réduction immédiate des fragments, il est nécessaire de recourir à l'anesthésie.

Nous y reviendrons, dans le cours de cet ouvrage, mais il est deux points de pratique sur lesquels nous devons insister ici.

Le premier est relatif à l'anesthésie par l'éther. Lorsqu'on utilisera l'éther, on emploiera de préférence la technique de Robert Loewy, qui nous a permis d'éviter depuis plusieurs années les accidents consécutifs à son administration :

Il faut : 1° désinfecter et nettoyer, dans la mesure du possible, la bouche du patient avant l'anesthésie; 2° immédiatement après l'opération, dès qu'on cesse l'administration de l'éther, recouvrir la figure d'une serviette pliée en double.

On abaisse cette serviette sous les yeux au bout de une heure ou deux, mais on la laisse en place sur le nez et la bouche pendant quatre à cinq heures.

On diminue par la première précaution la quantité des germes susceptibles d'infecter le poumon, et par la seconde (encore plus importante) on évite l'influence des changements de température sur l'appareil pulmonaire, quand on transporte le malade d'une salle d'opération dans son lit.

Le deuxième point de pratique est le suivant :

Lorsqu'on se prépare, pour réduire une fracture, à anesthésier un malade, il est de toute nécessité, si l'on n'a pas un nombre d'aides suffisant pour maintenir de force le patient, de fixer au préalable et de bien maintenir le membre fracturé entre des attelles.

On évite ainsi, lors de la défense de l'individu contre l'anesthésique, la possibilité de désordres graves dus aux déplacements violents des fragments.

Quand la résolution est complète, on opère la réduction et l'on pose l'appareil. Il est indispensable de maintenir l'anesthésie jusqu'au moment où le plâtre est suffisamment résistant.

Les appareils contentifs que nous employons sont ou bien ouatés et compressifs, ou bien plâtrés.

Les appareils ouatés compressifs sont formés de plusieurs épaisseurs d'ouate ordinaire, fixées par un enroulement régulier et énergique de bandes de toile neuve. On dispose sur ces bandes de toile recouvertes de deux épaisseurs de tarlatane, des attelles latérales. Le tout est maintenu par des bandes de tarlatane humide.

D'une façon générale, nos appareils plâtrés se composent le plus souvent d'attelles et d'étriers, maintenus par des embrasses.

Nous les établissons de la façon suivante : un cylindre de lint (peluche) est ajusté sur le membre fracturé, cylindre dont les extrémités sont repliées sur elles-mêmes dans une étendue de 2 à 3 centimètres : ce lint est fixé par quelques tours de tarlatane humide.

Sur ce cylindre de lint, on applique l'appareil plâtré qui reste distant de 1 à 2 centimètres des extrémités du lint.

Puis on moule l'appareil plâtré à l'aide de bandes de vieille toile. Pendant ces manœuvres, les fragments sont soumis à une traction de correction par les aides, la traction étant continuée jusqu'à ce que le plâtre soit assez résistant pour empêcher le retour des fragments dans leur position vicieuse.

De plus, pendant la dessiccation, on modèle l'appareil sur le membre en exerçant à l'aide des mains des pressions rationnelles sur la saillie de tel ou tel fragment, et sur les régions qui doivent servir de points d'appui.

On laisse ces appareils en place le moins longtemps possible.

Nous renvoyons pour tous les détails relatifs aux appareils plâtrés (pose, surveillance, etc.) à notre appareil type de la jambe (voir page 85).

Rôle du lint (peluche boriquée ou non), ses avantages. — 1° Le lint boriqué, appliqué directement sur la peau par sa face pelucheuse, n'empêche pas l'application de l'appareil plâtré lorsqu'il existe des érosions, des excoriations, des phlyctènes, des éruptions cutanées, des plaies, des escarres superficielles et de peu d'étendue ;

2° L'appareil s'enlève sans souffrance, les poils n'étant pas incorporés au plâtre ;

3° Le lint atténue la douleur sur les régions où les bandes plâtrées prennent leurs points d'appui ;

4° On n'observe plus d'érosions, d'excoriations, de plaies produites par les bords durs, dentelés, des bandes plâtrées, plus d'escarres sur la crête du tibia déterminées par les bandes de toile qui moulent l'appareil sur le membre qu'elles enserrent pendant des heures et des jours ;

5° Le membre inférieur, par exemple, reste-t-il dans une position déclive pendant des heures, on ne voit plus les téguments violacés faire hernie entre les bords de l'étrier et sur le cou-de-pied ;

6° Grâce au mode de fixation du lint par deux ou trois épaisseurs de bande de tarlatane humide qui font corps avec l'appareil plâtré, grâce à l'embrasse supérieure (voir fig. 40), les bandes qui modèlent l'appareil sur le membre peuvent être enlevées après 20 minutes sans qu'on risque de voir les bords de la gouttière s'écarter, et bâiller ;

7° Dans les fractures de jambe, les bandes de tarlatane, en passant d'un bord à l'autre de l'étrier, en s'incorporant au plâtre, procurent à l'appareil une grande puissance de contention, sans provoquer de douleurs, ce qui donne aux blessés une certaine liberté d'action, et leur permet de se lever 4 ou 5 jours après l'accident, lorsque l'appareil a pu être posé dans les 2 ou 3 premiers jours ; de rester levés toute la journée, de marcher avec des béquilles ou la jambe fléchie, le genou appuyé sur le siège d'une chaise qu'ils poussent devant eux, d'aller d'une pièce à l'autre de l'appartement, de prendre les repas en famille, de descendre au jardin et de vivre au grand air.

LOIS DE L'EXTENSION CONTINUE

A l'idée *d'extension* est intimement liée l'idée d'allongement dans le sens de la *traction*, que ce déplacement ait lieu au niveau d'une fracture (avec chevauchement) ou d'une articulation dont on veut séparer les surfaces.

Quelle que soit l'énergie de la force employée, il n'y a extension que s'il y a déplacement dans la direction de la traction.

Notons bien que *traction* et *extension* n'ont pas la même acception : *la traction est la force motrice; l'extension est le travail utile, appréciable.*

La traction peut être momentanée, intermittente, continue.

Elle peut être, dans ces différents cas, progressivement croissante ou décroissante.

Il va de soi que toute traction, inférieure à la somme des résistances s'opposant au déplacement cherché, est stérile.

A propos de chaque fracture, nous reviendrons sur les causes de déperdition que peuvent subir les forces indispensables pour produire l'extension.

Mais il en est que nous devons signaler immédiatement et qui relèvent plus particulièrement de l'opérateur. Par exemple, une fixation vicieuse de la force motrice sur le segment mobile du membre, un choix défectueux des points d'appui qui ne transmettraient au squelette qu'une faible partie de la force employée, ou encore une mauvaise direction donnée aux agents moteurs dont l'action deviendrait intolérable ou insuffisante.

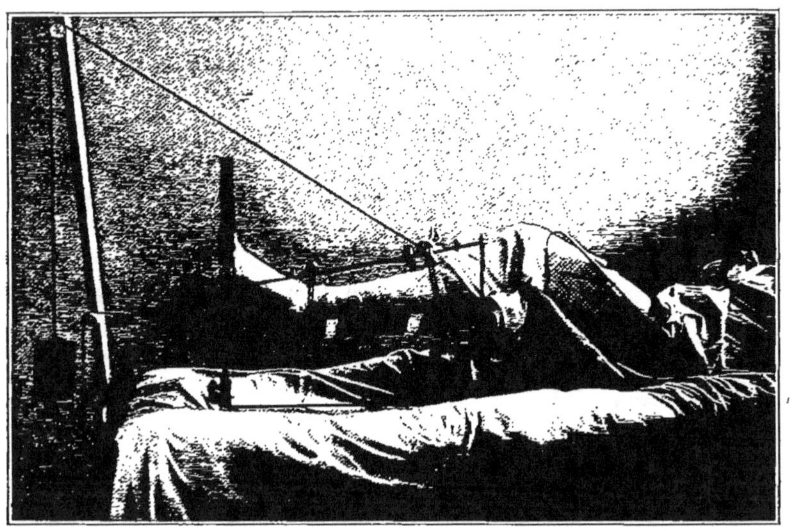

Fig. 9. — Appareil à extension continue pour les fractures de la cuisse et de la jambe.

Le seul obstacle à l'extension continue est la douleur à la pression. En effet, toute traction suppose un point d'appui qui subira une pression en rapport avec la puissance de la force employée, et l'étendue des surfaces comprimées.

Le point essentiel de cette méthode de traitement est de rendre tolérable, et même douce, la pression exercée sur les points d'appui.

Il est donc nécessaire de réduire la traction au minimum et les résistances à une quantité aussi faible que possible. Il faut surtout éviter d'en créer de nouvelles. On se débarrassera de l'action de la gravité sur le segment à mobiliser. Mais on se rappellera que, pour appliquer et diriger scientifiquement un appareil à extension, il faut connaître la valeur en poids : 1° de la force motrice ; 2° de la puissance qu'elle transmet au segment mobile ; 3° des résistances à vaincre ; 4° de la déperdition éprouvée par la traction. On veillera aussi à ce que les pièces mécaniques de l'appareil fonctionnent régulièrement, et soient convenablement disposées.

Une traction, pour être longtemps tolérée, ne doit infliger au patient aucune souffrance capable de troubler son repos et ses fonctions. Elle ne doit compromettre ni la circulation, ni l'innervation, ni le jeu des articulations.

Toute traction a un ou plusieurs points d'appui sur le segment mobile.

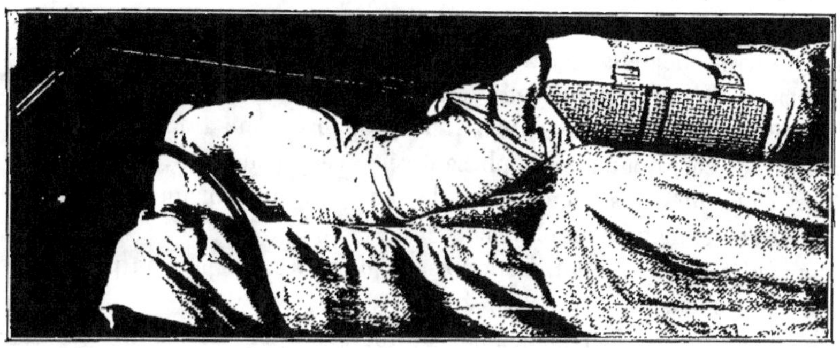

Fig. 10. — Appareil à extension continue pour les fractures du fémur:

Qui dit traction, dit pression sur les régions mises en réquisition.

Étant donné que la douleur à la pression est en raison directe de la force déployée, et en raison inverse de l'étendue de la surface comprimée, il est du devoir de l'opérateur :

1° De réduire la traction à la puissance strictement nécessaire pour vaincre les résistances qu'il ne peut supprimer ou diminuer ;

2° De répartir la pression de préférence sur des régions étendues et abondamment pourvues de parties molles ;

3° De protéger ces parties.

Mais on ne peut arriver à ce dernier résultat lorsqu'on emploie les bandelettes agglutinatives, qui ont l'inconvénient de déterminer souvent des éruptions, des excoriations et même des escarres.

En rendant inoffensive la traction indispensable, le chirurgien fera des leviers osseux des instruments dociles. Maître alors de la direction des fragments, il mettra ceux-ci dans les meilleures conditions pour obtenir une consolidation régulière et une coaptation exacte.

Étudions maintenant les différents facteurs de l'extension continue.

Agents moteurs. — Ce sont : la *gravité*, les *corps élastiques*, les *corps pesants*.

Nous laisserons de côté la gravité, car, pour l'utiliser, il faut mettre le membre dans une position déclive suffisante pour que le poids du segment inférieur l'emporte sur les résistances actives et passives.

Un homme à cheval, sans étriers, réaliserait cette condition.

Or, l'énoncé de cette position suffit pour la faire rejeter.

Les *corps élastiques*. tels que ressorts métalliques, bandes ou tubes en caoutchouc, ne conservent approximativement leur puissance première que si leurs extrémités occupent invariablement les mêmes points dans l'espace, c'est-à-dire si elles sont dans l'impossibilité de se rapprocher.

Or, cette condition est irréalisable, car, quel que soit le moyen de fixation, un relâchement ou un glissement suffisent pour leur faire perdre une partie de leur action. Celle-ci devient alors intermittente et inégale.

A des résistances constantes, il faut opposer une traction de même nature. Les corps pesants remplissent seuls cette condition.

Les *corps pesants* (poids, sacs de sable, pierres, briques, etc.) sont les plus anciennement employés.

Ce sont aussi ceux dont l'action est la plus sûre. De plus on peut se les procurer facilement.

Le glissement ou le relâchement de leurs moyens de fixation ne leur font rien perdre de leur puissance, s'ils ne rencontrent aucun obstacle sur leur parcours.

Résistances. — Elles sont de deux sortes : *inévitables* et *accidentelles*.

Les *résistances inévitables* sont représentées par la *tonicité des muscles* et l'*élasticité de la peau*. Ce sont deux sources de résistances continues contre lesquelles la traction aura toujours à lutter. Et si on arrive, par certains artifices, à en amoindrir la puissance, on ne pourra jamais la supprimer complètement.

Les *résistances accidentelles* sont dues à des causes internes ou externes.

Les *causes internes* sont actives, intermittentes, de courte durée.

Elles sont représentées par les contractions et les contractures musculaires.

Mais ces phénomènes ne sont heureusement que passagers, car, s'ils étaient permanents, il faudrait renoncer à l'extension continue. La puissance nécessaire pour les vaincre deviendrait intolérable.

Le soulèvement, la déviation de certains muscles par des épanchements ou par les extrémités de fragments saillants, les fractures avec engrènement, peuvent entrer dans cette même classe. Ces causes sont passagères, excepté la dernière qui peut persister et qu'il serait imprudent de supprimer dans certains cas.

Les *résistances accidentelles de causes externes* sont assez nombreuses et peuvent être réduites par l'opérateur sans être jamais supprimées. Sont compris sous ce chef, dans un cas de fracture de cuisse par exemple, tous les frottements du segment inférieur sur le plan du lit et les appareils dont il est prisonnier. L'intensité de ces frottements varie avec le poids, la position, l'étendue du segment mobile, la profondeur de la dépression que s'est creusée le talon dans le matelas et l'inclinaison plus ou moins ascendante du plan du lit.

Ces résistances peuvent aller jusqu'à annihiler complètement l'action de l'agent moteur. Aussi le chirurgien doit-il, avant tout, chercher à les réduire au minimum.

L'extension sera scientifique ou empirique selon qu'il les aura ou non réduites à leur minimum.

Points d'appui de la traction. — Rappelons tout d'abord :

1° Que la traction prend ses points d'appui sur une ou plusieurs régions ;

2° Que tout point d'appui subit une pression en raison directe de la force déployée et en raison inverse de l'étendue de la surface qui la supporte ;

3° Que toute pression, pour être tolérée et inoffensive pendant longtemps, demande à être répartie sur une grande étendue ou sur plusieurs régions simultanément ;

4° Que la traction doit être réduite au minimum indispensable et, par conséquent, fixée au segment le moins lourd et le plus mobile, puisqu'il exige une force moindre pour être déplacé ;

5° Que les moyens de fixation de la traction ne devront jamais remonter au-dessus de l'interligne d'une articulation dont on veut éloigner les surfaces, ni du trait d'une fracture dont on veut corriger le chevauchement (ceci est indispensable afin que la traction et la contre-traction ne se neutralisent pas réciproquement) ;

6° Que le segment du membre soumis à l'extension doit reposer, ou sur un plan horizontal ou même sur un plan légèrement déclive, mais jamais sur un plan incliné ascendant.

Il faudra donc observer toutes ces lois pour appliquer efficacement l'extension continue.

De tous les points d'appui qu'offrent les membres, reliefs musculaires, téguments, leviers osseux, saillies osseuses, ces deux derniers seuls sont capables de transmettre intégralement la puissance employée. C'est donc exclusivement sur eux que devront être fixés les agents moteurs.

Il faudra, comme nous l'avons déjà dit, rendre cette extension tolérable en ménageant la susceptibilité des tissus mis en réquisition.

Pour atteindre ce but, on emploiera différents artifices.

Le plus efficace est de les protéger par de l'ouate qui exerce sur eux une pression douce sans entretenir une humidité qui ramollit l'épiderme et prédispose aux éruptions et aux excoriations. La couche d'ouate doit être épaisse et serrée; sinon, elle perd rapidement une partie de son élasticité et subit un tassement, qui permet aux moyens de fixation de glisser sur les points d'appui.

Moyen de transmission de la traction au segment mobile. — Une traction fixée au levier même qu'elle doit mobiliser est transmise directement et intégralement. Mais la conformation des leviers osseux ne se prête pas toujours à ce mode de fixation. C'est ce qui arrive lorsque l'os est entouré de muscles volumineux, de tissu cellulo-adipeux abondant, comme à la cuisse par exemple.

Nous avons déjà exposé les inconvénients que peuvent présenter les bandes agglutinatives (éruptions, excoriations, escarres).

Le premier effet de toute traction, fixée avec des bandelettes agglutinatives sur les téguments, est de faire glisser ces derniers sur l'aponévrose sous-jacente à laquelle ils sont reliés par des tractus cellulaires. Le second effet est de mettre en jeu l'élasticité de la peau dont le glissement dépasse de beaucoup les limites des régions recouvertes par les bandelettes. Comme la traction n'arrive au levier osseux que par l'intermédiaire des aponévroses sous-jacentes il en résulte que la force, qui met en mouvement tout le manchon tégumentaire d'un membre, agit en partie sur le levier à mettre en mouvement, en partie sur les os voisins sur lesquels sont fixées ces aponévroses, en partie sur la peau contre l'élasticité de laquelle elle entre en lutte.

Ce moyen de traction donne des résultats variables. Il est impossible de savoir si c'est le tiers ou le quart de la force déployée qui est transmise au levier à mettre en mouvement, et, par conséquent, si cette partie inconnue est suffisante pour vaincre les résistances accidentelles et inévitables. C'est donc un moyen incertain qui ne peut trouver place parmi les procédés scientifiques. Cependant il faut remarquer que certains blessés le supportent bien, si la peau peut tolérer longtemps le contact des bandelettes; mais il n'existe aucun moyen de corriger les mouvements de rotation en dedans ou en dehors du segment inférieur au trait de fracture.

D'ailleurs, les faits cliniques démontrent surabondamment la vérité des assertions précédentes. Prenons un exemple :

Une traction de 5 kilos fixée sur le mollet, la jambe étant fléchie à 45°, corrige presque constamment le raccourcissement d'un fémur, quel que soit le siège de la solution de continuité.

Or, Hamilton qui, sur 16 adultes atteints de fracture du fémur, en a
guéri 14, avec un raccourcissement de 1 à 2 centimètres, a été obligé de
recourir, en employant les bandelettes agglutinatives, à une force de
9 à 12 kilos. Si bien qu'il met en doute les résultats meilleurs obtenus
par les chirurgiens qui emploient des procédés plus perfectionnés dans
lesquels les tractions sont moindres.

L'exemple est trop frappant pour que nous insistions.

Donc, nous le répétons encore une fois, le travail utile dépend de la
manière dont la force est transmise au squelette du segment mobile. Elle
est transmise intégrale ou diminuée d'une quantité variable et non définie,
selon qu'elle prend ses points d'appui sur des saillies osseuses ou musculaires, sur les leviers osseux ou sur les téguments.

Les appareils à extension demandent, pendant leur application, une
attention soutenue, répartie sur un grand nombre de points, et quelques
notions de mécanique. Loin d'imposer leurs conditions au membre, ils
doivent, au contraire, se soumettre à ses exigences, lui faire sentir doucement leur tutelle en lui prêtant aide et protection.

Les segments des membres seront placés et maintenus dans leur position physiologique. Un groupe musculaire ne sera pas relâché aux dépens
d'un autre. Rappélons enfin que la traction, qui sera faite exclusivement
par des corps pesants d'une valeur connue, devra être continue, *progressivement croissante* et proportionnée aux résistances. Nous reviendrons d'ailleurs sur ce point dans le traitement des fractures.

Comment faut-il diriger l'extension. — L'attention du chirurgien se portera sur les agents moteurs, l'attitude du membre, le déplacement des fragments. Tous les deux jours, il ajoutera un poids déterminé
jusqu'à ce que la traction atteigne un chiffre que nous fixerons pour les
adolescents, les femmes, les adultes de force moyenne, et les sujets vigoureux.

Ce dernier poids pourra même être dépassé, lorsqu'on aura une
deuxième ou une troisième fracture à traiter, la première ou la seconde
ayant laissé après elle un raccourcissement plus ou moins notable. On corrigera ce défaut, totalement ou partiellement, dans le cours du traitement de
la dernière.

L'*attitude du membre* doit être vérifiée de temps à autre, de façon à corriger, comme nous le verrons plus tard, la rotation du segment mobile.

Déplacement des fragments. — Il est inutile de tenter la
réduction de la fracture avant que la force de traction ait atteint son
maximum, car, généralement, cette réduction se fait d'elle-même. Si,

après et même avant la résorption des épanchements, on constate une déviation quelconque dans une direction anormale d'un des fragments, on procède à la correction, en plaçant directement, sur l'extrémité saillante, un tampon d'ouate qui prend ses points d'appui sur les bords de la gouttière ou sur l'attelle antérieure

Les fragments, soumis alors à la double action de la pression directe et de l'extension, reprennent leur position normale, car *l'extension est le plus puissant moyen de réduction.*

On évitera de prendre des cals exubérants ou des ostéophytes pour l'extrémité déplacée d'un des fragments.

Cette erreur, si souvent commise, devait être signalée.

A quel moment convient-il de poser ou de lever un appareil à extension continue? — D'une manière générale, il est préférable de le poser le plus tôt possible, car le malade se trouve immédiatement dans d'excellentes conditions et peut s'asseoir dans son lit.

Ajoutons que toute fracture, non consolidée encore par un cal osseux après plusieurs mois, est justiciable de l'extension continue. Celle-ci, en effet, donne souvent des résultats inespérés au point de vue de la correction des déplacements, quels qu'ils soient, et du raccourcissement.

Levée de l'appareil. — La levée de l'appareil est une question très délicate à résoudre, Nous adopterons une moyenne pour chaque type de fracture. Il faut cependant se garder d'en faire un terme légal. Le temps écoulé n'est qu'une présomption en faveur de la résistance du cal, *même* quand on a soumis ce cal à des pesées ou à des épreuves répétées et énergiques avant la levée de l'appareil.

Ce n'est qu'après quelques jours d'épreuves renouvelées et confirmatives, qu'on aura de grandes probabilités en faveur de la solidité d'un cal. Encore faut-il que, pendant ce temps d'observation, *il n'ait pas augmenté de volume, ne soit pas devenu douloureux, et que le membre ne soit pas envahi par l'œdème.*

Quand le cal reste petit, résistant, non douloureux ; quand le membre n'est que peu ou pas œdématié, sans empâtement, on peut en permettre l'usage au blessé. Au cas contraire, il faut de nouveau appliquer l'appareil, surtout si l'on constate une déviation des fragments.

Lorsque le membre aura repris ses fonctions depuis un mois sans subir de déformation, on pourra considérer le résultat comme définitif.

Le traitement général ne doit pas être négligé pendant toute la période d'évolution du cal. Nous y reviendrons longuement plus loin.

Comment se fait l'allongement absolu d'un levier osseux soumis à une traction continue, scientifiquement appliquée et dirigée? — Les leviers osseux donnent insertion, non seulement à des muscles plus ou moins puissants, mais encore à des tissus fibreux et aponévrotiques.

Or, les anatomistes et les physiologistes sont d'accord pour nous affirmer que les ligaments et les aponévroses ne sont extensibles que dans des conditions exceptionnelles. Et, cependant, il n'est pas douteux que ces tissus, pendant la période d'accroissement du squelette, suivent les os et s'allongent avec eux dans les mêmes proportions.

L'accroissement des os se faisant lentement, insensiblement, on se demande pourquoi une extension scientifique de grande durée ne produirait pas les mêmes effets?

Et les faits répondent à cette hypothèse; faits, encore plus probants chez les adolescents que chez les adultes.

En effet, on peut constater chez les adolescents, dans le cas d'extension continue du membre inférieur, un allongement absolu du fémur généralement assez faible (de 1 à 2 centimètres), mais coïncidant avec un amaigrissement du membre, une diminution de volume des muscles et un cal régulier, petit, non exubérant.

Principales causes de déperdition du travail utile dans l'extension continue. — Lorsqu'on veut appliquer scientifiquement l'extension continue au membre inférieur, on éprouve certaines difficultés contre lesquelles il importe d'être prévenu.

Ainsi, quand la cordelette, qui supporte le poids, prend une direction oblique, ascendante ou descendante, à partir de son point de fixation sur le lacs extenseur jusqu'au point de réflexion sur la poulie, elle peut entraîner le membre dans une position vicieuse. De plus, cette obliquité amoindrit la somme du travail utile que pourrait produire la traction, somme que la clinique nous a permis d'évaluer très approximativement.

Dans les fractures du fémur, dans les coxalgies non ankylosées, quand la traction prend ses points d'appui sur la jambe fléchie à 45°, la cuisse reposant sur un plan horizontal n'oppose, dans l'immense majorité des cas, que des résistances inférieures à 5 kilogrammes chez l'adulte, 4 kilogrammes chez l'adolescent, 2 à 3 kilogrammes chez l'enfant.

Lorsqu'on se trouve en présence d'une ankylose fibreuse ou d'une fracture en voie de consolidation vicieuse, la limite à la traction est la tolérance. Mais, auparavant, il faut avoir mis tout en œuvre pour rendre cette traction supportable et efficace. La diminution du travail utile d'un poids donné, due à une installation défectueuse, peut être atténuée en disposant convenablement la poulie, en plaçant le membre de manière que résistance et traction soient directement opposées.

Si cette installation défectueuse peut être évitée dans la majorité des cas, il n'en est plus de même des causes de déperdition tenant à l'outil-lage employé. Celles-ci sont inéluctables. Et, bien que l'extension ne comprenne que des agents mécaniques très simples, leur rendement, néanmoins, sera toujours inférieur à la force qui les met en mouvement. C'est cette diminution du travail utile de cause mécanique que nous allons chercher à évaluer.

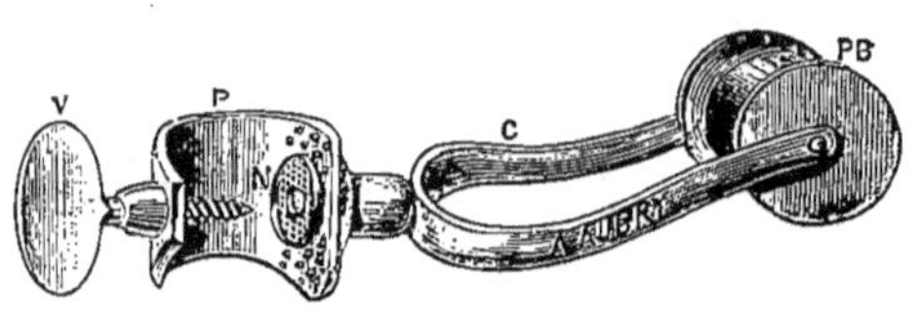

Fig. 11. — Poulie à chape mobile s'adaptant aux montants petits ou gros, et aux barres transversales, horizontales ou ondulées des lits en fer. (Voir fig. 10.)

Tout d'abord, de nos expériences qui se comptent par centaines, il ressort que les bobines de 25 à 30 millimètres de diamètre donnent un rendement supérieur à celles d'un plus petit diamètre. Les poulies à cha-pes mobiles sont les plus pratiques, les plus effica-ces pour la traction (pou-lies Hennequin).

Il vaut mieux employer la ficelle de fouet que la soie tressée, le ruban de fil et le septin de diamè-tres variables.

La corde de traction entre le lacs extenseur et la poulie de réflexion peut être horizontale, oblique-ment ascendante ou des-

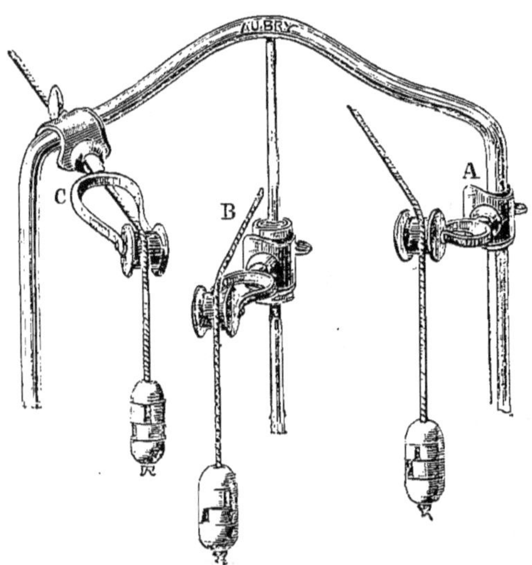

Fig. 12. — Applications de la poulie à chape mobile aux montants et à la barre transversale ondulée d'un lit en fer.

cendante, ou déviée dans un plan horizontal. Or, nous savons que toute force peut être considérée comme la résultante de deux autres perpendiculaires entre elles. Si la corde est obliquement ascendante, la traction qu'elle exerce peut se décomposer en deux forces, l'une horizontale, l'autre verticale. Cette composante verticale, attirant vers le haut une partie du membre, produit le même effet qu'une diminution du poids de ce membre. Elle atténue l'intensité de ses frottements sur le lit ou les appareils dont il est entouré. Si la corde est obliquement descendante, la composante verticale, produisant le même effet qu'une augmentation du poids du membre, augmente l'intensité des frottements. Si la corde est déviée latéralement dans un plan horizontal, l'influence de la composante perpendiculaire à la composante utile n'a pas, en attirant le membre latéralement, une action sensible sur le frottement. Cela tient à ce qu'elle ne produit l'effet ni d'une augmentation, ni d'une diminution du poids du membre. Comme les résistances sont en grande partie d'origine musculaire ou cutanée, si le membre repose sur une couche d'ouate, les frottements seront réduits à une quantité assez minime.

Les autres causes de déperdition sont : la rudesse des frottements de la bobine sur son axe et sur les branches de la chape ; les frottements des poids contre le lit, les matelas, les couvertures ; une trop grande longueur de la cordelette qui permettrait au poids de reposer sur le sol dans un mouvement du patient vers le pied du lit.

Quelques-unes de ces causes sont inévitables, les autres peuvent être atténuées dans une très large mesure et même supprimées.

Comme on le voit, les causes de déperdition sont assez nombreuses pour absorber isolément une partie sensible de la traction, et même l'annihiler quand elles sont réunies. Si l'on tient compte de la diminution résultant d'un choix défectueux des points d'appui sur le membre, on conçoit très bien qu'une traction, installée selon les lois de la mécanique physiologique, serait parfaitement suffisante pour vaincre les résistances actives et passives. L'effet devient nul, après les luttes stériles qu'elle aura engagées contre les obstacles de toute nature rencontrés sur son chemin, avant d'agir sur son point d'application.

Nous ne pouvons passer sous silence une des causes qui diminuent, dans des proportions variables, mais parfois assez grandes, le travail utile que peut rendre une traction donnée, même appliquée méthodiquement.

Nous voulons parler des frottements du segment mobile du membre sur le plan du lit ou les appareils dont il est entouré. Que le membre inférieur repose à nu sur le drap, ou qu'il soit emprisonné dans un appareil plâtré, silicaté ou de Scultet, le segment situé au-dessous de la solution de continuité ou de l'articulation malade doit subir un déplacement, un glissement, et, par conséquent, un frottement sous l'influence de la traction.

C'est ce frottement, variant pour chaque membre et chaque appareil, qu'il serait utile et désirable d'apprécier, sinon mathématiquement, au moins approximativement.

Les données sont trop incertaines et les causes qui font varier les frottements sont trop nombreuses pour nous aventurer sur ce terrain. Il ne nous reste qu'un moyen de neutraliser l'action des résistances actives qui sont inéluctables. C'est : ou de les supprimer, comme dans l'extension appliquée à la jambe reposant sur un hamac roulant, transformé en plan incliné descendant. ou, comme dans les fractures du fémur et les arthrites coxo-fémorales, de fléchir la jambe à 45°, ce qui annihile le frottement de celle-ci sur le plan du lit ; ou enfin de faire reposer sur de l'ouate le segment de la cuisse, situé en dessous de la lésion pour laquelle l'extension est jugée nécessaire. Le frottement ne se produira alors que sur la partie de la cuisse située en dessous de la fracture, et, comme ce segment reposera sur de l'ouate, la résistance due aux frottements sera très faible.

On obtient ainsi, pour une traction de même énergie appliquée sur le squelette du membre, la jambe fléchie et la cuisse reposant sur de l'ouate, des effets plus sûrs, des résultats plus favorables et plus constants que lorsqu'elle est fixée à la peau, le membre en rectitude.

Dans l'extension continue, pour faire rendre à une traction donnée la plus grande somme de travail utile, il faut réduire les frottements au minimum, même les supprimer quand on le peut.

Nous terminerons en disant que :

Le moyen le plus sûr de diminuer les causes de déperdition de la traction est de disposer la cordelette de telle façon que *la direction de la ligne de traction soit la continuation de l'axe du segment du membre soumis à l'extension.*

Démonstration scientifique de la déperdition de forces due à l'obliquité de la cordelette de traction. Table de correction pratique. — Le travail utile est en raison inverse du cosinus de l'angle que fait la composante de transmission avec la direction des résistances. Autrement dit, le travail utile est d'autant plus faible que l'angle est plus ouvert, qu'il se rapproche plus de l'angle droit où il devient nul.

Lorsque le membre inférieur repose sur un plan horizontal, condition dans laquelle nous nous plaçons, toutes les résistances ont la même direction ; qu'elles soient actives comme dans la tonicité, la contraction, la contracture des muscles et l'élasticité des téguments, ou passives comme dans les frottements, les rétractions ligamenteuses, tendineuses, aponévrotiques, la traction, quelle qu'elle soit, ne produira pas tout le travail utile dont elle est capable, si la composante de transmission n'a pas la même direction que ces résistances, si elle ne leur est pas directement opposée.

Tout en étant déduites d'axiomes de mécanique, ces propositions n'en seront que plus claires après une démonstration sommaire :

Soit A le point d'application de la cordelette ARP au lacs extenseur, et R son point de réflexion sur la poulie ; AR, la ligne droite qu'elle décrit faisant avec AB, qui représente la direction du membre, un angle compris entre 0° et 90°. Supposons cet angle de 20° ; soit P, le poids qui tend à entraîner vers R le segment du membre auquel est fixé le lacs extenseur.

La partie AR de la cordelette, seul agent de transmission de toute l'énergie contenue en P, peut être considérée comme une résultante, et, comme telle, représentée par deux composantes dont le parallélogramme des forces nous indiquera la direction. Après la décomposition de la résultante AR, on a AB horizontale et AC verticale contenues toutes les deux dans le plan de la résultante. AB étant horizontale et dans la direction des résistances, exactement opposée à elles, représentera seule tout le travail utile de la force contenue en P ; tandis que la composante AC, qui est une certaine quantité de l'énergie de P, étant verticale et faisant avec AB un angle droit, n'aura d'autre action, sur le segment du membre, que de l'attirer en haut, vers C. Notre but n'étant pas de le soulever, mais de l'entraîner vers B, en un mot de faire de l'extension, le travail de AC reste donc stérile.

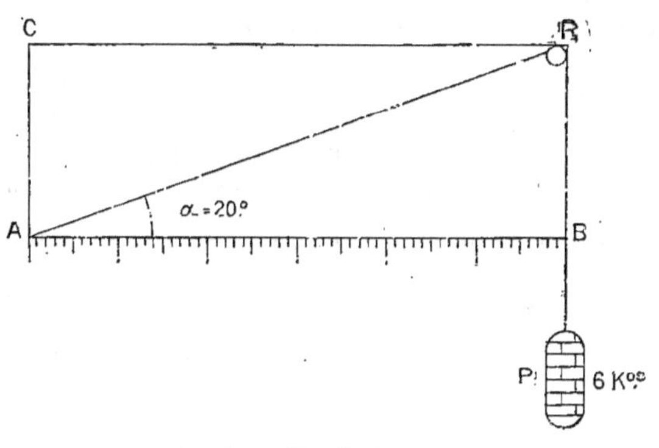

Fig. 15.

Mais la résultante AR est la somme du travail fourni par AB et AC ; quelque faible que soit celui de AC, celui de AB sera moins grand que celui de AR. Donc toute l'énergie contenue en P ne sera pas transformée en travail utile ; donc une partie de la traction sera dépensée en pure perte.

Et comme, après les pertes d'origines diverses, le travail utile doit rester supérieur à la somme des résistances qu'un peu d'habitude permet d'apprécier assez approximativement, les frottements exceptés, nous devons chercher s'il est possible d'évaluer ces pertes en poids pour les différents angles que fait la ligne de transmission de la traction avec celle des résistances, afin, en les compensant, d'avoir toujours un travail utile en rapport avec ces dernières. La trigonométrie nous permet de résoudre aisément ce problème qui se pose pratiquement de la manière suivante :

Quel poids complémentaire faut-il ajouter à une traction de 3, 4, 5, 6 kilogrammes, lorsque la ligne de transmission fait avec la direction des résistances un angle de 5°, 20°, 40°, 60°, pour produire le même travail utile que quand les résistances et la traction sont directement opposées.

Usant de la latitude qu'ont les mécaniciens de représenter une force par une ligne droite divisée en autant de parties que la force représente de kilogrammes, d'hectogrammes, de décagrammes, nous prendrons cette ligne comme côté d'un triangle rectangle. Or, dans tout triangle rectangle, *chaque côté de l'angle droit est égal à l'hypoténuse multipliée par le sinus de l'angle opposé ou le cosinus de l'angle adjacent.*

Construisons le triangle rectangle ci-dessous, dont la base horizontale AB = 0,06 cent.

qui, divisée en millimètres, représentera 5 kilogrammes ; et AC, dont la ligne de transmission de la traction fait avec AB un angle $\alpha = 5^{\circ}$; CB étant la perpendiculaire élevée de l'extrémité libre de la ligne AB jusqu'à la rencontre de AC.

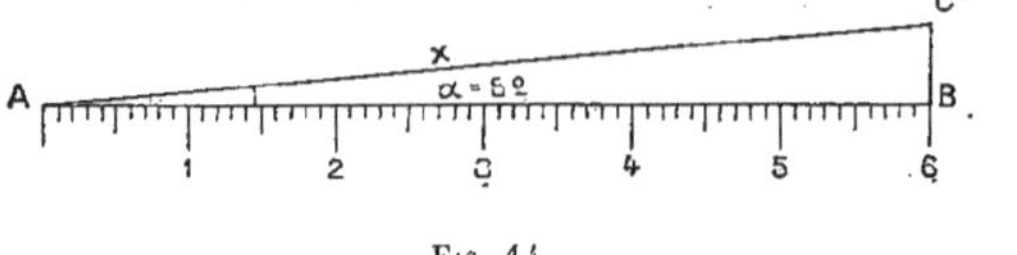

Fig. 14.

Nous avons un triangle rectangle dont le côté AB et l'angle α sont connus. Il s'agit de déterminer la longueur exacte du côté AC représentant l'inconnue x, qui, oblique par rapport à AB, et, partant du même point A pour aller à la rencontre de la perpendiculaire BC, est nécessairement plus long que AB. Cet excédent de longueur, divisé mathématiquement en fractions de millimètre, représentera le poids complémentaire qu'il faudra ajouter à 5 kilogrammes pour avoir le même travail utile à 5° qu'à 0°.

D'après le théorème de trigonométrie relatif à la résolution des triangles rectangles énoncé plus haut, nous aurons l'équation algébrique suivante :

Le côté AB $=$ l'hypoténuse AC $\times$ par le sinus de l'angle C, ou le cosinus de l'angle α, soit $AB = AC \times \text{Sinus } C = AC \times \text{Cos. } \alpha$; d'où AC ou $x = \dfrac{AB}{\text{Cos. } 5^{\circ}}$; d'où $x = \dfrac{3\,k.}{\text{Cos. } 5^{\circ}}$; Lg. $x =$ Lg. 5 k. $-$ Lg. Cos. 5° : Lg. 5 k. $= 0,47712$; Lg. Cos. 5° $= 9,99834$:

$$\text{Lg. } x = 0{,}47712 - 9{,}99834 = 0{,}47878$$

correspondant à 3,012,
d'où $\qquad\qquad x = 3$ kilogrammes, 12 grammes.

Il faut donc ajouter 12 grammes à 3 kilogrammes pour lui faire produire le même travail utile à 5° qu'à 0°.

La table suivante, que nous avons calculée par logarithmes, permettra à tout praticien de savoir immédiatement le poids complémentaire, en grammes, qu'il faut ajouter par kilogramme, suivant le degré d'inclinaison de la cordelette de traction sur l'horizontale.

Elle est établie de 0 à 69°.

TABLE DONNANT LE POIDS COMPLÉMENTAIRE EN GRAMMES A AJOUTER PAR KILOGRAMME DE TRACTION SUIVANT LE DEGRÉ D'INCLINAISON DE LA CORDE SUR L'HORIZON.

	0°	1°	2°	3°	4°	5°	6°	7°	8°	9°
	gr.	gr.	gr.	gr.	gr.	gr.	gr.	gr.	gr.	gr.
0	000	000	001	001	002	004	006	008	010	012
10	015	019	022	026	031	035	040	046	051	058
20	064	071	079	086	095	103	113	122	133	143
30	155	167	179	192	206	221	236	252	269	287
40	305	325	346	367	390	414	440	466	495	524
50	555	589	624	662	701	743	788	836	887	942
60	1000	1065	1150	1203	1281	1366	1459	1559	1670	1790

Si la cordelette présente une inclinaison de 45°, on ajoutera, par kilogramme, 414 grammes ; si le poids de traction est de 5 kilogrammes, on multipliera $414 \times 5 = 2070$, qu'on ajoutera aux 5 kilogrammes ; c'est-à-dire qu'on devra utiliser un poids de 7 kilogr. 0.70, qui, avec l'inclinaison de la cordelette à 45°, produira un travail utile égal à 5 kilogrammes.

De même, pour être sûr d'avoir une traction effective de 4 kilogrammes avec une cordelette inclinée à 25°, il faudra ajouter 103 grammes par kilogramme ; c'est-à-dire $4 \times 103 = 412$: en tout il faudra donc mettre 4 kilogr. 412.

Des cales plus ou moins élevées placées sous les pieds inférieurs du lit pour empêcher les blessés de glisser sur le plan du matelas. — Que fait-on en élevant les montants du pied du lit? On transforme en plan incliné ascendant la surface du matelas, on augmente par conséquent les résistances au glissement du segment mobile du membre ; l'action de la pesanteur l'attirera en sens contraire de la traction. Cette résistance, qui échappe à toute appréciation, et ne permet plus d'opposer une traction supérieure à toutes les résistances à vaincre, fait retomber l'extension dans l'empirisme dont on a tant de peine à la dégager.

Le glissement vers les pieds du lit d'un blessé, soumis à l'extension, est en rapport avec le nombre des oreillers qu'on lui permet, et sur lesquels reposent non seulement sa tête, mais ses épaules et souvent tout son thorax.

Même, sans la moindre traction, le blessé, placé dans de telles conditions, glissera vers les pieds du lit, aussitôt qu'il fera le moindre mouvement. Il serait si facile d'éviter cette descente en supprimant les oreillers et en laissant reposer la tête seulement sur le traversin ! Et ce qui prouve bien que ce sont eux qui transforment en plan incliné descendant le lit du patient, c'est que, lorsque celui-ci est assis, il n'éprouve plus ce mouvement de descente, bien que les points de contact avec le matelas soient considérablement restreints.

Il ne faut donc, à aucun prix, de cales sous les pieds inférieurs du lit.

Démonstration expérimentale de la transmission intégrale de la traction dans l'extension continue scientifique. — On peut, à l'aide d'un dispositif simple, démontrer expérimentalement la valeur de l'extension scientifique. L'appareil est composé d'une planche reposant horizontalement sur deux supports. Dans cette planche a été pratiquée une fenêtre rectangulaire où se meut librement autour d'un axe le moulage en plâtre d'une jambe d'adolescent du poids de 2 kilos 500 grammes, et d'une longueur de 35 centimètres. Sur la surface de section pratiquée au

niveau de l'interligne articulaire du genou, sont vissés deux pitons traversés par une tige
d'acier poli dont les extrémités reposent sur les bords de la fenêtre, et y glissent à
frottement doux (fig. 15) grâce à deux plaques de zinc sous-jacentes. Dans la figure 16,
la tige traverse les ouvertures demi-cylindriques de deux plaquettes en zinc vissées
sur les bords de la fenêtre. A l'extrémité inférieure de cette dernière, est une sorte
d'échelon qu'embrasse la presse d'une poulie servant de réflexion à la cordelette supportant le poids. Cette cordelette est fixée, par son extrémité opposée à un lacs embrassant
la jambe à la naissance du ventre des gastro-cnémiens servant de point d'appui à la

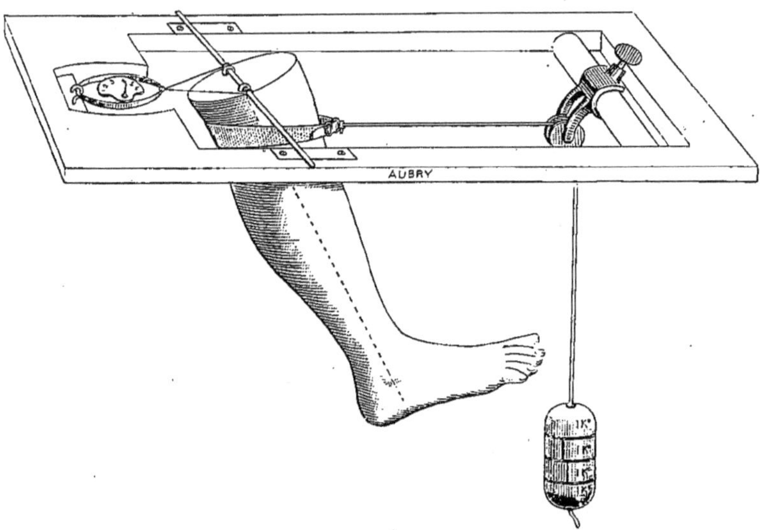

Fig. 15. — Transmission intégrale de la force de traction au dynamomètre
représentant le fémur.

traction. Ce lacs divise, en deux parties très inégales, le moule en plâtre transformé
en levier du premier genre.

1° Un dynamomètre très sensible d'une force de 6 kilos seulement ;

2° Une poulie à frottement doux ;

3° Un poids cylindrique qu'on peut augmenter ou diminuer au moyen de disques tarés,
s'empilant entre des têtes demi-sphériques ;

4° Un rapporteur ;

5° Un fil à plomb, complètent l'outillage nécessaire pour exécuter ces expériences.

Comme l'indiquent les figures (voir page 149) dans l'extension continue du membre
inférieur par la méthode de Hennequin, la cuisse repose sur un plan horizontal, tandis
que la jambe, transformée en levier du premier genre sur lequel la traction a son unique point d'appui, est fléchie à environ 45°.

Ce qu'il faut démontrer c'est :

1° Que la traction appliquée à la jambe est intégralement transmise au fémur par
l'intermédiaire des ligaments du genou ;

2° Qu'une traction tolérable ne modifie pas suffisamment l'angle de flexion de la
jambe pour faire subir au point d'appui des variations capables de changer les conditions

de transmission de la force motrice au fémur; conditions qui se modifieraient si la jambe prenait une position voisine de la rectitude. Dans cette dernière position, le segment jambier ne représente plus un levier du premier genre, les points d'appui ne sont plus pris sur la face postéro-supérieure du mollet; et par conséquent sur le squelette de la région, mais sur les téguments et sur le pied; or, ce dernier est tellement intolérant qu'il se refuse à supporter une traction continue suffisante pour vaincre les résistances actives et passives de la cuisse. Quant aux points d'appui pris sur les téguments, ils sont non seulement infidèles et capricieux, mais encore ils transmettent une grande partie de la force motrice au bassin, par l'intermédiaire de l'aponévrose crurale au lieu d'agir directement sur le segment mobile; de sorte qu'on retombe dans l'inconnu, dans l'empirisme, au point de vue de la transmission au segment à mobiliser de la force représentée par la traction.

Première expérience. — A la tige d'acier supportant le moulage en plâtre, sont attachées, en dehors des pitons, les extrémités d'un fil de fer mince, dont l'anse passe dans l'une des extrémités d'un dynamomètre. L'autre extrémité de ce dynamomètre est prise dans un crochet vissé sur le milieu de la planche à une certaine distance de l'ouverture supérieure de la fenêtre. La cordelette supportant le poids est nouée au niveau de la crête du tibia au lacs extenseur qui entoure lâchement l'extrémité supérieure de la jambe, prenant son point d'appui sur l'extrémité supérieure de la jambe immédiatement au-dessus du mollet.

Le premier effet de la traction est de faire glisser, vers la poulie de réflexion, la tige d'acier qui repose sur les plaques de zinc; le deuxième, de fléchir la jambe; le troisième, de tendre le dynamomètre dont l'aiguille se met à tourner sur son cadran, gradué par divisions de 100 grammes. En faisant agir successivement les poids de 1 à 6 kilos l'aiguille s'arrête à la division du cadran correspondant au nombre de kilos représenté par le poids cylindro-sphérique.

D'où la conclusion suivante : Par ce mode d'extension, la force motrice se transmet intégralement au dynamomètre qui représente les résistances actives et passives de la cuisse; en d'autres termes, la transmission de la force motrice au fémur est intégrale.

Deuxième expérience. — La transmission intégrale de la traction étant démontrée, il reste à prouver que la jambe fléchie, soumise à une traction tolérable, ne se redresse jamais assez, ne se rapproche pas suffisamment de la rectitude, pour modifier la transmission de la traction.

Dans cette expérience, le fil à plomb et le rapporteur sont nécessaires pour mesurer l'angle que fait, avec la verticale représentée par le fil à plomb, l'axe de la jambe figuré par une ligne pointillée (voir fig. 16.) Le dynamomètre est supprimé, la tige d'acier à laquelle est suspendu le fil à plomb traverse deux pitons. Ne pouvant plus glisser sur le bord de la fenêtre elle ne permet à la jambe qu'un mouvement de rotation autour de son axe transversal, qu'un balancement d'arrière en avant. Tout étant disposé comme dans l'expérience précédente, on attache au lacs extenseur l'extrémité de la cordelette, qui, à partir de son point de fixation à ce lacs extenseur jusqu'à sa réflexion sur la poulie, doit représenter une ligne horizontale. Aussitôt que le poids est appliqué, on voit la jambe quitter sa position verticale, s'incliner plus ou moins sur l'horizon, puis s'arrêter. A ce moment, au moyen du rapporteur, on mesure l'angle compris entre le fil à plomb et l'axe de la jambe. Ce qui est très facile, lorsque le rapporteur est un quart de cercle, car il suffit de faire coïncider l'angle correspondant au centre du cercle dont il est le cadran avec la tige d'acier au point où est attaché le fil à plomb, pour avoir le nombre de degrés compris entre ce dernier et l'axe de la jambe.

En prenant successivement comme force motrice tous les poids compris entre 500 grammes et 12 kilos, on constate qu'à partir de 1 kilo et demi, jusqu'à 9 kilos, l'angle augmente régulièrement de 2 degrés et demi par 500 grammes. Si la traction est inférieure à 1 kilo ou supérieure à 9 kilos, l'augmentation des degrés devient irrégulière. Plus grande au-dessous de 1 kilo, elle diminue sensiblement au-dessus de 9 kilos.

Comme le montre la figure 16, pour une traction de 5 kilos, qui est la force habituellement employée dans le traitement des fractures du fémur quel qu'en soit le siège et dans les coxalgies, la jambe du poids de 2 kilos 300 ne fait avec la verticale qu'un angle de 37 degrés et demi. Or, comme l'angle augmente régulièrement de

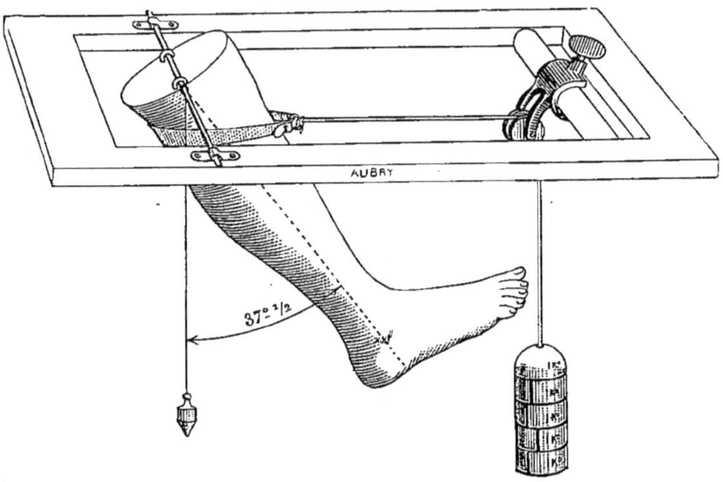

Fig. 16. — Inclinaison sur l'horizon d'une jambe soumise à une traction de 5 kilos, inclinaison qui varierait avec la longueur et le poids de la jambe, et le point d'application du lacs extenseur.

deux degrés et demi par 500 grammes ou de 5 degrés par kilo, pour une traction de 9 kilos, qu'on atteint rarement et qu'on ne dépasse presque jamais dans le mode d'extension scientifique, la flexion de la jambe en expérience atteindrait à peine 58 degrés; chiffre encore très éloigné de 90 degrés, position dans laquelle la jambe et la cuisse seraient en ligne droite. Alors l'extension scientifique se confondrait avec l'extension empirique, ce qui changerait complètement les conditions de la transmission de la traction.

On est autorisé à tirer les deux conclusions suivantes des expériences précédentes :

1° Dans l'extension scientifique, la transmission de la traction se fait intégralement au levier mobile (ici au fémur par l'intermédiaire des ligaments du genou). (Dans la première expérience, c'est le fil de fer qui relie la tige d'acier au dynamomètre qui figure ces ligaments.)

2° Quelle que soit l'énergie de la traction tolérable, l'angle que fait avec la verticale la jambe fléchie, le malade étant couché, sera toujours trop éloigné de 90 degrés pour que, de ce fait, la transmission de la traction subisse une diminution sensible.

MASSAGE. ÉLECTRICITÉ

Massage.

Plusieurs auteurs ont cru, dans ces derniers temps, pouvoir substituer le massage aux appareils contentifs et même à l'extension.

Plus soucieux de rétablir la fonction dans le plus bref délai possible, que de rendre au squelette et au membre la régularité de ses formes ; influencés aussi par les résultats encourageants obtenus dans des cas spéciaux, publiés et longuement décrits, quelques chirurgiens, interprétant mal la technique de Championnière, ont remplacé les appareils par le massage, surtout dans les fractures qui siègent dans le voisinage des articulations ; ou lorsque les fragments sont engrenés, peu déplacés, ou d'une réduction facile à réaliser et à maintenir. Nous n'entrerons pas dans de stériles discussions au sujet de ce mode de traitement des fractures, et nous nous contenterons d'exposer le rôle qu'à notre avis peut jouer le massage.

Que lui demande-t-on ?

1° De hâter la résorption des épanchements sanguins et séreux ;

2° D'entretenir la vitalité et la contraction des muscles en favorisant la circulation ; de la rétablir lorsque l'atrophie l'a diminuée ou même considérablement compromise ;

3° D'empêcher la raideur et l'ankylose des articulations que favorisent l'immobilité prolongée, les épanchements sanguins et séreux péri et intra-articulaires, et *surtout les prédispositions individuelles et l'âge du blessé.*

Les épanchements sanguins et séreux se résorbent tout aussi rapidement, sinon plus, sous un bandage ouaté compressif bien fait que sous la main du masseur, quelque habile qu'il soit. Et cela sans imprimer des mouvements répétés et plus ou moins douloureux aux fragments maintenus par des appareils ouatés, regardés, à juste titre, comme très contentifs.

Le massage, en tant que méthode générale et *immédiate,* pratiqué sur le pourtour d'une articulation dont l'une des extrémités est brisée, dont la synoviale a été déchirée, ou dans la cavité de laquelle le trait de fracture aura pénétré, favorise, surtout s'il n'est fait avec une extrême douceur et par un homme très compétent, des phénomènes inflammatoires, des adhérences fibreuses qui, au lieu de hâter le retour de la fonction, le retarderont plus ou moins. Chez les enfants, ses inconvénients sont plus grands encore. Le périoste irrité produit de l'os en abondance, et des cals énormes peuvent survenir, limitant les mouvements de l'articulation.

L'appareil ouaté compressif, posé pendant quelques jours, en immobilisant, en protégeant l'articulation, en la comprimant, la met dans les conditions les moins propices aux accidents : les soins sont plus faciles à donner et peuvent être moins fréquents. Chez les adultes, l'appareil appliqué reste en place pendant 5 ou 6 jours; le massage sera fait dans la suite.

Le massage favorise la circulation et la nutrition des muscles; c'est vrai; mais n'oublions pas que, dans les premiers jours, les principaux obstacles sont les déplacements des extrémités des fragments, surtout dans le sens transversal.

Ce sont ces derniers qui, avec les cals exubérants, sont une des causes principales de la persistance de l'œdème après la consolidation des fractures.

La conclusion est qu'il faut réduire les fractures et maintenir la réduction. Il ne suffit pas d'entretenir par le massage la circulation et la vitalité d'un muscle pour lui conserver son volume et sa puissance. Sous une cause encore douteuse, mais qu'on rapporte à une action réflexe sur la moelle, particulièrement dans les fractures juxta-articulaires, les muscles s'atrophient avec une rapidité variable entraînant nécessairement une impotence fonctionnelle plus ou moins grande. Celle-ci, du reste, se manifeste pendant un temps variable, lorsque le levier sur lequel s'insèrent les muscles est brisé. Contre cette dernière cause, le massage est impuissant, mais il a l'avantage de maintenir les muscles en bon état et prêts à fonctionner après la consolidation.

Le massage peut-il prévenir absolument l'atrophie consécutive à certaines fractures? Nous ne le croyons pas. Peut-il retarder sa marche? Oui.

L'avantage indéniable du massage, pratiqué de bonne heure, est de diminuer les raideurs articulaires chez les adultes.

Chez les enfants et les adolescents, les raideurs articulaires, et encore moins les ankyloses, ne sont guère à craindre dans le traitement des fractures ; non parce que celles-ci demandent moins de temps pour se consolider, mais parce que les tissus fibreux extra et intra-articulaires jouissent d'une souplesse qui oppose pendant longtemps une résistance à la rétraction.

Cette tendance à la raideur articulaire et à l'ankylose est sous la dépendance d'un état constitutionnel individuel; le rhumatisme, chez les sujets d'un certain âge, semble les favoriser. Les hommes y sont plus exposés que les femmes. Il nous est arrivé de constater que des articulations, après plusieurs mois d'immobilité complète, avaient conservé la liberté entière de leurs mouvements, sans craquement et sans douleur, notamment chez une femme de 79 ans.

Étant donné que les raideurs et les ankyloses sont habituellement sous la dépendance de l'état constitutionnel du sujet, il est difficile d'apprécier la part qu'il faut attribuer au massage dans le rétablissement plus ou moins prompt de la fonction. Cependant, bien qu'il soit difficile de tirer une conclusion basée sur des faits précis, *nous conseillons le massage aussi précoce que le permettront l'état de l'articulation et la consolidation de la fracture.*

D'abord très superficiel pour tâter la susceptibilité du patient, le massage sera ensuite progressivement plus profond. Mais, où il est particulièrement et utilement pratiqué, c'est après le traitement des fractures par les appareils contentifs, lorsque le cal est assez résistant pour s'opposer aux déplacements des fragments, ou lorsque les dispositions de l'appareil permettront d'y arriver rapidement.

Dans ces séances de massage, il est bien entendu que des mouvements passifs, progressivement plus étendus, devront être imprimés aux articulations.

Nous n'avons pas ici à nous étendre sur les méthodes variées et les différentes manières de pratiquer le massage. Les livres et les brochures qui traitent de ce moyen thérapeutique sont nombreux.

Quand on n'aura pas sous la main un *masseur instruit*, il vaut mieux masser le malade soi-même que de le confier à ces masseurs d'occasion comme on en voit tant.

En résumé :

1° Nous conseillons l'emploi du massage au bout de quelques jours, lorsqu'il n'y a pas de déplacement des fragments, lorsque l'axe statique du membre n'est pas modifié ;

2° Il ne doit pas provoquer de douleur ;

3° Il doit être fait dans le sens de la circulation en retour et de la direction des faisceaux musculaires, et par *des gens compétents.*

Électricité.

De l'électricité dans le traitement des fractures. — Ses applications. — Il y a différentes circonstances dans le traitement des fractures où le praticien peut être appelé à demander à l'électricité un appui thérapeutique.

A priori, on ne s'imagine guère que cet agent puisse servir à autre chose qu'à combattre une atrophie musculaire. En dehors de cette indication, la pratique courante n'en connaît point d'autre. Elle n'est cependant pas la seule, ni la mieux fondée, et l'expérience ainsi que l'observation nous permettent de poser un certain nombre d'indications, qui, pour ne pas figurer dans les ouvrages classiques, n'en sont pas moins dignes de fixer l'attention.

Modalités électriques utilisables. — Les deux seules formes d'électricité auxquelles on aura à s'adresser sont le courant voltaïque et le courant faradique.

Rappelons très brièvement que le courant voltaïque, encore appelé courant galvanique ou courant continu, est le courant fourni par la pile, et que le courant faradique ou courant induit est donné, comme nous le verrons plus loin, par une bobine dans laquelle le courant est alternativement produit et interrompu à des intervalles très courts, ainsi qu'il résulte des propriétés physiques de l'induction, et dont la bobine de Rhumkorff est l'exemple le plus connu.

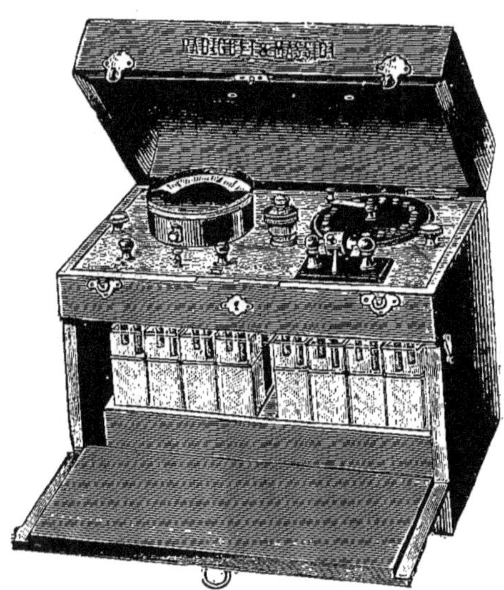

Fig. 17. — Pile.

Pour appliquer le courant continu, on aura recours, soit à une batterie de piles ou d'accumulateurs, soit au courant fourni par les secteurs d'éclairage, dont on graduera l'intensité par un collecteur d'éléments, s'il s'agit de piles (voir fig. 17); une résistance graduable interposée sur le trajet du courant, s'il s'agit d'accumulateurs ou de courant de ville (Rhéostats, Réducteurs de potentiel) (voir fig. 18). Un galvanomètre gradué en milliampères pour mesurer l'intensité du courant et des électrodes compléteront l'outillage. On nomme électrodes des corps conducteurs reliés à la source électrique par un fil, qui conduisent le courant au contact des tissus.

Lorsque les électrodes sont métalliques, la pénétration du courant continu ne se fait pas localement sans une altération plus ou moins profonde des tissus aux points d'entrée et de sortie du courant, altération qui peut aller jusqu'à la destruction, et qui est le résultat de phénomènes d'électrolyse.

Lorsque le courant continu pénètre au contraire par des électrodes non métalliques, c'est-à-dire des électrodes recouvertes d'un tissu souple (peau, coton hydrophile) bien humecté d'eau tiède, ou simplement par un liquide comme l'eau, il n'existe plus de phénomènes électrolytiques, mais des phénomènes *polaires* moteurs, sensitifs, vaso-moteurs, différents suivant le pôle qui les produit, et, sur le trajet du courant, *des phénomènes interpolaires*.

Pour appliquer le courant faradique, on se sert d'un appareil d'induction[1] muni d'un interrupteur automatique réglable. La graduation d'in-

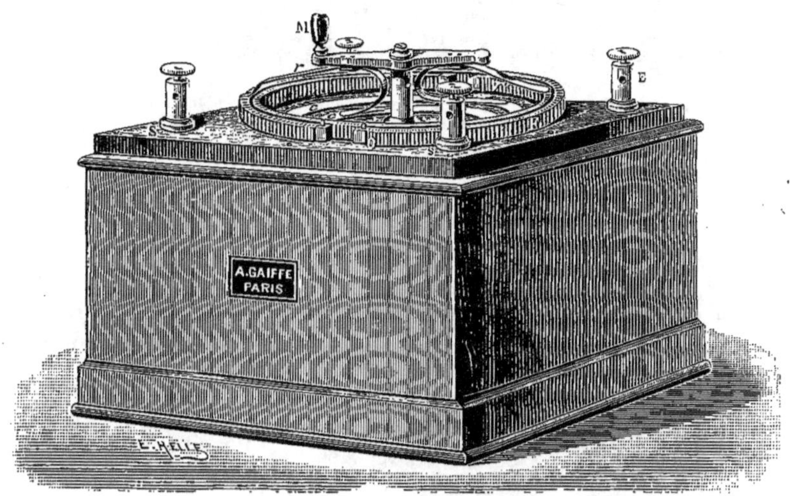

Fig. 18. — Réducteur de potentiel.

tensité se fait par l'engainement plus ou moins grand de la bobine primaire (voir fig. 19 et 20).

Tous les appareils faradiques qui ne possèdent pas un interrupteur réglable et une bobine secondaire facile à déplacer sont de mauvais appareils incapables de donner un résultat thérapeutique satisfaisant, et susceptibles tout au plus de faire souffrir les malades.

Il faut se défier particulièrement de ces petites boîtes, dites appareils de poche, que l'on trouve dans le commerce, et qui sont peu aptes à fournir une excitation utile.

1. On sait que l'appareil d'induction se compose essentiellement d'une bobine primaire, ou bobine inductrice, dans laquelle passe un courant que vient interrompre à chaque instant un interrupteur automatique (interrupteur de Neef, interrupteur de Tripier, etc.), et d'une bobine secondaire ou bobine induite dans laquelle, à chaque fermeture et à chaque ouverture du courant primaire, naissent des courants induits de sens contraire pour la fermeture, de même sens pour l'ouverture.

Il y a deux façons principales d'appliquer les courants faradiques, soit au moyen d'électrodes métalliques auxquelles on donne la forme de pin-

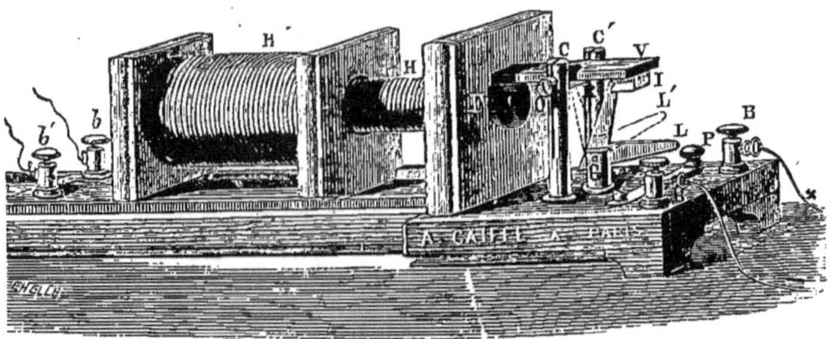

Fig. 19. — Appareil à chariot moyen modèle, avec une bobine à fil fin, et un interrupteur donnant de 180 à 3000 interruptions.

ceaux (pinceau de Duchenne de Boulogne), soit au moyen d'électrodes non métalliques (plaques ou tampons).

Rôle de l'électricité dans la formation du cal. — Avoir

recours au courant électrique pour favoriser la réparation osseuse dans les fractures peut sembler, *a priori*, un projet élaboré par quelque imagination fertile.

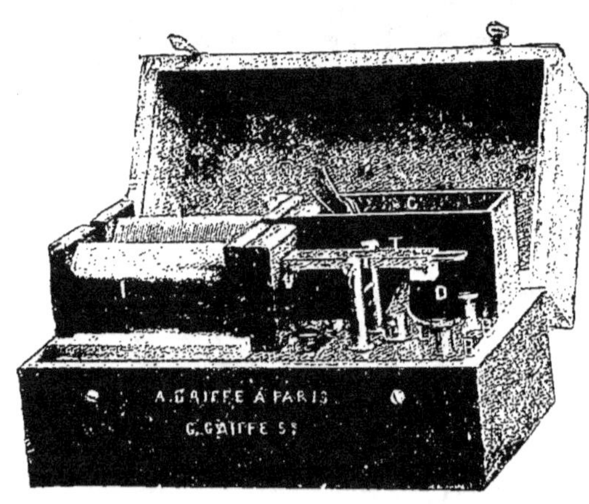

Fig. 20. — Appareil faradique portatif à hélices mobiles. du Dr A. Tripier.

L'idée cependant n'est pas neuve, car il y a peu d'années encore, l'électropuncture comptait parmi les moyens classiques du traitement des retards de consolidation, voire même des pseudarthroses. On enfonçait entre les fragments une aiguille de platine mise en relation avec le pôle négatif d'un appareil à courant continu. Le pôle positif, représenté par une électrode large de charbon recouverte d'une peau de chamois bien mouillée, était placé en un point quelconque des téguments. Le passage du courant pendant quelques minutes pouvait suffire par l'excitation produite à réveiller la formation du cal. Si la technique du procédé apparaît plutôt comme difficile ou dangereuse, le principe n'en est pas à dédaigner, et, à notre avis, on devrait plus souvent songer à utiliser un agent qui exerce sur les échanges nutritifs une influence des plus puissantes.

Dans des recherches sur des pattes de lapins fracturées expérimentalement, Gangitani a trouvé une accélération du processus de réparation, nettement attribuable au courant continu.

En comparant l'évolution de la consolidation sur les pattes électrisées et les pattes non électrisées, il a pu constater que, dans les membres soumis à l'électrisation, l'œdème disparaît plus vite, que le cal durcit dans un temps relativement plus court.

A l'examen histologique, le processus de néo-formation se montre plus accusé et plus prêt à la transformation des cellules cartilagineuses en tissu osseux.

Ces constatations physiologiques peuvent du reste être rapprochées des résultats observés chez l'enfant sous l'influence de l'électrisation dans les cas de troubles de croissance (Springer).

En présence de faits physiologiques de ce genre, on est vraiment en droit de se demander s'il n'y a pas lieu d'en faire profiter la clinique, et de rechercher systématiquement si une électrisation bien conduite sans puncture aucune, mais simplement percutanée, ne pourrait pas accélérer le travail de formation du cal, et diminuer d'autant la période d'immobilisation. Il y a là des travaux intéressants à faire.

L'électricité et les atrophies musculaires. — Peu de fracturés échappent à l'atrophie musculaire. Celle-ci peut se présenter d'emblée, dès les premiers jours, ou ne se montrer qu'une fois la consolidation obtenue. Assez souvent elle n'occupe que fort peu le chirurgien qui la considère comme une complication commune et sans grande importance : « Un peu de massage et d'électricité suffiront pour tout remettre en ordre ! » Telle est la formule courante.

Nous ne saurions trop nous élever contre les applications irraisonnées de cette formule devenue malheureusement trop banale. Les progrès réalisés par le massage et l'électrothérapie, maintenant dégagés de l'empirisme, les bases physiologiques sur lesquelles s'appuient ces agents thérapeutiques, obligent à adopter des pratiques plus précises et mieux appropriées aux différents cas.

A lire certains mémoires, il semblerait que le massage, ou, pour d'autres, l'électricité soit le seul traitement spécifique à opposer à l'atrophie musculaire. Mais l'esprit clinique s'accommode mal d'une telle simplification, car l'expérience montre qu'il y a des cas où le massage réussit, alors que l'électricité a échoué, et inversement. Ce qui au contraire ressort nettement de l'ensemble des observations, c'est qu'il y a pour l'un et l'autre agent, pour le massage et pour l'électricité, des indications relativement bien définies.

Il faut tout d'abord faire une distinction entre l'atrophie musculaire due à l'inactivité fonctionnelle d'un groupe musculaire voisin de la fracture, et l'atrophie musculaire réflexe qui est la compagne habituelle des fractures juxta-articulaires.

Dans le cas d'atrophie par inactivité, l'électricité n'est appelée à jouer qu'un rôle secondaire. Le rôle principal appartient à la gymnastique et au massage; à titre d'adjuvant seulement, l'électricité pourra avoir quelque avantage. On l'utilisera en ce cas sous l'une des formes qui conviennent au traitement des atrophies réflexes.

En ce qui concerne l'atrophie réflexe, il ne faut pas oublier que dans sa pathogénie il entre un facteur plus élevé que dans le cas précédent : la participation du système nerveux central (Charcot).

Le traitement exige donc une action trophique profonde et durable. En fait, cependant, deux cas sont à considérer :

1° L'atrophie musculaire n'existe pas encore, ou est à peine marquée;

2° Elle est constituée.

1° Si l'atrophie n'existe pas encore ou est à peine marquée, on a intérêt à chercher à la prévenir. Son apparition est, en effet, ainsi que nous venons de le dire, très probable à la suite d'un traumatisme articulaire, et il est certainement plus facile d'empêcher sa venue que de l'enrayer une fois qu'elle est constituée.

Le massage aura dans ces cas une efficacité suffisante, et la clinique montre bien qu'institué de bonne heure il est presque toujours capable, à lui seul, d'arrêter les progrès de l'atrophie. Au massage de la fracture, on devra donc adjoindre celui des muscles périarticulaires.

2° L'atrophie musculaire est constituée.

Ici l'indication première est d'agir aussitôt que possible. Mais le massage n'a plus ici la même efficacité que dans les amyotrophies en voie d'évolution.

En revanche, il ne serait pas juste de nier son utilité, car il peut encore amener quelques bons résultats; mais, d'une façon générale, l'électrisation procure des effets plus sûrs et plus complets.

L'électricité offre cet avantage, qu'en sollicitant la contraction elle s'adresse directement à la fonction intime de la fibre musculaire. Les mouvements que, par elle, on peut imprimer au muscle constituent une gymnastique passive d'autant plus appropriée qu'elle permet d'exercer isolément un muscle, et cela sans nécessiter la mobilisation du membre ou de la jointure.

L'électrisation vient, de la sorte, presque toujours à bout de l'atrophie musculaire réflexe, et se montre ainsi un précieux agent de régénération, mais il est nécessaire de procéder par applications méthodiques et non pas « de faire un peu d'électricité. »

Autant que possible, le médecin devra opérer lui-même ; il ne devra en charger le malade ou une personne de son entourage qu'en cas d'empêchement sérieux, et après s'être assuré que les séances pourront être répétées correctement.

Nombreuses sont les modalités électriques utilisables, mais le *courant faradique rythmé* est le moyen le plus simple, celui dont l'application est la plus facile, à la portée de tous, et qui est appelé à réussir dans la plupart des cas.

Nous supposons la *bobine faradique* (voir fig. 19) reliée à la source d'électricité, une batterie de piles type Leclanché, par exemple. Le trembleur sera réglé de façon à produire des interruptions à intervalles très courts.

La bobine secondaire (voir fig. 19, II′) à employer devra être la bobine à fil « gros et court » ; les bobines à fil fin agissant surtout sur la sensibilité peuvent impressionner désagréablement le patient.

Les électrodes seront reliées aux deux bornes de l'appareil ; toutes deux seront bien imbibées d'eau tiède, et appliquées. l'une sur la peau de la région dorsale où on pourra la fixer au moyen d'une ceinture, l'autre (en forme de tampon), sur le muscle à électriser, et de préférence au niveau de son point moteur.

Il existe en effet sur chaque muscle un point au niveau duquel on obtient, avec l'excitation minima, la contraction la plus nette, autrement dit la contraction optima. C'est ce point que l'on choisit de préférence lorsqu'on veut exciter un muscle, soit pour rechercher ses réactions électriques, soit pour solliciter sa contraction. En dehors de ce point, le muscle sain est toujours excitable, mais la contraction obtenue n'est pas aussi vive ; on a besoin, pour obtenir une contraction nette, d'une intensité plus grande. Il semble que le point moteur pour chaque muscle corresponde à l'endroit où le filet du nerf moteur le pénètre.

Un vulgaire bouton de sonnette, un interrupteur quelconque placé sur le trajet du circuit inducteur pourra faire office d'interrupteur général.

Tout étant ainsi bien disposé, on enfoncera doucement la bobine induite sur l'inductrice jusqu'à ce que l'intensité du courant obtenu pro-

duise une contraction du muscle. Celle-ci n'a pas besoin d'être violente :
il suffit qu'elle soit nette.

En pressant à intervalles réguliers sur le bouton, on fermera et on
ouvrira alternativement le courant. On obtiendra ainsi la forme que l'on
appelle le courant faradique rythmé ou rythmiquement interrompu.

Sur le muscle, ces variations se traduisent tour à tour par des périodes
de contraction et de repos.

*Il faut que la durée de la période de repos soit suffisante pour que
le muscle puisse revenir à l'état de relâchement complet.*

L'inobservation de cette règle peut amener des résultats fâcheux, car
les excitations trop rapprochées, par la fatigue qu'elles engendrent, ne
peuvent qu'accroître l'amyotrophie.

On conseille habituellement des séances de 5 à 10 minutes ; c'est là
en effet une bonne moyenne pour les premières applications ; mais, dans
la suite, lorsque le muscle aura recouvré une partie de son énergie, et
qu'on n'aura plus à s'occuper de la fracture, il y aura intérêt à prolonger
la durée de chaque séance jusqu'à 20 et 30 minutes, et même à faire deux
applications dans la même journée, si cela est possible, sans toutefois
pousser jusqu'à la fatigue.

Si l'on peut se contenter de la faradisation rythmée dans la plupart
des cas, il n'est pas inutile cependant de varier, de temps à autre, la
nature de l'excitation ; et, si l'on dispose des appareils nécessaires, on
pourra avantageusement alterner avec des secousses de fermeture du
courant galvanique ou des étincelles de la machine statique.

Un petit nombre de séances suffit parfois pour ramener entièrement la
fonction contractile et dissiper l'atrophie. Plus généralement, les progrès
sont lents, et des cas rebelles ne cèdent guère qu'après plusieurs mois
de traitement.

L'électricité bien conduite constitue la base du traitement de l'atrophie
marquée, néanmoins il est incontestable que le massage, de même que
l'hydrothérapie sous forme de douches locales simples, sulfureuses ou
écossaises, lui apporteront un concours des plus précieux.

En outre, dès que l'atrophie tend à disparaître et que l'immobilité du
membre n'est plus exigée, il devient indiqué de commencer l'exercice
musculaire méthodique.

En résumé, nous pouvons dire que, quand l'atrophie est encore peu
marquée et qu'on cherche à la prévenir, c'est au massage qu'il faut
avoir recours. En présence d'une atrophie musculaire constituée, c'est
en premier lieu à l'électricité sous forme de courants faradiques rythmés
qu'on devra s'adresser, traitement que l'on complètera par une gymnastique active, méthodiquement dirigée, du groupe musculaire lésé.

De l'électricité dans les raideurs articulaires et les ankyloses. — La raideur articulaire, l'empâtement péri-articulaire qui sont la conséquence presque inévitable, chez l'adulte et le vieillard, d'une immobilisation forcée, et qui apparaissent, même quand une immobilisation relative est seule exigée, sont susceptibles de disparaître sous l'influence de l'électricité.

Les tissus déjà fibreusement organisés, mais de date récente, peuvent bénéficier de cette thérapeutique (A. Zimmern).

En général on s'adresse au massage, et ce traitement des raideurs articulaires est presque le seul classique.

Cependant il est certain que, même pratiqué par des mains très exercées, le massage est assez souvent douloureux pour le malade.

Lorsqu'on vient à traiter une articulation ankylosée par un courant continu d'intensité élevée traversant bien exactement toute la jointure, on constate, au bout de fort peu de temps, le retour progressif de la mobilité des segments.

Il ne faut guère plus de huit à dix séances pour ramener une certaine amplitude dans les mouvements. S'il n'existe que des raideurs peu accusées, quelques craquements, ce nombre suffit à les faire disparaître complètement.

Il est assez difficile d'expliquer par quel mécanisme se fait cette résolution : ce qui est certain, c'est que cliniquement elle est la règle ; ce qui n'est pas douteux, c'est que le passage du courant à travers l'articulation malade y détermine des échanges nutritifs, une augmentation d'activité cellulaire dont l'aboutissant est le retour à la fonction normale.

Jusqu'à présent du moins, nous sommes réduits à en appeler aux propriétés interpolaires du courant continu, propriétés que nous sommes à même de constater tous les jours, mais dont on n'a pu encore pénétrer la nature intime.

Pour appliquer le courant continu dans le cas qui nous occupe, on mettra en service un appareil galvanique suffisamment puissant (24 à 40 éléments environ), ou un courant continu du secteur d'éclairage.

Les électrodes seront des plaques d'étain bien recouvertes d'un feutre très épais et de peau de chamois humide, ou mieux, d'une quintuple épaisseur de coton hydrophile bien mouillé, de grandeur suffisante pour embrasser dans son aire toute la région articulaire.

Une plaque sera placée en avant, l'autre en arrière, aussi parallèlement que possible. Il est indispensable, pour éviter la brûlure et les escarres, que ces électrodes s'appliquent exactement à la peau ; et pour cela il est bon de les mouler pour ainsi dire, en modelant la plaque d'étain sur l'article, et de les y maintenir serrées par une large bande élastique.

Les électrodes seront reliées aux deux bornes de la source, puis l'on fera passer graduellement un courant de plus en plus intense. Cette graduation se fera au moyen du collecteur d'éléments, ou du rhéostat. L'intensité se lira sur le galvanomètre interposé.

Vers 30, 40 ou 50 mA., les malades commencent à éprouver un sentiment de cuisson, peu douloureuse cependant. C'est à cette intensité qu'on se maintiendra pendant une vingtaine de minutes environ.

Il est indiqué de ne faire les applications que tous les deux jours, en raison de la trop grande irritation que pourraient produire sur les téguments des applications quotidiennes.

De l'utilité de l'électro-diagnostic. — Dans certaines circonstances, il pourra être utile d'avoir recours à l'électricité, non plus dans un but thérapeutique, mais pour confirmer ou compléter certains renseignements cliniques sur l'état des nerfs voisins d'un foyer de fracture, intéressés par les fragments ou comprimés par un cal exubérant.

C'est ainsi, par exemple, que, dans les cals volumineux du bras, l'étude des réactions électriques des muscles fléchisseurs révèlera la compression du nerf médian, alors que, par le seul examen clinique des muscles extenseurs atrophiés, on aura conclu à la compression isolée du radial.

Après une fracture compliquée ayant déterminé des délabrements étendus, s'il est nécessaire de pratiquer une anastomose tendineuse ou une transplantation, l'examen électrique des muscles fournira des données précises sur l'état de leur contractilité.

La recherche de l'excitabilité électrique des nerfs et des muscles constitue ce que l'on appelle l'électro-diagnostic des nerfs et des muscles. Sans vouloir y insister davantage ici, nous nous contenterons d'indiquer que l'absence d'excitabilité faradique dans un muscle, c'est-à-dire l'absence de contraction musculaire sous l'influence du courant faradique, doit être considérée comme une éventualité sérieuse et grave, qui, le plus souvent, est le premier terme de la réaction de dégénérescence, c'est-à-dire l'indice d'altérations profondes, parfois irréparables, des nerfs et des muscles au voisinage d'une fracture récente ou ancienne.

HYDROTHÉRAPIE

L'hydrothérapie est souvent un adjuvant utile dans le traitement des fractures, surtout des anciennes.

Dans certains cas de fractures fermées, lorsque la réaction locale est intense, on se trouvera bien de l'application sur la région douloureuse de compresses froides souvent renouvelées ou de l'irrigation continue.

L'action du froid diminue la sensibilité à la douleur, et tend, en déterminant une vaso-constriction, à fermer les petits vaisseaux ouverts, d'où diminution de l'épanchement.

Si ces fractures sont anciennes, et si la région du foyer de fractures présente des symptômes douloureux, on utilisera avec bénéfice les bains locaux d'eau chaude, d'une durée de 10 à 15 minutes, renouvelés trois à quatre fois par jour (Beni-Barde) ; l'eau doit être à une température de 40 à 45 degrés centigrades.

Ce moyen est surtout indiqué quand le sujet est manifestement arthritique.

Dans le cas où la région de la fracture présente seulement de l'empâtement, de l'œdème, et qu'il existe de la gêne des mouvements sans douleur, on aura recours à la douche alternative, c'est-à-dire successivement chaude et froide.

Le jet doit avoir une puissance de projection de près d'une atmosphère (réservoir de 8 à 10 mètres de hauteur). La température doit être de 40 degrés pour l'eau chaude, de 12 pour l'eau froide. La durée de la douche chaude de 20 secondes, celle de la douche froide de 5 secondes.

La durée totale, d'une minute et demie à deux minutes, sera avec quatre à cinq reprises de chaud et de froid.

On n'utilisera la douche absolument froide que dans les cas où les signes d'atonie ou d'anémie locales sont manifestes : elle aura alors une durée de 20 secondes.

Après l'application de compresses mouillées ou de l'irrigation continue, on entourera la région de compresses de toile non serrées.

Après la douche alternative ou froide, on pratiquera des frictions et des mouvements méthodiques peu étendus.

Puis on appliquera le pansement ordinaire ouaté, ou, suivant les cas, un bandage en crêpe Velpeau, en flanelle ou en toile.

CHALEUR RADIANTE LUMINEUSE

Les bains locaux de chaleur radiante lumineuse, par les appareils Dowsing, nous paraissent appelés à rendre de grands services dans les cas de douleurs persistantes et de troubles locaux prolongés.

CONSIDÉRATIONS SUR LE TRAITEMENT AMBULATOIRE

Bien que le repos, l'immobilité absolue ou relative, la position du membre, tiennent encore, après une expérience de plusieurs siècles, le premier rang parmi les agents actifs de la thérapeutique des traumatismes du squelette, on ne peut qu'applaudir aux efforts persévérants, aux tentatives hardies de ceux qui cherchent à concilier les exigences du traitement avec celles de la vie courante, à réduire au minimum la période d'inaction des blessés.

Au terme « traitement ambulatoire », nous préférons l'expression « traitement par l'activité », l'opposant ainsi au traitement par le repos. Ce terme, ne préjugeant en rien de la fonction, s'applique aussi bien au membre supérieur qu'à l'inférieur.

Les fractures de l'extrémité inférieure du radius, celles de l'avant-bras, ne condamnent à l'inaction que les blessés dont le travail exige une grande force; les autres, l'appareil posé, reprennent leurs occupations peu de jours après l'accident. Par contre, que peut faire sans tuteurs un blessé atteint d'une fracture de jambe ou de cuisse non consolidée, sinon ébaucher quelques pas mal assurés, et cela, quelque ingénieux que soit l'appareil de marche, quelque habile que soit l'opérateur?

Est-il possible en réalité de faire marcher *utilement*, un blessé atteint d'une fracture non consolidée d'un des segments du membre inférieur? Voilà ce que nous devons nous demander.

Tout d'abord, pour permettre la marche ou la station debout prolongée, les appareils doivent être disposés de façon à soustraire à la pression du poids du corps le segment du membre situé au-dessous de la solution de continuité.

Appliqués en premier lieu aux fractures des malléoles, puis à celles de la jambe et de la cuisse, les appareils de marche, selon Korsch et Bardeleben, trouveraient également leur indication après les ostéotomies et les résections.

Sur quels principes reposent-ils? Sur l'extension continue, répondent leurs auteurs. Faite d'abord par des aides pendant leur application, la traction serait continuée passivement par l'appareil.

Nous avons vu que la traction ne pouvait être continue dans le sens propre du mot, qu'à la condition d'être faite par la pesanteur ; par tout autre moyen elle est intermittente ou illusoire.

Or, les appareils de marche n'y ayant pas recours, ils ne peuvent pas réaliser les conditions indispensables. Ils se divisent en deux classes :

Dans la première, figurent ceux qui, servant tout à la fois à la marche et à la contention, sont construits par le chirurgien et ses aides. Ils se composent généralement de bandes de Sayre enroulées circulairement sur le membre recouvert d'une couche d'ouate ou de tout autre corps protecteur, bandes renforcées par des attelles latérales ou des tiges métalliques maintenues par des embrasses. Pendant l'application, le membre est soumis à des tractions énergiques ; et, pendant la dessiccation, l'enveloppe plâtrée est, par des pressions manuelles, exactement moulée sur le pied et les saillies osseuses du genou ou du bassin.

Le pied maintenu à angle droit est considéré comme devant s'opposer à l'ascension du fragment inférieur après la réduction de la fracture ; les saillies osseuses des leviers et celles du bassin sont destinées à supporter le poids du corps pendant la marche et la station debout.

Ces appareils sont enlevés tous les 10 ou 15 jours pour permettre le massage et la mobilisation.

La seconde classe comprend des appareils doubles, dont l'un, purement contentif, est habituellement formé de tarlatane plâtrée disposée comme dans ceux de la première classe. Sur celui-ci est appliqué un véritable appareil orthopédique construit par un fabricant. Sans parler de son prix souvent inabordable pour la classe la plus exposée aux traumatismes des membres, remarquons que sa fabrication, exigeant un temps assez long, il ne peut être appliqué que quinze jours ou trois semaines après l'accident.

Quels peuvent être les avantages du traitement dit ambulatoire?

Bardeleben les énumère : *il préviendrait la formation des escarres ; s'opposerait à l'atrophie des muscles ; hâterait la formation du cal définitif ; maintiendrait l'organisme dans de bonnes conditions physiologiques ; rendrait de grands services aux vieillards, aux alcooliques et à tous ceux dont la constitution est débile.*

Ces assertions ont lieu de nous surprendre, car elles sont quelque peu en contradiction avec les principes de la physiologie.

Reprenons rapidement les avantages dont cet auteur dote si généreusement le traitement ambulatoire :

1° *Préviendrait la formation des escarres.* — Tous les appareils plâtrés, seraient-ils appliqués par les mains les plus habiles, peuvent produire des escarres, soit par la pression qu'ils exercent sur les tissus mous recouvrant les points d'appui, soit par le simple contact prolongé

avec des téguments d'une vitalité amoindrie par des troubles de nutrition.
— A plus forte raison, verra-t-on des escarres dans les appareils ambula-
toires dans lesquels la circulation et l'innervation sont plus ou moins en-
travées par la déclivité prolongée du membre.

2° *S'opposerait à l'atrophie des muscles.* — La clinique et la
pathologie générale nous enseignent qu'une compression longtemps prolongée amène presque fatalement une diminution marquée du volume des
muscles. Les efforts, les contractions pour mouvoir les leviers osseux dans
la marche ou les fixer dans la station debout, neutralisent il est vrai
l'effet de la compression, en soumettant la fibre musculaire à une sorte
de massage physiologique. Mais la première condition pour qu'un muscle
se contracte est qu'il ne provoque pas de souffrance, sinon il refuse
d'obéir aux ordres de la volonté.

Il est donc nécessaire : 1° que les fragments soient fixés assez solidement pour que la contraction des muscles ne leur imprime aucun mouvement, aucun déplacement latéral ou ascensionnel, condition qui ne sera
réalisée que dans des cas excessivement rares ; 2° que les appareils soient
suffisamment serrés et exactement moulés sur le membre pour assurer
une coaptation régulière. Or on sait depuis longtemps que les appareils
contentifs ont une action bien limitée sur des fragments entourés de
couches épaisses de tissus mous, comme à la cuisse et à la jambe ; quand
il y a du gonflement ou qu'un des fragments plonge dans les masses musculaires de la région postérieure.

Ainsi, d'un côté, refus de contraction quand celle-ci fait naître la douleur, et par conséquent absence de massage physiologique ; de l'autre,
impuissance des appareils sur des fragments recouverts de tissus mous
abondants ou infiltrés. De plus, les pressions concentriques exercées par
l'appareil, excentriques par le gonflement et l'œdème entretenus par la
déclivité, entravent la circulation et neutralisent l'heureux effet que
pourraient avoir sur elles les mouvements des muscles.

3° *Hâterait la formation du cal définitif.* — Le cal définitif (cal
osseux) n'est formé qu'après six à dix mois, alors que l'appareil est enlevé
déjà depuis un certain temps.

Mais donnons au cal définitif la signification qui était vraisemblablement dans l'esprit de l'auteur, c'est-à-dire la présence de moyens d'union
assez puissants pour s'opposer aux déplacements des fragments quand le
membre reprend ses fonctions. Si la formation du cal est favorisée, même
hâtée, lorsque le membre se trouve dans des conditions se rapprochant
autant que possible de celles dans lesquelles il était avant l'accident, il
n'est pas moins vrai que des mouvements répétés, quoique limités, imprimés aux fragments, sont la cause la plus fréquente de ces gros cals

fibro-cartilagineux parsemés de noyaux osseux qui mettent un temps infini à se transformer en cal définitif. Ces faits s'observent surtout chez les enfants. Outre que ces cals restent pendant des mois douloureux, élastiques et volumineux, le membre est frappé d'impotence relative tant qu'ils n'ont pas perdu leur flexibilité, leur sensibilité et leur volume.

4° *Maintiendrait l'organisme dans de bonnes conditions physiologiques.* — En dehors d'une nourriture un peu plus substantielle donnée à des malades pauvres hospitalisés, en dehors du repos forcé auquel les condamne leur traumatisme, conditions qui ne seraient en rien modifiées si ces blessés étaient astreints à garder la position horizontale ou assise, on se demande quelle influence peuvent exercer sur leur constitution quelques pas péniblement faits dans une salle ou dans un appartement. Car ils ne reprennent point leurs occupations, ils ne vivent point dans leur milieu habituel. Comme leurs voisins des salles de médecine, ils séjournent et respirent dans une atmosphère plus ou moins viciée. Couché ou debout, les souffrances morales produites par la séparation sont les mêmes. Nous n'entrevoyons donc pas quelle cause pourrait avoir une si heureuse influence sur leur constitution.

Alors à quoi se réduit ce mode de traitement dont on escomptait déjà les bienfaits? A permettre aux blessés de faire quelques pas, soutenus par des béquilles ou des aides, en posant (mais légèrement) le pied sur le sol. Avec nos appareils plâtrés ordinaires dont on trouvera plus loin la description et les figures, nous obtenons les mêmes résultats, sans pousser nos malades à poser le pied par terre, sans risquer de favoriser ou de provoquer le déplacement des fragments.

Aussi longtemps que le traitement ambulatoire ne permettra pas la reprise du travail quotidien, ses inconvénients ne seront pas compensés par ses prétendus avantages. Il est loin actuellement de constituer un progrès dans la thérapeutique des fractures du membre inférieur, quand on met en regard de ses bienfaits problématiques les difficultés de son application, la surveillance active qu'il réclame, les dépenses qu'il occasionne, dépenses souvent au-dessus des ressources du blessé. Ajoutons que, soit par crainte, soit par impossibilité, bien des blessés, même soutenus par des aides, se refusent à marcher avec ces appareils.

5° *Rendrait de grands services aux alcooliques, aux vieillards.* — A moins de remettre les alcooliques dans les mêmes conditions qu'avant leur fracture, ce qui paraît assez difficile sinon impossible, nous avouons ne pas saisir la relation qui existe entre l'apparition du *delirium tremens* et le traitement ambulatoire! On n'admettra pas sans restriction que quelques pas (et quels pas), faits par un alcoolique atteint de fracture du membre inférieur, conjureront la complication imminente.

Le *delirium tremens* apparaît d'habitude dans les premiers jours qui suivent l'accident. Or, d'après les chirurgiens qui préconisent le traitement ambulatoire, ce n'est que le 8e, 10e, 15e jour qu'on doit permettre la marche, par conséquent le prétendu remède arriverait trop tard pour prévenir le mal. D'un autre côté, comme cet accident est relativement assez rare, eu égard au nombre des alcooliques, il serait au moins téméraire d'affirmer que le traitement l'a enrayé.

Des points d'appui pour les appareils de marche. — Les régions disposées pour servir de point d'appui aux appareils de locomotion nous arrêteront un instant ; et, d'après leur structure, leur conformation et leur disposition, nous en déduirons assez exactement leur valeur mécanique.

Pour se mouvoir dans l'espace et franchir des distances, le corps est soutenu et porté par les leviers osseux des membres inférieurs. L'un de ces leviers vient-il à se briser, la locomotion entravée ne peut plus se faire qu'au moyen d'appareils orthopédiques. Naturels ou artificiels, les leviers ne fonctionnent qu'en prenant des points d'appui, d'une part, sur le squelette du tronc et des membres, d'autre part, sur un plan résistant représenté habituellement par le sol.

De ces points d'appui, les inférieurs, représentés par le sol ou tout autre plan résistant, ne nous arrêteront pas, ils sont trop connus.

Les supérieurs ne peuvent être pris que sur les téguments, les reliefs musculaires, le squelette des membres et du bassin.

Peau. — En raison de son peu de tolérance pour les pressions, de son élasticité, de sa grande mobilité sur les parties sous-jacentes, la peau enduite de la sécrétion de ses innombrables glandes ne sera jamais qu'un point d'appui incertain, fugace, peu tolérant.

Reliefs musculaires. — A la jambe, on ne voit guère que le renflement des gastrocnémiens, c'est-à-dire le mollet, qui soit capable d'opposer un obstacle temporaire à l'ascension de l'appareil chargé du poids du corps. Ce point d'appui est de valeur différente selon les individus.

Or, le mollet ne peut opposer de résistance à une force dirigée de bas en haut que par son insertion au calcanéum qui sera entraîné dans la même direction, ainsi que tout le segment inférieur dont il fait partie. Tout appareil empruntant son point d'appui à la peau et aux reliefs musculaires de la jambe n'opposera qu'une barrière bien fragile au chevauchement des fragments, au raccourcissement du membre.

Saillies osseuses. — C'est sur le squelette des membres et surtout du bassin que se trouvent les points d'appui les plus résistants et les plus sûrs, quand on sait rendre tolérable aux téguments qui les recouvrent, la pression à laquelle ils seront soumis pendant un temps variable, mais toujours assez long. Les appareils de marche ont été employés dans la plupart des fractures des grands leviers du membre inférieur; nous devons chercher à apprécier la valeur mécanique des saillies osseuses du tibia, du fémur, du bassin qui leur servent de points d'appui. Le but de ces appareils est, nous le répétons, de soustraire le segment du membre situé au-dessous du trait de fracture, à la pression que lui fait subir le poids du corps dans la station verticale. La première indication est donc de maintenir le pied au-dessus du sol au moyen de tuteurs incorporés dans les bandages plâtrés ou d'une semelle tenue à distance de sa surface plantaire. La seconde est de trouver au-dessus de la solution de continuité des points d'appui solides sur le squelette du membre ou du bassin. De quelque côté qu'on tourne ses regards, on ne trouve que les tubérosités du tibia sur lesquelles les fabricants ont vainement tenté d'assujettir les appareils orthopédiques. Il ne saurait être question des condyles du fémur qui ne débordent pas le plateau tibial, encore moins de la rotule, corps mobile et fuyant logé dans la gorge fémorale.

Chez les sujets maigres, peu ou modérément musclés, les tubérosités du tibia sont légèrement saillantes et évasées; chez les gros et les forts, elles sont masquées ou débordées ainsi que les condyles du fémur, par le tissu cellulo-adipeux ou par les muscles, de sorte que c'est au niveau de l'interligne articulaire, là où les extrémités osseuses présentent leur plus grand renflement, que le diamètre de la région est le plus petit. Espérer trouver des points d'arrêt sérieux sur des saillies osseuses, noyées dans les tissus cellulo-adipeux ou musculaires, est une illusion.

Quand les saillies ne sont recouvertes que par une mince couche de tissu adipeux, et même quand les muscles sont peu développés, elles n'opposent quelque résistance aux moyens de fixation que si la constriction qui les étreint est énergique, et cela à cause du peu d'évasement du plateau tibial, à cause de la petitesse de l'angle d'inclinaison de la surface latérale des tubérosités. Si les agents de fixation sont durs et résistants, s'ils ne cèdent pas sous l'effort qui les pousse en haut, la pression exercée sur la peau prise entre deux corps durs sera tellement forte qu'elle deviendra intolérable et dangereuse. Vient-on, pour prévenir des complications, à interposer une couche d'ouate ou toute autre substance protectrice, le lien circulaire ne trouvant plus sur la pyramide tibiale un point d'arrêt suffisant, remontera au-dessus de l'interligne articulaire, et tout l'édifice, si péniblement échafaudé, s'écroulera faute de base. De sorte que cette région qui, chez quelques sujets, aurait pu soutenir un appareil de marche, n'est à cause de l'intolérance de la peau et de l'acuité de l'angle d'inclinaison des tubérosités tibiales, qu'un point d'appui incertain et trompeur dans la plupart des cas.

Quand la fracture a pour siège le fémur, on est bien obligé de prendre ses points d'appui sur le bassin et particulièrement sur l'ischion qui, par sa disposition et sa conformation, en est le plus sûr, le plus solide, le plus tolérant; car il est protégé par une épaisse couche de tissu cellulo-fibreux emprisonnant dans ses mailles des pelotons graisseux qui amortissent les chocs et diminuent la douleur à la pression. Malgré ces conditions favorables, ce n'est que par d'ingénieux artifices, d'habiles combinaisons qu'on parviendra à lui faire supporter impunément, après un certain temps d'épreuves, une partie du poids du corps. Mais que de soucis pour obtenir un résultat bien minime, sans compter la confection de l'appareil exigeant une habileté que possèdent bien peu de jeunes praticiens.

La réduction obtenue parfois à grand'peine se maintiendra-t-elle? Le chevauchement, souvent plus difficile à maintenir qu'à corriger, se produira d'autant plus sûrement que les points d'appui seront moins fixes, la marche et la station debout plus prolongées. Les téguments sont exposés à être perforés dans cette prison cellulaire où nul regard ne peut pénétrer. Ces complications sont loin d'être rares dans les fractures obliques de la jambe ou de la cuisse, quelle qu'en soit la cause. Le déplacement des fragments selon la longueur, qui entraîne le raccourcissement du membre, se reproduit partiellement ou totalement, quand il n'augmente pas, dans les appareils contentifs. Les appareils de marche, bien que destinés à l'extension, ne sont que contentifs.

Nous ne reviendrons pas sur les complications constatées par les promoteurs de la nouvelle méthode, tels que troubles circulatoires, œdème, teinte violacée des téguments, pétéchies, phlyctènes, excoriations, escarres, accidents sans gravité, mais assez peu favorables à la consolidation que retarderont encore les déplacements répétés des fragments insuffisamment immobilisés. A son actif, on a fait ressortir les avantages que pouvaient en retirer les vieillards qu'un séjour prolongé au lit expose à des complications dangereuses et parfois mortelles. Ces dangers sont réels, nous le reconnaissons et nous accueillerions avec empressement toute méthode de traitement qui les diminuerait, à plus forte raison qui les conjurerait. Mais, cette méthode, nous ne l'avons pas encore.

Les fractures de la jambe étant moins fréquentes chez les vieillards que celles du col du fémur, ce sont ces dernières surtout qu'on a en vue chez eux. Un séjour prolongé au lit aggrave, au déclin de la vie, les troubles des organes respiratoires, circulatoires et urinaires; mais les causes de ces complications seront-elles écartées par le traitement ambulatoire? Il est permis d'en douter dans les conditions qu'il comporte actuellement.

L'appareil devant nécessairement prendre ses points d'appui sur le bassin et dépasser la face plantaire du pied, immobilisera trois grandes articulations et la colonne lombaire. Après deux ou trois mois, temps nécessaire à la consolidation, celles-ci seront plus ou moins raides, sinon ankylosées.

La position assise ne sera possible que si les jambes sont étendues et le tronc fortement renversé en arrière. Peut-on dans de telles conditions avoir la prétention d'éviter les complications et l'aggravation d'états morbides préexistants?

Quant à faire marcher un vieillard avec une fracture du fémur non consolidée, il n'y faut pas songer. Même après la formation du cal osseux, c'est à grand'peine que, par des promesses réitérées, des exhortations pressantes, on le décide à poser sur le sol le pied du côté blessé. Appuyé sur des aides ou sur des tuteurs, attentif à la plus petite sensation ressentie dans le membre, il ne s'aventure qu'avec d'infinies précautions.

Condamner les vieillards à conserver la position horizontale, soit au lit, soit sur un siège, pendant vingt ou vingt-deux heures sur vingt-quatre, position favorable aux congestions passives et aux troubles de nutrition, c'est les exposer aux complications auxquelles on voulait les soustraire. Et, s'ils échappent à tous les accidents dont ils sont menacés, comme on n'a rien fait pour corriger le chevauchement des fragments, leur membre ne reprendra qu'imparfaitement, s'il les reprend, — en tous cas, après un temps très long, — des fonctions antérieurement compromises par de. altérations articulaires, et une sorte d'impotence relative des muscles.

Aussi croyons-nous que le meilleur appareil à employer chez les personnes âgées est celui qui leur laisse la plus grande liberté de mouvements, prévient les raideurs articulaires et corrige le raccourcissement. Le rôle social du vieillard ne comporte pas une grande activité, le devoir du chirurgien consiste à éloigner du malade les périls dont son existence est menacée.

Chez l'adulte, l'immobilité relative, la position horizontale, assise et même verticale, sont mieux tolérées, ont des inconvénients moins sérieux. Chez lui, les complications tiennent au traumatisme même ou à une tare constitutionnelle, et le membre recouvre dans un temps variable l'intégrité de ses mouvements par le massage d'abord, l'exercice ensuite, quand le raccourcissement, presque fatal après les fractures du fémur traitées par les appareils contentifs, n'est pas trop considérable. Or les appareils de marche, contrairement au rôle qu'on a voulu leur faire jouer, doivent être classés, nous l'avons vu, parmi ces derniers.

A notre avis, en prenant des points d'appui aptes à supporter le poids
du corps sans exposer le foyer de la solution de continuité et les fragments
au contre-coup de mouvements répétés, on peut, sans inconvénient
notable, autoriser des adultes vigoureux, énergiques, atteints de fractures
transversales ou engrenées, mais *sévèrement maintenues*, à reprendre
certains travaux sédentaires avant la consolidation complète ; surtout s'ils
ont la garde d'intérêts majeurs. Mais quant à généraliser cette méthode,
le moment n'est pas encore venu. L'âge, le sexe, la position sociale du
blessé devront entrer en ligne de compte.

SUTURES ET LIGATURES OSSEUSES

Sutures osseuses. — Faire une suture osseuse, c'est rapprocher,
à l'aide de fils perforants, les extrémités de fragments séparés.

Il est tout d'abord deux faits que notre expérience nous a enseignés et
qui méritent d'être mis en relief :

1° En tant que moyen mécanique, la suture ne peut en général qu'assurer un rapprochement plus intime, un contact plus exact entre des
fragments séparés par un espace assez grand pour ne pouvoir être comblé
par un cal osseux, ou assez diminué par un appareil approprié ;

2° Lorsque le contact est intime entre les fragments, ou qu'il s'en
faut de peu, lorsqu'il n'y a pas interposition de tissus étrangers, la
suture est sans influence sur la formation du cal osseux. Le cal se produit, en effet, avec ou sans suture des fragments quand la constitution du
sujet s'y prête ; il manque, malgré l'avivement et la suture des fragments,
quand l'économie se trouve sous l'influence d'une maladie de la nutrition
rendant impossible la soudure osseuse.

Donc, rapprochement mécanique immédiat, voilà ce que donne, en
général, la suture.

Pour bien apprécier ses indications, il est de toute nécessité de bien
connaître :

1° La technique mécanique des sutures ; 2° leurs avantages et leurs inconvénients.

Technique mécanique des sutures. — Après désinfections
répétées et minutieuses de la région, placement des champs, incision des
parties molles (voir *Ostéotomies*), on arrive sur les extrémités fracturées.
Il faut alors perforer les fragments et passer des fils par les canaux osseux
ainsi pratiqués. Avant d'appliquer le perforateur, on doit toujours inciser

le périoste à l'endroit où l'instrument va pénétrer; cette précaution a pour but d'empêcher que le périoste ne s'enroule autour du perforateur et ne se décolle.

Le perforateur que nous conseillons est le perforateur du type suivant (fig. 21).

PERFORATEUR HENNEQUIN.

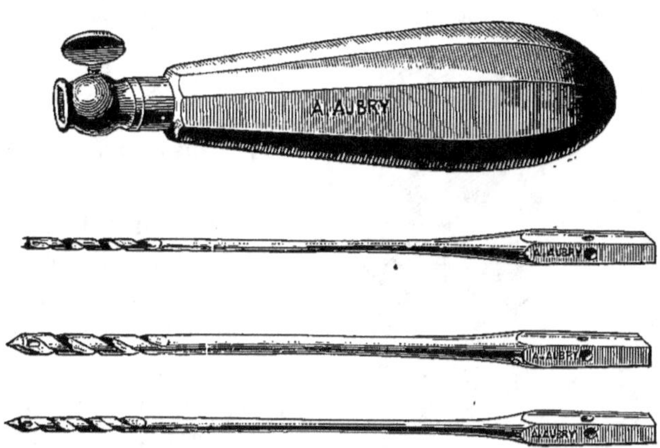

FIG. 21. — Perforateur à main.

Lorsque les épaisseurs d'os à traverser sont considérables ou particu-

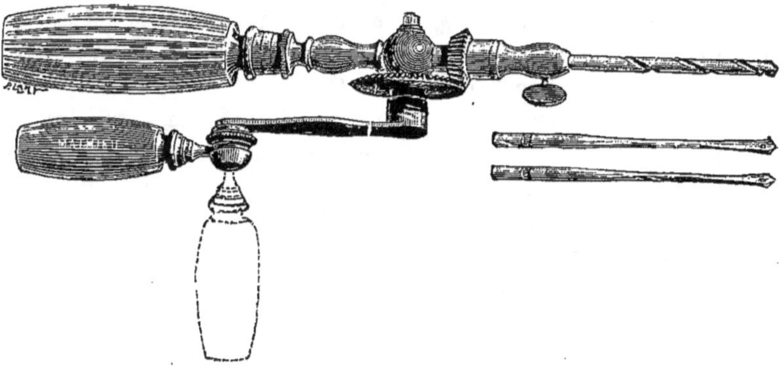

FIG. 22. — Perforateur à manivelle.

lièrement résistantes, on peut alors employer le perforateur à vilebrequin (fig. 22).

Après avoir amorcé la perforation, on se sert de l'instrument en tenant le manche de la main gauche qui appuie, pendant que la droite manœuvre la manivelle; mais il est un point de pratique sur lequel nous devons insister : il faut protéger avec soin, avec grand soin, les tissus mous sous-jacents à l'os que l'on perfore, à l'aide d'un écarteur ou d'un protecteur métallique quelconque, car bien souvent on n'éprouve pas la sensation de résistance vaincue, et l'on risque de faire une échappée susceptible de blesser vaisseaux ou nerfs.

Dans les services bien installés, on emploie les fraises mues par le tour de dentiste à pied ou à moteur électrique. L'avantage considérable de ces instruments est qu'on n'exerce pas de pression sur le fragment qu'on perfore.

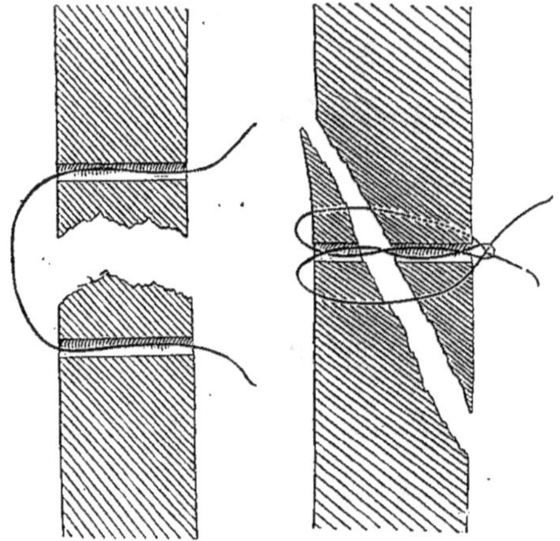

Fig. 23. — Suture en U.   Fig. 24. — Suture-ligature.

Les fils de toute espèce ont été préconisés : fils d'or, de platine, d'argent, de bronze d'aluminium, de cuivre, de soie, fils d'Alsace, catgut, etc.

Disons simplement qu'à notre avis et jusqu'à ce que preuve du contraire soit faite, il est préférable d'employer le fil d'argent de un millimètre de diamètre; mais lorsqu'on n'est pas certain d'assurer par un appareil plâtré ou autre le maintien des fragments dans la position que leur assigne la suture, il est plus sage d'employer un fil moins cassant que le fil d'argent : tels le crin, le fil d'Alsace, et surtout le gros catgut.

Nous rejetons l'emploi des plaques d'aluminium fixées sur les os qu'elles joignent à l'aide de vis platinées, et repoussons absolument et formellement les agrafes métalliques, les goupilles et chevilles de toute nature (ivoire, os décalcifié, etc...).

Dans les **fractures transversales** nous conseillons l'emploi de la suture en U, le schéma ci-joint fera comprendre aisément le passage du fil (fig. 23).

Il faut veiller, en traversant l'os, à forer le canal aussi près que possible des extrémités osseuses, mais en laissant cependant assez d'intervalle pour ne point détacher de lamelle, et ménager à la suture un appui osseux d'épaisseur suffisante. Au besoin, on passera plusieurs fils en U.

Dans les **fractures obliques**, nous conseillons l'emploi de la *suture-ligature* (suture interfragmentaire de Hennequin). Après réduction maintenue autant que possible, on perce un canal osseux à travers les deux fragments, on passe par le canal un fil double en anse. L'anse passée, on la tord une fois ou une fois et demie sur elle-même, et l'on tire doucement sur les chefs, de façon qu'elle affleure l'orifice du canal osseux. Puis, ces deux chefs sont recourbés respectivement sur chaque côté de l'os, et après qu'ils ont été engagés dans l'anse en sens opposé, on les enroule sur eux-mêmes pour les arrêter (fig. 24).

Si l'on est en présence de fractures obliques, que l'on n'arrive pas à réduire, et s'il existe un chevauchement latéral considérable des extrémités fracturées, on peut toujours essayer de lutter contre cet écartement latéral du fragment, tenter leur rapprochement en les mettant dans de bonnes conditions pour obtenir leur réduction par l'extension continue.

Pour la maintenir, pour ne pas perdre le terrain gagné par une vigoureuse traction, et ne point entraver l'action de l'extension, on emploiera de préférence, le mode de suture suivant :

On passe le fil près de la pointe des extrémités fracturées; ainsi placé, il croise en X le trait de fracture et ne s'oppose pas à la descente du fragment inférieur sous l'action de l'extension continue (fig. 25).

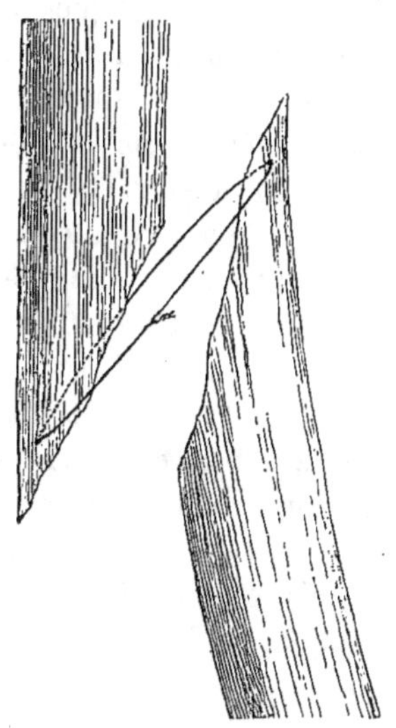

Fig. 25. — Suture en X.

Avantages, inconvénients et dangers des sutures. — Nous envisageons ici simplement les fractures fermées.

La suture, telle qu'on la réalise en 1904, présente à notre avis peu d'indications. Nous les étudierons dans un instant. C'est une méthode d'exception, dont les inconvénients et dangers sont plus nombreux et plus sérieux qu'on n'est tenté de le croire *a priori*.

Les accidents peuvent être immédiats ou éloignés.

Sans parler des lésions mécaniques qui peuvent être produites par la perforation même, telles que fissures osseuses, détachement d'esquilles, etc., on peut voir des embolies graisseuses, des accidents fort graves et même mortels de septicémie survenir dans les premiers jours.

La chirurgie des sutures osseuses est une chirurgie qui exige des soins minutieux, chirurgie beaucoup plus délicate que celle du péritoine. A supposer même que l'asepsie ait été rigoureuse, que les fils aient été bien placés, et que la coaptation ait été exacte, il n'en reste pas moins vrai que, si les fragments ne sont pas maintenus dans une bonne position par un appareil scientifiquement posé, de nombreux accidents sont susceptibles de se produire. Les fils se brisent; le fait est assez fréquent; le canal osseux leur livrant passage s'agrandit considérablement et permet ainsi un jeu qui s'oppose à la contention exacte des extrémités fracturées. Enfin, ces fils s'altèrent rapidement, les fils de bronze d'aluminium en particulier.

D'autres phénomènes réactionnels peuvent se produire à la suite des sutures osseuses. Tantôt il se fait un travail d'ostéite condensante, qui détermine une hypertrophie avec éburnation de l'os; tantôt, au contraire, et le fait est plus fréquent, un travail d'ostéite raréfiante avec fragilité consécutive du tissu osseux ou encore une déminéralisation de l'extrémité d'un des fragments.

Mais indépendamment de ces phénomènes mécaniques en quelque sorte, on peut voir, et l'on voit assez souvent en réalité, des accidents ultérieurs, de nature infectieuse, dans la région des sutures osseuses.

Au point de vue clinique, ces accidents revêtent les formes les plus diverses. Ce sont tantôt des abcès sous-cutanés, localisés au niveau des points de suture, qui se révèlent par un peu de température et des signes locaux; tantôt des infections plus étendues, avec des phénomènes de lymphangite; tantôt des périostites; tantôt des ostéomyélites avec leur cortège symptomatique grave. L'ostéomyélite subaigue d'emblée n'est pas rare.

Parfois, c'est le fil lui-même qui, en ulcérant la peau, ouvre la porte à l'infection. Et l'on a vu des phlegmons diffus avec leur gravité habituelle.

Tous ces accidents, d'importance variée, exigent des interventions secondaires.

Ligatures osseuses. — Les ligatures osseuses ont, sur les sutures, l'avantage d'être extra-osseuses; elles ne forment pas corps étrangers intra-osseux.

On les emploiera donc de préférence aux sutures toutes les fois qu'on jugera leur application aisée. Comme pour ces dernières, les fils de toute nature ont été proposés et employés. On peut, suivant les circonstances et suivant la nature du fil choisi (fils métalliques), n'enrouler qu'une ou deux fois le fil autour des fragments coaptés, au besoin empêcher son glissement à l'aide de petites encoches pratiquées dans l'os au moyen d'ostéotomes. Lorsque l'on emploie un fil non métallique, l'enroulement peut être multiple, à condition que les spires soient exactement juxtaposées. Le gros catgut, dans ce dernier cas, rend de précieux services.

Le précepte important à observer est de ne pas trop serrer la ligature lorsqu'on emploie des fils métalliques. Il faut coapter, non comprimer les fragments l'un contre l'autre, sinon l'on risque de déterminer de la nécrose avec ses tristes conséquences.

Indications des sutures et des ligatures. — A notre avis, voici comment il faut envisager le rôle et l'application des sutures et ligatures :

1° Lorsqu'un appareil bien posé et surveillé est impuissant à réduire et à maintenir suffisamment une fracture, on est autorisé, afin d'assurer le fonctionnement ultérieur du membre, à faire dans les huit ou dix premiers jours une suture osseuse.

2° Dans une fracture récente, non ouverte, si la réduction est impossible, si l'on reconnaît par la radiographie ou autrement que l'impossibilité résulte de l'interposition d'une esquille adhérente ou non, ou de parties molles, on doit intervenir.

On enlève l'esquille si elle est détachée, sinon on essaye de la replacer dans sa position normale; on écarte les parties molles, on résèque, si c'est utile, les extrémités osseuses trop saillantes, et l'on maintient le tout, suivant les circonstances, par des sutures ou, de préférence, par une ligature.

3° La suture est indiquée dans les pseudarthroses pour rapprocher des fragments maintenus pendant un certain temps écartés l'un de l'autre dans une position vicieuse et ayant tendance à la reprendre.

4° La suture peut être utilisée dans les ostéotomies comme complément (voir page 551).

Rappelons une dernière fois que la chirurgie des sutures est la chirurgie qui exige l'asepsie la plus minutieuse; c'est un idéal chirurgical, — dangereux dans sa réalisation.

Ligatures et sutures dans les fractures compliquées. — Ici le point capital est la désinfection du foyer, la coaptation exacte des fragments sous le contrôle de l'œil. Si besoin est, on pratiquera la ligature ou la suture.

Les résultats pourront être satisfaisants si l'on intervient dans les 4, 5, 6 premières heures; plus tard, l'infection locale est faite, les résultats sont aléatoires.

ÉTUDE DES FRACTURES

DES

GRANDS LEVIERS OSSEUX

CHAPITRE PREMIER

JAMBE

I. FRACTURES DU PÉRONÉ

A. FRACTURES DE LA PARTIE INFÉRIEURE DU PÉRONÉ

Dans les entorses violentes, les ligaments peuvent arracher avec eux une lamelle osseuse correspondant à leurs points d'implantation, ces ruptures superficielles ne constituent pas des fractures ; on doit les considérer comme des entorses avec arrachement osseux du sommet d'une malléole.

Fractures du sommet de la malléole externe. — La solution de continuité se trouve à 1 centimètre environ de sa pointe.

Ce trait de fracture correspond chez les adolescents au décollement du cartilage de conjugaison.

Ce premier type de fracture de l'extrémité inférieure du péroné présente les *symptômes* suivants : à l'inspection, du gonflement, l'ecchymose est assez rare ou peu prononcée. *Palpation* : en mettant le pouce sur la pointe de la malléole, on lui imprime un petit mouvement de bascule de dehors en dedans, car la pointe de la malléole n'est plus en contact direct avec la facette articulaire de l'astragale.

La douleur est localisée sur le fragment mobile.

Malgré l'infiltration des tissus, on peut sentir parfois une rainure correspondant au trait de fracture. La crépitation manque le plus souvent.

L'impotence fonctionnelle est en rapport avec la force morale du sujet, et le degré plus ou moins considérable d'attrition des tissus voisins.

Dans certains cas, les malades peuvent marcher.

Le *diagnostic* est simple. Seule l'entorse peut prêter à confusion; mais dans celle-ci la douleur siège sur les ligaments mêmes, au sommet et au niveau de la malléole et de leurs insertions astragalo-calcanéennes; elle est plus vive que dans les cas de fracture, plus diffuse et le mouvement de bascule n'existe pas.

Le *pronostic* est bénin.

Le *traitement* comporte la compression ouatée, des massages doux et modérés, la marche dans l'appartement au bout d'une dizaine de jours.

Fractures au niveau et au-dessus de la base de la malléole. — Le trait de fracture siège sur le péroné suivant le prolongement de la face articulaire de la mortaise tibio-péronière. Il est fréquemment oblique, assez rarement vertical.

Les *symptômes* de cette fracture sont les suivants : à l'inspection, on constate quelquefois l'ecchymose, toujours du gonflement; à la *palpation*, de l'infiltration des tissus par du sang ou de la sérosité, le mouvement de bascule est facile à percevoir.

La douleur est localisée au sommet de la malléole mais surtout au niveau de la solution de continuité. La crépitation est sentie dans certains cas. La rainure est souvent perceptible lorsque le trait de fracture est transversal et que le gonflement n'est pas trop considérable.

Le mouvement de translation existe, mais nous devons bien définir ce qu'il faut entendre par *mouvement de translation*.

Mouvement de translation. — Pour qu'il y ait translation, le pied étant maintenu solidement et invariablement en flexion à angle droit, le plan de la face plantaire perpendiculaire à l'axe de la jambe, il faut que la poulie astragalienne puisse se mouvoir transversalement entre les malléoles.

Pour produire ce mouvement de l'astragale enserré à l'état normal entre les malléoles, deux conditions sont nécessaires : ou que, par diastasis de l'articulation, les extrémités inférieures du tibia et du péroné s'écartent; ou que les deux malléoles fracturées, l'une au moins devenue mobile, puissent être déjetées latéralement (fig. 25, ₁, ₂).

Le mouvement de translation existe : 1° dans les fractures de la malléole externe au niveau ou un peu au-dessus de l'articulation tibio-péronière ; 2° dans les fractures des deux malléoles au niveau ou un peu au-dessus de la face articulaire de la mortaise ; 3° dans les fractures de la malléole

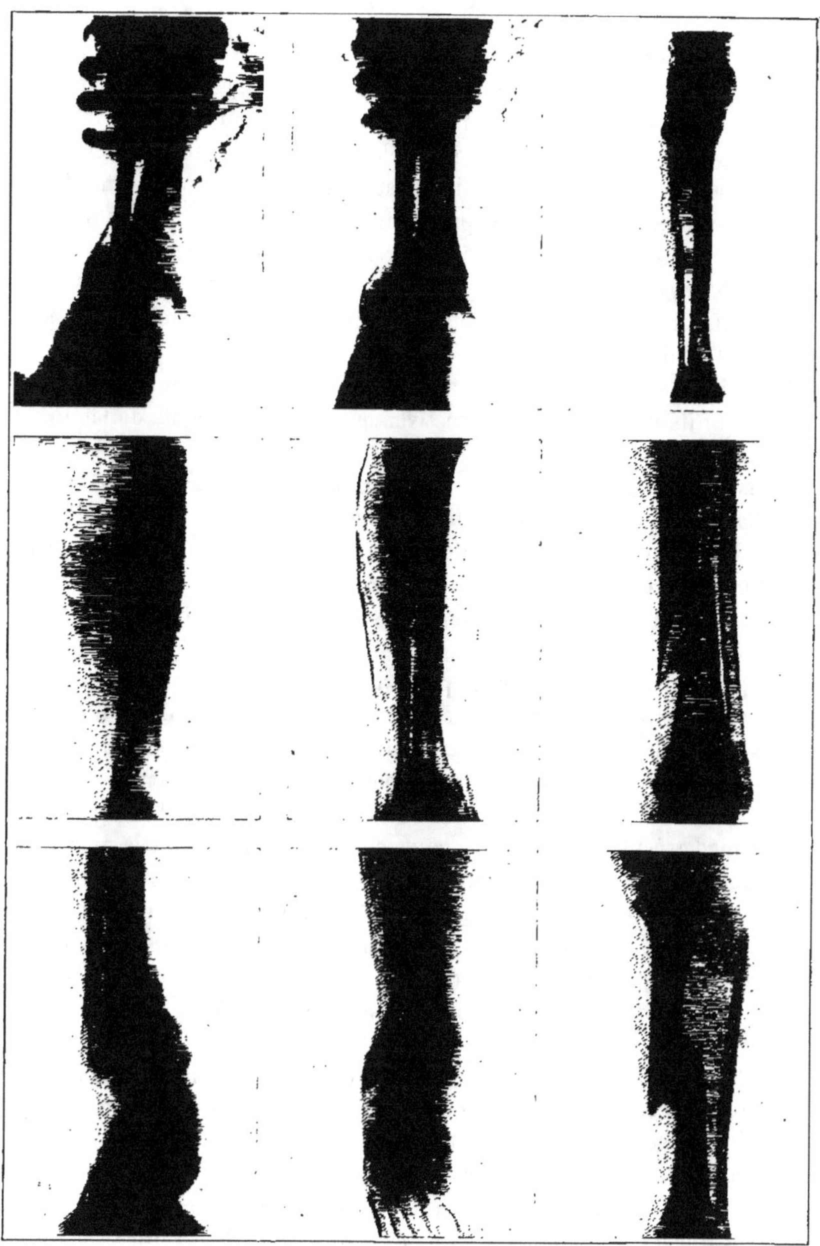

Clichés : 1, 2, Vaillant. 3, 4. 5, 6, 8, 9, Infroit. 7, Contremoulins.

Fig. 25. — Fractures du péroné et fractures de jambe.

Nous spécifions une fois pour toutes, que nous numérotons les clichés de nos planches de gauche à droite.

interne au-dessus de sa pointe ; 4° dans les disjonctions de l'articulation tibio-péronière ; 5° dans quelques luxations de l'astragale sans coincement.

Le mouvement de translation ne doit pas être confondu avec la mobilité anormale que l'on obtient assez facilement par la même manœuvre, lorsque la fracture siège au niveau ou au-dessus de la base des malléoles. Dans le premier cas, c'est le pied seul qui effectue le mouvement de déplacement dans la mortaise : ce mouvement est perçu seulement par la main embrassant le pied ; dans le deuxième, c'est le pied et les malléoles qui s'inclinent en différents sens sur l'axe de la jambe ; ce mouvement d'inclinaison est reconnu alors par les deux mains, aussi bien par celle qui embrasse l'extrémité inférieure du squelette jambier que par l'autre qui imprime au pied alternativement des mouvements de latéralité et d'avant en arrière.

Dans le premier cas, nous répétons, le mouvement exécuté par le pied seul (la jambe étant solidement maintenue immobile) se passe exclusivement dans la mortaise ; les malléoles brisées laissent à la poulie astragalienne une certaine liberté qui lui permet de se porter en dedans et en dehors et de dépasser légèrement les limites de la face articulaire du tibia.

Dans le second au contraire, le pied flanqué des malléoles, au lieu d'être transporté latéralement avec elles, s'incline en dedans, en dehors, en avant, en arrière sur l'axe de la jambe. Sa face plantaire, qui précédemment regardait toujours le même point fixe, va se diriger maintenant tantôt à droite, à gauche, en avant, en arrière, sans que l'astragale qui suit le pied exécute le plus petit mouvement de latéralité dans la mortaise.

Le mouvement de translation tel que nous l'entendons ne saurait se produire sans une fracture d'une des malléoles au niveau ou un peu au-dessus du plan formé par la face articulaire de la mortaise tibiale ; elle est *unilatérale* quand l'une ou l'autre malléole est rompue, *bilatérale* quand elles le sont toutes les deux aux extrémités du plan transversal de la mortaise.

Le déplacement se fait du côté de la malléole rompue ; la face latérale de la poulie astragalienne dépasse l'extrémité du plan articulaire de la mortaise tibiale, soit en dedans, soit en dehors, selon que la fracture siège sur la malléole interne ou externe.

Avec une fracture bimalléolaire, le déplacement transversal de la poulie astragalienne peut être unilatéral si le trait de fracture de l'une des malléoles siège au-dessous du plan transversal de la mortaise. Il peut faire défaut même dans les fractures bimalléolaires, si celles-ci occupent des points inférieurs au plan de la surface articulaire du tibia, si, en un mot, il reste à la base de chaque malléole une saillie osseuse assez prononcée pour empêcher la poulie astragalienne de se mouvoir dans la mortaise. Mais que la fracture siège un peu plus haut sur l'une ou l'autre malléole, le mouvement de translation se produit.

En résumé, le mouvement de translation n'existe pas dans les fractures des pointes, on le trouve seulement dans les fractures des bases des malléoles, quelle qu'en soit la direction du trait.

En exécutant le mouvement de translation astragalienne, on détermine en même temps les déplacements en fléau de balance des extrémités du fragment inférieur, lorsque le trait de fracture est situé au dessus de la face articulaire de la mortaise tibiale.

Parfois il existe de la crépitation.

La douleur siège au niveau de la fracture et souvent au niveau du sommet de la malléole, siège d'insertions ligamenteuses.

Le déplacement du fragment inférieur, lorsqu'il existe, se fait généralement suivant la direction du plan de fracture qui est lui-même variable, généralement peu oblique.

L'impotence fonctionnelle est modérée.

Le traitement comporte : un bandage ouaté compressif avec attelles latérales ou à la rigueur un appareil plâtré avec étrier simple remontant jusqu'au niveau du ventre des gastro-cnémiens. Les deux extrémités sont fixées par une embrasse de tarlatane plâtrée.

BANDAGE OUATÉ COMPRESSIF POUR LES FRACTURES DE JAMBE

Ses indications. — Quand la fracture est sèche, c'est-à-dire que l'épanchement, l'infiltration des tissus est peu considérable, qu'il y a peu de déplacement et peu de gonflement, on peut appliquer immédiatement après l'accident un appareil plâtré qui sera définitif.

Au cas contraire, on mettra pendant 5 ou 6 jours un appareil ouaté compressif qui supprimera la douleur, assurera la nutrition régulière du membre, facilitera la résorption des épanchements, maintiendra les fragments dans une bonne position et permettra au malade d'attendre l'application de l'appareil définitif dans de bonnes conditions.

Ses avantages. — Le bandage ouaté compressif est, à notre avis, indiscutablement supérieur à un appareil plâtré provisoire.

Il maintient aussi solidement le membre sans exercer de pression douloureuse sur des fragments saillants et sur des téguments déjà distendus par des épanchements sous-jacents, contusionnés, exposés par suite à des phlyctènes.

Au fur et à mesure que le membre diminue de volume, l'élasticité de l'ouate permet au bandage compressif de suivre le retrait du membre, tandis que l'appareil plâtré en se desséchant ne fait qu'augmenter encore l'espace libre que laissent la résorption des épanchements et la diminution du gonflement.

Son application. — Pour appliquer un bandage ouaté compressif, on prépare de l'ouate ordinaire divisée en lanières de 20 à 25 centimètres

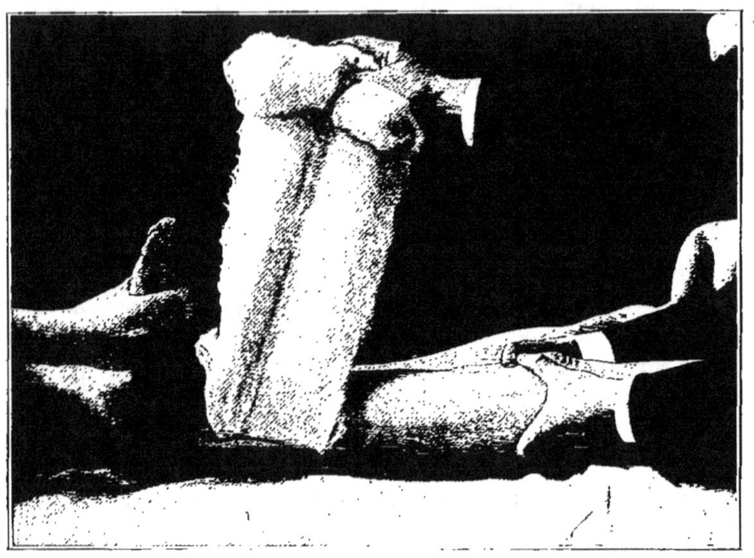

Fig. 26. — Enroulement de l'ouate.

de large, deux bandes de toile *neuve* de 10 mètres de long chacune sur 5 centimètres de large, une bande de tarlatane humide de 12 à 15 mètres de long sur 12 à 15 centimètres de large et 2 attelles en bois qui devront dépasser de 5 à 6 centimètres la face plantaire pour remonter jusqu'au niveau de l'interligne articulaire du genou.

On nettoie la jambe, on la saupoudre d'amidon.

Un aide saisit alors le pied solidement avec ses deux mains ; l'une est placée sous le talon, l'autre sur le dos du pied au niveau des métatarsiens. Cet aide met le pied dans une position normale, en exerçant sur lui une traction assez vigoureuse.

Le pied doit être maintenu à angle droit sur la jambe, mais il est inutile de chercher systématiquement la réduction qui, dans bien des cas, serait difficilement maintenue en raison des épanchements profonds et interfragmentaires.

Un autre aide embrasse le genou de ses mains.

Les deux aides soulèvent le membre par un mouvement synergique.

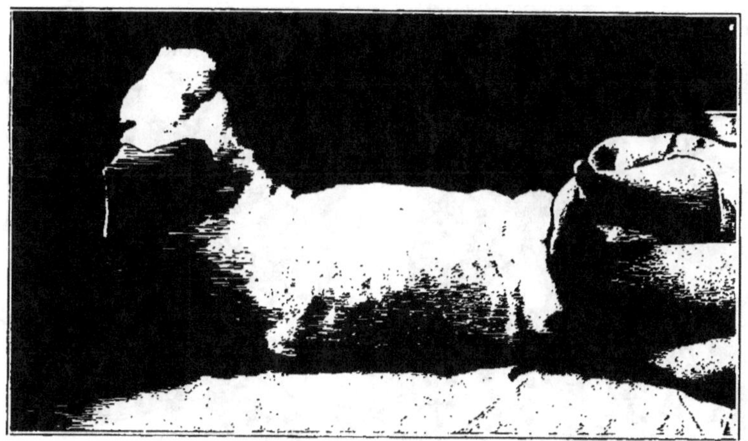

Fig. 27. — Épaisseur de la couche d'ouate : quatre travers de doigt.

L'opérateur enroule alors régulièrement les bandes d'ouate, pour obtenir la même épaisseur partout (fig. 26).

Quand cette dernière a atteint 4 travers de doigt (fig. 27), on enroule,

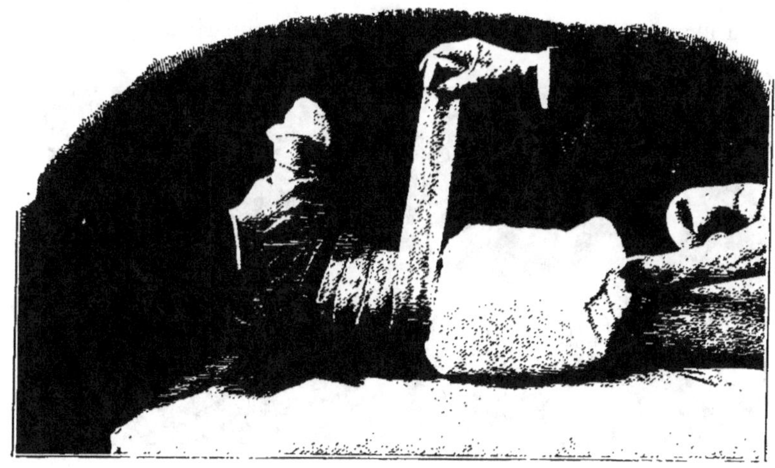

Fig. 28. — Fixation de l'ouate par l'enroulement régulier d'une bande de toile neuve.

en les serrant solidement, les bandes de toile neuve, en commençant au-dessus des malléoles et en continuant régulièrement l'enroulement sur le talon et sur le pied y compris les orteils. Puis on remonte en sens inverse (fig. 28) jusqu'au niveau du genou, en laissant l'articulation

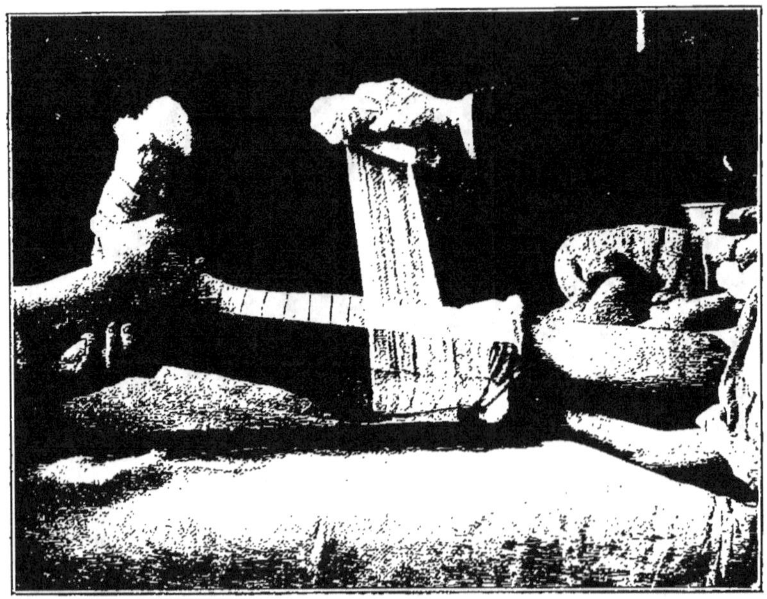

Fig. 29. — Enroulement d'une bande de tarlatane humide pour la fixation des attelles latérales.

libre à moins que la fracture ne siège au tiers supérieur de la jambe,

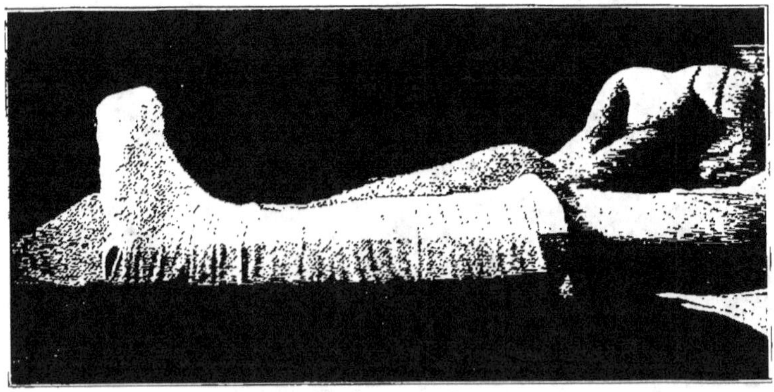

Fig. 50. — Appareil ouaté compressif avec attelles.

auquel cas on va jusqu'à 20 centimètres au-dessus de la base de la rotule, hauteur que devront atteindre les extrémités des attelles.

La 2º bande est appliquée sur la première, mais en procédant de haut en bas.

Puis on enroule la bande de tarlatane humide deux fois autour de la jambe et l'on place sur les faces latérales de cette jambe les deux attelles en bois ou en fil de fer, débordant de 3 à 4 centimètres la plante du pied. L'enroulement de la bande de tarlatane est continué sur les attelles e leurs extrémités maintenues solidement dans leur position par les aides, dont l'un veille toujours à bien maintenir le pied à angle droit (fig. 29).

L'appareil ouaté compressif se présente alors sous l'aspect suivant (fig. 30).

Il faut poser le membre sur un coussin formant plan incliné ascendant.

Après 5 ou 6 jours de repos, on enlève le bandage ouaté compressif et l'on trouve généralement un membre très réduit comme volume et dans des conditions très favorables à l'application d'un appareil plâtré.

Fracture de Dupuytren. — La fracture du collet peut s'accompagner d'entorse avec arrachement de la malléole interne, ou d'une fracture très limitée de cette malléole.

Lorsque, en même temps que la malléole interne est arrachée, le pied est fortement porté en arrière et en dehors, la fracture est dite *fracture de Dupuytren* (fig. 64, 6) et cette fracture affecte une physionomie clinique un peu spéciale, en raison de la difficulté fréquente d'une bonne réduction et d'une bonne contention.

Au point de vue anatomo-pathologique, les désordres sont très accentués. Les muscles peuvent être lésés, notamment le jambier antérieur. Les surtouts fibreux du cou-de-pied peuvent être déchirés ainsi que les insertions de l'aponévrose jambière, au bord antérieur et au bord interne du tibia. La peau est lésée dans 7 pour 100 des cas en moyenne, d'après Dupuytren.

La poulie astragalienne abandonne partiellement la mortaise tibio-péronière (subluxation du pied en dehors et en arrière), et se coince parfois dans cette mortaise, maintenue et bridée par les tendons périarticulaires déplacés. On constate les signes suivants :

A l'*inspection*, un gonflement considérable au niveau du cou-de-pied.

La dépression normale (pli tibio-tarsien) est, non seulement effacée, mais transformée en saillie par le rebord articulaire de la face antérieure du tibia.

Son bord tranchant soulève la peau qui est tendue et même luisante.

Le pied est porté en masse en dehors, en arrière, et en extension.

Sa pointe est elle-même souvent dirigée en dehors, par rapport à l'axe de la jambe.

Sa face plantaire regarde en dedans.

Le talon projeté en arrière fait une saillie anormale et semble allongé.

A la *palpation*, on retrouve les signes qui ont déjà été donnés, et bien souvent on relève les symptômes d'un arrachement de la pointe de la malléole interne ou d'une fracture siégeant un peu plus haut.

La douleur spontanée est très vive, très forte à la pression au niveau des traits de fracture, et le long des insertions de l'aponévrose jambière à la partie inférieure du tibia.

L'impotence fonctionnelle est absolue.

Le *diagnostic* s'impose. La luxation simple du pied sans lésions osseuses est tellement rare que nous jugeons inutile de faire un diagnostic différentiel.

Des lésions articulaires consécutives à cette fracture chez les arthritiques et les tuberculeux sont à redouter, lésions qui, indépendamment des troubles locaux, peuvent déterminer des atrophies musculaires des plus accentuées avec toutes leurs conséquences.

Ces atrophies, notons-le, ne sont ni constantes, ni comparables dans tous les cas. Les constitutions individuelles jouent un rôle considérable dans leur pathogénie, on peut même les voir dès les premiers jours de la fracture, par action réflexe.

Chez les hystériques elles peuvent être très marquées.

Le *pronostic* sera favorable chaque fois que la subluxation aura été réduite et bien maintenue ; très grave lorsque la réduction n'a pas été obtenue ou maintenue, car il en résulte des troubles fonctionnels permanents qui compromettent sérieusement les fonctions du membre.

Traitement. — Nous serons brefs, car, pour nous, les indications sont précises : il faut réduire, *réduire à tout prix* et bien maintenir la réduction. Pour réduire la fracture on procédera de la façon suivante :

Saisir solidement le pied et fléchir la jambe à angle droit sur la cuisse. Un aide embrassant les faces interne et postérieure de la cuisse fera la contre-extension.

Le chirurgien, plaçant son pouce dans une des gouttières qui bordent le tendon d'Achille, les quatre autres doigts appuyés sur les faces postérieure et latérale du calcanéum en arrière du tendon d'Achille, embrasse de l'autre main la face dorsale du pied au niveau des métatarsiens tandis que le pouce est sur la face plantaire.

On maintient le pied autant que possible à angle droit sur l'axe de la jambe et l'on exerce des tractions aussi vigoureuses que possible d'abord, dans le prolongement de l'axe du membre.

Si la réduction ne se fait pas, on continue la traction en portant vigoureusement le pied en masse en dedans et en avant.

Un autre procédé consiste à soumettre le membre à une traction un peu prolongée, et, quand on soupçonne la fatigue musculaire, à faire un effort brusque qui, surprenant ces muscles, permet souvent la réduction.

Celle-ci est jugée complète quand le pied a repris son attitude normale, et que le bord articulaire de la mortaise tibiale ne fait plus de saillie au niveau du pli tibio-tarsien.

Pour maintenir la réduction on emploiera l'appareil plâtré à étrier, à attelle postérieure et à embrasse, dont voici la description.

En l'appliquant, le chirurgien veillera à bien maintenir le pied à angle droit, et en adduction modérée.

Cet appareil maintient mieux et plus sûrement la réduction que celui de Dupuytren.

APPAREIL PLÂTRÉ POUR LES FRACTURES DE JAMBE

Il faut apprêter un kilogramme et demi de plâtre à mouler fraîchement préparé, c'est-à-dire récemment pulvérisé.

Quand le plâtre est grumeleux et donne, au lieu de la sensation de poudre, la sensation de rugosité du sable, c'est qu'il ne vaut rien : il faut le changer.

On prépare deux bandes de vieille toile de 5 centimètres de large sur 10 mètres de long, et de la tarlatane empesée.

L'appareil se compose d'un étrier, d'une bande postérieure et d'une embrasse.

On prend une bande de tarlatane de 3 épaisseurs, de largeur ordinaire (70 centimètres) et d'une longueur égale à 4 fois celle de la jambe mesurée de l'interligne articulaire du genou à la face plantaire. On la plie en deux dans le sens de sa longueur.

Cette pièce (6 épaisseurs, 35 centimètres de large) représente alors un rectangle très allongé dont les grands côtés sont constitués, l'un par les bords libres juxtaposés, l'autre par le pli. On la prend par le côté des bords libres; on la replie deux fois sur elle-même, toujours dans le sens de la longueur, comme une cravate régimentaire, mais en ayant soin de laisser émerger de 2 centimètres le grand côté formé par le pli du rectangle.

On fait quelques points de bâti au fil pour maintenir les feuilles de la bande de tarlatane alors composée de 18 épaisseurs.

On prépare une embrasse de 6 épaisseurs, longue de 2 fois et demie la circonférence du membre prise au-dessous de la rotule et large de quatre doigts.

Cela fait, après avoir nettoyé la jambe, on la soulève et l'on place au-dessous dans le sens de la longueur, une feuille de lint, le côté pelucheux en contact avec la peau amidonnée, les côtés relevés vers la crête du tibia.

L'extrémité supérieure du lint est repliée sur elle-même sur une étendue de 5 centimètres; elle doit remonter jusqu'à la rotule, en arrière jusqu'au pli du creux poplité.

Le lint est alors moulé sur la jambe à la manière d'un bas, ses bords sont imbriqués sur la crête tibiale sur une étendue de 2 à 5 centimètres; l'excédent sera réséqué.

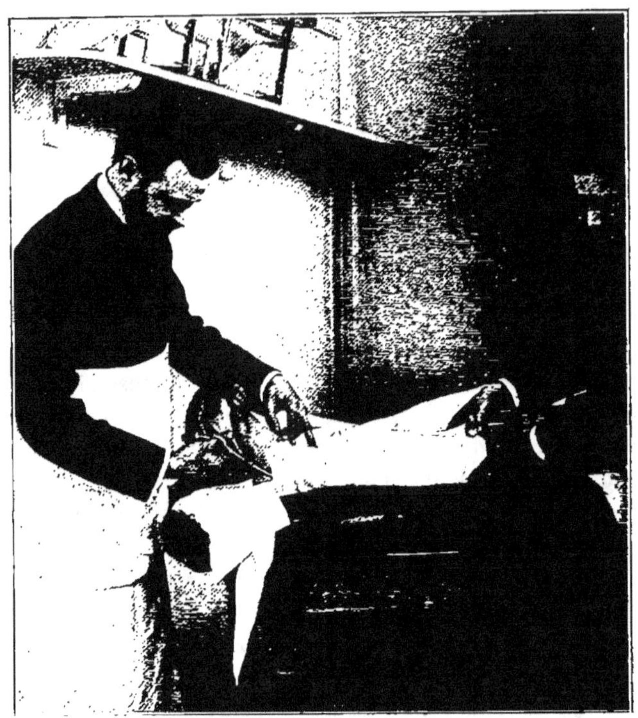

Fig. 51. — Ajustage du lint. Encoches sous-malléolaires.

Lorsqu'on arrive au niveau des malléoles, on pratique deux encoches dans le lint pour en faciliter l'adaptation (fig. 51).

Puis on coupe la partie qui déborde l'extrémité des orteils et l'on taille dans la partie correspondant à la face plantaire, un V à pointe talonnière.

Le V est détaché du reste de la pièce (fig. 52).

Il ne reste donc de chaque côté du pied que des ailettes de lint qui serviront à le recouvrir exactement.

On prend alors une bande de tarlatane humide de 12 à 15 centimètres de large et l'on procède de haut en bas à la fixation du lint.

Il faut accomplir ce temps opératoire *avec soin* en évitant les plis et en régularisant avec des ciseaux si c'est nécessaire.

Les aides pendant ce temps soulèvent la jambe en la maintenant comme le montre la figure 55.

Le lint une fois fixé, on procède rapidement aux mesures qui vont servir à délimiter la longueur des attelles plâtrées.

Maintenant l'extrémité d'un mètre-ruban au niveau de l'interligne tibio-fémoral et latéralement, on le fait descendre le long de la jambe,

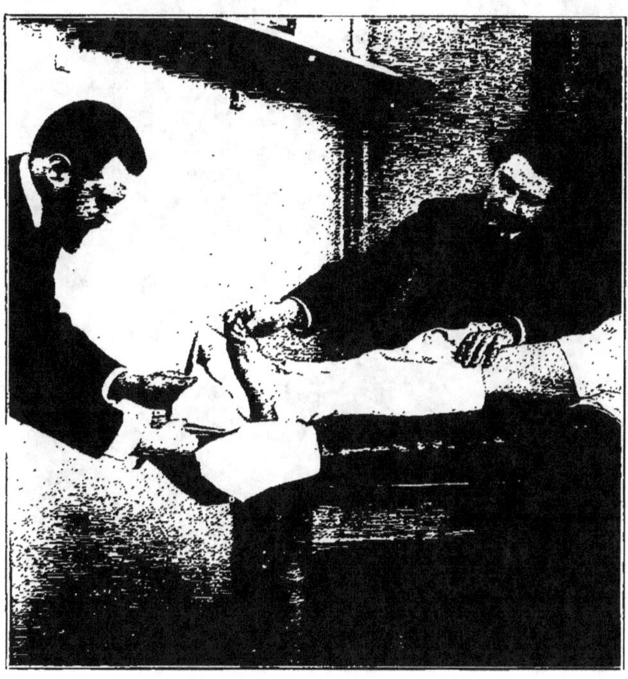

Fig. 52. — Ajustage du lint. Ablation d'un V à pointe talonnière.

contourner la face plantaire du pied et remonter jusqu'au point corresdant de l'autre côté.

On note cette longueur L.

Puis on prend la distance qui sépare le pli poplité de l'extrémité libre des orteils en passant d'arrière en avant sous le talon et l'on ajoute 4 centimètres. On note ainsi une longueur P.

On mesure enfin la circonférence de la jambe au-dessous de la rotule. On calcule deux fois et demi cette longueur. On note ainsi une longueur E.

Il ne reste plus qu'à reporter les mesures L et P sur la bande de tarlatane préparée, que l'on coupe suivant ces données précises :

La 1re longueur est celle de l'étrier.

La 2me longueur est celle de l'attelle postérieure.

La 3me longueur est celle de l'embrasse composée de 6 épaisseurs de tarlatane ayant de 3 à 4 travers de doigt de large.

Il ne reste plus qu'à plâtrer les bandes.

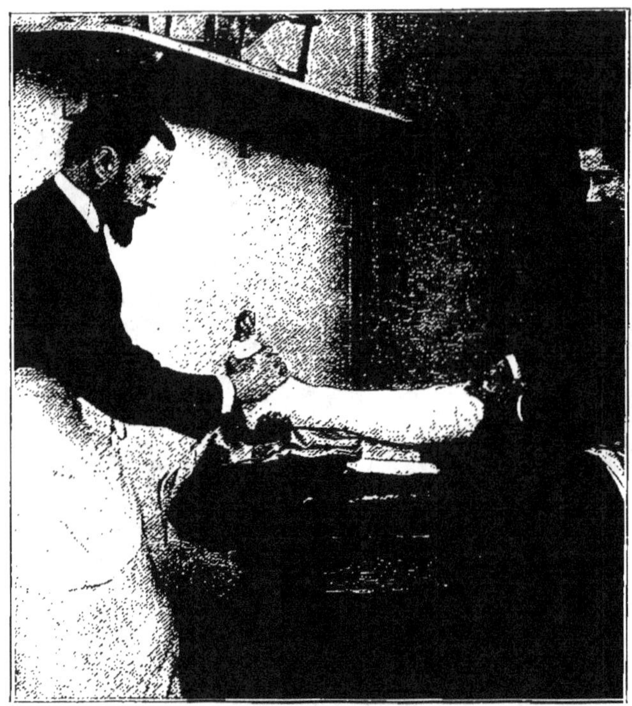

Fig. 35. — Manière de tenir la jambe en exerçant une traction.
Fixation du lint à l'aide d'une bande de tarlatane humide.

Préparation de la bouillie plâtrée. — Pour gâcher le plâtre, le mieux est d'employer une terrine ou une cuvette. dans laquelle on met un litre d'eau légèrement dégourdie, c'est-à-dire tiède. Puis prenant le plâtre à pleines mains, on le sème, en le tamisant à travers les doigts écartés, jusqu'à ce qu'il affleure en surnageant franchement par petits îlots.

On enroule alors dans ce plâtre les attelles de tarlatane, en tenant les mains au fond de la cuvette.

Puis on les enroule, en sens contraire, une deuxième fois, toujours les mains plongées dans la bouillie plâtrée.

On les porte sans les essorer immédiatement sur une table recouverte de 2 ou 3 épaisseurs de linge sec.

On passe légèrement la main sur la surface supérieure pour répartir également le plâtre. Si l'on trouve que la surface de l'appareil est un peu sèche, on prend un peu de bouillie qu'on étale sur la bande.

On la retourne alors et l'on procède de la même façon sur l'autre face.

Cela fait, on enroule sur elle-même cette attelle plâtrée toute prête,

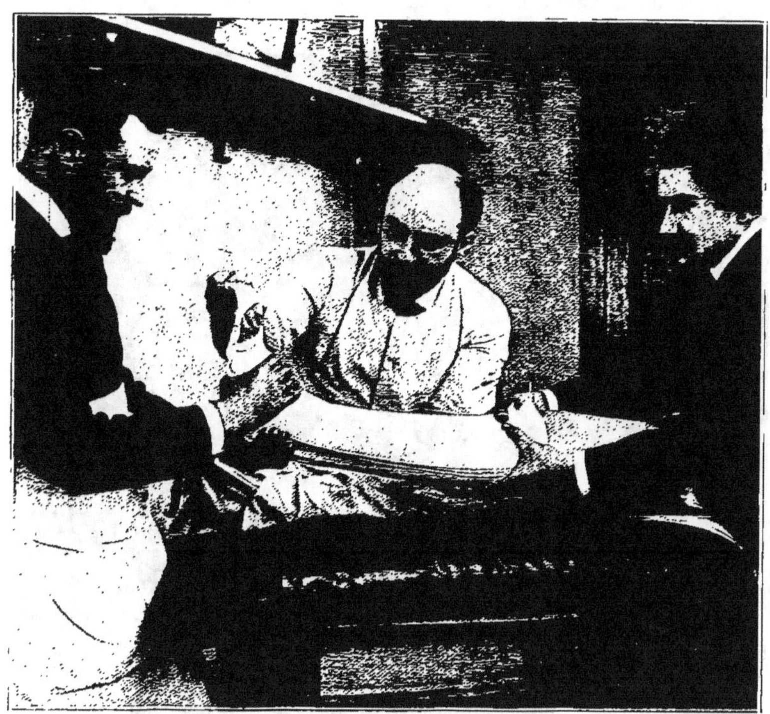

Fig. 34. — Pose de l'attelle plâtrée postérieure.

afin de retarder sa dessiccation. On prépare de même manière la deuxième bande plâtrée que l'on enroule ; puis l'embrasse.

On procède alors à la pose de l'attelle postérieure. Un des aides saisit le pied, l'autre embrasse de ses deux mains l'extrémité supérieure de la jambe et la partie correspondante de l'attelle qui doit rester à 2 centimètres au-dessous du pli poplité. On étale l'attelle sur la face postérieure de la jambe, on lui fait contourner le talon et dépasser les orteils de plus de 5 centimètres (fig. 34).

L'aide qui soutient le pied maintient l'attelle appliquée sur celui-ci, tout en continuant à exercer une traction constante en bonne direction.

On place alors l'étrier plié en deux de manière que la concavité du pli

corresponde à la moitié postérieure des métatarsiens et à la face plantaire du talon ; les deux chefs sont alors ramenés symétriquement de
chaque côté de la jambe , et maintenus par l'aide qui pratique la contre-
extension.

Cet aide doit, pour éviter les plis, exercer sur l'appareil plâtré, une légère
traction qui aura pour limite le glissement des mains.

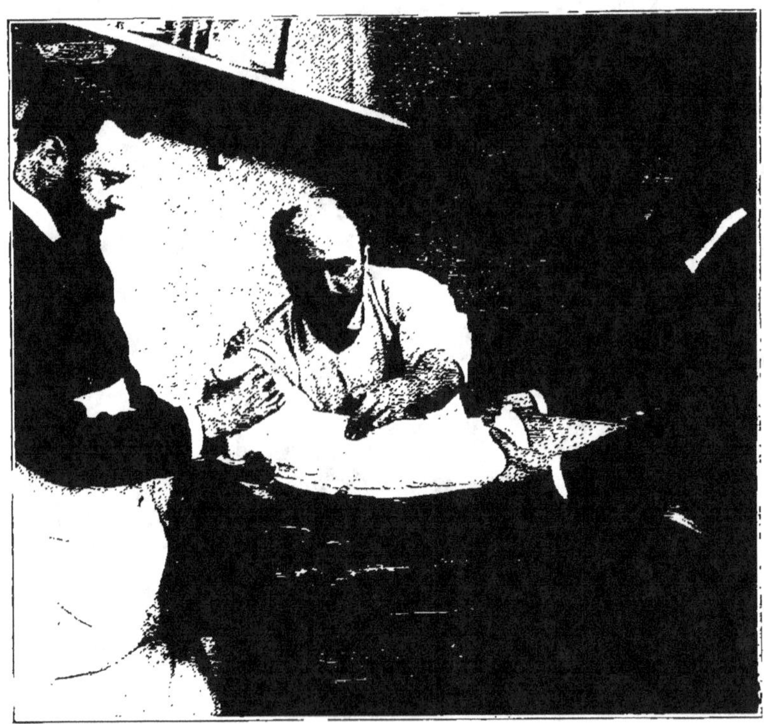

Fig. 55. — Pose de l'étrier plâtré.

L'étrier doit passer dans le creux du pied, à partir du rebord postérieur
du talon de manière à embrasser les os du tarse, et la moitié postérieure
des métatarsiens. Les chefs doivent remonter seulement jusqu'à 2 travers
de doigt au-dessous du pli poplité, afin de ne pas gêner les mouvements
du genou.

On adapte alors soigneusement l'étrier (fig. 55) dont les bords postérieurs et ceux de l'attelle postérieure seront imbriqués, de manière qu'il
n'y ait ni pli, ni espace vide intermédiaire.

Il faut que le bord libre du chef interne de l'étrier recouvre au moins
les deux tiers de la face antérieure du tibia (fig. 56).

On procède alors à l'enroulement des bandes de toile vieille de 5 centimètres de largeur.

On commence au-dessus des malléoles, puis, après 2 tours, on continue, en descendant vers le pied ; les circulaires seront imbriquées sur le cou-de-pied, de façon à cacher complètement le talon ; les bandes à ce niveau doivent se recouvrir sur les 2/3 de leur largeur.

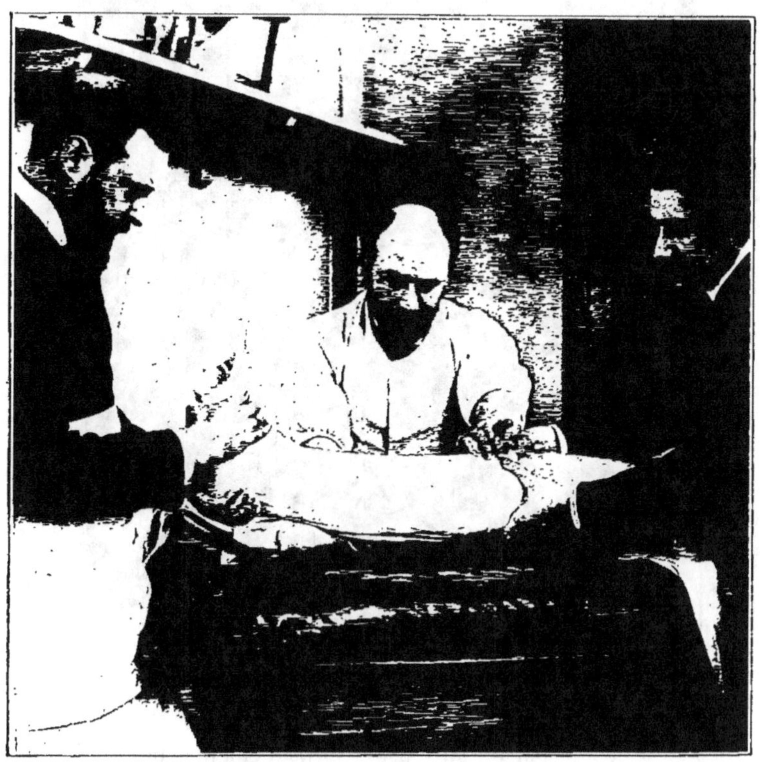

Fig. 36. — Ajustage de l'étrier plâtré. Remarquer comme on ramène le bord libre du chef interne sur la face antérieure du tibia.

On continue donc à envelopper le pied, jusqu'à l'extrémité supérieure des orteils, et l'on revient ensuite en arrière pour remonter jusqu'au genou. Lorsqu'on arrive à un travers de main de la rotule, on arrête l'enroulement et l'on procède à la pose de l'embrasse plâtrée. Il faut que cette embrasse soit enroulée obliquement d'avant en arrière, de façon que son bord supérieur affleure l'extrémité inférieure de la rotule, mais reste en arrière à 2 travers de doigt au-dessous du pli poplité, pour ne pas gêner les mouvements de l'articulation. On termine ensuite l'enroulement de la bande de toile sur laquelle une seconde est appliquée de haut en bas pour hâter la dessiccation de l'appareil.

Nous insistons beaucoup sur la régularité dans l'enroulement des bandes

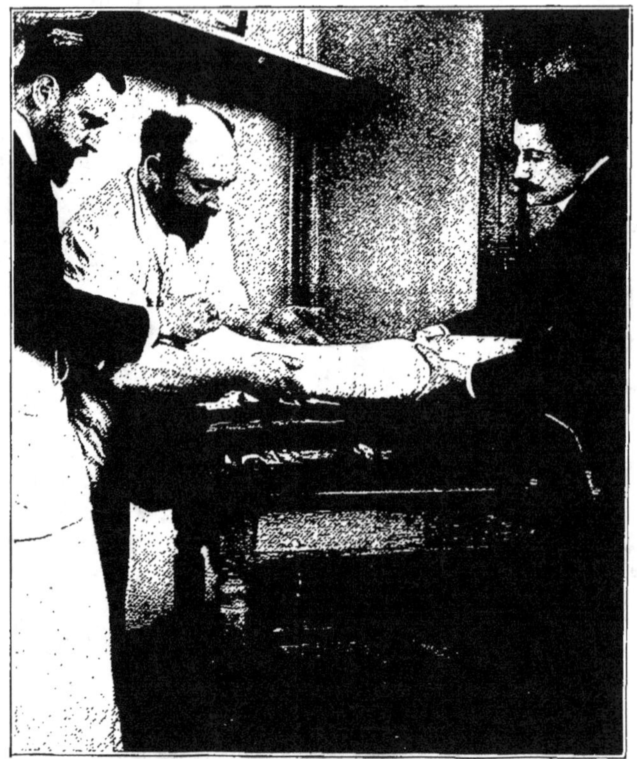

Fig. 37. — Modelage de l'appareil plâtré.

de toile, qu'il ne faut jamais faire passer brusquement d'une région dans une autre.

Les aides maintenant l'extension et la contre-extension, on modèle alors exactement l'appareil sur la jambe et le pied (fig. 37).

Mais si les aides ne sont pas en nombre suffisant, le chirurgien doit s'emparer du pied, comme nous l'avons indiqué (fig. 54), et le mettre dans sa position normale, *que l'on apprécie en le comparant à celui du membre sain disposé symétriquement*; il faut exercer une traction sur ce pied, en lui imprimant un léger mouvement de rotation externe. Une ligne partant de l'épine iliaque antéro-supérieure et tangente au bord interne de la rotule doit raser le bord interne du premier métatarsien.

Quand le plâtre offre une consistance suffisante, libérant la main qui

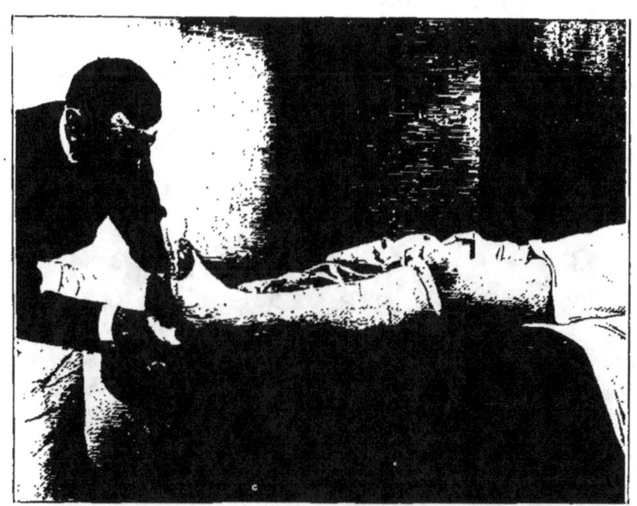

Fig. 38. — L'appareil est saupoudré d'amidon.

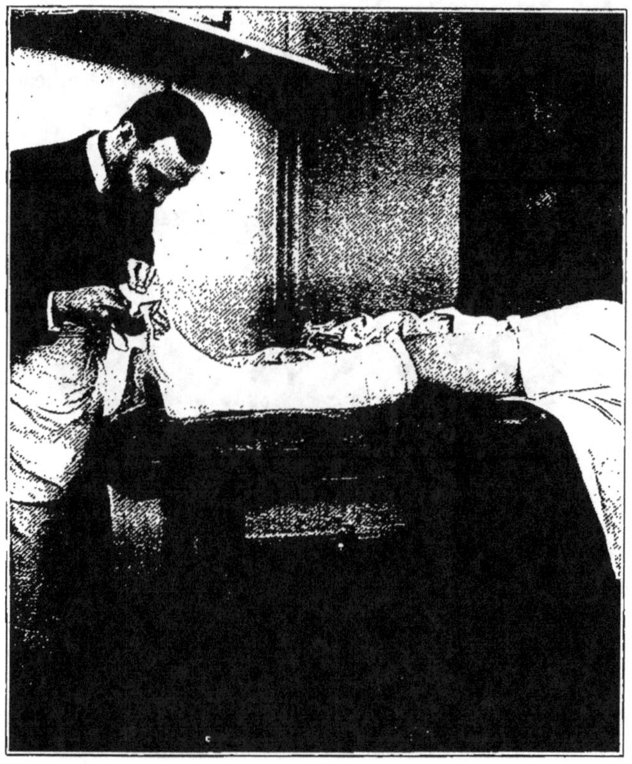

Fig. 39. — Section de l'attelle plâtrée postérieure à trois centimètres au-dessus des orteils.

soutient le talon, on s'en sert pour modeler exactement le plâtre sur le membre, en insistant surtout au niveau de la fracture.

La consistance est-elle suffisante pour empêcher tout déplacement des fragments, ce dont on s'assure par la résistance à la pression et la per-

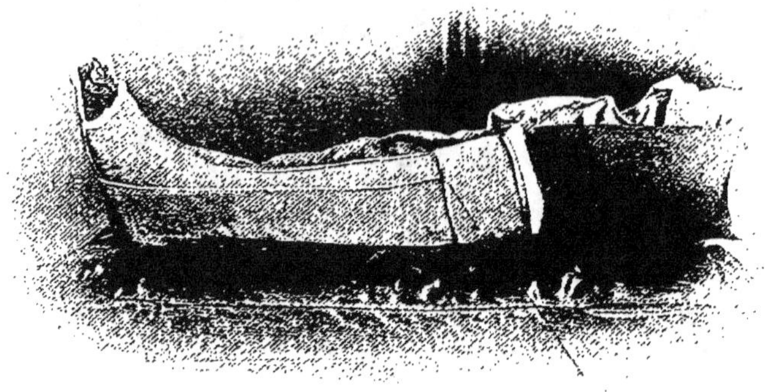

Fig. 40. — Appareil plâtré de jambe.

cussion (en moyenne après 20 ou 25 minutes), on enlève alors les bandes de toile, et l'on frotte d'amidon tout l'appareil, ce qui hâte beaucoup sa dessiccation (fig. 58).

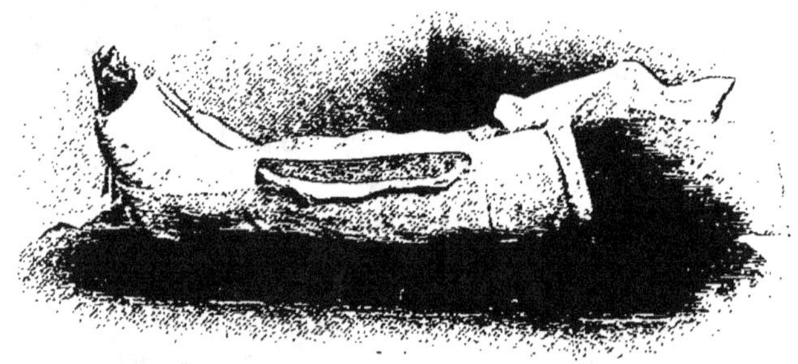

Fig. 41. — Appareil plâtré de jambe. Le lint a été incisé et rabattu pour permettre la surveillance de la région.

Puis on arrondit au couteau à 5 centimètres au-dessus des orteils, l'extrémité libre de l'attelle postérieure (fig. 59), afin d'empêcher le drap du lit de porter sur eux. L'appareil se présente alors sous l'aspect suivant (fig. 40). Il ne reste plus qu'à fendre le lint au niveau de la région que l'on désire surveiller ou panser (fig. 41).

Si pour un motif quelconque, mais regrettable, on n'a pas employé de lint dans la confection de l'appareil, ni appliqué d'embrasse, il faut alors,

après la friction à l'amidon, enrouler autour de l'appareil une bande
sèche qu'on laissera en place 24 heures, et qu'on remplacera ensuite par
des circulaires de sparadrap.

MOYEN DE RÉDUCTION DES FRACTURES DE DUPUYTREN

Huit, quinze ou vingt jours après l'accident.

Objets nécessaires : Deux bandes de vieille toile, une bande de toile (neuve), lint,
tarlatane empesée, attelle en bois de 5 centimètres de largeur sur 15 de longueur,
ficelle, éléments d'un appareil plâtré de jambe. (Voir page 85.)

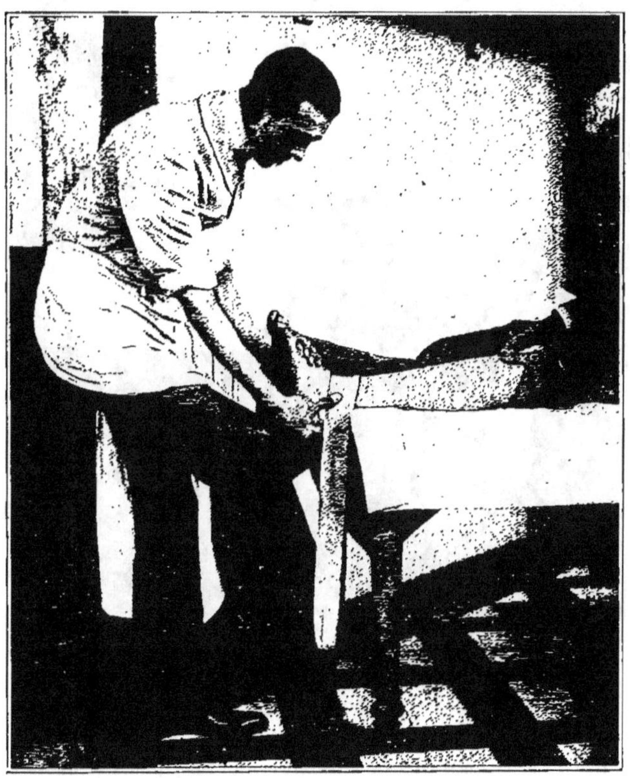

Fig. 42. — Réduction.

Les autres moyens ont-ils échoué ; avant de prendre le bistouri, il
reste une dernière manœuvre à laquelle on pourra recourir avec quelques
chances de succès :

Elle consiste à amener le pied et l'extrémité du membre sur le bord de la table d'opération, qu'ils dépasseront de 8 à 10 centimètres. On protège cette extrémité par une double feuille de lint. Puis on dispose transversalement l'anse d'une bande neuve au niveau de la base des malléoles ; on réunit ses chefs par un nœud à 15 ou 20 centimètres du sol (fig. 42).

L'opérateur met un de ses pieds dans l'anse, saisit solidement d'une

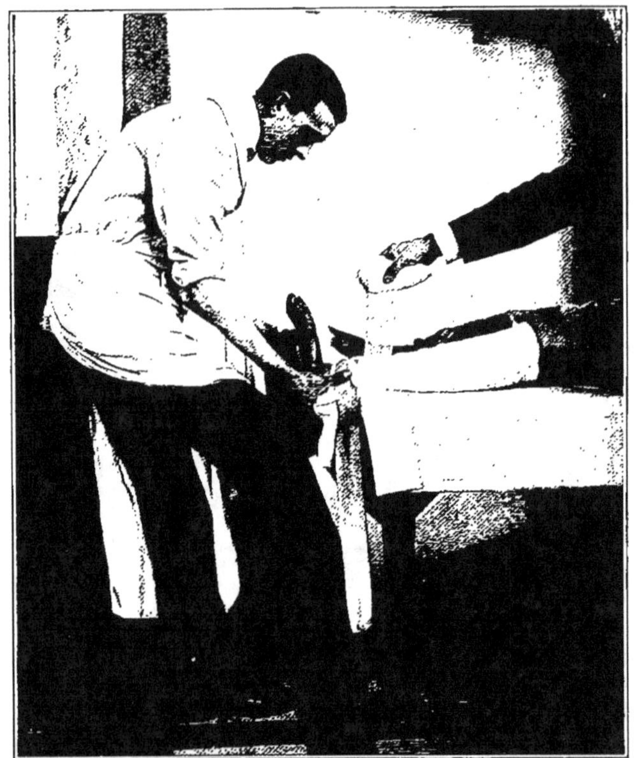

Fig. 43. — Fixation du lint à l'aide d'une bande de tarlatane humide,
l'aide maintient la correction.

main le talon du pied blessé, de l'autre, la face dorsale du tarse et des métatarsiens : alors, appuyant de tout le poids de son corps sur la bande, il exerce, à l'aide de ses mains, une traction énergique sur le pied, et s'efforce de ramener le talon d'arrière en avant et de dehors en dedans.

Il imprime quelques mouvements de latéralité pour dégager l'astragale de sa position vicieuse, tout en cherchant à rompre, à allonger les adhérences qui l'y maintiennent.

Ce moyen donne à l'opérateur une force considérable. Si la réduction obtenue est difficile à maintenir, il faut appliquer l'appareil plâtré en conservant énergiquement l'attitude correcte. — Cet appareil plâtré est l'appareil de jambe ordinaire, attelle postérieure, étrier, embrasse (voir page 85).

On entoure de lint, taillé suivant la méthode habituelle (voir page 85),

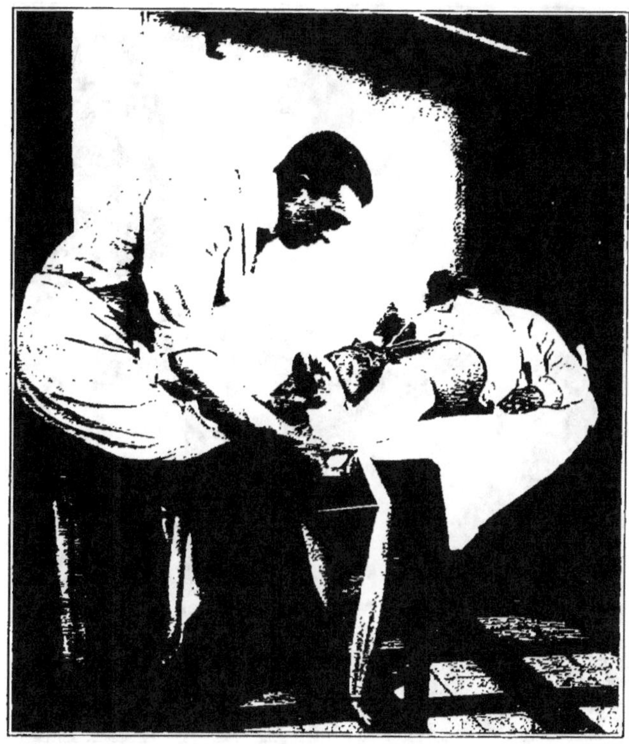

Fig. 44. — Pose de l'attelle en bois sous-talonnière.

la jambe et le pied, et l'on maintient alors ce lint à l'aide d'une bande de tarlatane humide (fig. 43).

On prend les mesures nécessaires (voir page 87) et l'on taille l'attelle postérieure, l'étrier, et l'embrasse, dans de la tarlatane empesée.

Puis, saisissant une petite attelle en bois de 5 centimètres de large sur 15 de long, on l'intercale à un bon travers de main au-dessous du talon, entre les chefs formant l'anse, de façon à bien les écarter (fig. 44).

Le but de cet écartement est de faciliter la pose de l'attelle plâtrée postérieure.

HENNEQUIN ET ROBERT LŒWY.   7

On trempe les pièces de tarlatane dans la bouillie plâtrée, on les roule
et l'on pose alors l'appareil.

On place d'abord l'attelle plâtrée postérieure, pendant que l'aide maintient toujours la traction avec le pied (fig. 45).

Puis, enlevant la planchette, on lie rapidement avec une cordelette les deux bandes verticales, immédiatement en dessous du talon

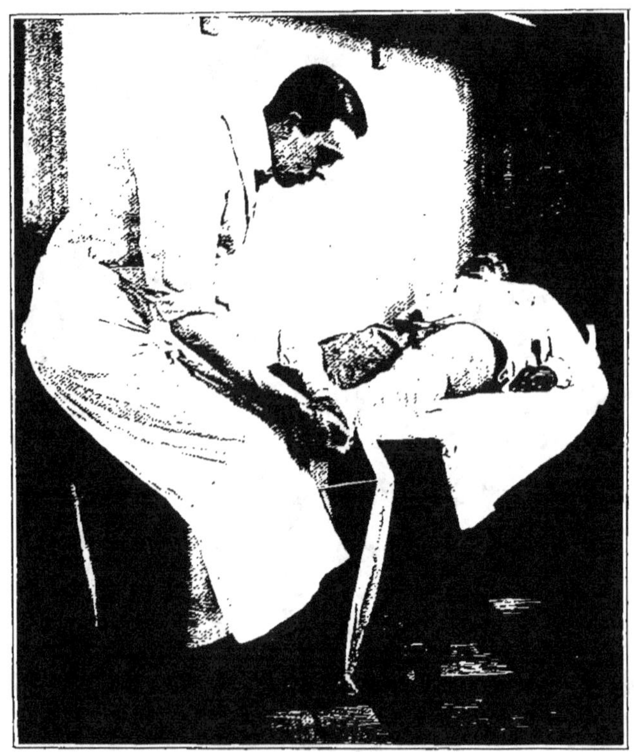

Fig. 45. — Pose de l'attelle plâtrée postérieure.

(fig. 45). On applique l'étrier; on enroule les bandes de vieille toile et on
pose l'embrasse.

L'opérateur, jusqu'à la dessiccation du plâtre, maintient constamment
le pied du blessé bien à angle droit, en position normale, tandis qu'à
l'aide de son pied passé dans l'anse il continue toujours à refouler en
arrière l'extrémité inférieure du squelette de la jambe.

Quand la dessiccation est presque achevée, il retire le pied passé dans
l'anse et vérifie avec soin l'attitude du membre fracturé en le maintenant exactement dans la position qu'il doit occuper (fig. 47).

On coupe enfin, au ras du talon, les deux chefs de la bande que sous-tend le pied de l'opérateur et l'on termine comme d'ordinaire (voir p. 94).

On saupoudre d'amidon, puis on régularise l'appareil (voir fig. 58, 59).

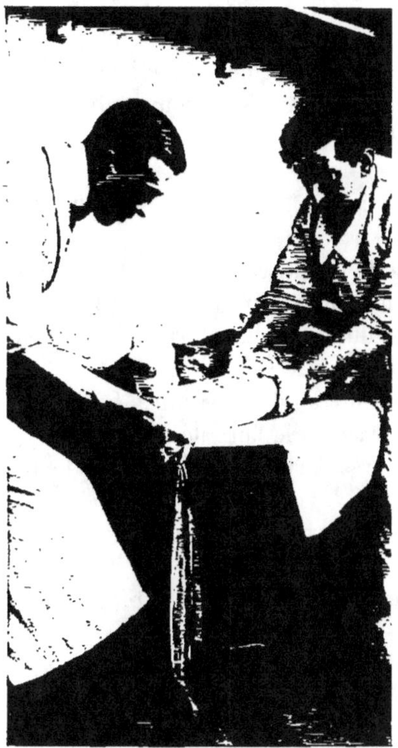
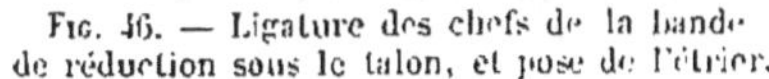

Fig. 46. — Ligature des chefs de la bande de réduction sous le talon, et pose de l'étrier.

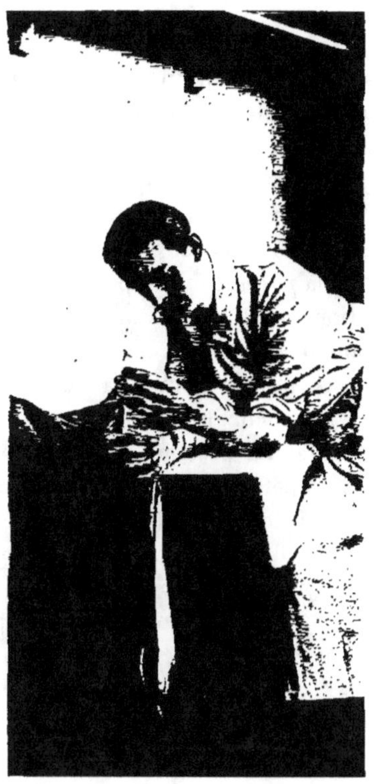

Fig. 47. — Maintien du pied en bonne attitude jusqu'à dessiccation complète.

Si l'on n'arrive pas à réduire avec ou sans anesthésie, il faut, *l'indication pour nous est formelle*, rechercher d'abord l'obstacle à la réduction et inciser au niveau de cet obstacle.

Généralement deux causes interviennent pour empêcher la réduction :

1° Le coincement des bords de l'astragale dans la mortaise.

2° Les interpositions tendineuses ou fibreuses.

La première cause est moins importante que la seconde, et facilement vaincue, lorsqu'elle n'est pas compliquée de la seconde.

L'obstacle levé chirurgicalement, on panse aseptiquement et l'on applique l'appareil plâtré.

B. FRACTURES DE LA PARTIE MOYENNE DU PÉRONÉ

Résultant de traumatismes directs, ces fractures présentent le plus souvent des solutions de continuité qui affectent des directions variées transversales ou obliques ; les surfaces de fracture sont souvent hérissées d'aspérités.

Les symptômes sont les suivants :

A l'*inspection*, quelquefois un peu de gonflement de la région, plus rarement de l'ecchymose.

A la *palpation*, on peut percevoir de la mobilité anormale, de la crépitation ; mais parfois on ne reconnaît qu'une flexibilité exagérée de l'os (voir p. 41) et l'on n'a pas de signes suffisants pour affirmer la solution de continuité. La radiographie est alors indiquée (fig. 25, ₃).

La douleur présente son maximum au niveau de la fracture. On peut la réveiller en pressant sur le péroné de façon à le faire fléchir.

L'impotence fonctionnelle n'est que très relative ; la plupart du temps les malades peuvent marcher.

La radiographie est nécessaire parfois pour poser le diagnostic.

Le *pronostic* est bénin.

Le *traitement* comporte un bandage ouaté compressif, un repos relatif et du massage précoce.

C. FRACTURES DE L'EXTRÉMITÉ SUPÉRIEURE DU PÉRONÉ

Chez certains individus, l'articulation tibio-péronière supérieure présente à l'état normal des mouvements de latéralité, qu'on obtient assez facilement lorsque la jambe est fléchie. La tête du péroné fait alors saillie. En déployant un effort modéré, au moyen du pouce appliqué sur son bord antérieur et de deux doigts sur son bord postérieur, on obtient, par des pressions alternatives d'avant en arrière et réciproquement, des mouvements de latéralité très nets.

Ce fait prouve que les ligaments de cette articulation ont une certaine laxité qui permet à la tête du péroné de se déplacer, de se subluxer, quoiqu'il n'existe pas de fracture.

La tête du péroné est quelquefois brisée par un traumatisme direct ; elle est, dans des cas rares, arrachée par le tendon du biceps.

Les traits de fracture peuvent être multiples, affecter des directions différentes; le fait qui domine, au point de vue anatomo-pathologique, c'est la lésion possible du sciatique poplité externe contournant le col de l'os, soit par le traumatisme lui-même, soit par l'un des fragments.

Il est un point, cependant, sur lequel nous devons appeler l'attention : c'est l'ascension possible du péroné à l'état normal.

Symptômes. — A l'*inspection*, on constate généralement de l'ecchymose.

A la *palpation*, on détermine une douleur locale nette, de la crépitation parfois, et l'on reconnaît un petit fragment osseux, séparé du reste de l'os par une dépression plus ou moins étendue. Le fragment inférieur est en général le plus mobile, surtout dans le sens antéro-postérieur.

Quand le trait de fracture passe en dessous de l'articulation péronéo-tibiale supérieure. le fragment supérieur peut être entraîné en haut par le biceps.

Dans les traumatismes violents, l'articulation du genou présente parfois des mouvements de latéralité. On est en droit de conclure alors qu'elle-même a été lésée et que des ruptures ligamenteuses s'y sont faites.

La note clinique, spéciale à cette fracture, est donnée par des douleurs vives qui surviennent immédiatement après sa production, douleurs irradiant sur le trajet périphérique du nerf sciatique poplité externe vers la face antéro-externe de la jambe et du dos du pied, s'accompagnant parfois de paralysie des muscles animés par le nerf, muscles de la loge antéro-externe de la jambe et de la face dorsale du pied. Ces lésions peuvent également apparaître plus tardivement au moment de la formation du cal. Celui-ci, englobant ou distendant le nerf, détermine des phénomènes de névrite suivis de troubles trophiques.

Le *pronostic* de ces fractures est donc assez sérieux, en raison de l'éventualité de ces troubles nerveux paralytiques et trophiques.

Traitement. — Lorsque le déplacement est peu accentué, c'est-à-dire que la fracture ne se reconnaît que par un examen minutieux et qu'il n'existe pas de troubles nerveux, il n'est pas nécessaire d'imposer un repos absolu au membre; un repos relatif suffira. On autorisera le malade à marcher dans l'appartement; mais on appliquera un bandage ouaté compressif partant du milieu de la jambe, remontant jusqu'au milieu de la cuisse, qui maintiendra, à l'aide d'une attelle métallique coudée postérieure, la jambe en légère flexion.

Des massages légers d'une durée de dix minutes devront être pratiqués, dès les premiers jours.

Lorsqu'il existe des troubles nerveux et que l'on constate une déviation marquée d'un des fragments, le supérieur ou l'inférieur déterminant ces accidents, l'indication est d'intervenir chirurgicalement.

Il faut suturer, enlever ou réséquer, suivant les circonstances, le fragment supérieur.

Mode de suture de la tête du péroné entraîné par le tendon du biceps. — On doit passer le fil de suture à travers le tendon du biceps, immédiatement au-dessus du sommet de la tète, que l'aiguille devra raser, afin d'assurer un point d'appui solide au fil. Perforer ensuite l'extrémité du fragment inférieur et suturer, de manière à mettre dans leurs rapports normaux les surfaces fracturées.

Si la solution de continuité siège au sommet de la tête du péroné et s'il est plus ou moins détaché du tibia, il faut l'enlever et fixer l'extrémité inférieure du tendon du biceps sur le fragment inférieur.

Si le trait de fracture passe au niveau du trajet du sciatique poplité externe, en cas d'accidents nerveux, après avoir débarrassé les extrémités des fragments des produits de nouvelle formation, on pratique la suture osseuse.

Le pansement terminé, on fixera la jambe en flexion, à 40 ou 50 degrés sur la cuisse.

II. FRACTURES DU TIBIA

Nous diviserons les fractures du tibia en fractures de l'*extrémité inférieure, du tiers moyen et du tiers supérieur*.

A. FRACTURES DU TIERS INFÉRIEUR

Les fractures du tiers inférieur et du tiers moyen, s'accompagnant souvent de fractures du péroné, sont de véritables fractures de jambe.

Mais, comme c'est la fracture du tibia qui donne au traumatisme sa physionomie clinique, au pronostic sa portée spéciale ; comme c'est du rétablissement ou du maintien de la rectitude de l'axe du tibia que dépendent les indications thérapeutiques, nous ne considérerons la fracture du péroné qu'en tant que légère complication de celle du tibia.

Notons, en passant, que, depuis que l'on emploie, pour la radiographie, des plaques de dimensions suffisantes pour avoir les os de la jambe dans leur totalité, on découvre assez souvent, dans les cas de fractures de l'extrémité inférieure du tibia, des solutions de continuité de l'extrémité supérieure du péroné.

Fractures transversales de la malléole interne (fig. 48, 1). — Nous n'y insisterons pas ; les symptômes, le diagnostic et le traitement sont calqués sur ceux de la malléole externe.

Fracture verticale de la malléole interne. — Cette fracture s'accompagne ou non de fracture du péroné à ses extrémités. Le plan de fracture part, sur le tibia, de l'angle articulaire de la base de la malléole interne et se termine, en bord tranchant, sur la face interne du tibia à 2, 3 ou 4 centimètres au-dessus de la face articulaire de la mortaise (fig. 48, 2. 3), (fig. 68, 1). Sur le péroné, la fracture, quand elle existe, est en général transversale ; elle siège un peu au-dessous de l'articulation péronéo-tibiale inférieure (fig. 48, 2), très rarement sous la tête de l'os. Dans le premier cas, chez l'adolescent, il s'agit le plus souvent d'un décollement épiphysaire.

Les symptômes sont assez peu accusés, mais cependant nets, lorsqu'on procède méthodiquement :

A l'inspection, il existe du gonflement local modéré, une augmentation du diamètre transversal au niveau de la base des malléoles, surtout si l'externe est fracturée ; en somme, peu de déformation.

A la palpation, on constate de la mobilité anormale, la translation astragalienne est peu accusée de même que la flexibilité de la jambe au-dessus de l'articulation tibio-tarsienne.

La douleur revêt un caractère particulier ; elle est plus vive au niveau de la malléole interne et se retrouve avec la même intensité au-dessus de l'articulation, sur les faces antérieure et postérieure de l'extrémité inférieure du tibia, jusqu'à 4 ou 5 centimètres au-dessus de l'articulation, où se termine le trait de fracture ; c'est-à-dire au point où l'os présente son plus faible diamètre.

L'impotence fonctionnelle n'est pas absolue. Le diagnostic de ce genre de fractures, presque inconnu jusqu'en ces dernières années, a bénéficié

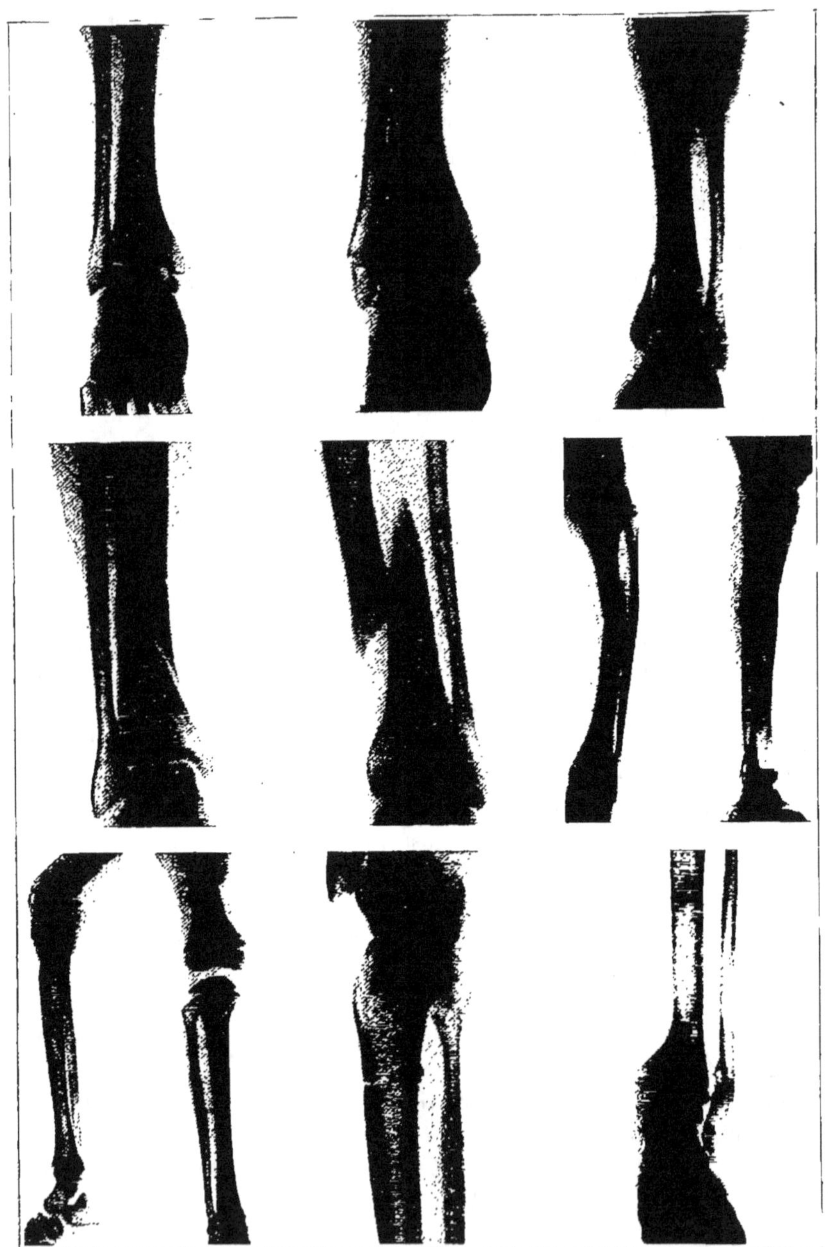

Fig. 48. — Fractures du tibia et cal d'une fracture des os de la jambe.

de la radiographie; c'est elle, par conséquent, qui permettra souvent d'affirmer la lésion.

Préambule pour les fractures obliques du tibia. — Par le raccourcissement, la déformation et les troubles fonctionnels qui en sont la conséquence; par la durée du traitement, les craintes de pseudarthroses et de consolidations vicieuses et retardées; par les saillies plus ou moins menaçantes des fragments: par la déviation de l'axe statique de la jambe; par la difficulté, voire même souvent l'impossibilité de la réduction quel que soit le moyen employé, les fractures obliques du tibia avec déplacement méritent d'appeler l'attention du chirurgien, et forment une variété à part.

Ces fractures siègent à peu près exclusivement à l'union du tiers moyen et du tiers inférieur, qui est le point faible de l'os.

Produites par des causes directes ou indirectes, elles surviennent le plus souvent à la suite d'une chute, le pied étant fixé sur le sol par son bord interne ou externe.

C'est par un mouvement de flexion, que les leviers osseux se brisent au point de leur plus faible résistance. Ce mouvement de flexion explique l'obliquité presque constante des solutions de continuité du squelette de cette région. Au point de vue anatomo-pathologique, rien de régulier dans la direction du plan de fracture. L'obliquité de la solution de continuité est en rapport avec la direction de la force vulnérante et la façon dont le traumatisme est survenu.

Le fragment inférieur peut être incliné à des degrés divers sur le supérieur. Lorsque le plan de fracture est dirigé de haut en bas et d'arrière en avant, c'est la pointe du fragment supérieur qui fait saillie; s'il est dirigé d'avant en arrière, c'est le fragment inférieur qui vient menacer les téguments.

C'est, neuf fois sur dix, le fragment supérieur qui pointe en avant et en dedans. Les ostéotomies dans ces dernières années, la radiographie maintenant, nous ont permis d'avoir des notions exactes sur le déplacement des os dans les cas de fractures récentes et anciennes, de reconnaître des déviations que dérobaient, à l'exploration, les parties molles et le gonflement du membre.

Outre les déviations que nous venons de signaler dans un plan transversal passant par l'axe de la jambe, il existe des déviations angulaires, qui se font dans des directions variées. L'enchevêtrement est assez fréquent. Sous l'action des muscles postérieurs, agissant comme une corde élastique sur un arc, le segment inférieur est attiré en haut et dans la direction du plan de fracture du supérieur, et glisse sur le plan oblique de ce dernier, mouvement qui entraîne le pied en différents sens, en faussant l'axe statique des fragments.

Le raccourcissement de la jambe varie de 2 à 7 centimètres.

Le plan de fracture affecte la forme d'un bec de flûte plus ou moins allongé, parfois celle d'une pyramide triangulaire plus on moins effilée, — s'accompagnant parfois d'esquilles, — parfois de fissures qui s'étendent à des distances variables du foyer, en contournant l'os jusqu'à l'articulation (fracture spiroïde).

Très, très rarement on peut voir un type spécial qui fut décrit par Gosselin. Dans cette fracture, dite fracture en V, le fragment supérieur affecte la forme d'un coin, dont les faces sont taillées dans l'épaisseur même de l'os et la pointe dirigée vers le fragment inférieur, qui, lui, présente un V ouvert en haut, taillé de même dans l'épaisseur de l'os, et du sommet duquel partirait une fissure allant jusqu'à l'articulation tibio-tarsienne en détachant une lamelle.

Dans les fractures en bec de flûte, type constant, pour ainsi dire, lorsque le trait de fracture siège à l'union du tiers moyen et du tiers inférieur, une seule des faces du coin fragmentaire est taillée dans l'épaisseur du fragment, l'autre est constituée par l'une des surfaces normales de l'os (fig. 48, 4 5), (fig. 68, 2).

Rappelons enfin que, dans ce genre de fracture, le péroné est presque toujours fracturé en même temps, au niveau ou le plus souvent au-dessus du trait de fracture (fig. 25), très rarement en-dessous.

Symptomatologie. — La *symptomatologie* est simple et donne la clef du diagnostic.

Le gonflement est généralement assez accusé pour masquer la déviation du fragment déplacé, l'inférieur habituellement.

Les phlyctènes sont en rapport avec l'abondance de l'épanchement et la tension des téguments.

Le déplacement est typique. Il suffit d'étudier la mobilité anormale des fragments pour reconnaître leur position. Le fragment saillant du tibia est souvent maintenu dans une position anormale par le fragment correspondant du péroné.

Lorsque le fragment supérieur du tibia fait en avant et en dedans une saillie irréductible sans une vigoureuse traction, il est souvent maintenu dans cette direction par le fragment supérieur du péroné, qui lui-même est placé à la face antéro-interne de l'inférieur. La position vicieuse réapparaît alors dès que cesse la traction.

La mobilité anormale, au lieu de se faire transversalement comme dans les fractures en rave, se fait dans le sens du plan de fracture, c'est-à-dire obliquement et le plus souvent d'avant en arrière. Quand la fracture est très oblique, cette mobilité est peu considérable, car les parties molles empêchent les extrémités des fragments de s'éloigner beaucoup de l'axe du membre.

L'impotence fonctionnelle est absolue.

On constate souvent des soubresauts musculaires.

Le diagnostic est facile.

Il est plus délicat lorsqu'il s'agit d'affirmer l'existence de fissures articulaires; mais la radiographie renseigne parfois sur l'existence de ces lésions.

Pronostic. — Le pronostic de ces fractures dépend du traitement. La réduction présente souvent de grandes difficultés même 2 ou 3 jours seulement après l'accident. Elle est presque impossible 8 ou 10 jours après le traumatisme. En tous cas, les appareils contentifs et, le plus souvent, les sutures osseuses demeurent impuissants à compléter une réduction imparfaite ou à maintenir une réduction obtenue sous les anesthésiques, avec plus ou moins de difficultés.

La consolidation de ces fractures obliques demande de 3 à 6 mois.

En dehors des causes mécaniques (interpositions d'esquilles détachées ou de tissus mous), l'obliquité même du plan de fracture est l'origine la plus fréquente des pseudarthroses et des consolidations vicieuses et retardées, car les fragments constamment soumis à l'action des muscles (tonicité, contraction, et même contracture) exécutent des mouvements de va-et-vient.

Après la consolidation, si la fracture n'a été traitée que par des appareils contentifs, le chirurgien est souvent obligé de réséquer et d'abraser l'extrémité pointue d'un fragment qui menace de perforer les téguments.

Il s'agit d'éviter des ulcérations de la peau ayant peu de tendance à se cicatriser, et laissant exposée l'extrémité saillante du fragment sujette alors à se nécroser.

A la suite des fractures obliques, la claudication, permanente ou de très longue durée, est en rapport avec l'étendue du raccourcissement, la raideur des articulations et le déplacement du fragment inférieur, qui entraîne la déviation presque fatale de l'axe statique de la jambe. Le segment au-dessous de la fracture, en cas de raccourcissement, prend une attitude plus ou moins vicieuse, car les fragments taillés en biseau chevauchant l'un sur l'autre, l'inférieur s'incline forcément sur l'axe du membre.

Traitement. — Le traitement comporte suivant les cas : 1° l'appareil plâtré ordinaire; 2° l'appareil plâtré appliqué sous traction; 3° quand le raccourcissement dépasse 2 centimètres, l'extension continue.

POSE DE L'APPAREIL PLATRÉ DE JAMBE SOUS TRACTION

Matières nécessaires à la confection de l'appareil. — Une bande de toile neuve, une pièce de lint, une bande et une pièce de tarlatane (pour l'attelle postérieure, l'embrasse et l'étrier), du plâtre, deux bandes de vieille toile, de la ficelle.

Nous décrivons maintenant un procédé qui nous a rendu de très grands services pour réduire les fractures de jambe récentes accompagnées d'un chevauchement modéré.

Après avoir placé un coussin sous l'extrémité inférieure de la jambe,

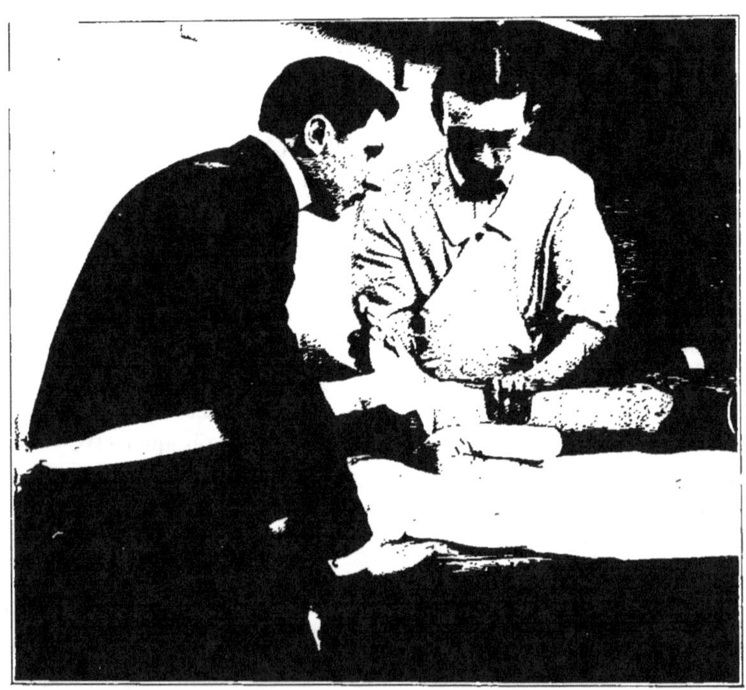

Fig. 39. — Pose de la bande de traction.

et protégé par des feuilles de lint la face dorsale du pied et la face postérieure du calcanéum et du tendon d'Achille, l'opérateur passe au-dessous du talon l'anse d'une bande neuve dont les chefs, ramenés en avant sur les malléoles, sont croisés sur le massif osseux du tarse et dirigés, symétriquement, vers la région lombaire d'un aide placé au pied du lit.

Cet aide a les deux mains appuyées sur la barre transversale du lit, les avant-bras pliés à angle obtus sur le bras.

Les deux chefs de la bande sont alors noués ensemble au niveau de sa région lombaire, complétant ainsi le huit du chiffre, dont la première boucle comprend le pied et la seconde la partie moyenne du corps de l'aide (fig. 49).

Pour exercer une traction vigoureuse, ce dernier n'a qu'à reculer et à étendre les avant-bras, dont les mains sont arc-boutées contre la barre transversale du lit. Ce mode de traction développe une puissance considérable, à laquelle les muscles de la jambe ne peuvent opposer qu'une résistance de courte durée. Il permet, par le peu de fatigue qu'il provoque chez l'aide, d'appliquer un appareil plâtré et d'en attendre la dessiccation.

C'est, du reste, le procédé que nous employons pour réduire les fractures de l'humérus, avant l'application de l'appareil plâtré, et pendant tout le temps que demande sa dessiccation; seulement, au lieu d'être confiée à un aide, la traction, dans ce dernier cas, est faite par des poids.

L'aide exerce donc la traction, tandis que le chirurgien, par des manœuvres variées et des pressions directes sur l'extrémité saillante des fragments, s'efforce d'obtenir la réduction.

On recouvre alors, comme d'ordinaire, le pied et la jambe avec du lint que maintient une bande de tarlatane humide (fig. 50). On prend les mesures, on apprête la bande de tarlatane empesée, composée de 18 épaisseurs, dans lesquelles on coupe l'attelle postérieure et l'étrier, d'après les mesures obtenues (voir p. 87), puis on prépare l'embrasse.

Reprenant cet étrier, on le sectionne en deux parties d'égale longueur; puis, sur chacune des attelles latérales ainsi créées, on fait à leur extrémité inférieure destinée au pied et au cou-de-pied, à deux travers de doigt de leur bord supérieur et parallèlement à leur longueur, une encoche de 10 centimètres de long, qui a pour but de laisser libre passage aux chefs de la bande de traction.

On trempe ces différentes pièces dans la bouillie plâtrée; on les roule; on place l'attelle postérieure; puis on diminue l'écartement et la largeur des chefs de la bande de traction, à l'aide d'une ficelle qu'on noue autour d'eux, tout près de l'attelle postérieure.

On place alors la première attelle latérale (fig. 51). On agit de même pour la deuxième, et l'on applique sur la face plantaire du pied leurs extrémités bifides, qui sont imbriquées et forment étrier, en se superposant.

On enroule des bandes de vieille toile et l'on place l'embrasse supérieure que l'on recouvre également de ces bandes.

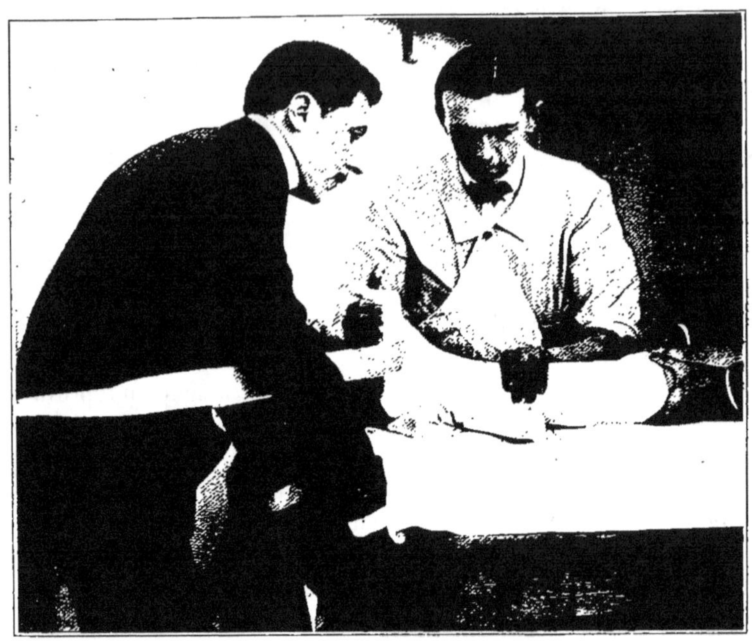

Fig. 50. — Le lint a été fixé par une bande de tarlatane humide.

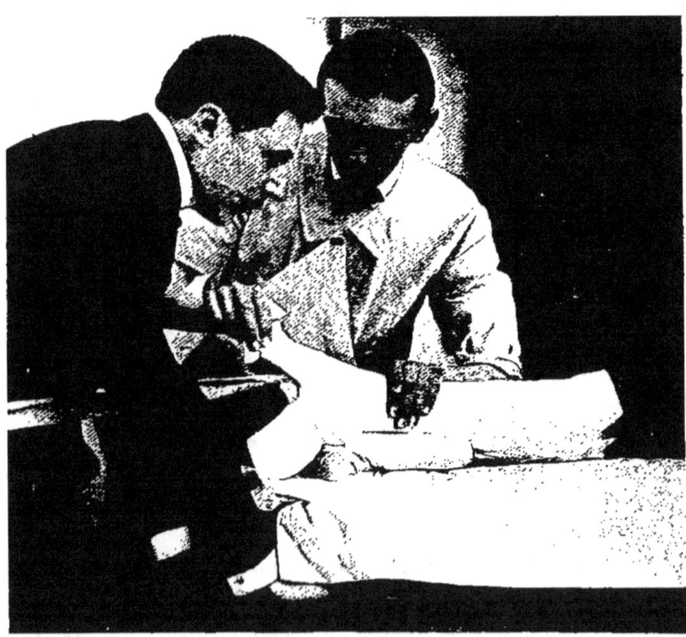

Fig. 51. — Pose des attelles plâtrées latérales. On a diminué la largeur de la bande
de traction à l'aide d'une ficelle.

Puis, en corrigeant le chevauchement des fragments, on laisse sécher l'appareil en le modelant sur la saillie qu'ils peuvent former (fig. 52), tandis que l'aide maintient toujours la traction.

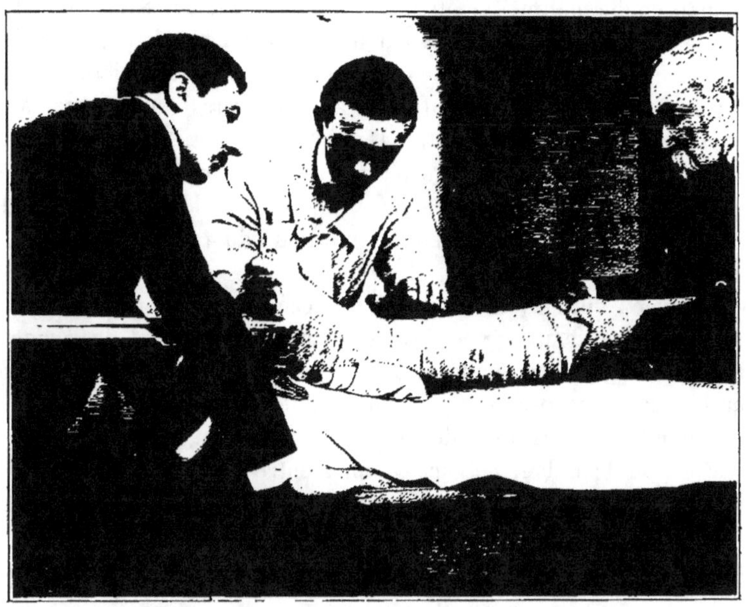

Fig. 52. — Modelage de l'appareil. La traction est maintenue jusqu'à dessiccation.

Quand le plâtre est sec, on coupe les bandes de traction au niveau de la plante du pied, et l'on termine comme d'ordinaire (voir page 94).

APPAREIL A EXTENSION CONTINUE POUR LA JAMBE

Avant de poser le membre inférieur sur l'appareil à extension continue, on devra appliquer une bottine plâtrée sur le pied, seul point d'appui de la traction.

C'est la bottine plâtrée bien confectionnée qui rend la pression tolérable et par conséquent efficace.

Son rôle est capital.

On prépare deux bandes de Sayre de 4 mètres de longueur sur 13 à 14 centimètres de large, du lint, deux bandes de toile de 70 centimètres de long sur 5 centimètres de large que l'on juxtapose et que l'on réunit par deux nœuds simples situés à 10 centimètres de leurs extrémités.

Ces bandes sont destinées à former par leur partie médiane un étrier double, à chefs bifides.

L'aide soutenant le pied et le maintenant en bonne position. on prend une bande double de lint de 30 centimètres de long sur 8 ou 10 centimètres de large, on la pose à plat sur une table. Puis, saisissant un chef de chaque main, on roule les deux bouts sur la face supérieure de ce lint, en faisant progresser les deux rouleaux l'un vers l'autre, jusqu'à ce qu'une distance de 4 à 5 centimètres les sépare. On obtient ainsi un coussinet, formant gouttière, dont la concavité répondra au tendon d'Achille et au talon et les rouleaux aux dépressions qui séparent le tendon d'Achille de la face postérieure de l'extrémité inférieure du tibia et de celle du péroné.

Ces rouleaux, qui doivent avoir de 2 à 4 centimètres d'épaisseur, sont destinés à supporter une grande partie du poids du pied et du segment inférieur de la jambe, et à alléger d'autant la face postérieure du talon, région la plus réfractaire et la plus intolérante à la pression.

On remplit aux deux tiers de poudre de liège ou, à son défaut, de talc, de son ou d'amidon, l'espace compris entre les rouleaux.

Puis, on prépare un deuxième coussinet de 30 épaisseurs de gaze non empesée (gaze chiffon), ayant 20 centimètres de long sur 12 centimètres de large.

Pose de la bottine. — Le coussinet-gouttière sera placé de manière à embrasser la face postérieure du talon et du tendon d'Achille qui reposeront dans sa concavité aux deux tiers remplie d'une des poudres précédentes (fig. 53).

Prenant alors le deuxième coussinet, on replie le côté qui correspondra au bord externe du pied, dans le sens de la longueur, de façon qu'il n'ait plus que 15 centimètres de long sur 12 de large. On le place sur la face dorsale du pied abondamment saupoudré d'amidon, immédiatement au-dessous de l'articulation tibio-tarsienne, en veillant à bien mettre du côté externe la partie la plus épaisse du coussinet, afin de transformer en plan la face convexe du pied (fig. 54).

Après avoir protégé les malléoles et le bas de la jambe par une mince couche d'ouate ou de lint, on fixe les coussinets dans leur position avec une bande de tarlatane humide (fig. 55). L'enroulement de cette bande doit être fait avec un soin extrême, pour ne pas modifier la position des coussinets. Il faut bien veiller à ce que le bord inférieur du coussinet-gouttière affleure la plante du pied; et la bande de tarlatane ne doit dépasser, ni en haut ni en bas, les limites de ces coussinets.

Cela fait, on enroule en 8 de chiffre, sur la tarlatane, une des

bandes de Sayre, en laissant libre la pointe du talon, puis saisissant la
bande à chefs bifides, on la dispose en étrier à la face plantaire de façon

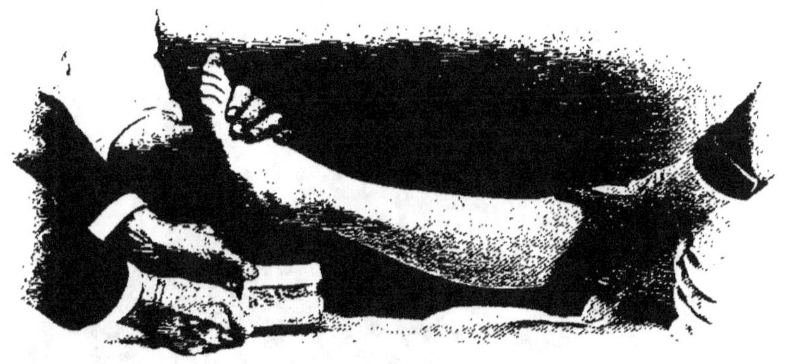

Fig. 53. — Pose du coussinet-gouttière.

que ses nœuds correspondent de chaque côté de l'extrémité inférieure
de la jambe à la pointe des malléoles (fig. 57). Les chefs étant alors séparés

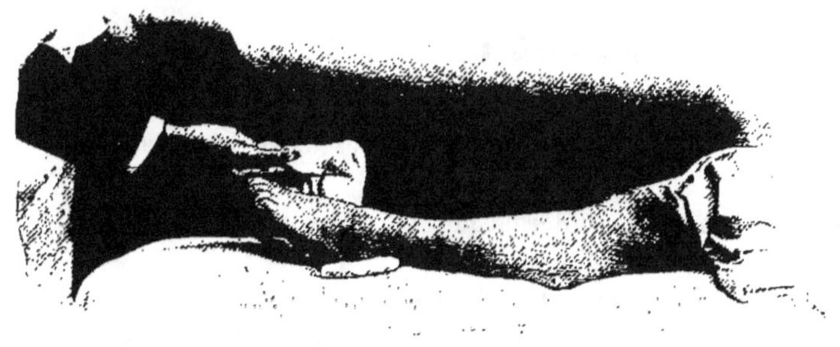

Fig. 54. — Pose du coussinet dorsal.

sont croisés en X, les postérieurs sur la face postérieure du tendon d'Achille,
les antérieurs sur le dos du pied.

On veille bien à ce que la bande qui fait l'étrier émerge à la face plantaire, où elle doit faire une anse de 10 centimètres de rayon. On pose

alors la deuxième bande de Sayre qui emprisonne les chefs de l'étrier dans
la bottine plâtrée, ne laissant plus émerger que l'anse à laquelle sera fixée
la corde de traction (fig. 58).

La bottine faite, l'aide maintient toujours le pied en bonne position sans
tirer sur l'étrier. Avant la dessiccation complète du plâtre, on la frottera
avec de la poudre d'amidon.

Prenant alors du lint, l'opérateur entoure la jambe depuis la bottine
plâtrée jusqu'au niveau de la rotule, où il est replié sur une largeur de

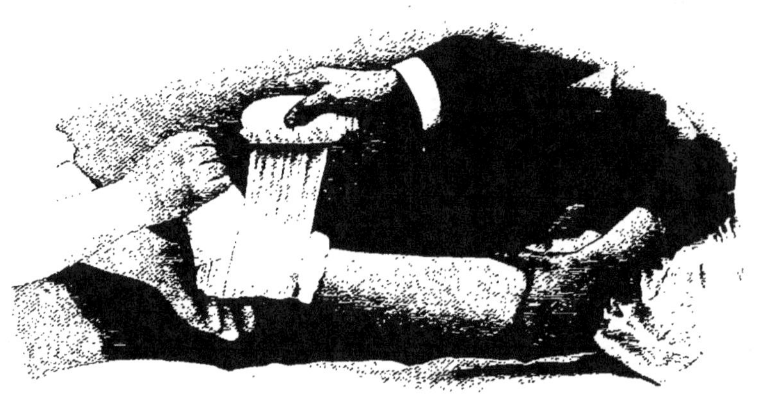

Fig. 53. — Fixation de l'ouate et des coussinets.

deux travers de doigt; puis on le fixe par des tours de tarlatane humide
(fig. 59).

On mesure alors la circonférence du membre linté :

1° Au-dessus de la bottine plâtrée ;

2° Au niveau des tubérosités tibiales;

Et 3° la longueur qui sépare l'interligne articulaire du genou de la
face plantaire.

On coupe dans une pièce de tarlatane empesée, de 18 épaisseurs, un
trapèze ayant comme longueur et comme largeur à ses extrémités les
chiffres qu'ont donnés les mensurations.

Sur le milieu de sa petite base, on taille une échancrure en U, laissant
de chaque côté une ailette de 3 travers de doigt de largeur et de 12 centimètres de longueur.

L'attelle a la forme d'une bavette ou d'un tire-botte (fig. 56).

On trempe alors dans la bouillie plâtrée le quadrilatère destiné à former gouttière que consolidera une embrasse plâtrée enroulée sur les tubérosités du tibia.

Puis on enveloppe la bottine plâtrée de tissu imperméable ; taffetas gommé ou toile caoutchoutée, et on applique la gouttière de manière à ce que ses ailettes dépassent de

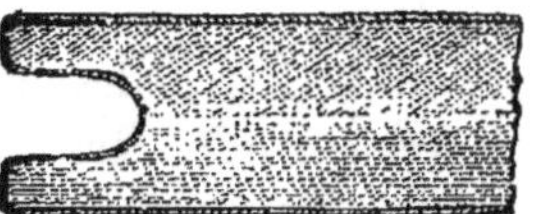

Fig. 56. — Forme de la gouttière plâtrée à ailettes.

très peu la plante du pied et que son bord interne recouvre les deux tiers, au moins, de la face antérieure du tibia. Les ailettes sont disposées

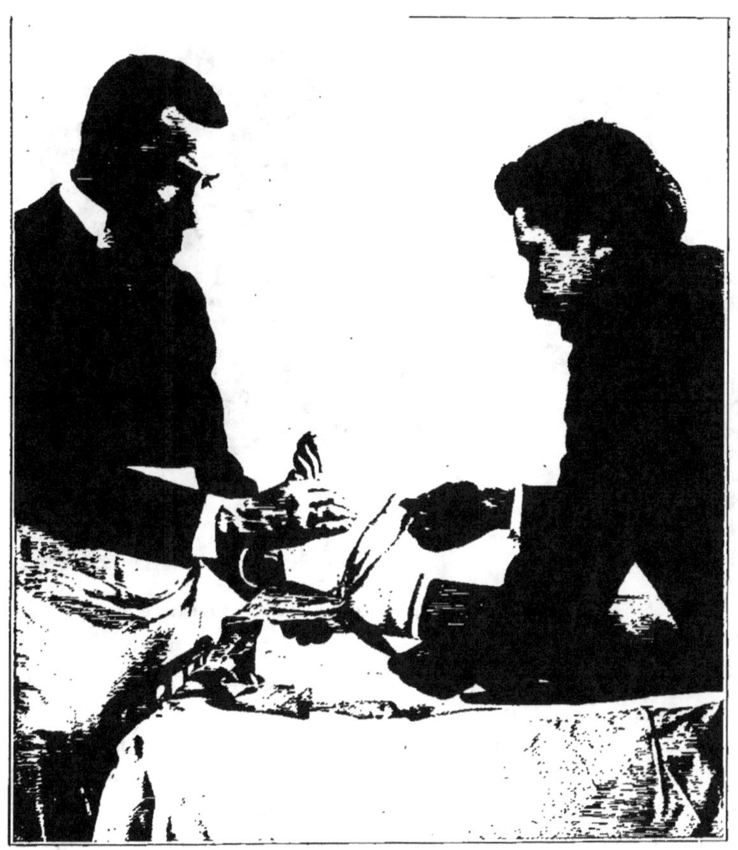

Fig. 57. — Pose de l'étrier après l'enroulement de la 1re bande de Sayre.

latéralement et longitudinalement sur les bords interne et externe de la jambe et du pied (fig. 60). Le rôle de ces ailettes est d'empêcher les mouvements de rotation d'abduction ou d'adduction du pied.

Celui de la toile isolante est de rendre la gouttière et la bottine indépendantes.

On enroule les bandes de vieille toile qui vont fixer l'appareil, et, lorsqu'on arrive à un travers de main de l'extrémité supérieure de la jambe, on pose l'embrasse plâtrée, puis on termine l'enroulement des bandes de vieille toile (fig. 61).

Il faut saisir alors le pied à pleines mains, exercer sur lui une vigou-

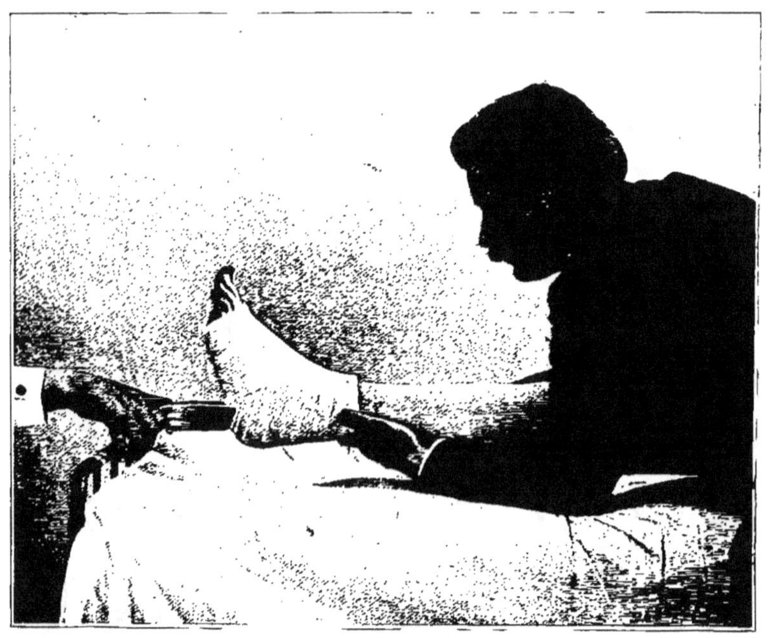

Fig. 58. — Les chefs de l'étrier sont recouverts par la 2ᵉ bande de Sayre.

reuse traction en le maintenant fléchi à angle droit, et dans une position normale.

La traction est continuée aussi énergique que possible, jusqu'au moment où la dessiccation du plâtre a donné à la gouttière une résistance suffisante pour s'opposer aux déplacements des fragments.

L'appareil une fois sec, il ne reste plus qu'à enlever les bandes de toile et le manchon isolant.

Le pied reprend alors sa liberté et peut obéir à la traction. On s'en assure en lui imprimant quelques mouvements de rotation de dedans en dehors et inversement. Et si les ailettes de la gouttière se recourbent en dedans, sur les bords du pied, il faut les écarter, afin qu'elles n'empêchent pas le segment inférieur de la jambe d'obéir docilement à la traction.

Dès lors il est indépendant de la gouttière plâtrée. Il ne reste plus qu'à placer le membre sur le chariot Hennequin.

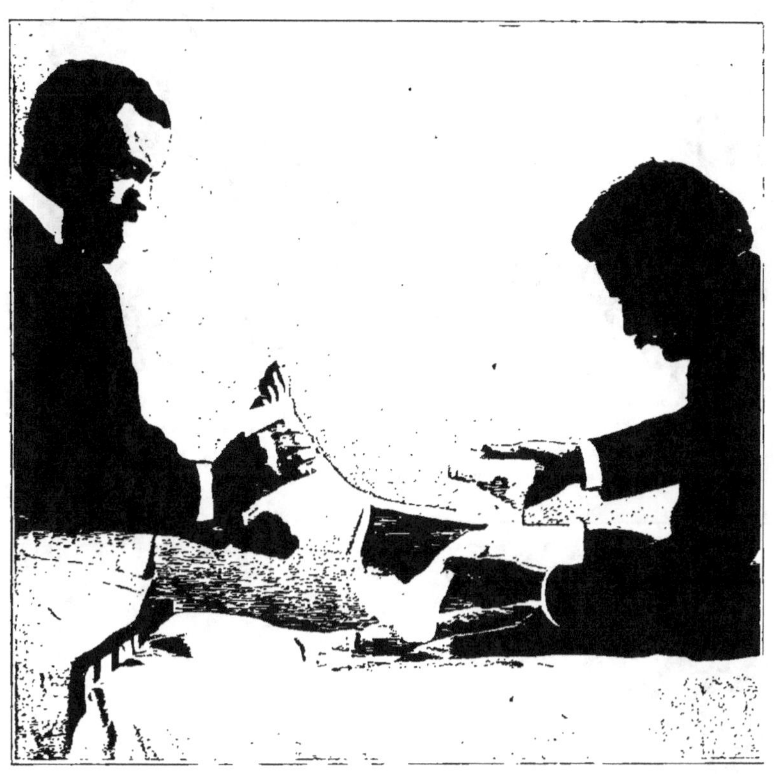

Fig. 59. — Fixation du lint sur la jambe.

Ce chariot se compose de deux hamacs: le 1er destiné à la cuisse; le 2e à la jambe; ils peuvent toujours, grâce à un dispositif et à un mécanisme particulier, maintenir la jambe dans la position la plus favorable à la réduction de la fracture (fig. 62).

DESCRIPTION DU CHARIOT POUR L'EXTENSION CONTINUE DE LA JAMBE.

Il se compose : 1° de bandelettes d'acier représentant un cadre rectangulaire allongé ; 2° de deux hamacs, dont l'un pour la jambe, l'autre pour la cuisse. Le premier est constitué par trois sangles indépendantes, boutonnées sur deux attelles latérales, reliées au moyen de chaînettes en échelle à quatre poulies roulant sur des tringles polies, rivées

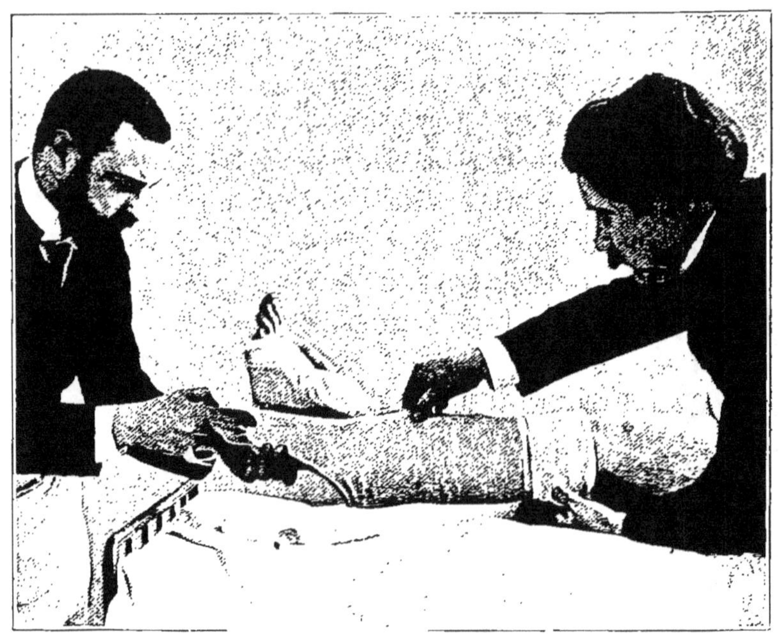

Fig. 60. — Pose de la gouttière plâtrée à ailettes.

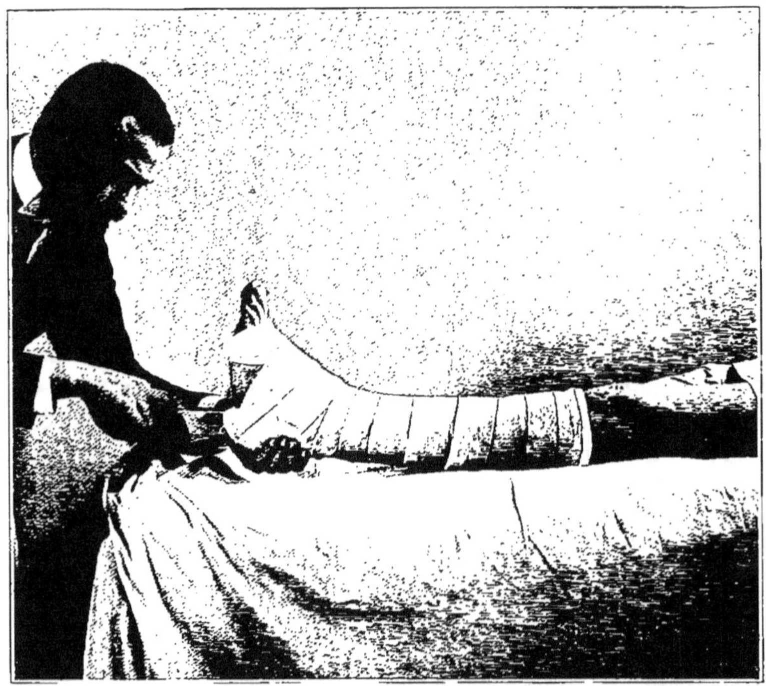

Fig. 61. — Enroulement des bandes de vieille toile autour de la gouttière plâtrée et du taffetas gommé.

aux brancnes verticales du cadre et formant plan incliné descendant; le second par une
toile tendue sur un cadre en forme d'U relié au rectangle par une fourche à crémaillère
coudée à angle droit dont les branches s'engagent dans des fenêtres pratiquées dans
les bandelettes verticales et le manche plat dans un coulisseau fixé transversalement à la
base du rectangle. Une autre bandelette O, percée de trous et articulée à la base arrondie du cadre en U, traverse un autre coulisseau situé en dessous du premier. Cette disposition permet de faire varier l'angle d'inclinaison, de rapprocher ou d'éloigner du
rectangle le hamac crural qui, grâce à cette disposition, peut s'adapter à toutes les
cuisses; 5° de bandes métalliques mobiles horizontalement, placées sous les bandelettes du
cadre inférieur du rectangle, destinées à rectifier le plan du matelas et à empêcher l'inclinaison latérale du hamac jambier; d'une poulie bobine montée sur deux coulisseaux
courants, sur deux tiges en forme d'U.

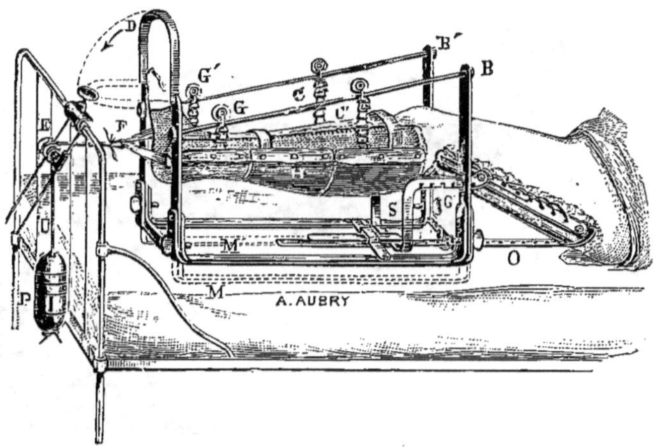

Fig. 62. — H, hamac jambier. — A, hamac crural. — G, fourche à crémaillère supportant le hamac
crural. — G G' galets mobiles. — C C', chaînettes en échelle. — B B', cadre rectangulaire à base
mobile pour rectifier le plan du matelas. — D, cerceau articulé avec le cadre. — E, poulie à coulisseaux mobiles sur les tiges en U. — P, poids cylindro-sphérique composé de disques-fenêtres de
1/2 et 1 kilogramme. — F, étrier auquel est fixée la corde qui supporte le poids. — M M, bandelettes
mobiles dans le sens vertical pour rectifier le plan du matelas. — O, bandelette articulée à la
base du cadre du hamac crural et percée de trous dans lesquels s'engage un crochet rivé à la
branche horizontale de la base du cadre rectangulaire.

Le hamac crural est recouvert d'un drap plié plusieurs fois sur lui-
même qui forme un long rectangle dont les extrémités débordent le hamac en haut et en bas, ce qui lui permet de s'adapter bien à la cuisse,
qu'il protège contre le contact des bandelettes de fer en U.

Le hamac jambier, grâce aux chaînettes qui le relient aux rails formant plan incliné descendant, constitue un appareil de suspension qui
permet au malade d'exécuter des mouvements dans son lit, sans que ces
derniers aient de retentissement sur la situation des fragments.

Pose du membre sur l'appareil. — Pendant qu'un aide
soulève le membre inférieur, on glisse l'appareil sous la jambe et sous la

cuisse qu'on installe confortablement, l'une et l'autre, sur les hamacs qui leur sont destinés.

On fixe la poulie à la barre transversale du pied du lit, on fait glisser les coulisseaux sur les branches de l'U jusqu'à ce que la bobine soit sur le prolongement de l'axe de la jambe, on noue au centre de l'étrier la cordelette qui supporte les poids et on la place dans la gorge de la bobine, de façon qu'elle continue l'axe de la jambe. Le poids initial sera de

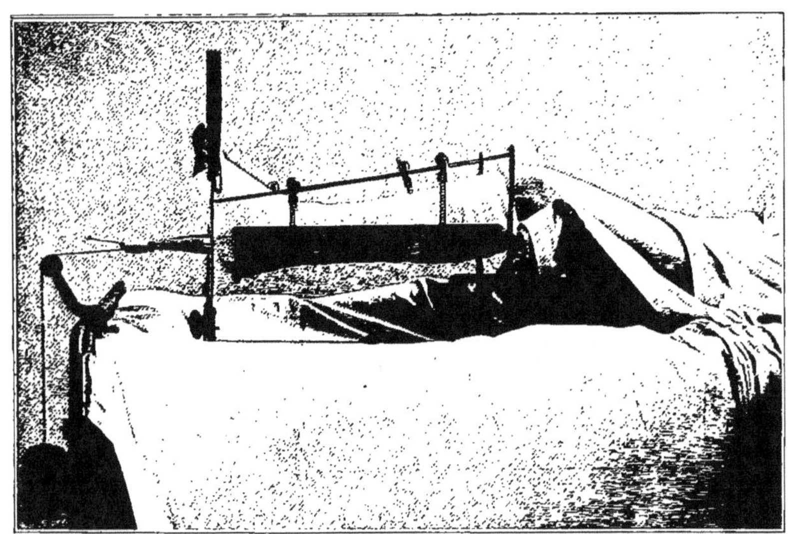

Fig. 65. — Appareil à extension continue pour les fractures de jambe.

2 kilos, qu'on augmentera de 500 gr. tous les deux ou trois jours, jusqu'à ce qu'on arrive à 5 ou 4 kilos.

On placera la pointe du pied en très légère rotation en dehors.

L'appareil présente alors cet aspect (fig. 65).

Il offre les avantages suivants :

Il permet 1° de prendre un unique point d'appui sur le pied qui transmet intégralement la traction aux fragments inférieurs ;

2° De mettre la jambe en flexion sur la cuisse, et, par conséquent, de relâcher les muscles de la région postérieure. On peut à volonté faire reposer la jambe sur un plan horizontal ou incliné, que les chaînettes permettent d'élever ou d'abaisser ;

5° De rectifier le plan du matelas ; de supprimer le frottement de la jambe sur le lit ; de faire venir en aide à la traction, par l'action de la pesanteur, une partie du poids de la jambe portée sur un chariot roulant sur des rails formant plan incliné descendant ;

4° De panser les plaies sans déranger le membre et sans supprimer la traction, grâce à l'indépendance des sangles qui forment le hamac jambier;

5° D'exercer une pression directe sur un fragment dévié, peu docile à la traction, au moyen d'une bande mollement roulée, en prenant un point d'appui sur le bord interne de la gouttière plâtrée;

6° De faire une contre-extension non gênante au moyen du hamac crural, sur lequel repose commodément la face postérieure de la cuisse fléchie sur le bassin;

7° De corriger le chevauchement par une traction continue appliquée sur le pied, qui est maintenu à angle droit;

8° De soulager le talon en déboutonnant un ou deux œillets de la sangle inférieure du hamac jambier, ou de le relever à l'aide d'un tampon d'ouate placé entre sa face postérieure et la sangle inférieure.

9° De faire la traction exactement dans l'axe de la jambe, en fixant la poulie à la hauteur convenable au moyen des vis de pression des coulisseaux. En inclinant les branches de la poulie en U, en dehors du lit, on éloigne des poids les obstacles, on évite les frottements qui entraveraient leurs mouvements d'élévation ou d'abaissement et affaibliraient la traction nécessaire.

L'articulation tibio-tarsienne, malgré la durée parfois fort longue du traitement (plus de 6 mois chez un malade de M. Périer), conserve la liberté de ses mouvements moyens; les extrêmes, momentanément gênés, reprennent assez rapidement toute leur ampleur. Cela ne doit pas surprendre, car une articulation soumise, pendant un temps quelconque, à l'extension continue bien faite ne s'*ankylose pas*.

Direction de l'extension. — L'attention du chirurgien portera sur les agents moteurs, l'attitude du membre, le déplacement des fragments, et la direction de la cordelette, qui doit être horizontale et dans le prolongement de l'axe de la jambe.

La traction, au début, sera faible (2 kilos au plus). On ajoutera un demi-kilo tous les deux jours, jusqu'à ce qu'on ait atteint 3 ou 4 kilos.

Quand l'extension a été appliquée pendant les huit jours qui suivent l'accident, la traction devra atteindre les chiffres précédents.

Tardivement appliquée, on la poussera jusqu'aux limites de la tolérance, qui varie d'un sujet à un autre.

La traction est bien mieux supportée le jour que la nuit. Aussi est-il indiqué, quand le patient a le sommeil troublé par la gêne qu'il en éprouve, d'enlever pour la nuit un poids qu'on replace le matin, tant que la tolérance n'est pas établie.

Parfois, au bout de quelques jours, les malades peuvent éprouver dans le pied quelques crises de douleurs qu'il est donné de calmer facilement. Il suffit, en effet, de suspendre momentanément la traction à l'aide d'une ficelle attachée au-dessous du nœud qui relie la cordelette à l'étrier. A la première sensation douloureuse au niveau de l'insertion du tendon d'Achille, le patient tire sur la ficelle placée dans le hamac jambier, soulève le poids, et la crise disparaît après une, deux ou trois minutes.

L'attitude du membre doit être vérifiée de temps en temps. La rotation externe s'accentue-t-elle, on fixe la cordelette en dehors du milieu de l'étrier ; quand, au contraire, c'est la rotation interne qui est exagérée, après avoir replacé la jambe dans son attitude normale, on porte en dedans la boucle de la cordelette.

Déplacement des fragments. — Après quelques jours, on coupe aux ciseaux la bande de tarlatane qui fixait le manchon de lint sur la jambe depuis l'embrasse plâtrée jusqu'au niveau de la bottine, on dégage les bords du lint que l'on renverse sur les bords de la gouttière plâtrée. La face antérieure de la jambe, complètement à nu, permet alors de constater si les fragments sont bien réduits ou non. Si la réduction n'est pas complète, on exerce sur les extrémités déviées une pression élastique, à l'aide d'une bande de toile mollement roulée en ellipse qui, introduite à frottement rude entre la gouttière et l'extrémité du fragment dévié, refoule celui-ci dans sa direction normale.

A quel moment convient-t-il de poser et de lever l'appareil? — Pose de l'appareil. — Le moment le plus propice pour l'application de l'appareil à extension dans les fractures de la jambe est le troisième ou le quatrième jour, lorsque le gonflement ou les épanchements sont très modérés. Au cas contraire, c'est à la levée de l'appareil ouaté compressif qu'on devra le poser, c'est-à-dire 8 ou 10 jours après l'accident et même plus tard si la résorption des épanchements s'est faite très lentement.

Levée de l'appareil. — La durée du traitement varie beaucoup selon les individus et les circonstances qui accompagnent la fracture. Lorsqu'il s'agit de fractures obliques, bien que l'extension ait paru hâter la consolidation osseuse, dans le cas où le cal était resté fibreux pendant plusieurs mois, nous estimons qu'il faut laisser la jambe soumise à la traction pendant 5 ou 6 semaines. A la levée de l'extension, il faut poser un appareil plâtré, qu'on enlèvera au bout de six semaines, et qu'on remplacera par un autre semblable si, à l'exploration, on trouve encore de la flexibilité et à plus forte raison de la mobilité anormale au niveau du foyer de la fracture.

B. **FRACTURES DE LA DIAPHYSE TIBIALE (TIERS MOYEN)**

Résultant le plus souvent d'un traumatisme direct, elles peuvent être incomplètes, constituées par des fissures longitudinales ou spiroïdes: complètes, le plus souvent elles sont en rave.

Symptômes. — A l'inspection, on relève du gonflement local, et souvent des ecchymoses.

Pas de déformation sensible du squelette du membre. A la palpation, on peut constater, en plus de la douleur, une dépression et du déplacement; le fragment inférieur se porte en arrière et en dehors, le fragment supérieur est légèrement dévié en avant. Le plus souvent il n'y a pas de déplacement bien marqué. En revanche, on note de la flexibilité au niveau du foyer de la fracture, le péroné étant trop grêle pour ne pas permettre, par le procédé que nous avons indiqué, une flexion au niveau de la fracture du tibia.

Le *diagnostic* présente parfois des difficultés sérieuses lorsque la fracture est sous-périostée, la radiographie pourra lever les doutes.

Le *pronostic* est généralement bénin.

Traitement. — Appareil plâtré, étrier et attelle postérieure, avec embrasse supérieure laissée en place trente-cinq à quarante jours.

C. **FRACTURES DU TIERS SUPÉRIEUR DU TIBIA**

Elles surviennent de trente à cinquante ans, soit directement, soit indirectement, et diminuent de fréquence à mesure que l'on s'approche de l'articulation du genou. Le trait de fracture présente des directions variables; il siège tantôt au-dessous de la tubérosité antérieure, tantôt à travers et au-dessus.

1° **Fractures au-dessous de la tubérosité antérieure.**

Symptômes. — A l'*inspection*, on constate un gonflement local et une ecchymose très accentuée. Il existe également du gonflement de l'articulation du genou, et l'on relève une hydarthrose ou hémohydarthrose plus ou moins considérable, sans qu'il y ait communication du foyer de fracture avec l'articulation.

A la *palpation*, on constate une douleur locale, et presque toujours on perçoit de la mobilité anormale en procédant de la façon que nous avons indiquée. Un point intéressant à noter, c'est que parfois le déplacement, masqué par le gonflement et l'épanchement, ne se montre pas au début et n'apparaît que quinze jours après, par exemple, lorsque le malade essaye de marcher. Si le traumatisme est considérable, le fragment supérieur peut être attiré en avant par le tendon rotulien, tandis que les jumeaux reportent en arrière le fragment inférieur.

L'os étant superficiel à ce niveau, le diagnostic est assez aisé, car l'exploration manuelle permet, surtout en se servant de toute la longueur du fragment inférieur comme bras de levier, de faire naître la mobilité anormale. Si le gonflement est modéré, elle permet également de constater un ressaut dû à l'un des fragments, au niveau de la ligne de fracture.

Le pronostic est sérieux en raison du temps qu'exige la consolidation : en moyenne six mois, et des troubles fonctionnels de l'articulation du genou qui souvent deviennent permanents à l'âge mûr.

Traitement. — Maintenir le membre dans la rectitude. Au début, en cas d'épanchement considérable dans le voisinage de la fracture et dans le genou, bandage ouaté compressif du milieu de la cuisse au milieu de la jambe, renforcé par une attelle postérieure de même longueur.

Au bout d'une quinzaine de jours, on enlève l'appareil ouaté compressif :

1° S'il n'y a pas de raccourcissement ou de déplacement apparent des fragments, on remplace ce bandage par un appareil plâtré ayant les mêmes limites supérieures et inférieures, et composé de *deux larges attelles latérales* en plâtre qui auront 10 centimètres de large sur 1 centimètre d'épaisseur, allant du milieu de la cuisse au milieu de la jambe et réunies par des bandes de Sayre. Il faut laisser l'appareil en place deux mois, et le renouveler, car la consolidation au bout de ce temps ne sera pas encore effectuée. Deux mois après on en remet un mieux adapté, car le membre a diminué de volume ; on vérifiera la solidité du cal à sa levée.

2° Si on constate une fracture oblique avec raccourcissement, on pratique l'extension continue, la jambe en flexion.

3° Si le fragment inférieur est porté en arrière vers le creux poplité, après avoir préalablement garni la jambe et le tiers inférieur de la cuisse d'un bandage ouaté compressif, on applique le lacs extenseur en huit de chiffre, la jambe étant fléchie à 65 degrés sur la cuisse, comme dans le traitement des fractures du col du fémur; seul le degré de flexion est plus grand : de 45 degrés il passe à 65.

2° Fractures au niveau et au-dessus de la tubérosité antérieure.

Plus rares que les précédentes, elles sont produites par une chute sur les pieds, la jambe étant en rectitude; par une violence directe, ou par une flexion latérale quand les ligaments résistent.

Chez les jeunes gens la tubérosité antérieure peut être arrachée par le ligament rotulien : car elle a un point d'ossification indépendant.

La fracture totale de l'extrémité supérieure de la jambe présente plusieurs modalités : tantôt tout le plateau tibial est détaché du reste de l'os qui présente une surface crénelée, sorte de plate-forme à rebord plus ou moins épais reposant sur le plan de fracture de l'extrémité supérieure du fragment inférieur; tantôt l'une des tubérosités tibiales est brisée isolément (fracture cunéiforme); tantôt il y a véritable broiement des tubérosités dont les fragments sont projetés dans différentes directions.

Symptômes. — Ce qui frappe tout d'abord, c'est le volume et la déformation du genou, conséquences des épanchements intra et extra-articulaires, auxquels vient se joindre le déplacement des fragments quand il existe. La rotule, comme noyée dans les liquides épanchés, est parfois difficile à délimiter, surtout lorsque les téguments sont très distendus, violacés, ecchymosés. L'examen provoque des douleurs assez vives pour tenir en suspens le diagnostic qui, généralement difficile à poser, reste souvent incomplet.

Déformation : Le genou présente un renflement fusiforme, tous ses diamètres sont agrandis. La dépression que l'on constate souvent au-dessous de la pointe de la rotule peut faire supposer que l'extrémité supérieure du tibia est portée vers le creux poplité.

La *palpation*, qui d'habitude est très douloureuse, doit être faite avec beaucoup de délicatesse quand on recherche les signes des épanchements intra et extra-articulaires (choc rotulien, fluctuation).

L'*impotence fonctionnelle* est en rapport avec la violence du traumatisme et la nature des lésions. Mais généralement elle est complète.

Le **Diagnostic** doit être fait avec les fractures sus-condyliennes, unicondyliennes, et en T, du fémur, avec les décollements épiphysaires chez les adolescents et les enfants, avec la rupture des ligaments latéraux et antérieur de l'articulation fémoro-tibiale, avec l'arrachement de la tubérosité antérieure du tibia.

Saisissant d'une main le pied au niveau des malléoles et, de l'autre main, l'extrémité inférieure du fémur, au niveau des condyles, on imprime à la jambe des mouvements de latéralité. La main qui embrasse les condyles du fémur perçoit un mouvement de flexion dont, en général, elle reconnaît le siège au-dessus ou au-dessous de l'interligne articulaire. Est-il au-dessus, il s'agit d'une fracture condylienne. Est-il au niveau de l'interligne, il s'agit d'une rupture des ligaments latéraux ou d'une fracture unicondylienne. Si le mouvement est au-dessous de l'interligne, c'est à une fracture ou à un décollement du plateau tibial ou d'une de ses tubérosités latérales qu'on a affaire.

Les fractures ou les décollements de la tubérosité antérieure sont faciles à reconnaître par l'ascension de cette dernière et les mouvements latéraux qu'on peut lui imprimer en la saisissant entre deux doigts. Ces mouvements sont accompagnés de crépitation chez l'adulte, de frottements rauques chez l'adolescent, en cas de décollement épiphysaire. Dans les cas difficiles on doit recourir à la radiographie.

Le pronostic est grave habituellement.

L'arthrite est à craindre même quand il n'y a pas communication directe du foyer de fracture avec l'articulation.

La consolidation est très lente, la raideur articulaire presque constante, et, si les sujets sont prédisposés, la tumeur blanche chez les jeunes sujets, l'arthrite sèche chez les adultes et particulièrement chez les vieillards sont à prévoir.

Traitement. — Tout d'abord, appliquer un bandage ouaté compressif comprenant le pied, la jambe et les deux tiers inférieurs de la cuisse, dans lequel on incorporera des attelles, deux latérales et une postérieure, ayant comme longueur 50 centimètres. Enlever l'appareil après dix jours, vérifier le diagnostic, le rectifier s'il y a lieu. La fracture est-elle oblique avec déplacement et raccourcissement? Appliquer l'appareil à extension continue pour la jambe (appareil à chariot). La solution de continuité est-elle transversale avec déplacement du fragment inférieur vers le creux poplité? Faire l'extension comme pour les fractures du col du fémur, sans la gouttière crurale, mais en donnant à la jambe une flexion de 60 à 65 degrés.

Si, au contraire, l'extrémité du fragment inférieur est portée en avant, ce qui est très rare, et qu'il n'y ait pas de raccourcissement, mettre un coussinet sous les condyles du fémur, appliquer une demi-embrasse sur la tubérosité antérieure du tibia dont les extrémités seront reliées à une cordelette, ou mieux à un fil de fer qui traverse le matelas et le sommier et auquel seront attachés des poids de 4 à 5 kilos pendant sous le lit.

Quand il n'y a ni déplacement ni raccourcissement, après l'appareil ouaté compressif, poser un appareil plâtré composé d'un étrier remontant au-dessous du tiers supérieur de la cuisse que des bandes de Sayre, régulièrement appliquées, transformeront en cylindre enveloppant toute la jambe et les deux tiers inférieurs de la cuisse.

.III. **FRACTURES DE JAMBE**

A. FRACTURES DE L'EXTRÉMITÉ INFÉRIEURE DES OS DE LA JAMBE

Nous plaçant au point de vue pratique, nous classerons les fractures de l'extrémité inférieure de la jambe de la façon suivante, en prenant comme point de repère *l'articulation tibio-péronière inférieure*, où les malléoles présentent leur plus grand diamètre transversal.

1° *Fractures de l'extrémité inférieure des deux os, au-dessus de la base des malléoles* limitée en haut par une ligne transversale passant par le collet de la malléole externe : ce sont les fractures *sus-articulaires*, sus-malléolaires des classiques, justiciables dans quelques cas du traitement ambulatoire.

2° *Fractures intéressant les deux os, au niveau de la base des malléoles* : le trait de fracture peut passer dans la voûte tibio-péronière, à travers l'articulation péronéo-tibiale inférieure, en lésant ou en ne lésant pas la synoviale; ce sont les fractures extra ou intra-articulaires de la base des malléoles.

5° *Fractures malléolaires intéressant les corps des malléoles* : ce sont les fractures sous-articulaires, malléolaires proprement dites.

4° *Fractures mixtes dans lesquelles une des malléoles est brisée au-dessous de la voûte tibio-péronière et l'autre au-dessus.*

1° **Fractures sus-articulaires**. — Elles surviennent le plus souvent dans la seconde moitié de la vie et présentent un trait de fracture transversal, ou oblique. Elles sont simples ou comminutives.

Les fractures obliques sont plus fréquentes que les transversales.

Symptômes. — A *l'inspection*, on constate surtout du gonflement, et souvent la déviation de tout le pied dans le sens antéro-postérieur ou le sens latéral. La partie pré-tibiale du pied paraît raccourcie, la partie rétro-tibiale allongée et attirée en haut et en arrière par l'action du tendon d'Achille quand le déplacement est d'avant en arrière.

Il existe de l'élargissement au-dessus de l'articulation, le pied peut être déjeté en dehors ou en dedans.

A la *palpation*, on obtient des mouvements anormaux de latéralité et d'avant en arrière, de la crépitation lorsqu'on imprime, la jambe étant fixée, des mouvements variés au pied.

La douleur est péri-articulaire; l'impotence fonctionnelle complète.

Le *diagnostic* est le plus souvent facile. Dans certains cas de fracture à trait oblique, l'aspect du membre peut faire croire à une luxation tibio-tarsienne; pourtant en examinant avec soin la région du traumatisme, on constate que le déplacement n'est pas dans l'articulation tibio-tarsienne, mais au-dessus.

Dans certains cas, l'examen radiographique est nécessaire pour avoir une notion exacte du siège et des particularités que présente la fracture. Il peut exister des fissures qui pénètrent dans l'articulation. Le *pronostic*, par suite, doit être réservé, en raison de cette proximité de l'articulation et de la possibilité de raideurs et d'ankyloses.

Traitement. — Si l'épanchement et le gonflement sont considérables, bandage ouaté compressif, sinon appareil plâtré qui maintiendra le pied bien à angle droit en immobilité complète. Ce dernier sera composé de l'étrier, de l'attelle postérieure et de l'embrasse. Pour bien l'appliquer, il est nécessaire de faire exercer *une traction soutenue et constante* pendant toute la durée de la dessiccation du plâtre; en même temps on modèle avec soin l'appareil sur l'extrémité inférieure des os de la jambe, pour bien ramener les fragments au contact et dans leur position normale.

Quand le trait de fracture est transversal, on autorisera les malades à marcher au bout d'une dizaine de jours avec cet appareil.

2° Fractures articulaires de la base des malléoles. — Le trait de fracture intéresse la base des malléoles; il est tantôt oblique, tantôt transversal. L'articulation tibio-péronière inférieure peut être ouverte ou non. Dans certains cas il y a un écrasement complet de la voûte tibio-péronière avec pénétration des os de la jambe dans l'articulation tibio-tarsienne.

Symptômes. — On note à l'inspection une augmentation des diamètres antéro-postérieur et transversal de la jambe. Le gonflement amène la disparition des saillies normales que forment les rebords du tibia et des malléoles.

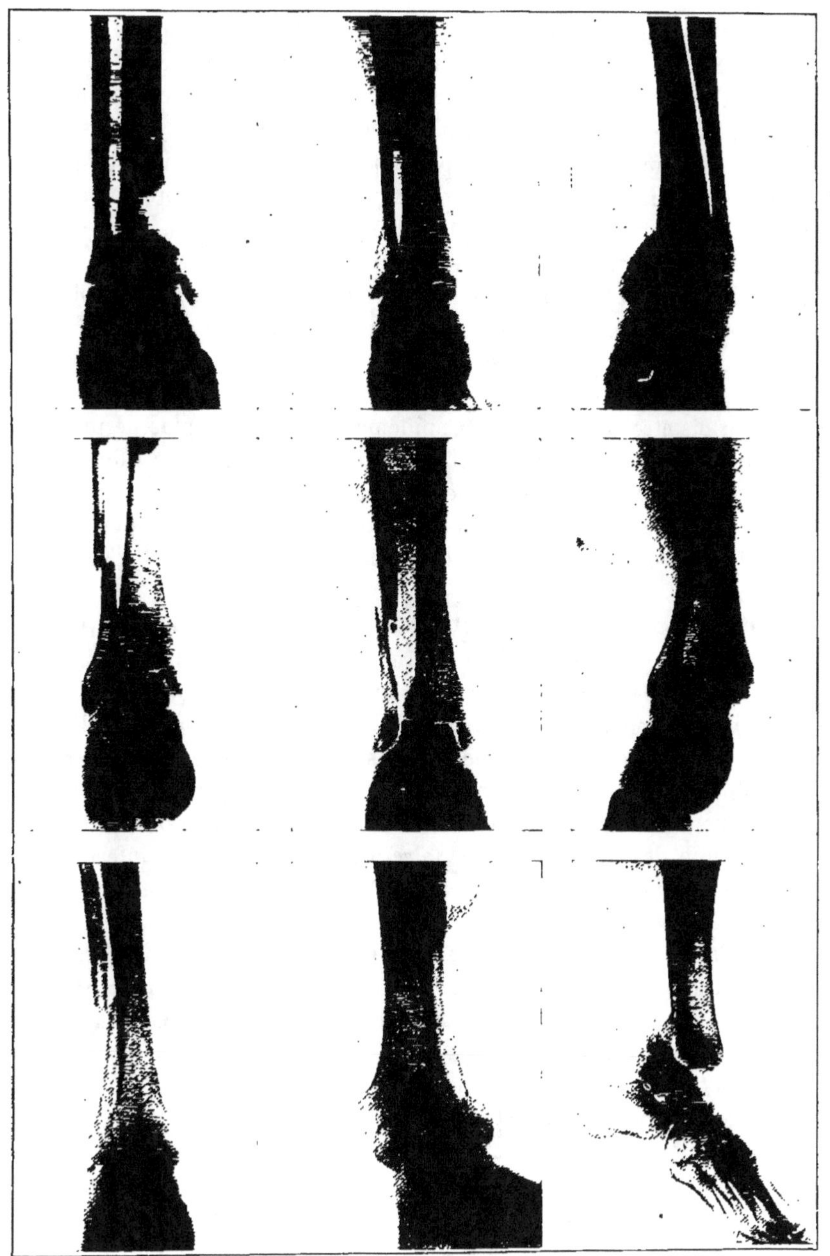

Clichés Vaillant.

Fig. 61. — Fractures de l'extrémité inférieure des os de la jambe.

Hennequin et Robert Lœwy.

La palpation, quoique rendue très douloureuse par l'attrition des parties molles et la distension des téguments qui masquent les fragments, permet néanmoins de percevoir de la crépitation et d'obtenir des mouvements anormaux dans le sens latéral sans translation astragalienne. Il y a transport du pied et des malléoles reconnu principalement par la main appliquée sur l'extrémité inférieure des os de la jambe qu'elle embrasse, alors que l'autre main mobilise le pied et les malléoles.

L'impotence fonctionnelle est absolue.

Le diagnostic doit être établi avec soin, au besoin par la radiographie, car le pronostic de ce genre de lésion est assez sérieux en raison des raideurs articulaires et des ankyloses possibles.

Dans le cas de fractures sus-articulaires nous avons vu que la marche pouvait parfois être autorisée assez rapidement ; il n'en est plus de même ici ; et le bandage ouaté compressif doit être suivi de l'application d'un appareil plâtré sévère, étrier et bande postérieure, en prenant la précaution d'exercer, d'une façon continue, une *traction puissante* sur le pied mis en bonne position pendant toute la durée de la dessiccation de l'appareil.

3° Fractures sous-articulaires (bimalléolaires proprement dites). — Les traits de fractures horizontaux ou obliques intéressent les corps des deux malléoles. Ces fractures sont fréquentes.

A l'*inspection*, on note une augmentation du diamètre transversal de l'articulation tibio-tarsienne, du gonflement des téguments et des ecchymoses.

La palpation, rendue souvent difficile par ce gonflement, permet, habituellement, de localiser les douleurs au niveau des traits de fractures et de la pointe des malléoles, et de faire basculer le fragment inférieur. Nous renvoyons pour ces différents symptômes aux descriptions données pages 3 et 4.

La translation astragalienne existe ; elle peut être bilatérale ou unilatérale suivant que les solutions de continuité se trouvent des deux côtés près de la voûte tibiale, ou que la fracture d'une des malléoles siège un peu au-dessous de cette voûte.

Quand la translation astragalienne est bilatérale, le pied peut se luxer.

L'impotence fonctionnelle est relative.

Le diagnostic est souvent assez délicat, et l'entorse peut prêter à confusion ; mais dans celle-ci l'ecchymose est plus considérable ; de plus, la malléole ne cède pas sous la pression du doigt, et la douleur, qui est plus vive, a ses points d'élection au niveau des insertions ligamenteuses.

Le pronostic est bénin. Quand il y a translation astragalienne, le traitement comporte un bandage ouaté compressif d'abord ; puis, au bout de quelques jours, un appareil plâtré demi-jambe avec embrasse, qu'on

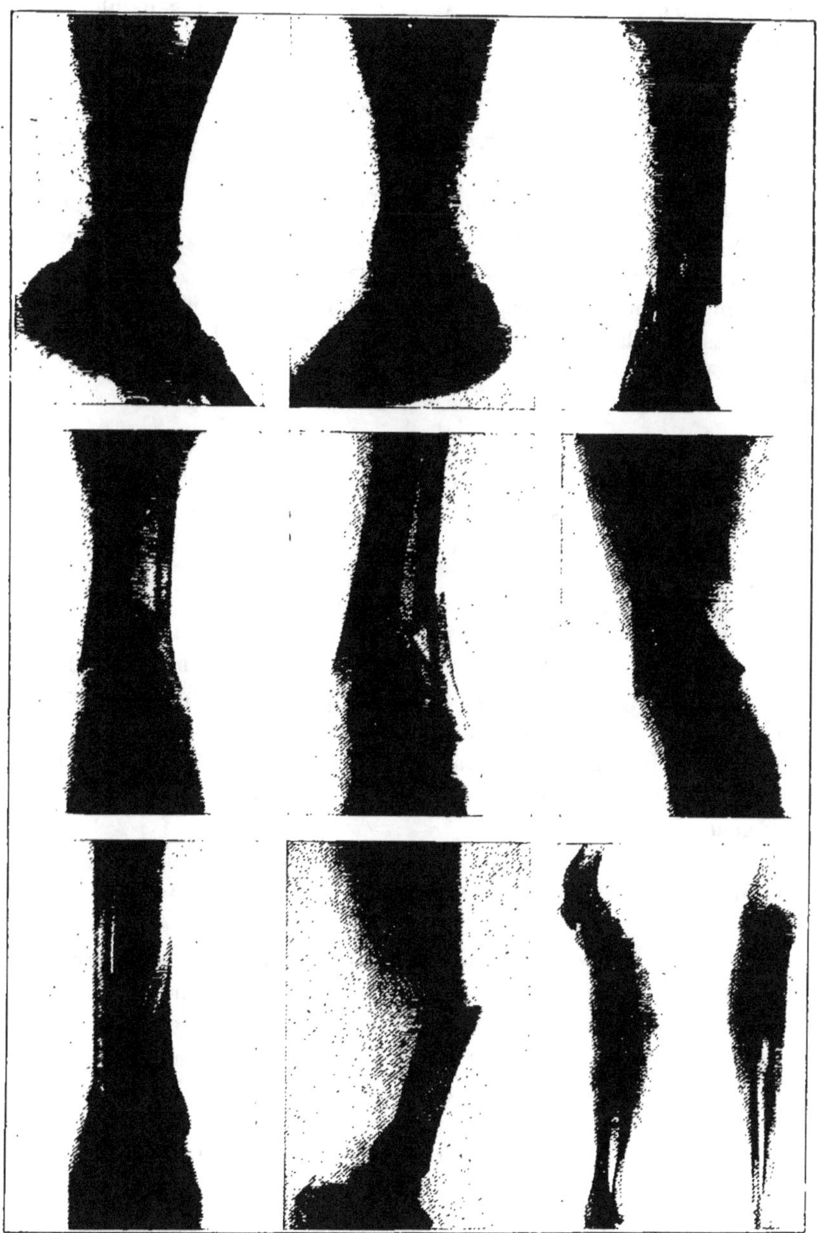

Fig. 65. — Fractures de l'extrémité inférieure et du tiers moyen des os de la jambe.

laissera en place 35 jours. S'il n'y a ni translation astragalienne, ni tendance aux déplacements, bandage ouaté compressif et massages.

4° **Fractures malléolaires mixtes.** — Dans ces fractures, l'une des malléoles est fracturée au-dessus de l'articulation, l'autre au-dessous.

La fracture de Dupuytren constitue l'un des types de ce genre, ainsi que la fracture verticale de la malléole interne avec fracture ou décollement de la malléole externe au-dessous de l'articulation.

Le traitement comporte le bandage ouaté compressif et l'appareil plâtré complet laissé en place 55 jours, après *réduction régulière obtenue à tout prix.* (Voir page 84.)

B. FRACTURES DU TIERS MOYEN ET DU TIERS SUPÉRIEUR DE LA JAMBE

Elles comprennent les fractures transversales légèrement inclinées ; les fractures en rave, à l'union du tiers moyen avec le tiers inférieur ; les fractures obliques que nous avons décrites, à propos du tibia ; nous n'y reviendrons donc pas ici, mais nous devons insister sur un fait intéressant que voici : le trait de ces fractures obliques empiète sur tout le tiers moyen de l'os et remonte parfois plus ou moins haut vers l'articulation du genou.

De plus, assez souvent, le trait de fracture du péroné, dans le cas de rupture des os de la jambe, se trouve sur le prolongement de celui du tibia.

Enfin, au point de vue pratique, il est un point sur lequel nous désirons appeler l'attention : il arrive parfois, en cas de fractures obliques, qu'on éprouve de grosses difficultés pour la réduction. On veut savoir si cette réduction est bien réalisée, et l'on fait radiographier le blessé en demandant des épreuves sous différents angles. Le lendemain ou le surlendemain, on vous présente une de ces épreuves où les os sont alignés et l'on vous affirme la réduction. Il ne faut pas s'en tenir à cette affirmation, mais bien se rendre compte de la position relative des fragments et de l'attitude du membre par les procédés que nous avons étudiés.

Voici un exemple de ce genre de faits émanant du service de M. Quénu :

Il s'agit d'un homme atteint de fracture oblique sus-malléolaire (voir

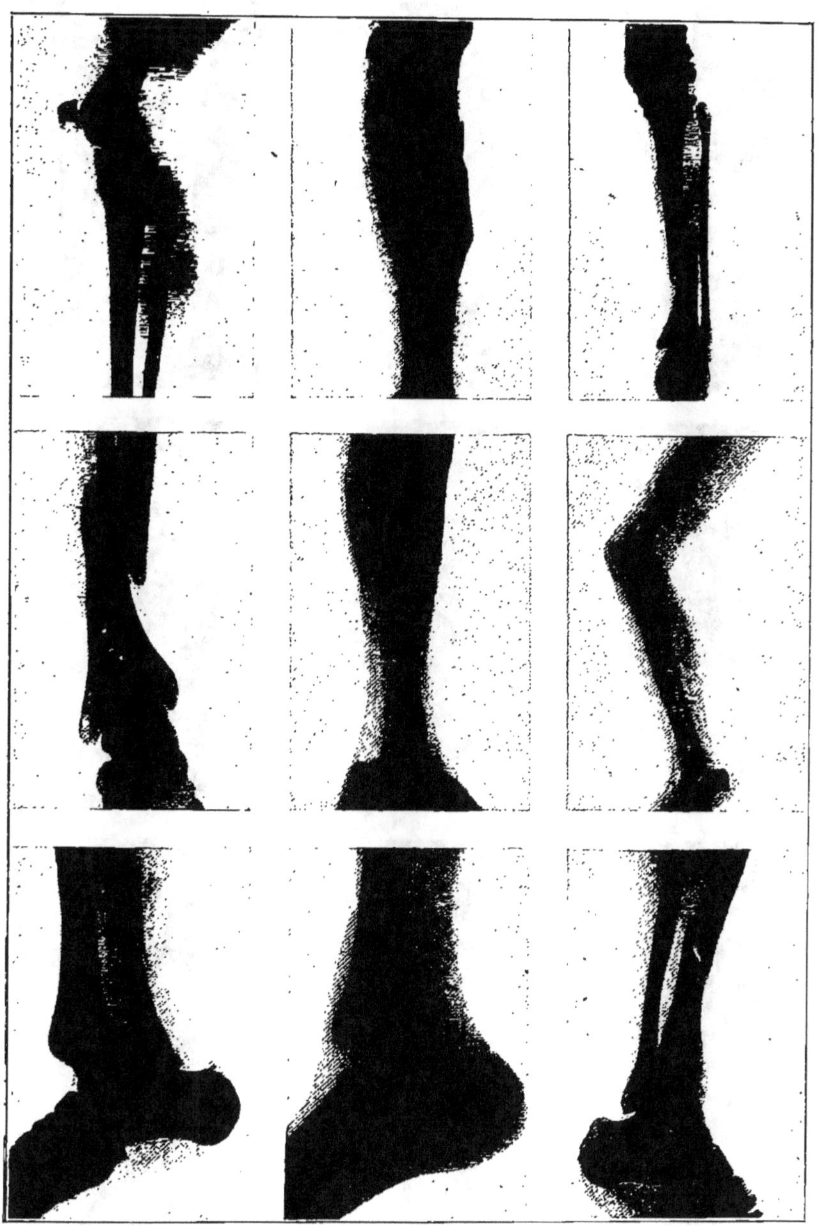

Fig. 66. — Fractures variées et cals des os de la jambe.

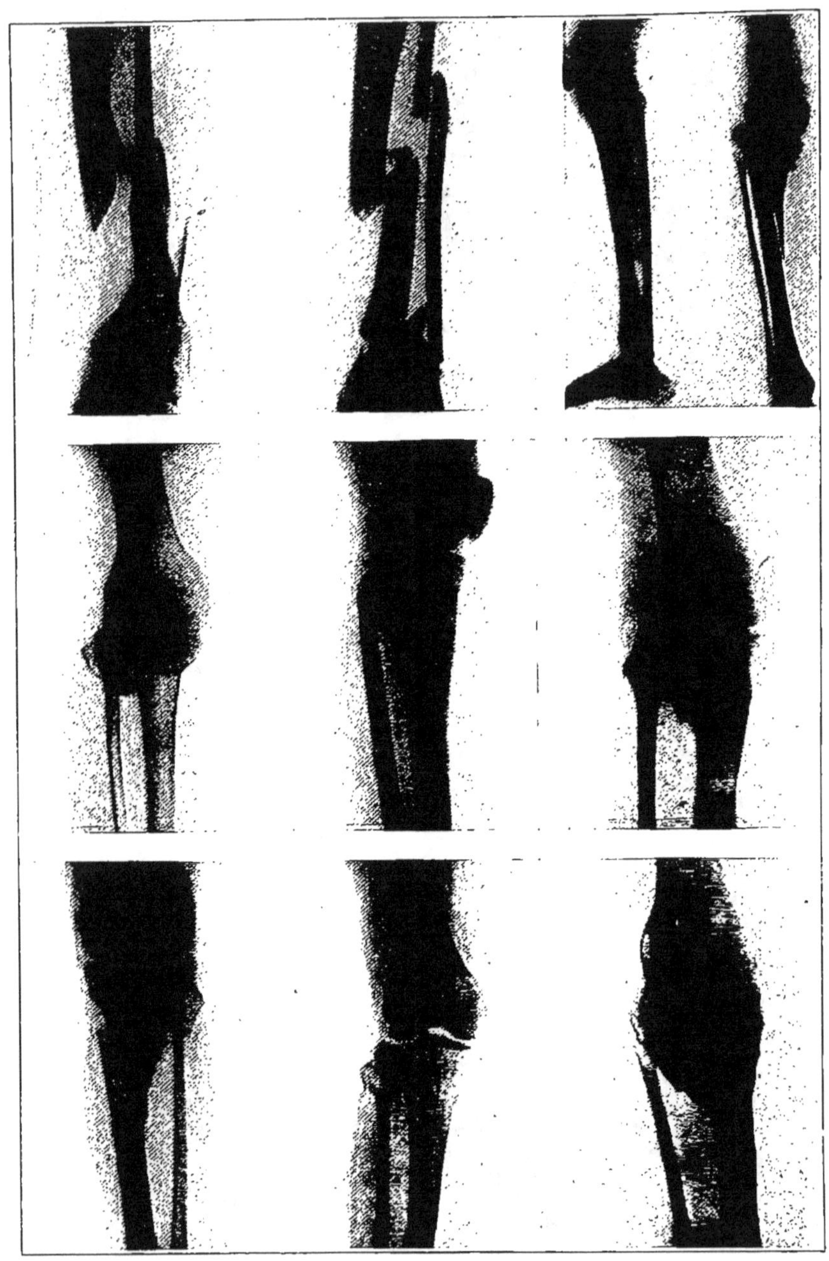

Fig. 67. — Fractures multiples et fractures de l'extrémité supérieure des os de la jambe.

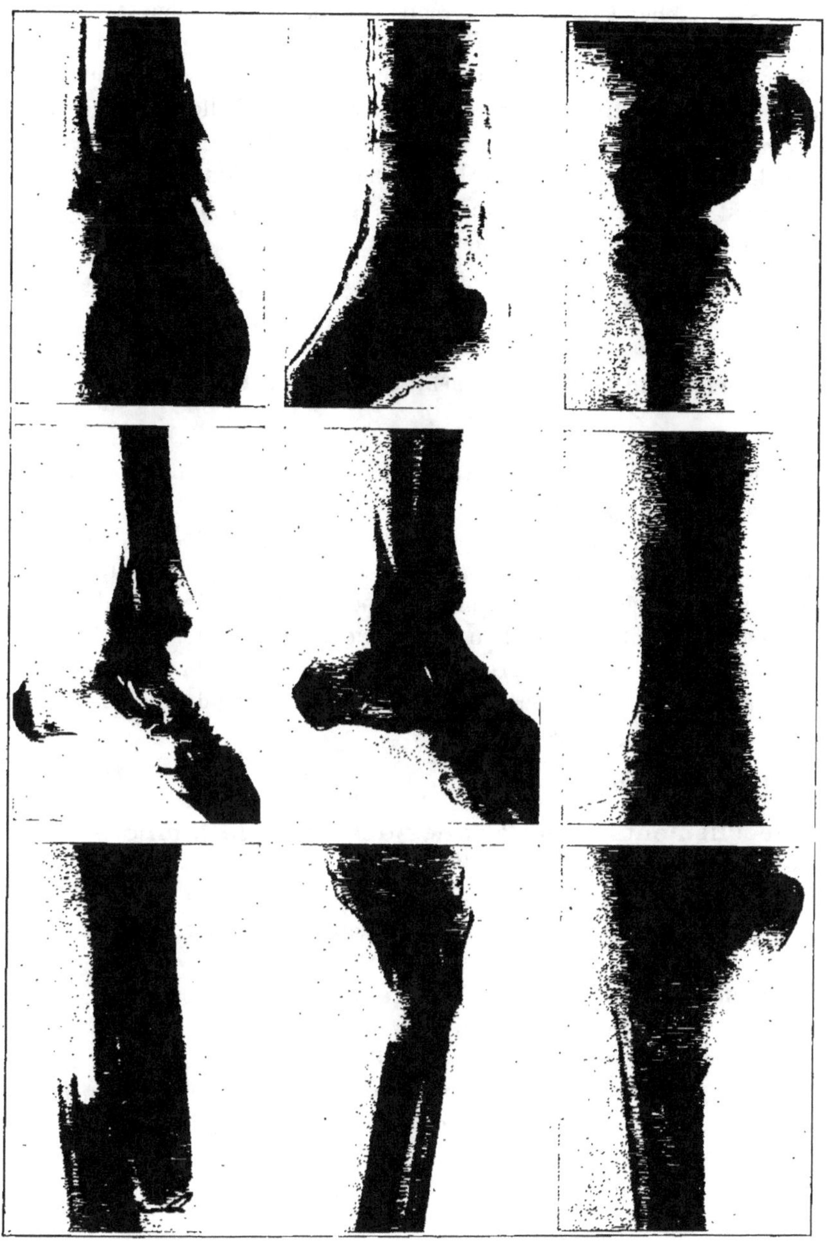

Planche due à l'obligeance de M. Radiguet

Fig. 68. — Fractures des os de la jambe et fractures de jambe

fig. 187, 1), chez lequel, après réduction, la radiographie fut faite (fig. 187, 2). Comme on le voit sur l'épreuve, le résultat semblait parfait; or un examen attentif montra que le pied n'occupait pas sa position normale, et l'intervention chirurgicale prouva que la vieille clinique avait raison. Un fragment tibial pointu de la partie inféro-externe de cet os avait basculé en arrière, et, restant coincé entre le tibia et le péroné, empêchait la réduction. C'est avec les plus grandes difficultés que celle-ci fut obtenue, bien que tentée à ciel ouvert.

C. FRACTURES DU TIERS SUPÉRIEUR DES OS DE LA JAMBE

Le type général de ces fractures est le type en rave. Elles sont habituellement de cause directe.

Nous n'avons rien de spécial à dire sur leur symptomatologie, facile à déduire de la réunion des signes que nous avons donnés pour les fractures des extrémités supérieures du tibia et du péroné. Les indications de leur traitement relèvent de la position réciproque des fragments.

Ce traitement comporte presque toujours la réduction et l'appareil plâtré appliqué sous traction (voir page 108); s'il existe du raccourcissement un appareil à extension continue.

Décollements traumatiques des os de la jambe. — Les décollements des épiphyses du tibia ont été signalés. Ces décollements sont rares. Leur étude clinique n'est pas faite : l'âge du sujet autorise à les soupçonner, la radiographie nous permettra de les diagnostiquer.

Fractures de jambe intra-utérines. — Les fractures intra-utérines et obstétricales siègent le plus souvent à l'union du tiers inférieur et du tiers moyen de la jambe. De diagnostic simple, elles comportent un pronostic grave en raison des pseudarthroses presque constantes et des arrêts de développement du segment inférieur, des cals vicieux, des déformations du pied, etc., etc.

Il faut traiter immédiatement ces fractures comme celles des adultes. Les indications thérapeutiques pour chaque cas, en particulier, seront tirées des règles générales que nous avons posées.

RUPTURE DES CALS VICIEUX DU MEMBRE INFÉRIEUR

Procédé manuel pour rompre les cals incomplètement ossifiés de fractures de jambe vicieusement consolidées. — Le blessé étant anesthésié, on le place sur le côté

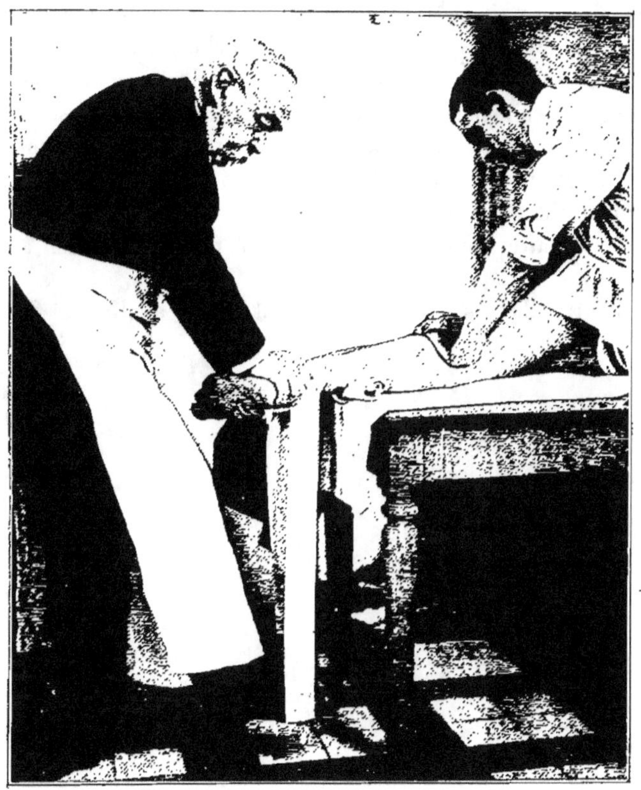

Fig. 69. — Rupture d'un cal vicieux.

correspondant au membre fracturé; puis on l'attire vers l'extrémité inférieure de la table d'opération, jusqu'à ce que le bord de celle-ci, recouvert d'une alèse pliée, réponde au siège de la fracture.

Cela fait, on protège le cou-de-pied à l'aide de lint, sur lequel on pose une bande de toile neuve dont on noue les chefs à vingt centimètres au-dessus du sol (fig. 69) de manière à former une anse pendante.

Le segment du membre, situé au-dessous de la solution de continuité, ne repose plus sur le plan de la table. Un aide maintient énergiquement les fragments supérieurs pendant que l'opérateur, qui a passé son pied dans l'anse, empaume à pleines mains l'extrémité inférieure des fragments inférieurs y compris le pied, et pèse sur l'anse de tout le poids de son corps, en procédant par petites secousses répétées, jusqu'à ce que le cal cède.

On s'en rend compte facilement par les craquements perçus et le redressement progressif de la difformité ; on ne s'arrête que lorsque la résistance est vaincue, et qu'on obtient une courbure en sens opposé.

Si le raccourcissement ne dépasse pas deux centimètres, on pose immédiatement un appareil plâtré, en ayant soin de faire exercer sur le pied, maintenu à angle droit, une traction vigoureuse. Elle sera continuée jusqu'à dessiccation du plâtre (de 20 à 25 minutes) pendant que l'opérateur maintient la correction.

En cas de raccourcissement plus grand, on posera l'appareil à extension continue.

L'un et l'autre de ces appareils devront rester appliqués de 30 à 45 jours.

CHAPITRE II

CUISSE

—

FRACTURES DU FÉMUR

Nous diviserons les fractures du fémur en fractures de l'extrémité inférieure, fractures de la diaphyse, fractures de l'extrémité supérieure.

A. FRACTURES DE L'EXTRÉMITÉ INFÉRIEURE DU FÉMUR

Le segment inférieur est limité en bas par l'extrémité libre des condyles et supérieurement par une ligne transversale passant au-dessus du cul-de-sac synovial sous-quadricipital, c'est-à-dire à 8 ou 10 centimètres de l'interligne articulaire. Cette partie du fémur est surtout constituée par du tissu spongieux.

Les fractures du tiers inférieur comprennent :

1° Les sus-condyliennes obliques ;

2° Les sus-condyliennes transversales ;

3° Les fractures en T dont la branche verticale sépare les deux condyles ;

4° Les uni-condyliennes.

1° Sus-condyliennes obliques. — Dans ces fractures, qui résultent le plus souvent d'une chute sur les genoux ou d'un traumatisme direct, le plan de fracture est en général oblique d'avant en arrière et de bas en haut ; la synoviale n'est pas toujours ouverte, tant s'en faut.

Symptômes. — A l'*inspection*, on constate un gonflement considérable, qui siège au-dessus et au-dessous de l'interligne articulaire dans une étendue de 15 à 18 centimètres.

Il y a une déformation sensible : le plus fréquemment le fragment supérieur se porte en avant, et donne un aspect particulier à l'articulation. Le tibia soulevé occupe un plan postérieur à celui du fémur, la rotule est séparée des condyles par un épanchement plus ou moins abondant ; de prime abord on croit avoir affaire à une luxation du tibia en arrière.

A la *palpation*, il existe de la mobilité anormale dans le sens transversal. La douleur n'offre rien de particulier. La crépitation est assez rare comme dans toutes les fractures du fémur.

Quand le gonflement n'est pas trop considérable, on sent fréquemment, dans le creux du jarret, une saillie formée par l'extrémité supérieure du fragment inférieur basculé, menaçant les vaisseaux et les nerfs.

Le fragment supérieur, taillé en biseau, arrive assez souvent au niveau du bord supérieur de la rotule, où il soulève la peau et embroche les fibres du droit antérieur.

Presque toujours on mesure un raccourcissement de la cuisse de 3 à 4 centimètres en moyenne.

Les vaisseaux peuvent être comprimés, et même déchirés ou sectionnés par le bord tranchant et dentelé de l'extrémité supérieure du fragment inférieur, lequel parfois est assez dévié pour combler le creux poplité et perforer la peau.

On relève dans certains cas un œdème de la jambe entière, tenant à la gêne de la circulation en retour.

On constate un soulèvement de la rotule qui est un signe constant dû à l'épanchement articulaire, séreux, ou séro-sanguin, que l'on reconnaît par le choc rotulien et la fluctuation.

Mais il nous faut dire ici quelques mots des épanchements articulaires du genou.

Épanchements articulaires du genou. — Caractérisés par l'augmentation de volume du genou qui prend la forme olivaire, par le choc rotulien, la fluctuation, la douleur, ces épanchements consécutifs aux traumatismes du fémur, quel qu'en soit le siège (épanchements fréquents dans les fractures de l'extrémité supérieure du tibia, rares dans celles de la diaphyse de ce même levier), se divisent en trois variétés suivant la nature de leur liquide : l'*hémarthrose*, l'*hémohydarthrose*, l'*hydarthrose*.

La douleur est en rapport avec la rapidité ou la lenteur de l'épanchement, quelle qu'en soit la nature.

1° *L'hémarthrose*, dans laquelle l'épanchement est constitué par du sang pur, se voit quand le trait de fracture est en communication avec la cavité articulaire, soit directement, soit indirectement, par une déchirure de la synoviale ou une rupture ligamenteuse.

Sans être très fréquente, elle existe néanmoins dans les différentes variétés de fracture de l'extrémité inférieure du fémur.

Ce qui la caractérise, c'est la rapidité extrême de son apparition, de son extension, et son abondance. La douleur est vive.

Chez les enfants, l'hémarthrose peut s'accompagner d'un mouvement fébrile parfois très accusé, mouvement fébrile revêtant d'ailleurs tous les aspects que l'on rencontre dans la fièvre aseptique (voir page 561).

La distension de l'articulation est quelquefois telle qu'il devient impossible de percevoir le choc rotulien.

2° *L'hémohydarthrose*, caractérisée par un mélange de sang et de sérosité, se voit dans les mêmes cas que l'hémarthrose. Au point de vue clinique, l'épanchement se fait plus lentement, en un jour ou deux; la douleur articulaire est d'habitude sensiblement moins vive que dans l'hémarthrose.

3° *L'hydarthrose*, dont la date d'apparition et l'abondance sont en rapport avec le siège plus ou moins élevé de la fracture, est à peu près constante dans les fractures du fémur.

Précoce dans celles du tiers inférieur, l'épanchement séreux se montre d'autant plus tardivement que la solution de continuité est plus proche de la tête fémorale, à moins toutefois que le traumatisme, cause de la fracture, n'ait porté directement sur le genou.

La douleur est presquenulle dans l'hydarthrose à développement lent.

Au point de vue pratique, disons qu'à notre avis, hémarthroses, hémohydarthroses, hydarthroses ne comportent pas d'intervention chirurgicale; la simple ponction même n'est pas de mise.

Ces épanchements se résorbent toujours, comme nous le verrons, pendant la durée du traitement avec les appareils que nous préconisons.

A leur levée, on n'en trouve plus trace.

Parfois, cependant, quelques jours après, l'épanchement séreux peut réapparaître, soit lorsque la jambe a été brusquement redressée et maintenue dans la rectitude, soit au début de la marche. Et ceci s'explique : les adhérences qui fixent la surface externe des synoviales aux tissus environnants étant devenues, pendant une immobilité prolongée de l'articulation, plus serrées, le tissu cellulaire qui les unit ayant perdu de son élasticité, les mouvements provoquent des tiraillements et une sécrétion plus abondante de la face interne de la séreuse.

Cet épanchement de retour disparaît assez rapidement sans traitement particulier, ou sous l'action des badigeonnages à la teinture d'iode et de la compression ouatée.

Diagnostic. — Le diagnostic des sus-condyliennes obliques est en général facile. Parfois le gonflement du genou et la grande distension de la synoviale par l'épanchement rendent les signes obscurs, mais la mobilité anormale dans le sens transversal est toujours aisée à retrouver. Pour cela, on met, le membre étant en hyperextension, une main au-dessus du plan de fracture sur le fémur, et l'autre au niveau des malléoles. Il est cependant une cause d'erreur que nous devons signaler, elle tient à la mobilité latérale naturelle du genou, lorsque la jambe est en flexion même légère.

Donc, quand on se sert de la jambe, comme d'un bras, de levier pour savoir si l'extrémité inférieure du fémur est fracturée, surtout si la fracture siège près de l'interligne, il faut maintenir très soigneusement la jambe en hyperextension pendant la recherche de la mobilité anormale.

La luxation des os de la jambe en arrière ne devra pas être confondue avec la fracture sus-condylienne oblique; l'erreur sera facilement évitée, en explorant méthodiquement les saillies du genou. On reconnaîtra vite que les mouvements se passent au-dessus de l'interligne en cas de fracture.

Le pronostic dépend exclusivement du traitement.

Traitement. — L'indication est d'établir immédiatement l'extension continue, la jambe en flexion. Ce traitement utile dans toutes les fractures du fémur est nécessaire dans les sus-condyliennes obliques, où le fragment inférieur offre des dangers, où l'épanchement articulaire est souvent énorme.

La ponction de l'articulation, que l'épanchement soit sanguin, séreux, séro-sanguin, n'est jamais indispensable.

L'extension devra être maintenue environ deux mois.

Si l'on n'a pas, sur le lieu de l'accident, le nécessaire pour installer immédiatement l'extension, la jambe en flexion, il faut à tout prix empêcher les mouvements du membre inférieur.

Pour cela, on appliquera un appareil ouaté compressif s'étendant du *pied* jusqu'à l'*aine*, en disposant à gauche et à droite deux attelles latérales allant également du pied à l'aine et solidement fixées par plusieurs épaisseurs d'une bande de toile neuve, puis de tarlatane humide.

APPAREIL A EXTENSION CONTINUE POUR LES FRACTURES DE LA CUISSE

L'appareil se compose :

1° D'une petite gouttière crurale, facile à louer au besoin et à peu de frais chez les fabricants.

2° De deux ou d'une serviette cylindrée ou en toile écrue, selon qu'on se sert ou non de la gouttière.

3° De deux bandes en toile neuve autant que possible de 10 à 12 mètres de long sur 5 centimètres de large.

4° D'une livre et demie d'ouate. Dans les campagnes, on pourrait remplacer les bandes et l'ouate par plusieurs bas superposés chaussés sur le pied, la jambe et le quart inférieur de la cuisse du membre blessé.

5° D'une cordelette de 1ᵐ,50 de longueur se réfléchissant sur une poulie ou une bobine à fil ; mais rien ne vaut la poulie.

6° De corps pesants d'un poids connu.

On emploie d'habitude des poids de forme cylindrique qui sont des disques de 1 kilogramme et de 1/2 kilogramme qu'on empile entre deux têtes hémisphériques traversées par la cordelette. La forme allongée du poids lui permet de descendre et de monter sans frotter, sans buter contre les barres du lit, et sans s'y accrocher, ce qui arrive fréquemment avec les autres corps pesants, au grand détriment de la force de traction qui, dans certains cas, est complètement annihilée.

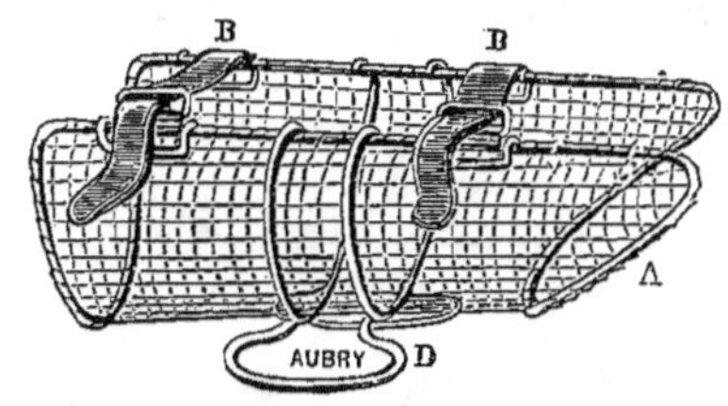

Fɪɢ. 70. — Gouttière fémorale d'Hennequin.

La gouttière et les poids, très habilement fabriqués par M. Aubry, sont représentés dans les figures ci-jointes.

La gouttière comprend plusieurs modèles de grandeur différente, afin de s'adapter aux membres des adultes, des adolescents et des enfants. Tout chirurgien, en cas de nécessité, pourra l'improviser soit avec du plâtre, soit avec des brins d'osier, du treillage en fil de fer, du silicate, du zinc, des attelles enroulées sur les bords libres d'un drap fanon étalé sous la cuisse.

Dispositions préliminaires. — Pour ne pas interrompre l'opération après l'avoir commencée, on divisera préalablement l'ouate en rouleaux de 20 centimètres de largeur. — Des deux serviettes ou draps fanons qui seront cylindrés ou en toile écrue, l'un servira de lacs extenseur, l'autre garnira la gouttière. Le premier, de 85 à 90 cen-

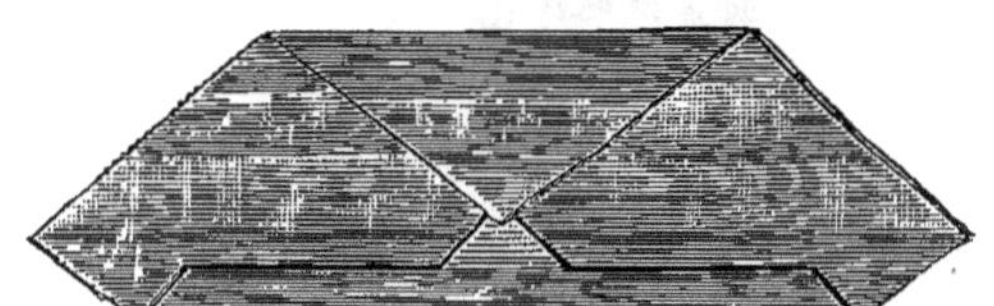

Fɪɢ. 71. — Manière de plier la serviette en cravate.

timètres de côté, sera étalé en forme de losange sur une table ; deux des coins amenés à son centre lui donneront la forme hexagonale. Les deux côtés repliés, enroulés, chacun trois fois sur eux-mêmes, viendront se poser parallèlement à la diagonale, puis seront superposés. Ils auront alors la forme d'une cravate, large de quatre travers de doigt, longue d'un mètre environ. — L'autre serviette pliée en double sera étalée dans l'intérieur de la gouttière qu'elle dépassera en haut et en bas en se moulant sur elle. Après l'avoir dédoublée, on disposera sur la *partie qui corres* pond au fond de la gouttière une couche d'ouate assez épaisse, de 20 centimètres de largeur sur 30 ou 35 de longueur. Ramenant alors le côté dédoublé de la serviette par-dessus l'ouate, on aura une sorte de matelas tapissant tout le fond de la gouttière dont les bords resteront couverts par les côtés pendants de la serviette (fig. 72).

On dispose la jambe de telle façon que, le malade étant étendu, sa tête ne touche pas celle du lit. Puis le drap de dessous étant dégagé, on défait la couture du matelas depuis son angle inférieur jusqu'à un travers de main au-dessous du pli du genou et l'on enlève presque toute la bourre qui le compose, sur une largeur de 25 centimètres ; le reste de la bourre est refoulé en haut de façon à donner plus de résistance au plan qui doit supporter la cuisse, à le rehausser même au besoin si l'épaisseur du matelas n'est pas suffisante pour assurer à la jambe le degré de flexion voulue.

Les deux toiles du matelas sont réunies aux limites de la bourre avec de fortes épingles de nourrice (fig. 73).

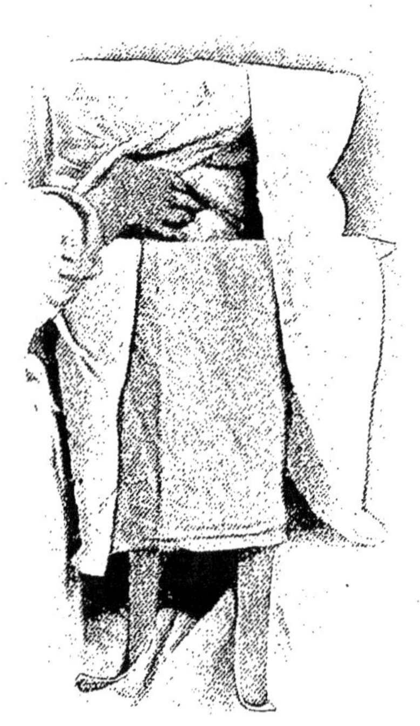

Fig. 72. — Pose de la serviette et de l'ouate dans la gouttière.

Il en résulte un espace vide quadrilatère destiné à recevoir la jambe fléchie.

Un aide placé au pied du lit saisit d'une main le talon, de l'autre, les métatarsiens du membre blessé. Soulevant doucement le pied et la jambe en exerçant une traction modérée, il les amène au-dessus de l'espace vide.

L'opérateur dispose régulièrement sur le pied, la jambe et le quart inférieur de la cuisse l'ouate qui formera une couche de 4 travers de doigt ; il enroule les bandes de toile neuve, l'une de bas en haut jusqu'au-dessus de la rotule (fig. 74), et l'autre de haut en bas. Une bande de tarlatane mouillée est ensuite appliquée pour empêcher — précaution néces-

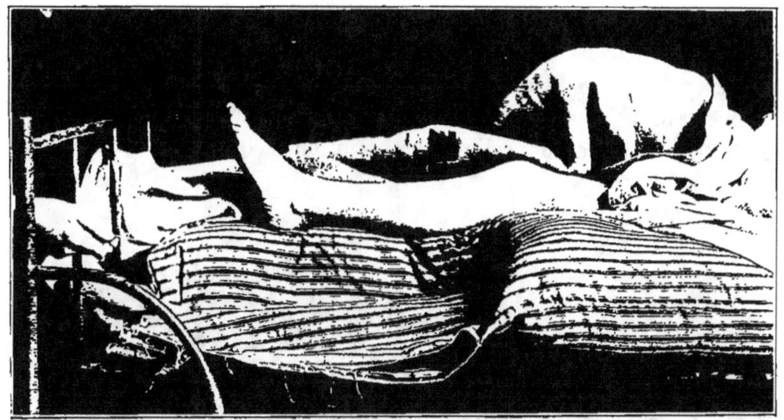

Fig. 75. — Évidement du matelas.

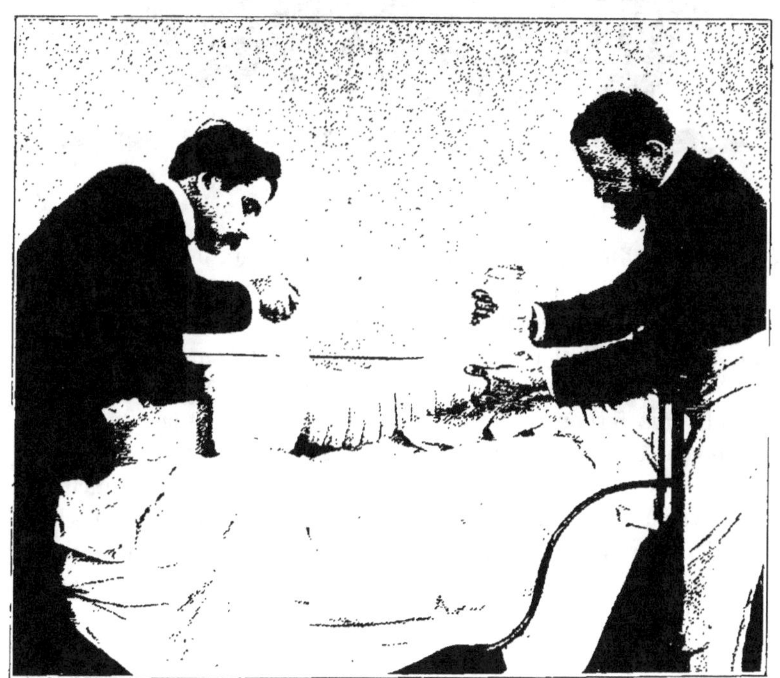

Fig. 74. — Bandage ouaté compressif. Enroulement régulier de la bande de toile neuve autour de l'ouate.

saire à tout bandage ouaté compressif — les circulaires de s'écarter et

l'ouate de faire hernie. La pression exercée par les bandes sera modérée : si la tête du péroné est très saillante, on la coiffe d'un petit rouleau
d'ouate très serré, disposé en fer à cheval.

On prend alors le lacs extenseur, on l'applique par son milieu sur la
partie inférieure de la face antérieure de la cuisse, immédiatement au-
dessus de la rotule (fig. 75). Puis, l'aide soulevant la jambe, on ramène
sur les parties latérales de celle-ci les deux chefs que l'on croise en X

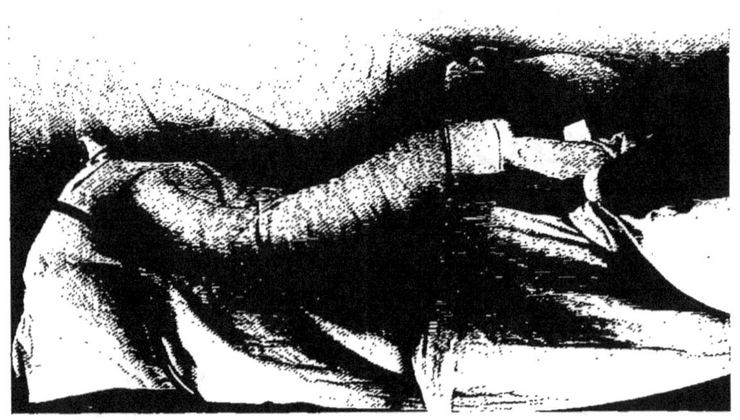

Fig. 75. — Pose du lacs extenseur.

sous le creux poplité (fig. 76). On les noue ensuite sur le bord antérieur
du tibia, à l'union de son tiers moyen avec le tiers supérieur.

Cette disposition représente un 8 de chiffre, dont l'anneau supérieur
englobe l'extrémité inférieure du fémur sans lui transmettre aucune
traction ; l'anneau inférieur embrasse obliquement la partie supérieure
de la jambe transformée en levier du premier genre. Le lacs extenseur
n'a aucun contact avec la peau, dont il est séparé par le bandage compressif. Le rôle de l'anneau supérieur est d'empêcher le glissement de
l'inférieur sur la face postérieure du mollet, lorsque la jambe est fléchie ;
celui de l'anneau inférieur, de transmettre intégralement la force de
traction au fragment inférieur du fémur, par l'intermédiaire des ligaments du genou.

La gouttière, au préalable garnie, est glissée doucement sous la cuisse
légèrement soulevée ; la jambe est fléchie avec lenteur jusqu'à ce que
son talon repose sur le sommier ou le second matelas.

Alors, on fixe, par un simple nœud, une des extrémités de la cordelette
à l'anneau inférieur du lacs extenseur ; en dedans du nœud de ce dernier,

si la rotation du membre est interne, en dehors quand elle est externe, et
sur le nœud même si l'attitude est régulière.

Un poids de deux ou trois kilos, selon la force musculaire du sujet, est
attaché à l'autre extrémité de la cordelette, laquelle passe sur une poulie
de réflexion placée de telle façon que la cordelette représente horizontalement le prolongement de l'axe de la cuisse.

Il faut employer de préférence une poulie bobine à longues branches,
qui maintienne le poids à une certaine distance du dossier du lit, empê-

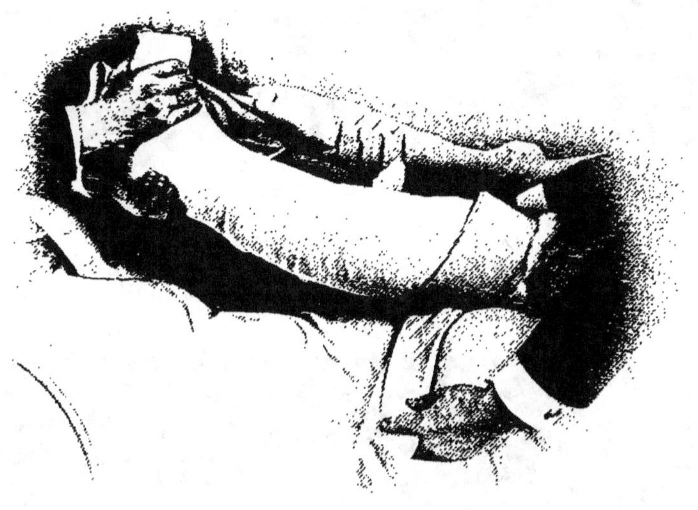

Fig. 76. — Croisement des chefs du lacs extenseur sous le genou.

chant ainsi les frottements, les secousses et les arrêts. La largeur et la
profondeur de la gorge de la poulie permettent de faire une traction
oblique sans que la cordelette grippe sur les crêtes de la gorge et sur les
angles aigus des branches qui la supportent. Après cette installation, on
exerce une traction sur le genou pour bien étaler la cuisse dans la gouttière, et pour mettre les fragments dans une meilleure position, sans
toutefois se préoccuper de leur réduction. Souvent, par la simple position
du membre, on constate une correction notable, parfois complète, de la
déformation. On veille à ce que la pointe du pied soit légèrement portée
en dehors, dans sa position naturelle. Avant de fermer la gouttière, on
dispose, entre ses bords et les faces interne et externe de la cuisse, des
rouleaux d'ouate fortement serrés, d'un volume variant avec l'espace vide
à combler, et dépassant en haut les limites de la gouttière (fig. 77).

Ces rouleaux seront renforcés dans la partie qui correspond à la saillie for-

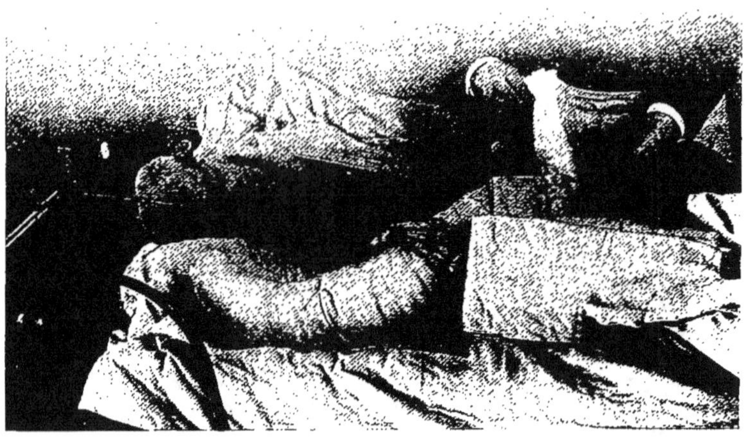

Fig. 77. — Pose des rouleaux d'ouate.

mée par les fragments, évidés dans la région correspondante du côté opposé.

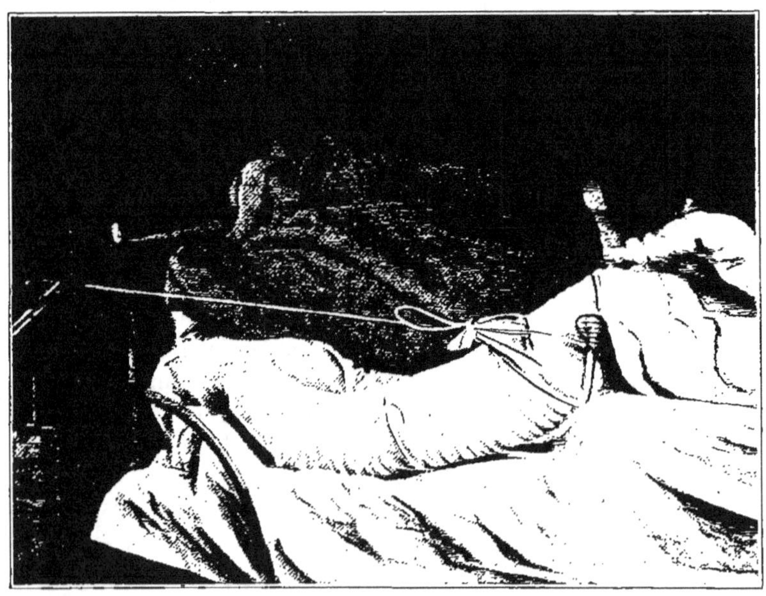

Fig. 78. — Pose de la couche d'ouate sur la face antérieure de la cuisse.

L'extrémité inférieure du rouleau latéral, qui est chargé de réprimer une saillie osseuse, sera effilée ; celle du rouleau opposé, renflée, afin de ne pas entraver le mouvement que devra exécuter le fragment inférieur pour corriger la déviation de son extrémité supérieure. Quand la saillie est antérieure, les deux rouleaux seront régulièrement cylindriques ; mais, transversalement sur la partie saillante, on placera un tampon d'ouate assez épais, large de 8 à 10 centimètres. La cuisse bien soutenue, bien

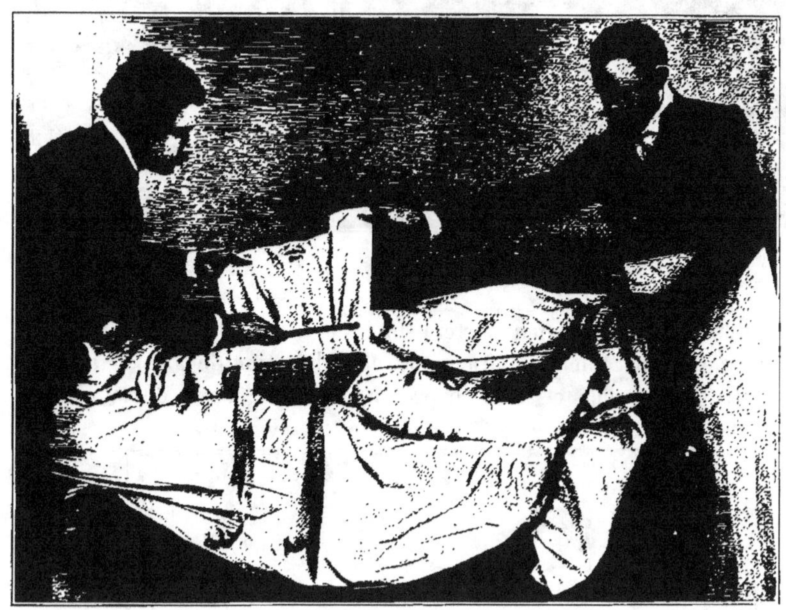

Fig. 79. — L'une des parties pendantes de la serviette a été repliée sur l'ouate.
Pose de l'attelle longitudinale.

calée dans la gouttière, on placera sur sa face antérieure une couche épaisse d'ouate (fig. 78).

Alors une des parties pendantes de la serviette est ramenée par-dessus l'ouate, puis une attelle de 50 à 55 centimètres de longueur est placée longitudinalement sur la face antérieure de la cuisse (fig. 79) ; sur le tout est étalée l'autre partie de la serviette, et les lacs sont bouclés (fig. 80).

A partir de ce moment, le malade peut s'asseoir et rester assis (fig. 81). Si le talon devient douloureux, on dispose, entre les toiles flottantes du matelas, un rouleau de linge ou d'ouate, sous le tendon d'Achille.

Direction de l'extension. — De tous les procédés de traction, celui que nous venons de décrire exige la surveillance la moins active, parce qu'il ne blesse pas les parties molles et qu'il maintient le mieux le membre dans l'attitude voulue, sans qu'on ait à recourir à des artifices plus ou moins compliqués, plus ou moins gênants, douloureux même.

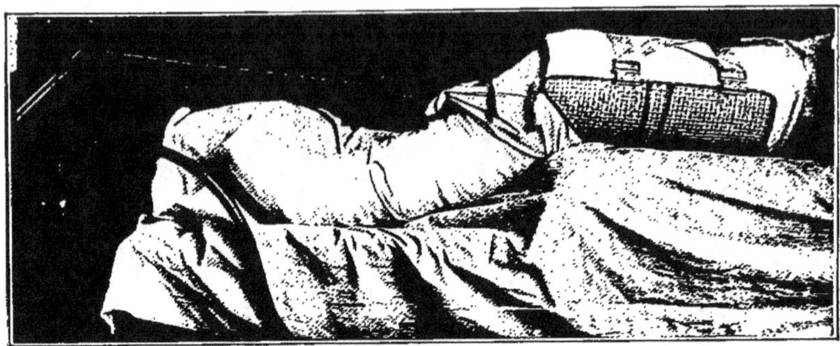

Fig. 80. — L'appareil est posé.

L'attention du chirurgien portera sur les agents moteurs, l'attitude du membre, le déplacement des fragments et la direction de la cordelette qui doit être horizontale et dans le prolongement de l'axe de la cuisse.

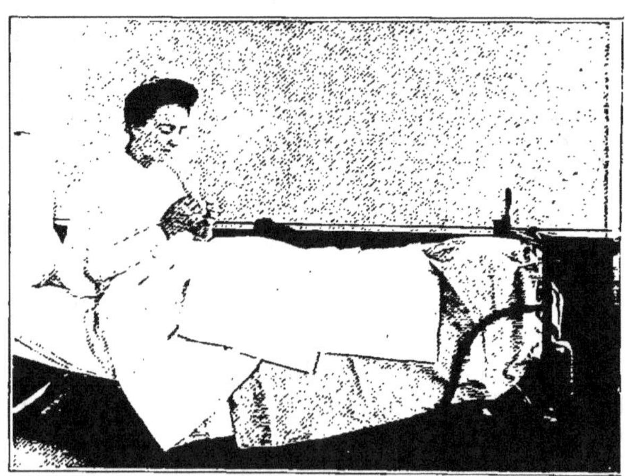

Fig. 81. — Le sujet peut s'asseoir dans son lit.

Tous les deux jours, au poids initial, il faudra ajouter 1 kilo jusqu'à ce que la traction soit égale à 4 kilos chez les adolescents et les femmes, à 5 kilos chez les adultes de force moyenne, et à 6 kilos chez les sujets vigoureux. Ce dernier poids pourra même être dépassé, lorsqu'on aura à traiter une deuxième ou une troisième fracture, la première ou la seconde ayant laissé après elle un raccourcissement plus ou moins notable, qu'on corrigera totalement ou partiellement dans le cours du nouveau traitement.

L'attitude du membre doit être vérifiée de temps à autre. La rotation externe s'accentue-t-elle, on fixe la cordelette en dehors du nœud du lacs extenseur, à une distance plus ou moins grande selon le degré de la rotation. Quand, au contraire, c'est la rotation interne qui est exagérée, après avoir replacé la jambe dans son attitude normale, on porte en dedans du nœud la boucle de la cordelette.

Déplacement des fragments. — Il est inutile de tenter la réduction de la fracture avant que la force de traction ait atteint son maximum, car généralement cette réduction se fait d'elle-même.

Lorsque, après et même avant la résorption des épanchements, on constate une déviation d'un des fragments en avant, on place directement et transversalement sur l'extrémité saillante un tampon d'ouate sur lequel on exerce une pression à l'aide de l'attelle; les bords de la gouttière serviraient de points d'appui si la déviation était interne ou externe, et le fond de la gouttière si elle était en arrière.

Les fragments soumis à la double action de la pression directe et de l'extension reprennent leur position normale, car l'extension est le plus puissant moyen de réduction.

On évitera de prendre des cals exubérants ou des ostéophytes pour l'extrémité d'un des fragments. Cette erreur souvent commise devait être signalée.

A quel moment convient-il de poser et de lever l'appareil? — Le chiffre 5 doit être présent à la mémoire. C'est autour de lui qu'oscillent la plupart des nombres dont on doit conserver le souvenir dans le traitement par l'extension.

Pose de l'appareil. — Le moment le plus propice pour poser l'appareil est le 5ᵉ jour après l'accident; mais cela ne veut pas dire qu'on ne puisse pas l'appliquer immédiatement après.

Il est bien entendu que, si le 5ᵉ jour est préférable pour l'application de l'appareil, ce jour n'est pas un terme au delà duquel on ne puisse plus espérer un résultat favorable.

Toute fracture du fémur, non encore consolidée par un cal osseux, est justiciable de l'extension continue qui donne souvent des résultats tout à fait inespérés, tant aux points de vue de la correction des déplacements, quels qu'ils soient, que du raccourcissement.

Plusieurs fois déjà nous avons pu rendre à un membre sa longueur normale deux et trois mois après l'accident et réduire à 1 centimètre, 1 cent. 1/2 des raccourcissements de 5 à 6 centimètres. Dans un cas notamment, nous l'avons fait six mois après l'accident.

Levée de l'appareil. — C'est une question fort difficile à résoudre que celle de la levée de l'appareil. Les uns, attribuant une sorte de vertu à la méthode qu'ils emploient, enseignent que 55 jours suffisent pour la consolidation d'une fracture du fémur, chez l'adulte; d'autres soutiennent que ce n'est qu'après 90 ou 100 jours qu'on devra permettre aux malades de se lever et de marcher.

Comme d'habitude, la vérité se trouve entre les extrêmes. Souvent, 55 jours après l'application de l'extension, on pourra laisser le membre en liberté, sans permettre encore la marche.

La durée moyenne du traitement est, chez l'adulte, de 50 jours (5 décades), de 5 semaines chez les adolescents et les enfants.

Mais qu'on se garde bien d'en faire un terme légal; le temps écoulé n'est qu'une présomption en faveur de la résistance du cal, même quand on l'a soumis à des pesées, à des épreuves répétées et énergiques avant la levée de l'appareil. C'est seulement après huit jours de séjour au lit, les épreuves de résistances étant renouvelées et confirmatives, qu'on aura de très grandes probabilités en faveur de sa solidité; encore faut-il que, pendant ce temps d'observation, il n'ait pas augmenté de volume, ne soit pas devenu douloureux, et que le membre ne soit pas le siège d'un œdème notable.

Quand le cal reste petit, résistant, non douloureux, quand le membre ne présente ni œdème, ni empâtement, on peut permettre au blessé de se lever et de marcher avec des béquilles; en cas contraire, il faut maintenir le malade au lit, et rétablir l'extension si l'on observe la moindre déviation des fragments.

Le résultat ne pourra être considéré comme définitif qu'un mois après que le membre aura repris ses fonctions sans subir de déformation.

2° Sus-condyliennes transversales et décollement épiphysaire de l'extrémité fémorale inférieure. — Le plan de fracture est transversal ou légèrement incliné en avant, en arrière, ou latéralement (fig. 82, 1, 2).

Symptômes. — Il existe un gonflement souvent considérable au niveau et au-dessus du genou, et la déformation est en rapport avec l'épanchement intra et extra-articulaire.

A la *palpation*, on relève de la mobilité anormale dans le sens antéro-postérieur et latéral.

Pour percevoir cette mobilité, on saisit d'une main l'extrémité des condyles, au-dessous du foyer présumé de la fracture ; de l'autre main, le fémur au-dessus de ce foyer.

On imprime à la main inférieure des mouvements dans le sens latéral et dans le sens antéro-postérieur, et l'on obtient alors une crépitation en général assez nette.

Lorsque le gonflement est par trop considérable, on peut, comme pour les sus-condyliennes obliques, porter la main inférieure sur les malléoles, de façon à avoir, pour dévoiler la fracture, un bras de levier plus long et par conséquent plus puissant.

On constate que la tendance du fragment inférieur est de se porter un peu en arrière, surtout quand le membre est en extension.

L'impotence fonctionnelle est complète.

Le **Diagnostic** est aisé, malgré l'hémo-hydarthrose ou l'hydarthrose. Comme dans le cas de fracture sus-condylienne oblique, un examen attentif permettra de différencier la sus-condylienne transversale d'une luxation du tibia en arrière. (Voir p. 142.)

Chez les enfants et les adolescents, il s'agit assez souvent d'un décollement épiphysaire dont les symptômes diffèrent de ceux de la fracture transversale des adultes.

Chez les premiers, il n'y a pas de crépitation, mais un frottement rauque. La solution de continuité siège un peu plus bas. Le fragment inférieur peut se déplacer latéralement ou d'avant en arrière, mais sans perdre tout contact avec le supérieur.

Ce déplacement est le résultat d'un glissement, l'une sur l'autre, de deux surfaces presque planes toutes deux revêtues de cartilage, au moins partiellement.

Le traitement comporte l'extension continue. (Voir p. 142.) L'intervention chirurgicale ne sera justifiée qu'en cas d'urgence absolue.

5° **Fractures en T**. — Dans ces fractures, qui résultent le plus souvent d'une chute sur les genoux ou d'un choc direct, la branche verticale du trait de fracture passe dans la gorge de la trochlée fémorale : la branche supérieure du T est le plus souvent oblique. Il y a rarement déjettement de l'un des condyles en arrière ou en avant.

Symptômes. — Il existe un gonflement considérable du genou, avec élargissement, que masque le gonflement des tissus mous.

A la *palpation*, on reconnaît d'abord de la mobilité en masse des

deux condyles dans le sens antéro-postérieur et surtout dans le sens latérale. (Voir p. 153.)

Pour se rendre compte, après avoir constaté la fracture transversale,
qu'un trait de fracture sépare les deux condyles, on saisit d'une main le
condyle interne, de l'autre l'externe, et on leur imprime, alternativement
et en sens contraire, des mouvements d'arrière en avant et d'avant en
arrière. On obtient alors, presque toujours, de la crépitation et du déplacement de ces condyles. Il peut même y avoir un petit mouvement de
bascule de l'un d'eux, soit en avant, soit en arrière.

Le raccourcissement dans ces fractures est insignifiant, sauf, bien
entendu, dans le cas de broiement ou de pénétration du fragment supérieur entre les condyles.

L'impotence fonctionnelle est complète.

Le **Diagnostic** peut, dans certains cas, être prouvé par la radiographie.
Le pronostic est assez sévère, en raison de l'attrition de l'articulation. Si
la fracture n'est pas bien réduite et si l'on n'emploie pas l'extension, la
jambe fléchie, on court le risque d'avoir une ankylose absolue.

Traitement. — Extension continue, la jambe en flexion.

4° **Fractures unicondyliennes.** — Elles résultent le plus souvent
d'un choc direct dans le sens antéro-postérieur ou d'un arrachement.

En général, la ligne de fracture s'élève verticalement dans l'échancrure
intercondylienne, à quelques centimètres au-dessus du cartilage d'en-
croûtement; puis elle se coude à angle plus ou moins ouvert pour gagner
la face interne ou la face externe du fémur. Les changements de position
du condyle fracturé sont rares et restreints; néanmoins il peut y avoir
ascension ou déplacement, en arrière.

Symptômes. — On relève du gonflement local, de l'épanchement dans
le genou et en dehors.

A la *palpation*, on reconnaît, la cuisse étant immobilisée, que la jambe
a des mouvements d'adduction et d'abduction exagérés ; et la main, embrassant les condyles, peut sentir pendant ces mouvements une crépitation du côté du condyle fracturé.

Le centre de ces mouvements anormaux paraît se trouver dans l'articulation. Pour savoir s'il n'y a vraiment qu'un condyle fracturé, on saisit
chacun d'eux d'une main et l'on cherche à leur imprimer des mouvements
d'avant en arrière. On constate alors qu'une main reste immobile, tandis
que l'autre se déplace en avant ou en arrière en percevant ou non de la
crépitation. La mobilité anormale d'un des condyles et la crépitation sont

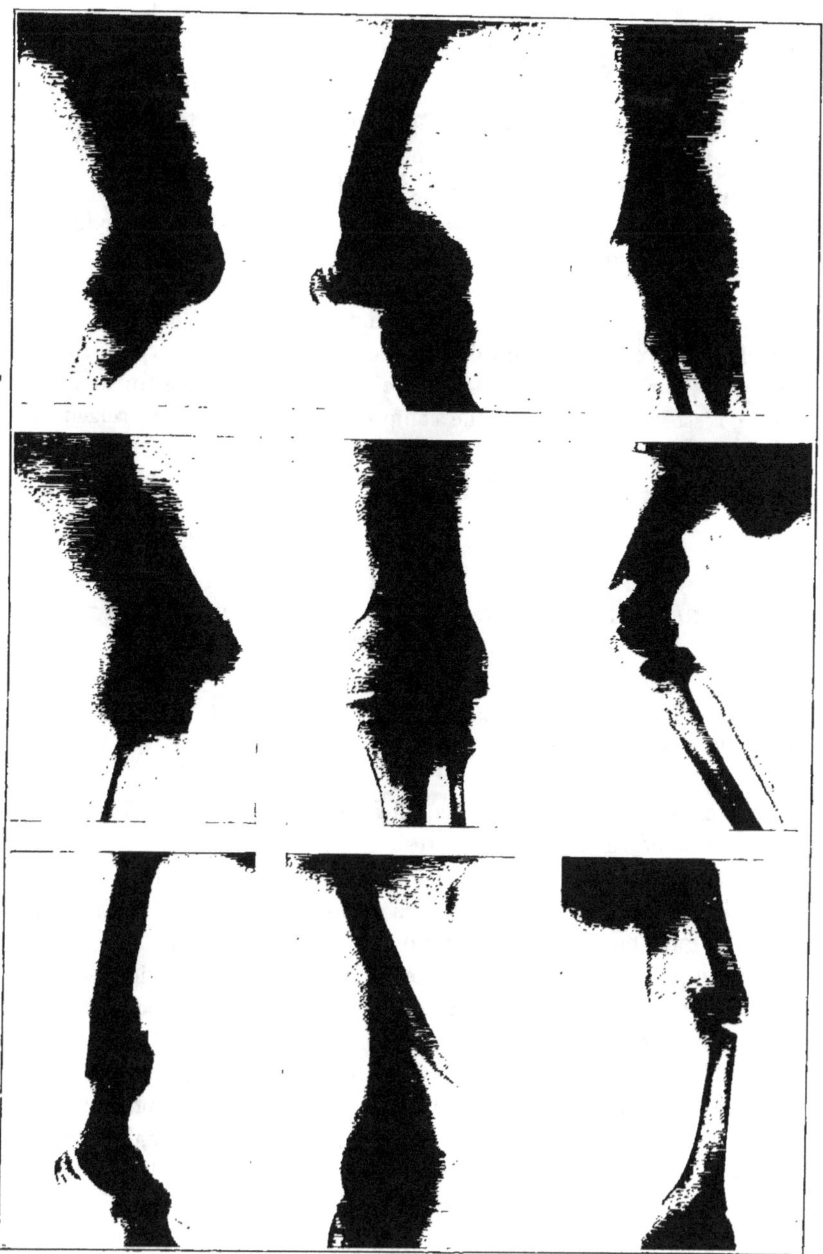

Clichés, 1, 2, 3, 4, 5, Vaillant. 6. 7, 8, 9. Infroit.

Fɪɢ. 82. — Fractures de l'extrémité inférieure et du tiers moyen du fémur.

à peu près les seuls signes qui distinguent ces fractures de l'arrachement, de la rupture des ligaments latéraux.

Le **Pronostic** est généralement favorable. On peut cependant éprouver quelques déceptions chez des gens âgés ou rhumatisants, en raison de l'apparition possible d'arthrites déformantes.

Chez les adolescents, par suite du décollement épiphysaire, on voit parfois une ossification prématurée avec déformation consécutive (*genu varum, genu valgum*).

Traitement. — On met le membre dans la rectitude. On applique un appareil ouaté compressif allant des malléoles à l'aine, avec attelles latérales ayant la même étendue. On laisse l'appareil en place un mois et demi en resserrant les bandes de compression lorsqu'elles se relâchent par suite du tassement d'ouate.

On peut ad libitum, au bout de 15 jours, le remplacer par le suivant.

APPAREIL PLÂTRÉ POUR LES FRACTURES FÉMORALES UNICONDYLIENNES

Matières nécessaires à la confection de l'appareil : Une pièce de lint, une pièce de tarlatane, du plâtre, deux bandes de Sayre.

L'appareil se compose de deux attelles latérales plâtrées, réunies par des bandes de Sayre et deux embrasses.

Bandes de Sayre. — Ce sont des bandes de tarlatane dont les dimensions ordinaires sont de 10 à 12 mètres de long sur 12 à 15 centimètres de large et que l'on enroule au fond d'une cuvette de plâtre sec. Avant de les utiliser, on les place dans une terrine d'eau dégourdie pendant cinq minutes, puis on les laisse égoutter sans les exprimer. On les applique sans les serrer.

On enveloppe avec du lint la jambe, le genou et les deux tiers inférieurs de la cuisse. À chacune de ses extrémités, on le replie sur lui-même d'une longueur de 5 centimètres. Ce lint doit s'étendre depuis la région intermédiaire aux malléoles et aux jumeaux, jusqu'à l'union du tiers moyen avec le tiers supérieur de la cuisse. Quelques coups de ciseau facilitent son exacte adaptation. On le fixe à l'aide de quelques tours d'une bande de tarlatane humide (fig. 83).

Cela fait, on mesure la longueur de ce cylindre de lint et la circonférence du membre inférieur : 1° au niveau de l'extrémité inférieure du

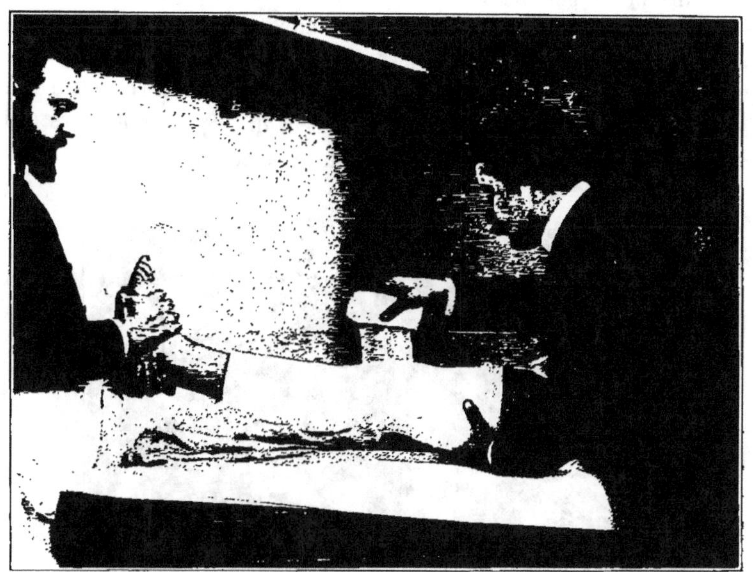

Fig. 85 — Fixation du lint.

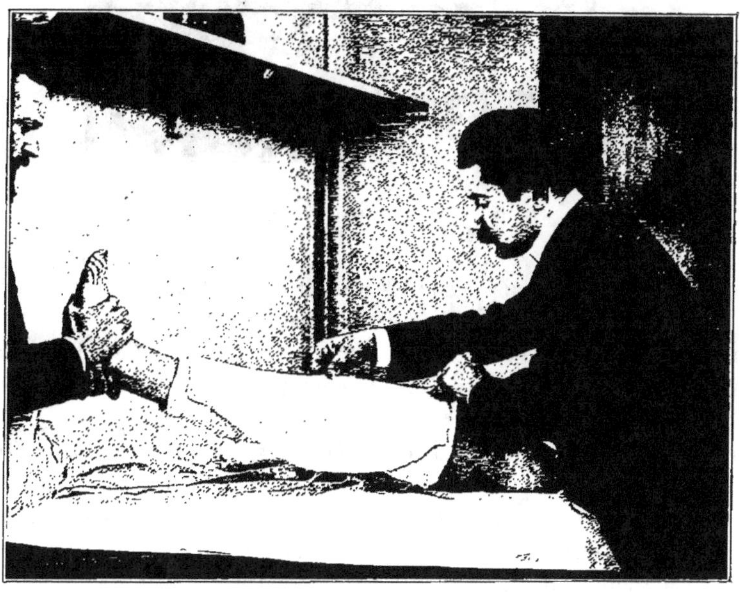

Fig. 84. — Pose des attelles plâtrées latérales.

lint ; 2° au niveau du genou ; 5° au niveau de l'extrémité supérieure du lint.

On prépare deux attelles de 16 à 18 épaisseurs de tarlatane, ayant pour longueur celle qu'on a trouvée. On les taille en largeur de façon qu'elles aient respectivement le tiers de la circonférence du membre mesurée à l'endroit où on les applique. Il suffit pour cela de reporter le tiers des mesures prises au-dessus des malléoles au niveau du genou, et de la

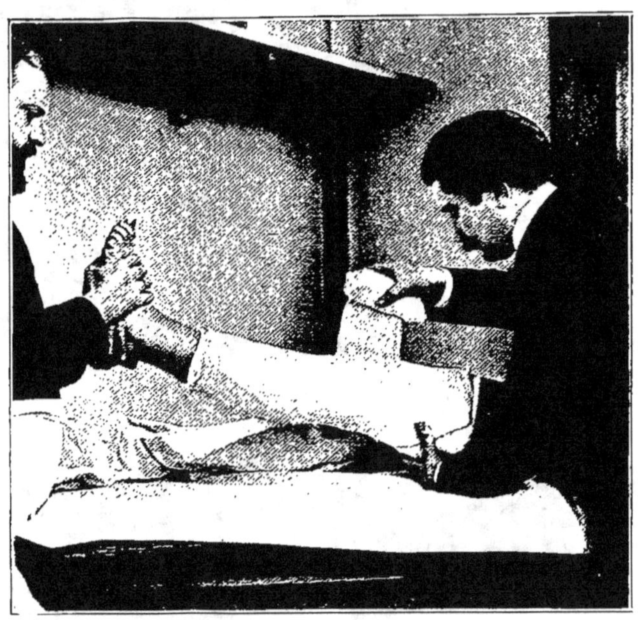

Fig. 85. — Pose des bandes de Sayre.

partie supérieure de la cuisse, sur les attelles à des distances correspondant à celles de ces trois régions du membre inférieur.

On trempe ces attelles dans la bouillie plâtrée. L'aide soulève la jambe en la maintenant dans l'extension ; *il corrige très soigneusement la déviation latérale.*

On applique alors les attelles plâtrées latérales (fig. 84) que l'on maintient par quelques tours de tarlatane humide ; puis on pose la première embrasse inférieure ; et, de bas en haut, à partir de cette embrasse, on enroule deux bandes de Sayre de 15 centimètres de largeur sur 10 à 12 mètres de longueur (fig. 85).

Lorsqu'on arrive vers le haut des attelles plâtrées, on arrête l'enroulement de la bande de Sayre, on pose l'embrasse supérieure (fig. 86) et l'on

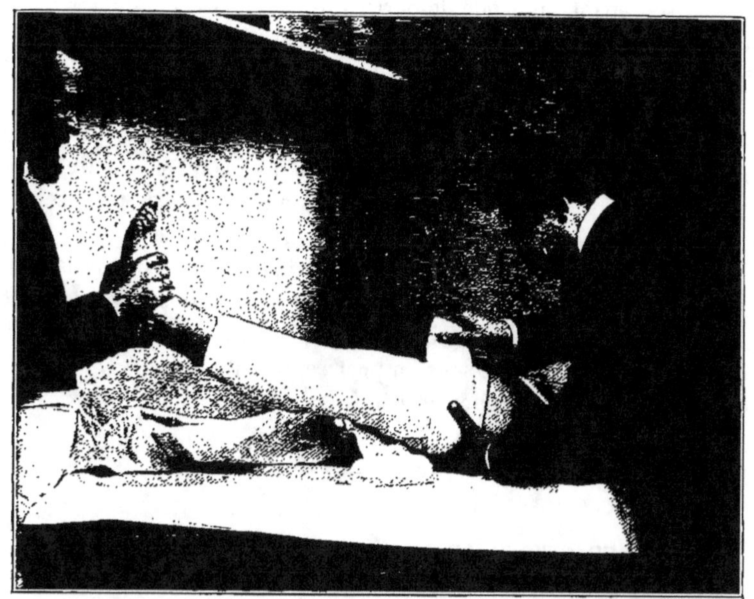

Fig. 86. — Pose de l'embrasse plâtrée supérieure.

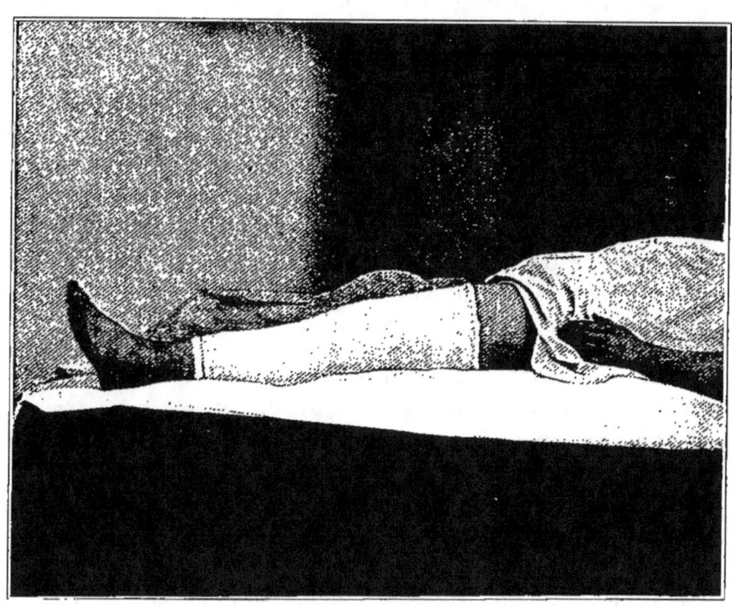

Fig. 87. — Appareil posé.

termine en reprenant la bande de Sayre qui recouvrira l'embrasse supérieure pour redescendre ensuite vers le bas de la jambe.

On peut, si l'on veut, remplacer les embrasses par un enroulement plus épais de bandes de Sayre. Il faut alors superposer 5 ou 6 circulaires à 2 centimètres au-dessous du rebord du cylindre de lint. La même manœuvre serait faite à l'extrémité inférieure du manchon de lint, au-dessus des malléoles. Mais on doit bien veiller alors à ne pas trop serrer les bandes au niveau des régions où elles forment embrasses.

Pendant la dessiccation, l'aide maintient toujours l'extension et la correction latérale ; l'opérateur modèle avec soin l'appareil sur le genou et saupoudre d'amidon avant la dessiccation du plâtre.

L'appareil se présente alors sous l'aspect représenté figure 87.

Il doit rester en place un mois et demi.

B. FRACTURES DE LA DIAPHYSE FÉMORALE

Nous les diviserons en fractures à l'union du tiers moyen et du tiers inférieur du fémur et en fractures du segment moyen proprement dit, remontant jusqu'à deux travers de doigt en dessous de la base du petit trochanter.

1° Fractures à l'union du tiers moyen et du tiers inférieur. — Dans ces fractures le trait est le plus souvent dentelé et oblique. Parfois, chez les enfants, le périoste peut ne pas être rompu. le fait est plus rare chez les adolescents. Dans ces cas le déplacement est très limité, de même que le raccourcissement qui, lorsqu'il existe, résulte moins d'un chevauchement que du déplacement angulaire des fragments.

Dans ce mode de fracture du fémur, le fragment inférieur peut se diriger en tous sens par rapport au supérieur, conservant toutefois une certaine prédilection pour la face postéro-externe.

Symptômes. — A *l'inspection*, le membre est plus ou moins déformé : il présente en général une courbure à convexité externe ou antérieure et un renflement olivaire à grand rayon.

Assez souvent, il y a un épanchement sanguin tel, que la distension des téguments rend l'exploration difficile et même incertaine.

La jambe est en rotation externe ou interne, et l'on constate l'existence d'une hydarthrose du genou qui apparaît dès les premiers jours.

A la *palpation*, on perçoit d'habitude de la mobilité anormale. Lorsque les téguments sont très distendus, l'exploration ne donne que des signes très incertains. Il convient alors de saisir d'une main l'extrémité de la jambe au niveau des malléoles ; l'autre main est placée au-dessus du point présumé de la fracture ; et on recherche la mobilité anormale dans le sens transversal.

La *crépitation* ne se rencontre qu'exceptionnellement, s'il y a abondance de l'épanchement, distension des téguments et éloignement des surfaces fracturées.

Le siège de la douleur n'est qu'accessoire et sans grande signifi·cation : le foyer de fracture est trop profond pour qu'on puisse le localiser nettement.

Le raccourcissement, lorsqu'il existe, varie de 2 à 5 centimètres.

L'impotence fonctionnelle est complète.

On constate que la rotation de la cuisse ne s'effectue pas dans l'articulation coxo-fémorale, car le grand trochanter reste dans sa position normale.

Le **diagnostic** est simple. L'épanchement sanguin pourrait induire en erreur, car, lorsqu'il est abondant, la région externe de la cuisse présente une courbure à convexité externe et l'axe du membre paraît dévié. Si l'on s'en rapporte exclusivement aux apparences, on diagnostique une fracture, là où il n'y a qu'une contusion avec vaste épanchement sanguin.

La déformation, due à un épanchement sanguin, peut aussi faire commettre des erreurs, quant au siège de la fracture : ainsi, dans les solutions de continuité de la partie supérieure du fémur, l'épanchement qui occupe la région trochantérienne externe, descend parfois jusqu'à la partie inférieure de la cuisse.

Quand le volume de la racine du membre est peu développé, quand l'épanchement n'est pas trop considérable, la radiographie est d'un grand secours, dans ces fractures, pour poser un diagnostic resté douteux.

Le **pronostic** est favorable.

Le raccourcissement est constamment corrigé par l'extension continue bien faite, et si par hasard un obstacle imprévu gêne l'extension (esquilles, fibres musculaires coiffant l'un des fragments sans s'interposer complètement, épanchement par trop considérable et de longue durée soulevant les muscles, les écartant de leur direction normale), le raccourcissement en tous cas est toujours assez faible, — 1 à 1 centimètre et demi, — pour ne pas troubler le fonctionnement du membre.

Traitement. — Il faut, comme toujours, satisfaire à ces deux indications : rétablir la forme et sauvegarder la fonction par l'extension continue, la jambe en flexion (voir p. 142).

2° Fractures du segment moyen proprement dit. —
Nous pourrions renvoyer pour la description de ces fractures à celle des
précédentes, au point de vue des symptômes, du traitement et des complications possibles.

Il est cependant quelques points, spéciaux à ces fractures, sur lesquels
nous devons insister.

Le plan de fracture présente le plus souvent une obliquité en bas et en
avant.

C'est au segment moyen qu'on rencontre, quoique assez rarement, des
fractures en rave ou vitreuses.

Il existe très rarement des fractures doubles de ce segment, c'est-à-dire
des fractures à fragment intermédiaire comprenant tout le diamètre de
l'os.

Au point de vue du diagnostic, l'erreur est faisable, et l'on peut
croire, lorsqu'il existe une grande mobilité, à l'existence d'une fracture
double.

Ainsi, quand il y a un chevauchement considérable et que le membre
n'est pas trop gonflé, en imprimant des mouvements de latéralité, on voit
saillir l'extrémité d'un des fragments en un point déterminé, tandis qu'en
imprimant un mouvement opposé, c'est l'extrémité de l'autre fragment
qui pointe à une certaine distance du premier.

On évitera l'erreur en procédant de la façon suivante :

On fait saillir l'extrémité d'un fragment sur laquelle on place une main,
tandis que l'autre main, promenée sous sa face postérieure vers l'articulation, cherche à déterminer une flexion perceptible et de la mobilité
anormale (théorie des leviers du 3ᵉ genre).

On agit de même sur l'autre fragment et l'on se rend compte ainsi de
l'existence ou non d'un fragment intermédiaire mobile.

Parfois le raccourcissement peut aller jusqu'à 11 centimètres.

Lorsqu'il est aussi considérable, pour déterminer le siège de la
fracture, on procède de la manière suivante :

Si c'est le fragment supérieur qui fait saillie, on mesure la distance
comprise entre son extrémité et l'épine iliaque antéro-supérieure correspondante, et l'on porte cette mesure du côté opposé.

Si le fragment inférieur est accessible, on prend la distance de son
extrémité saillante à l'interligne articulaire du genou, et on la reporte sur
le côté opposé. On peut ainsi déterminer le siège de la fracture.

C. FRACTURES DE L'EXTRÉMITÉ SUPÉRIEURE

Les fractures de l'extrémité supérieure présentent à étudier :

1° Les fractures à l'union du tiers moyen et du tiers supérieur, fractures dites *sous-trochantériennes*, comprises entre la base du petit trochanter et la ligne de jonction du tiers supérieur du fémur avec le tiers moyen.

2° Les fractures *intra-trochantériennes*. Elles siègent entre les deux trochanters dans un espace limité supérieurement par une ligne perpendiculaire à l'axe de l'os passant au-dessous de la dépression digitale du grand trochanter, inférieurement par une autre ligne parallèle à la première, effleurant la partie inférieure de la base du petit. Cet espace mesure en hauteur de 4 à 5 centimètres.

3° Les fractures du *grand et du petit trochanter*.

4° Les fractures du col fémoral *extra-capsulaires, intra-capsulaires, mixtes*.

5° Les fractures de la *tête*.

1° **Fractures sous-trochantériennes**. — Elles présentent une physionomie particulière :

Le trait de fracture est en rave ou légèrement oblique généralement de dehors en dedans et de bas en haut, sans cependant que la direction opposée soit tout à fait rare.

Les deux fragments, qui s'arc-boutent l'un contre l'autre, se dirigent franchement en dehors, sous l'action des muscles pelvi-trochantériens, et forment, immédiatement au-dessous de la base du grand trochanter, un angle saillant en dehors, ouvert en dedans.

Cette déformation est connue sous le nom de déformation en crosse.

Symptômes. — A l'*inspection*, on constate une rotation du membre en dehors, mais il y a plus : la racine du membre est projetée en masse en dehors, où elle forme une saillie arrondie dans la région sous-trochantérienne.

L'ecchymose est rare ; parfois elle se montre au niveau du pli de l'aine. L'hydarthrose du genou apparaît du 3e au 5e jour.

Le raccourcissement peut être considérable et varie de 3 à 9 centimètres.

Palpation : en promenant la main sur la face externe de la racine du membre, de bas en haut, on sent, dans la région sous-trochantérienne, une saillie plus ou moins arrondie, à la base du grand trochanter ; mais cette déformation angulaire n'est pas toujours appréciable en raison de l'obésité du malade ou de l'abondance de l'épanchement sanguin.

Disposant alors la main en compas d'épaisseur et la poussant aussi loin que possible vers l'axe du membre, on sent, en explorant de bas en haut une saillie, arrondie presque toujours, rarement angulaire, située au-dessous du sommet du grand trochanter, à une distance variant dans des limites très restreintes de 2 à 3 centimètres en-dessous de la base de cette tubérosité.

On perçoit aussi, avec cette main disposée en compas, une augmentation du diamètre antéro-postérieur du squelette du membre, due au déplacement des fragments et à l'infiltration sanguine dans le tissu cellulaire qui double le périoste.

Cette infiltration s'étend, en haut et en bas, à une plus ou moins grande distance du foyer de la fracture. Elle revêt ici un caractère spécial : elle donne la sensation d'un corps solide, d'une véritable résistance osseuse.

La crépitation est rare.

Le **diagnostic** doit être fait avec les contusions de la hanche.

On trouve dans les contusions l'impotence fonctionnelle, la rotation externe, la déformation, quand l'épanchement se localise dans la région postéro-externe, ce qui d'ailleurs arrive le plus souvent.

Mais, dans ces contusions, l'ecchymose est plus fréquente ; il n'y pas de raccourcissement, pas de mobilité anormale, pas de déformation angulaire. Et, si quelques jours après l'examen, on constate une augmentation de volume de la région trochantérienne, elle résulte de l'épanchement sanguin, en voie de résorption, infiltré dans les mailles du tissu cellulaire qui prend une induration scléreuse.

Le **pronostic** est sévère et dépend du traitement ; car un raccourcissement et une déformation considérables peuvent persister, si l'extension n'a pas été faite d'une manière scientifique. En effet, l'extension doit lutter ici contre tous les muscles si puissants de la racine de la cuisse, les pelvi-trochantériens exceptés. Les troubles fonctionnels seront d'autant plus accentués que la déviation des fragments s'écarteront davantage de l'axe du fémur.

2° **Fractures intra-trochantériennes.** — Elles résultent d'un traumatisme agissant dans un sens indéterminé. Ces fractures sont d'une excessive rareté.

Symptômes. — A l'*inspection*, on note du gonflement au niveau de la racine de la cuisse, plus accusé dans la région trochantérienne.

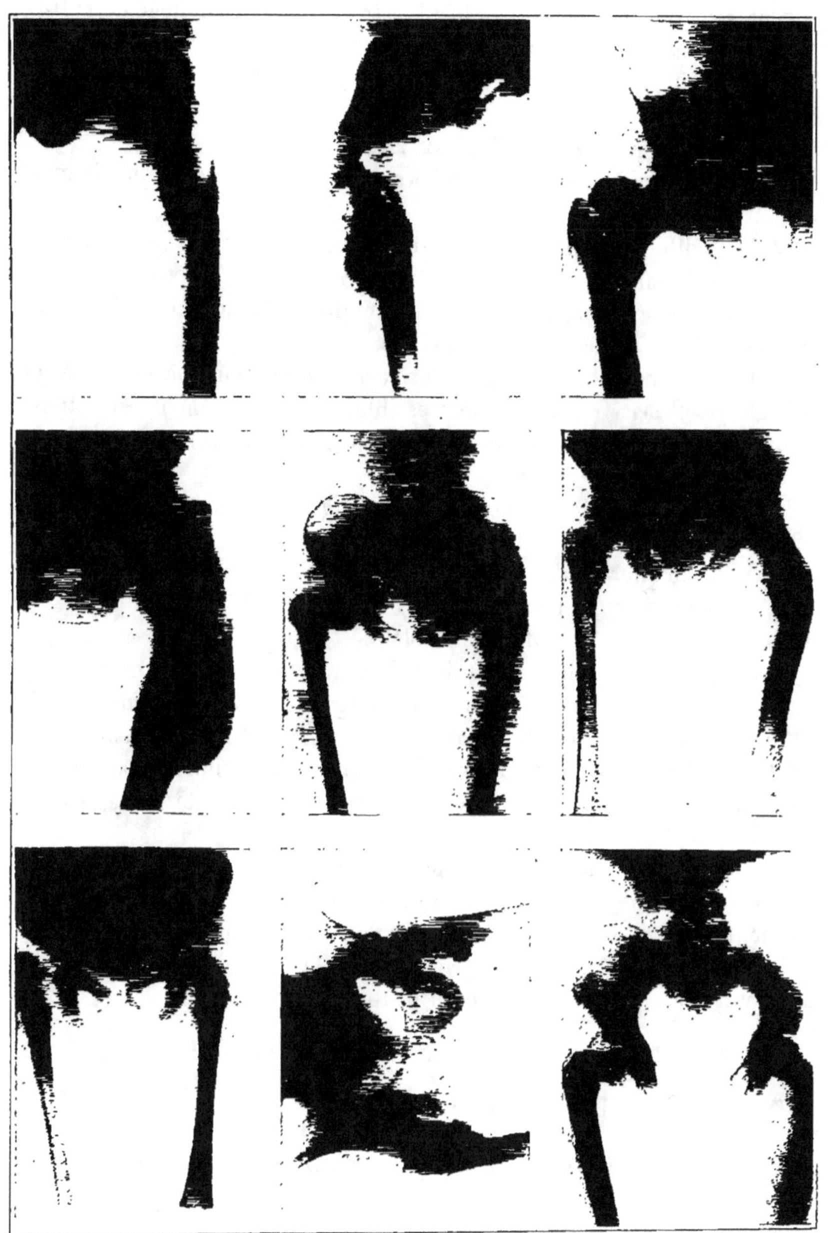

Clichés 1, 7, 8, Contremoulins. 2, Introit. 3, 4. 5. 6, Vaillant.

Fig. 88. — Fractures de l'extrémité supérieure du fémur.

A la *palpation*, on relève de la mobilité anormale. Pour la percevoir, il faut passer la main sous le membre blessé, au niveau du siège de la fracture, et le soulever sans violence. Les fragments s'incurvent en formant un angle saillant en avant, appréciable à l'œil, et l'on peut noter de la crépitation.

La déformation est caractérisée par :

1° La rotation du membre en dehors et, tout à fait exceptionnellement en dedans.

2° La saillie externe de la région trochantérienne; la racine du membre est élargie, ses diamètres transversal et antéro-postérieur sont augmentés à ce niveau; et, de plus, le membre présente une déformation en crosse, à convexité tournée en dehors.

3° Le bombement de la face antérieure et supérieure de la cuisse. Le triangle de Scarpa est moins dépressible, parfois même il est soulevé comme par une tumeur, ce qui a lieu lorsque l'inclinaison des fragments en avant est fortement accusée.

Étant adhérent au fragment supérieur, le grand trochanter ne remonte pas vers la crête iliaque, quelle que soit l'étendue du raccourcissement.

Il peut s'éloigner de l'axe du corps, mais non s'en rapprocher.

Le raccourcissement mesure de 3 à 4 centimètres.

L'impotence fonctionnelle est complète.

Le **diagnostic** est difficile en raison de la rareté de ces fractures.

Si le sommet du grand trochanter, malgré le raccourcissement de la jambe, conserve sa position normale et ne suit pas les mouvements de rotation qu'on imprime au segment inférieur du fémur, il appartient au fragment supérieur et la fracture siège au-dessous de la dépression digitale.

La diminution de la dépressibilité du triangle de Scarpa commence à 3 ou 4 travers de doigt du ligament de Fallope, tandis que, dans les sous-trochantériennes, elle n'est constatée qu'à 5 ou 6 centimètres.

La déformation angulaire externe, au lieu de correspondre au sommet du grand trochanter, n'existe qu'un peu plus bas.

Le **pronostic** est favorable : la consolidation se fait rapidement.

Traitement. — Extension continue.

3° **Fracture isolée du grand trochanter.** — Cette fracture est très rare.

Le trait de fracture partant de la dépression digitale, descend presque verticalement vers la base de la face externe de la tubérosité, détachant le grand trochanter.

Symptômes — A l'*inspection*, on constate du gonflement de la région et de l'ecchymose.

A la *palpation*, il existe de la mobilité anormale, surtout dans le sens antéro-postérieur, avec crépitation quand la fracture est récente. Le sommet du grand trochanter peut être attiré vers la crête iliaque; il peut être également mobilisé par les doigts dans cette direction. Pour bien se rendre compte de l'ascension du grand trochanter, il faut pratiquer la mensuration de la façon suivante :

Après avoir disposé les membres inférieurs bien symétriquement par rapport à l'axe du corps, et dans le même degré de rotation, on pose la main, les doigts bien joints, sur la face externe de la cuisse entre le sommet du grand trochanter et le rebord de la crête iliaque. Le petit doigt reste appliqué sur le sommet du grand trochanter, perpendiculairement à l'axe de la cuisse, tandis que l'index va à la recherche de la crête iliaque. On pratique cette manœuvre des deux côtés à la fois à l'aide des deux mains. Lorsqu'il existe d'un côté un raccourcissement, l'angle du médius et de l'index de ce côté est plus aigu, c'est-à-dire plus petit que du côté sain. Fait curieux : ce procédé rapide de mensuration donne toujours la sensation d'une différence plus considérable que ne le démontre la mensuration précise et géométrique.

Il n'y a pas de raccourcissement du membre inférieur.

L'impotence fonctionnelle est modérée.

Le pronostic est favorable.

Traitement. — Il faut maintenir le membre inférieur dans l'immobilité en extension, mais en abduction, de façon à annihiler en partie l'action des muscles pelvi-trochantériens externes.

On emploie le bandage ouaté compressif : après avoir placé le malade en position, on fait un spica comprenant le bassin, la cuisse étant en extension et en abduction. On emploie de l'ouate sur une épaisseur de 4 travers de doigt, que l'on maintient par des bandes de vieille toile.

On recouvre ces tours de toile de circulaires de tarlatane humide, comme pour tout bandage ouaté compressif.

Les fractures de l'épiphyse du grand trochanter et du petit trochanter ont été signalées si rarement que nous ne les décrirons pas.

4° Fracture du col du fémur. — Nous étudierons les *fractures extra-capsulaires; les fractures intra-capsulaires; les fractures mixtes*.

Mais en nous hâtant d'ajouter qu'au point de vue symptômatique cette différenciation ne repose que sur des nuances, le traitement est le même. La division n'est justifiée et nous ne la concevons qu'en raison du pronostic variable de ces cas. Il est favorable pour les extra-capsulaires et les mixtes, sévère pour les intra-capsulaires.

a) **Fractures extra-capsulaires.** — Dans les fractures extra-capsulaires, le trait de fracture part de l'empreinte digitale, et suit les lignes âpres pour aboutir, en déviant souvent, au-dessus ou au-dessous de la base du petit trochanter.

La fracture est presque toujours complète, d'habitude simple, quelquefois comminutive. Le plus souvent, enfin, il y a pénétration de l'extrémité taillée plus ou moins obliquement du fragment supérieur dans la face interne du grand trochanter.

Symptômes. — A l'*inspection*, on constate habituellement du gonflement de la racine de la cuisse, — gonflement en général modéré, qui acquiert son développement vers le quatrième jour et peut persister fort longtemps. Le triangle de Scarpa apparaît rempli et parfois bombé.

Le membre fracturé est en abduction légère, en rotation en dehors, et raccourci habituellement.

Exceptionnellement, il est en rotation en dedans.

Les ecchymoses ne sont pas constantes.

L'hydarthrose du genou est très tardive; on la constate huit à quinze jours après l'accident; elle est légère, mais elle manque rarement.

Palpation : l'exploration présente de grandes difficultés surtout chez les sujets fortement musclés ou obèses. Il n'est pas aisé de constater nettement de la mobilité anormale au niveau de la fracture, en raison de la proximité de l'articulation coxo-fémorale, qui, en sa qualité d'enarthrose, possède des mouvements dans tous les sens.

Pour la percevoir, on applique une main sur l'extrémité inférieure du levier fémoral, l'autre est glissée au-dessous de la cuisse au niveau de la région trochantérienne, en refoulant les tissus pour arriver le plus près possible du fémur. On imprime aux mains des mouvements inverses : l'une appuie sur la face antérieure des condyles, l'autre cherche à soulever l'extrémité supérieure du membre. Parfois on sent que la résistance est moins grande que du côté opposé.

L'aire du triangle de Scarpa est moins dépressible : en exerçant une pression avec 2 ou 3 doigts, on est arrêté beaucoup plus tôt que du côté opposé par une résistance osseuse.

La *crépitation* manque le plus souvent. Pour pratiquer une exploration

inoffensive, on essaie avec beaucoup de ménagements d'imprimer aux
fragments des déplacements d'avant en arrière; on peut procéder à cette
recherche, à l'aide d'une seule main embrassant la région trochantérienne en compas d'épaisseur et se portant le plus près possible de l'axe
du fémur en refoulant les tissus.

Il est aisé aussi de produire des mouvements de rotation en dedans ou
dehors, sans soulever le membre, à l'aide d'une main qui empaume le
pied et les malléoles, tandis que l'autre, disposée en compas dans la
région trochantérienne, cherche à percevoir la crépitation.

La douleur est modérée. En frappant sur le talon, on la réveille assez
souvent au niveau de la racine du membre. Le signe est de peu de valeur.

Déformation : le grand trochanter est porté en dehors, si bien que
la région trochantérienne est plus saillante. La face externe de cette tubérosité est plus éloignée de l'axe du fémur que du côté opposé.

Pour reconnaître ce fait, on place les mains parallèlement à l'axe de
la cuisse sur la face externe des grands trochanters, et l'on sent ainsi nettement que du côté fracturé cette face externe est plus éloignée de l'axe
fémoral que de l'autre, tandis que son sommet paraît un peu plus saillant.

On constate de même par la main en compas, l'augmentation de
volume qu'on attribue à tort, dans la plupart des cas, au grand trochanter
et qui siège réellement sur les faces antérieure et postérieure des régions
intertrochantériennes au niveau des lignes âpres. Cette augmentation de
volume n'est pas fonction de la pénétration du fragment supérieur, mais
de l'infiltration sanguine (voir p. 164). Le défaut de dépressibilité du
triangle de Scarpa commence à 2 travers de doigt du ligament de Fallope.

Le *raccourcissement* n'est pas constant au début, et peut ne se produire que tardivement, quand par exemple la fracture est sous-périostée
et sans pénétration. Ce raccourcissement résulte de la flexion progressive
du col, dont l'axe forme normalement un angle aigu de 47° à 49° avec
l'axe prolongé de la diaphyse. L'angle peut devenir droit et même obtus.

Ce raccourcissement varie de 1 à 5 centimètres et même plus.

L'ascension du grand trochanter est en rapport avec le raccourcissement; pour l'évaluer on emploie le procédé décrit plus haut (p. 167).

Dans certains cas, le diagnostic est d'une difficulté considérable; la
simple contusion peut induire en erreur.

b) **Fractures intra-capsulaires.** — Au point de vue anatomo-pathologique, les fractures intra-capsulaires sont presque toujours complètes,
parfois esquilleuses. Les surfaces dentelées des plans de fracture affectent
des directions éminemment variables. En général, il n'y a pas de pénétration des fragments.

Parfois le trait de fracture siège tout près de la tête. Celle-ci est détachée et subit, dans certains cas, un mouvement de rotation tel que sa face articulaire vient en contact plus ou moins étendu avec la surface de fracture du col sous-jacent. C'est la variété décrite sous le nom de fracture isolée de la tête.

Dans une fracture du col, surtout intra-capsulaire, le raccourcissement peut manquer au début ; l'impotence fonctionnelle peut n'être que relative, en rapport avec le caractère du sujet ; par contre, on rencontre parfois dans la contusion l'augmentation de volume en masse de la région trochantérienne, la rotation externe du membre et l'impotence.

On est quelquefois obligé d'attendre 10 à 15 jours que les muscles et le poids du corps, à la suite d'une marche prudente, aient forcé les fragments à s'incliner l'un sur l'autre et à dévoiler ainsi la fracture.

La radiographie est assurément précieuse, mais avec les procédés actuels, en raison de l'épaisseur des parties molles, de la profondeur du levier osseux, de la quantité du sang épanché, de l'abondance du tissu adipeux, elle ne donne de résultats nets que chez les sujets jeunes ou maigres.

c) **Fractures mixtes.** — Certaines fractures du col fémoral peuvent être à la fois extra et intra-capsulaires.

Dans les fractures mixtes, le plan de fracture est oblique de bas en haut et d'arrière en avant ; il part du niveau de la ligne âpre postérieure pour aboutir à la face antérieure du col, à une distance plus ou moins grande de la tête.

Dans les cas que nous avons observés au cours d'ostéotomies, nous avons relevé un bombement considérable du triangle de Scarpa, dont la paroi était soulevée jusqu'à un travers de doigt au-dessous du pli inguinal. La rotation externe du membre était peu accusée ; il y avait une ascension modérée du grand trochanter, dont la face externe n'était pas plus éloignée de l'axe du membre que celle du côté opposé. L'augmentation du diamètre antéro-postérieur siégeait sur le trajet de l'axe du fémur et non en dehors. A la palpation, on notait une augmentation très accentuée de ce diamètre, sur le trajet de la bissectrice du triangle de Scarpa, et une saillie osseuse très nette près de sa base.

Les mouvements de flexion de la cuisse sur le bassin étaient limités par la saillie que formait l'extrémité supérieure du fragment inférieur qui, dans la flexion, venait buter contre le rebord de la cavité cotyloïde et empêchait le malade de s'asseoir.

Le raccourcissement variait de 3 à 5 centimètres. On notait de la crépitation, de la mobilité anormale dans le sens antéro-postérieur.

Voici maintenant résumés dans un tableau synoptique les symptômes des fractures du col :

FRACTURES INTRA-CAPSULAIRES.	FRACTURES MIXTES.	FRACTURES EXTRA-CAPSULAIRES.
Chute sur le pied ou le genou écarté en dehors, chute sur les fesses.	?	Choc direct sur le grand trochanter.
Gonflement modéré; ecchymose rare, parfois au niveau du pli de l'aine.	Gonflement modéré. Ecchymoses dans la région du pli de l'aine.	Gonflement. Ecchymose rare, sauf si un traumatisme violent a écrasé les tissus sur la face externe du grand trochanter.
Douleur à la pression dans la partie élevée du triangle de Scarpa, immédiatement au-dessous de l'arcade de Fallope. Douleur au niveau du genou fréquente (signe important).	Douleur dans toute l'étendue du triangle de Scarpa selon sa bissectrice.	Douleur modérée à la pression au niveau de la région trochantérienne, plus accusée au milieu du triangle de Scarpa.
Hydarthrose rare et tardive.	Hydarthrose tardive.	Hydarthrose presque constante, apparaissant tardivement entre 8 et 15 jours.
Raccourcissement parfois nul, apparaissant quelques jours ou quelques semaines après; atteint à peine 5 centimètres.	Raccourcissement varie de 3 à 5 centimètres.	Raccourcissement très fréquent, presque constant, quelquefois très faible au début, s'accentue ensuite, variant de 1 à 6 centimètres.
Dépressibilité du triangle de Scarpa très peu diminué, résistance siégeant immédiatement au-dessous du ligament de Fallope.	Le triangle de Scarpa bombe fortement en avant; sa partie la plus saillante est d'un travers de doigt du ligament de Fallope, le malade ne peut s'asseoir.	Dépressibilité du triangle de Scarpa très diminuée.
Le grand trochanter faisant partie du fragment inférieur, est rapproché de la crête iliaque; s'il y a raccourcissement, il est aussi rapproché de l'axe du membre.	Pas d'ascension du grand trochanter, pas d'éloignement de l'axe du fémur.	Le sommet du grand trochanter est rapproché de la crête iliaque et déjeté en dehors; sa face externe est plus éloignée de l'axe du membre que du côté opposé.
Le fémur entre le sommet du grand trochanter et l'interligne articulaire du genou conserve sa longueur normale.	Distance du grand trochanter à l'interligne articulaire du genou, sans modification.	Le fémur n'est pas raccourci si l'on mesure de l'interligne articulaire du genou au sommet du grand trochanter.
Jamais de déplacement ni de mobilité isolés du grand trochanter.	Rarement déplacement du fragment inférieur simulant une luxation iliaque avec rotation interne.	Quand il n'y a pas pénétration on peut obtenir une mobilité d'avant en arrière, quelquefois en haut, rendue malaisée à percevoir par le voisinage de l'articulation coxo-fémorale.
Rotation externe du membre. Le déplacement de l'extrémité supérieure du fragment inférieur peut être assez prononcé pour simuler une luxation de la hanche dans la fosse iliaque externe, avec rotation interne du membre.	Rotation externe légère, attitude de repos.	Rotation externe presque constante; très rarement interne.

Pronostic et traitement. — Le traitement des fractures du col du fémur est le même que celui des autres fractures de ce levier, à cela près qu'on supprime la gouttière dans l'appareil à extension continue. On laisse aux blessés la plus grande liberté compatible avec cet appareil.

Il se compose donc du bandage ouaté compressif qui maintient le pied, la jambe et le quart inférieur de la cuisse, du lacs extenseur en 8, de la poulie et de la cordelette supportant les poids. La position du membre inférieur est celle que nous avons décrite (voir page 142).

La fracture du col du fémur chez les vieillards comporte un pronostic grave, tant au point de vue de l'existence, qu'à celui du rétablissement des fonctions du membre surtout quand on les immobilise.

Chez les enfants, les adolescents et les adultes, le pronostic est généralement bénin; la fracture n'entraîne de troubles fonctionnels sérieux que lorsque le traitement a été insuffisant en qualité ou en durée.

Dans ce dernier cas, des déplacements du col se produisent, limitant les mouvements de l'articulation coxo-fémorale; et, celle-ci, chez les adultes prédisposés, peut devenir le siège d'arthrites sèches, d'altérations osseuses, qui entraînent une claudication permanente et des souffrances plus ou moins intenses.

Chez les vieillards débilités dont les organes ne fonctionnent plus qu'imparfaitement, la moindre modification dans leur manière de vivre, une immobilité relative, même de peu de durée, peuvent produire des troubles considérables dans l'économie et parfois amener la mort. Nous connaissons en effet la susceptibilité des organes respiratoires, circulatoires et urinaires chez les gens âgés.

Aussi le chirurgien traitant doit-il se préoccuper de l'état général plus encore que de l'état local. Une surveillance active s'impose donc, beaucoup plus active dans les premiers quinze jours que dans la suite du traitement; elle doit porter principalement sur les organes prédisposés aux troubles fonctionnels.

Même dans les meilleures conditions de réparation, de consolidation sans raccourcissement appréciable, le membre reprend *lentement, très lentement* ses fonctions.

La claudication, avec ou sans le secours de tuteurs (béquilles, cannes) est permanente; les mouvements de la cuisse restent plus limités qu'avant l'accident.

Maintenus dans un repos relatif pendant deux mois et même davantage, les muscles ne retrouvent plus que partiellement et malaisément les contractions isolées ou synergiques qu'exigent les mouvements variés de l'articulation de la hanche.

Les malades ne peuvent ou n'osent marcher sans tuteurs lorsqu'on leur a permis de se lever; aussi ne les quittent-ils plus, même lorsqu'ils pourraient s'en passer, dans la crainte de faire un faux pas, une nouvelle chute, ou simplement par la force de l'habitude qui joue un si grand rôle dans l'existence des personnes approchant du terme de la vie.

Si tels sont les désordres fonctionnels lorsque la consolidation est régulière et l'attitude du membre normale, on se figure sans peine quels troubles dans la marche et l'existence peuvent déterminer les complications telles que la déviation du membre en dehors, l'atrophie, les raideurs, l'ankylose articulaires, le raccourcissement, et comme résultat de ce raccourcissement la perturbation des muscles désormais inhabiles à mouvoir un levier dont les dimensions sont par trop modifiées.

5° Décollements épiphysaires de l'extrémité supérieure du fémur. — L'épiphyse de la tête fémorale apparaît dans la 2ᵉ année, celle du grand trochanter à 5 ans, celle du petit à 8 ans.

Le col émane du point d'ossification de la diaphyse.

Les trochanters s'unissent au corps de l'os vers l'âge de 16 à 17 ans, et la tête fémorale de 17 à 18 ans.

On ne connaît que quelques cas de disjonction épiphysaire, dans lesquels on a constaté de la douleur, une gêne plus ou moins considérable des mouvements, de la crépitation rauque, et de la rotation de la cuisse en dehors avec raccourcissement.

On a parfois confondu le décollement avec un début de coxalgie. Il nous suffit de signaler la possibilité de cette erreur.

Au point de vue pratique, il est un point intéressant à signaler :

Lorsqu'il y a décollement, le col subit un mouvement d'ascension, son angle augmente, la tête restant en place. Si la consolidation se fait dans cette position, la déformation consécutive constitue ce que l'on a désigné sous le nom de *coxa vara* d'origine traumatique.

FRACTURES DES NOUVEAU-NÉS

La fracture du fémur peut intéresser la partie moyenne; c'est une fracture très rare. Elle est due à l'action directe des doigts, quand on veut faire l'abaissement prophylactique du pied, manœuvre de Pinard, dans la présentation du siège (mode des fesses), et surtout aussi, lors du dégagement de cette extrémité venant première, quand on cherche à libérer le pied trop tôt, avant que le genou ne soit complètement dégagé de l'anneau vulvaire.

Le décollement épiphysaire est plus fréquent, et peut être produit :

1° Par la traction sur le siège décomplété (mode des fesses), avec des lacs sur les plis de l'aine, dans les variétés sacro-postérieures ;

2° Par la traction avec les crochets mousses, toujours dans les positions postérieures.

Traitement. — Songer à maintenir par un appareil la cuisse en extension parfaite sur le bassin chez le nouveau-né est une chimère, puisque cette extension n'est pas réalisable chez eux (Balandin). Elle n'est possible qu'au prix d'une ensellure lombaire considérable.

Le fait résulte, soit de la brièveté du ligament de Bertin, soit d'après d'autres auteurs, d'un défaut de développement en longueur du psoas. Il est d'ailleurs un fait d'observation courante que connaissent bien les accoucheurs (Bonnaire), c'est que lorsque l'enfant commence à marcher, il marche les cuisses fléchies et tombe toujours sur le nez.

Une deuxième condition résulte de la nécessité de ne pas immobiliser complètement les nouveau-nés, qui ont un besoin absolu de mouvements pour leur nutrition.

Les appareils en gutta-percha que nous préconisons répondent à ces desiderata, ils permettent d'assurer la contension de la fracture, sans immobiliser complètement l'enfant.

Appareils en gutta-percha pour les fractures du fémur chez les nouveau-nés. — On prend du lint, dont on entoure complètement la cuisse, en repliant ses extrémités sur lui-même de façon qu'elles débordent d'un travers de doigt en bas l'interligne articulaire du genou, en haut le pli fessier.

On fixe ce lint par quelques tours de tartalane, puis dans une feuille de carton, on taille un patron formant gouttière qui va de l'interligne articulaire du genou, en avant au pli de l'aine, en arrière à un travers de doigt au-dessus du pli fessier.

Les bords de cette gouttière restent distants d'un centimètre. On taille alors sur ce patron l'appareil définitif en gutta-percha qu'on ramollit dans l'eau chaude. La feuille de gutta-percha doit avoir 4 millimètres d'épaisseur en moyenne.

On adapte la gouttière, on la fixe à l'aide de bandes de vieille toile qu'on retire lorsque l'appareil a durci.

Lorsqu'il s'agit d'un décollement épiphysaire supérieur, on pose un appareil analogue, à cette variante près, qu'en haut. l'appareil en gutta-percha remonte en avant jusqu'à l'aine; tandis qu'en arrière, il s'étale comme une palette sur les deux fesses, en embrassant en crochet les deux trochanters et en remontant latéralement jusqu'aux épines iliaques antérieures et supérieures.

CHAPITRE III

JAMBE ET CUISSE

Fractures simultanées de la cuisse et de la jambe. — A la suite de traumatismes violents portant sur le membre inférieur, on rencontre des fractures simultanées de la cuisse et de la jambe.

Il peut y avoir chevauchement considérable de l'un des fragments osseux, au niveau de la cuisse et au niveau de la jambe. Nous appliquons dans ces cas l'extension continue double (jambe et cuisse).

S'il n'existe pas de chevauchement des fragments de la jambe, ou, tout au moins, s'il n'excède pas 2 centimètres, on met un appareil plâtré à la jambe, et l'on applique l'extension continue à la cuisse.

Nous pensons qu'une jambe fracturée munie d'un appareil plâtré ou ouaté compressif peut demeurer pendant plusieurs mois, sans aucun inconvénient, dans une position déclive (45°).

Cette conviction repose sur les faits que nous avons observés dans le traitement, par l'extension continue, des fractures simultanées de la cuisse et de la jambe, celle-ci restant fléchie.

Enfin, s'il existe des fractures multiples portant sur tout le membre inférieur, on pourra être réduit à appliquer l'appareil plâtré complet du membre inférieur.

Voici la description de ces différents appareils :

APPAREIL POUR LE TRAITEMENT PAR L'EXTENSION CONTINUE DE FRACTURES SIMULTANÉES DE LA CUISSE ET DE LA JAMBE

Objets nécessaires : Planche de bois de 1^m,50 sur 10 centimètres de large, deux clous à crochet, deux broches (long clou), appareil à extension continue ordinaire, deux bobines de fil.

On dispose, en regard de l'axe du membre, une planche de 1^m,50 de long sur 10 centimètres de large, que l'on fixe aux barres transversales du lit, en inclinant légèrement en dehors son extrémité supérieure. En bas, cette planche s'engage entre les parties inférieures du cadre du lit et du sommier contre lesquelles on la fixe. A sa partie moyenne, deux clous à crochet s'opposent à son glissement en reposant sur le bord de la barre transversale supérieure (fig. 89).

On applique alors un appareil à extension continue sur la jambe fracturée qu'on place sur le chariot (voir page 117).

Puis on organise la traction de la façon suivante :

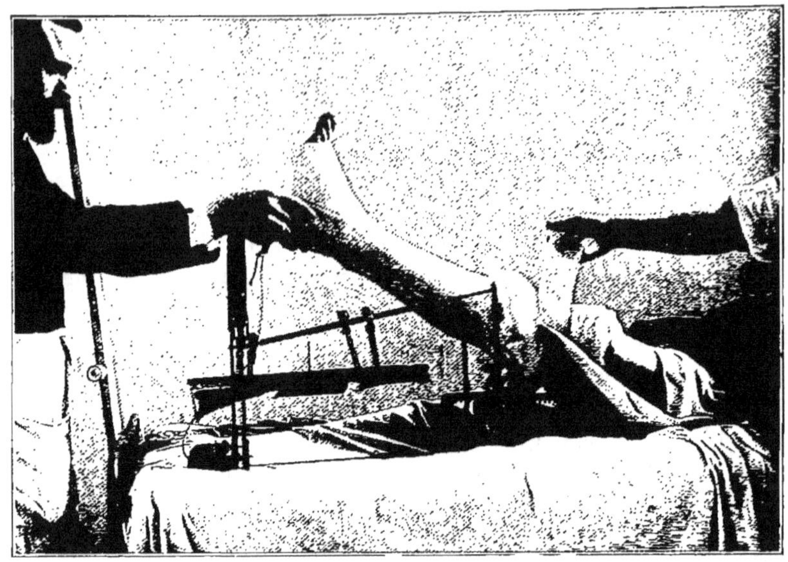

Fig. 89. — Fixation de l'ouate pour le lacs extenseur.

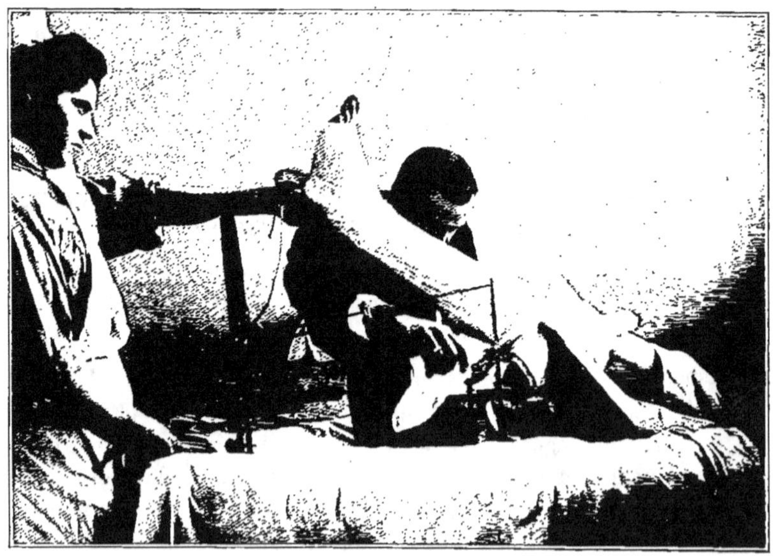

Fig. 90. — Pose du lacs extenseur.

On enfonce sur le bord de la planche une broche (long clou) au point où l'axe de la jambe fictivement prolongé la rencontre. Sur cette broche

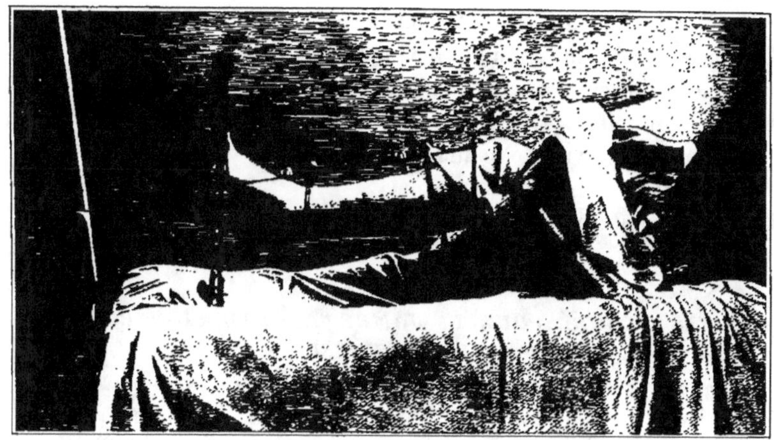

Fig. 91. — Pose des rouleaux de ouate.

on enfile une bobine à fil qui servira de poulie de réflexion à la cordelette de traction pour la jambe (fig. 89).

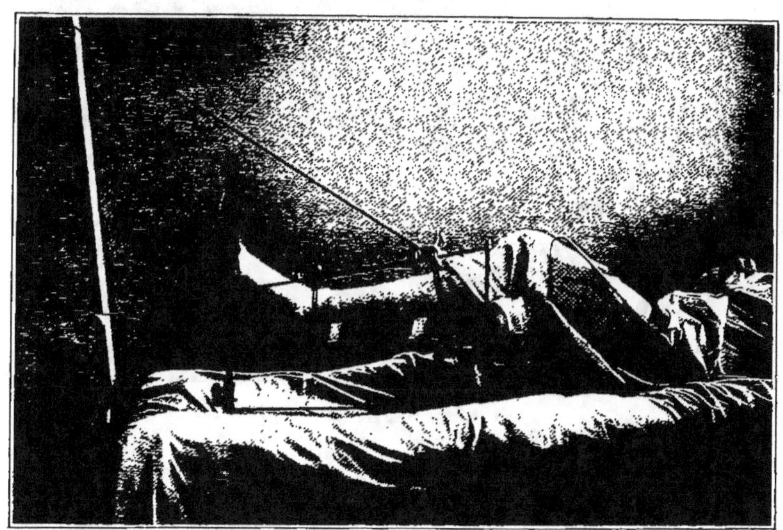

Fig. 92. — L'appareil est posé.

Cela fait, on procède à la pose de l'appareil à extension pour la cuisse.
On enroule autour du genou de l'ouate que l'on fixe (fig. 89) en procédant

comme nous l'avons décrit (voir page 145), on dispose le lacs extenseur
(fig. 90), les rouleaux d'ouate (fig. 91) et l'on termine en bouclant,
comme d'ordinaire, les lacs de la gouttière.

L'appareil placé, on enfonce une deuxième broche sur le bord de la
planche, au point où l'axe de la cuisse fictivement prolongé rencontre la
planche, et sur cette broche on place une deuxième bobine (fig. 92).

Cette dernière servira de poulie de réflexion à la cordelette de traction
pour la cuisse.

L'appareil se présente alors sous l'aspect représenté figure 92.

APPAREILS, PLÂTRÉ POUR LA JAMBE, A EXTENSION CONTINUE POUR LA CUISSE

Objets nécessaires à la confection d'un appareil plâtré ordinaire (voir page 85)
et à celle d'un appareil à extension continue pour la cuisse (voir page 142).

Après avoir préparé le matelas (voir p. 145, fig. 75), on recouvre la
jambe d'un cylindre de lint, entourant le pied comme d'ordinaire (voir

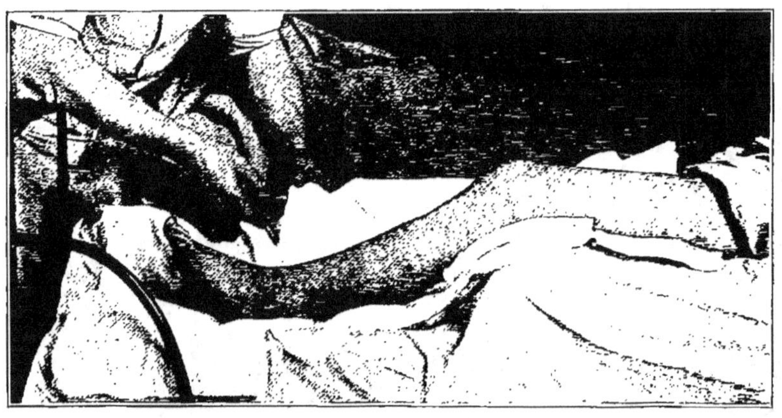

Fig. 93. — Pose du lint.

p. 86, fig. 51, 52) et remontant jusqu'à la limite supérieure du quart
inférieur de la cuisse.

Il faut disposer sur ce lint, au-dessous du creux poplité, un autre morceau de 4 épaisseurs, allant du bord supérieur du mollet à 4 travers de
doigt au-dessus de l'interligne articulaire du genou (fig. 93).

Ce tampon de lint a pour but d'assurer la circulation dans le membre
inférieur, en empêchant la compression des vaisseaux poplités.

A l'aide d'une bande de tarlatane humide on le maintient, mais on arrête l'enroulement lorsqu'on est arrivé à un travers de main au-dessous du pli du genou.

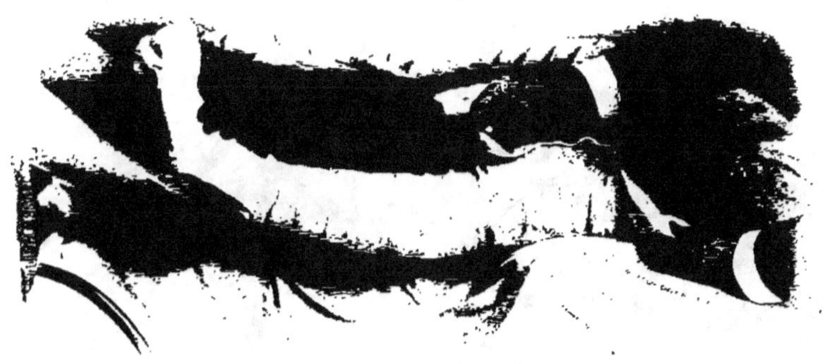

Fig. 94. — Le lint est replié sur l'ouate entourant le genou.

Alors, on prend un rouleau d'ouate que l'on enroule autour du genou jusqu'à un travers de main au-dessus de la rotule.

Cela fait, on replie sur cette ouate le lint qui la déborde à la partie

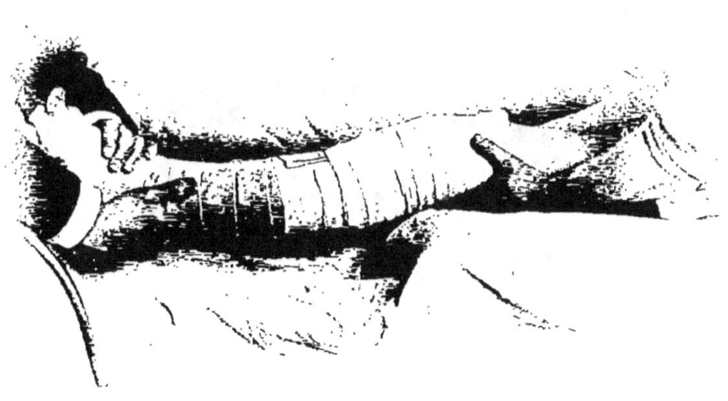

Fig. 95. — Flexion de la jambe.

supérieure de la cuisse (fig. 94), et l'on termine l'enroulement de la bande de tarlatane humide qui maintient le lint.

On procède ensuite aux mesures de l'appareil plâtré pour la jambe, composé, comme d'ordinaire, d'une attelle postérieure, d'un étrier et d'une embrasse.

Toutefois, l'attelle postérieure doit remonter jusqu'à un travers de main au-dessus du pli du jarret.

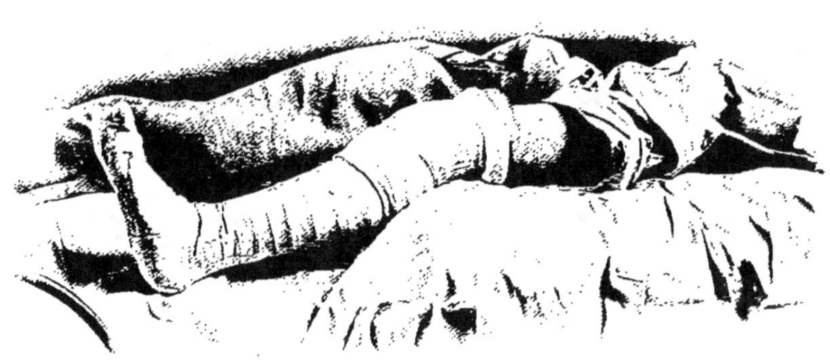

Fig. 96. — Aspect de l'appareil plâtré sur la jambe en flexion.

Les mesures prises, on pose l'appareil.

Lorsque la bande est bien enroulée, il faut alors, avant que le plâtre ne soit sec, placer le membre dans la position qu'il doit occuper.

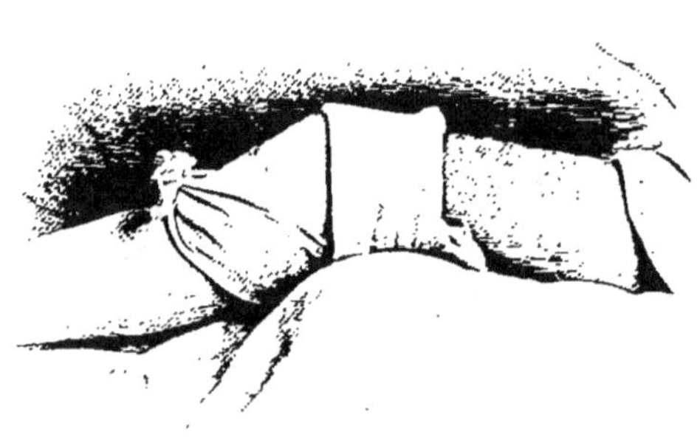

Fig. 97. — Pose du lacs extenseur ordinaire, l'attelle plâtrée postérieure remonte à un travers de main au-dessus de l'articulation.

Pendant que l'aide maintient la cuisse et la partie inférieure du fémur, avec ses mains et ses avant-bras, on abaisse graduellement la jambe en la fléchissant jusqu'à ce qu'elle repose sur la partie du lit dématelassée (fig. 95).

Quand le plâtre est sec, on enlève les bandes de toile qui moulaient l'appareil. Le membre inférieur se présente alors sous l'aspect précédent (fig. 96).

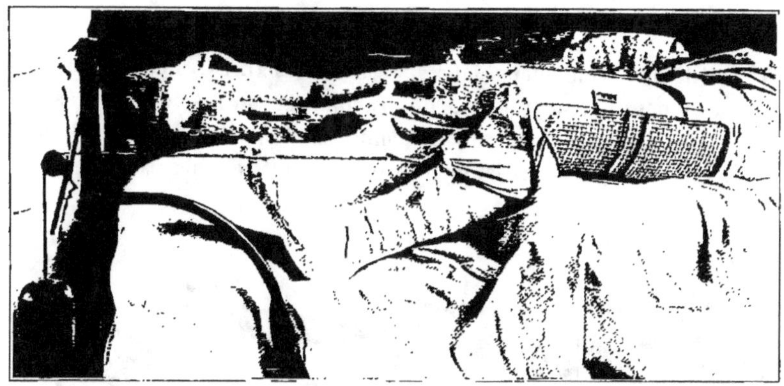

Fig. 98. — Appareils plâtrés pour la jambe, à extension continue pour la cuisse.

On place le lacs extenseur sur les condyles du fémur comme d'ordinaire (fig. 97), et l'on glisse sous la cuisse la gouttière métallique gar-

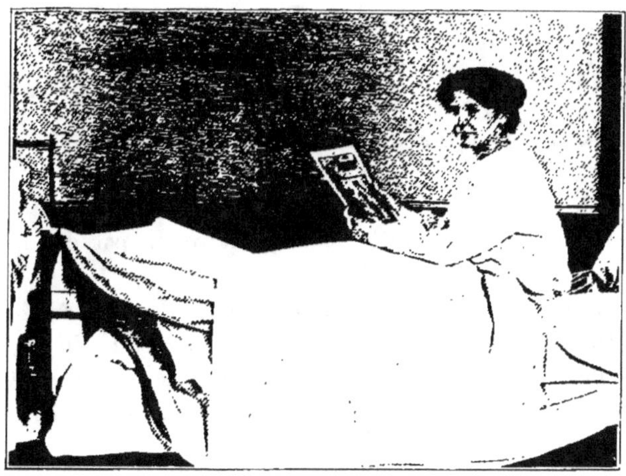

Fig. 99. — Le sujet peut s'asseoir dans son lit.

nie d'ouate en procédant comme pour une fracture simple du fémur (fig. 98).

Le malade peut s'asseoir dans son lit (fig. 99).

APPAREIL PLÂTRÉ POUR TOUT LE MEMBRE INFÉRIEUR

Objets nécessaires : Lint, bandes de tarlatane, bandes de Sayre (éléments d'un appareil plâtré ordinaire, voir page 85).

Très utile non seulement dans le cas de fractures, mais après les ostéotomies pour genu valgum ou varum et autres difformités du membre inférieur, cet appareil se compose d'un étrier, dont le chef interne, bifide, forme deux languettes embrassant les faces antérieure et

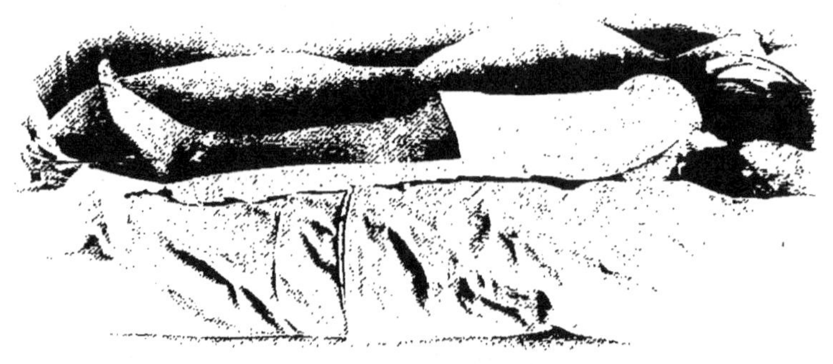

Fig. 100. — Pose du lint.

Dans toute cette série de poses, le pied était à angle droit sur la jambe ; s'il ne paraît pas ainsi sur nos épreuves, c'est par un effet de perspective dû à la position de l'objectif photographique imposée par l'exiguïté de la salle où nous opérions.

postérieure de la cuisse et dont les côtés sont réunis par des bandes de Sayre.

On recouvre la jambe et la cuisse d'un cylindre de lint dont les extrémités sont repliées sur une étendue de 5 centimètres. Le lint doit partir de la racine des orteils et remonter en avant et en arrière à deux travers de doigt au-dessus du pli de l'aine et du pli fessier ; en dehors, jusqu'à la crête iliaque.

Si la cuisse est volumineuse, la pièce de lint d'usage courant est insuffisante comme largeur. On en met alors un second morceau à la face antérieure de la cuisse ; tous deux sont imbriqués soigneusement (fig. 100).

On taille le lint au niveau du pied comme à l'ordinaire (voir p. 86, fig. 51, 52). Au fur et à mesure qu'on l'applique, soigneusement, sur le membre inférieur, on le fixe à l'aide d'une bande de tarlatane humide (fig. 101).

Cela fait, on prend les mesures suivantes :

1° Avec un mètre-ruban, on note la longueur obtenue en le faisant

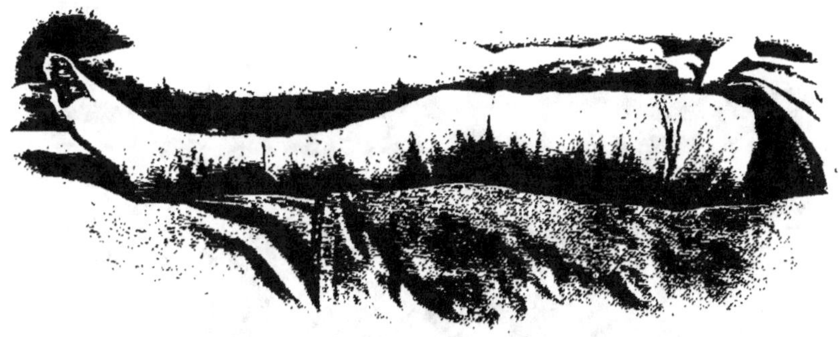

Fig. 101. — Fixation du lint.

partir de la crête iliaque, contourner la face plantaire du pied et remonter jusqu'à l'aine, puis on ajoute 50 centimètres.

2° On mesure la circonférence du membre au niveau ; *a*) des mal-

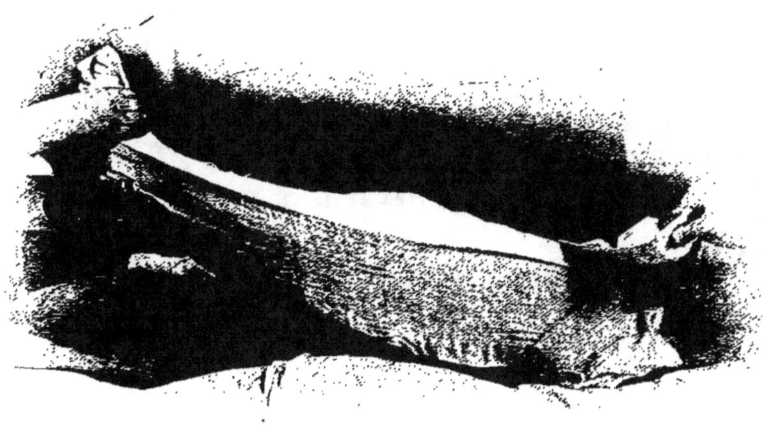

Fig. 102. — Pose de l'étrier, croisement des languettes du chef bifide interne.

léoles ; *b*) du mollet ; *c*) des condyles fémoraux ; *d*) de la partie supérieure de la cuisse.

On taille alors l'étrier composé de 18 épaisseurs de tarlatane. Il faut qu'il ait une longueur égale à la distance mesurée du pli de l'aine à la crête iliaque plus 50 centimètres, et une largeur égale au tiers de la circonférence du membre à l'endroit où l'on doit l'appliquer. On prend donc le tiers des quatre circonférences, et les chiffres ainsi obtenus sont

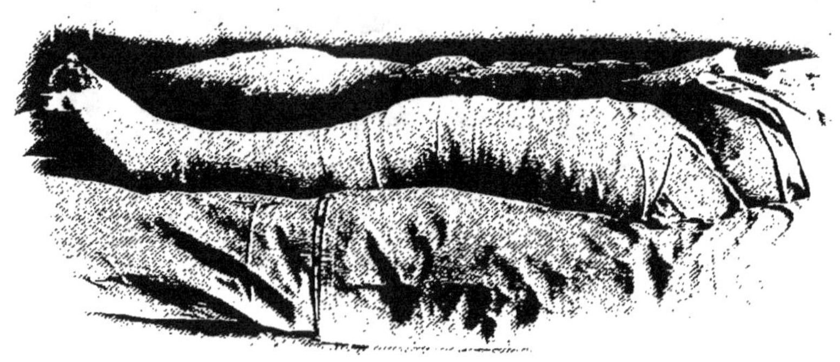

Fig. 103. — Fixation de l'étrier par des bandes de tarlatane humide.

reportés sur l'étrier à des distances respectivement correspondantes à celles des régions mesurées sur le membre.

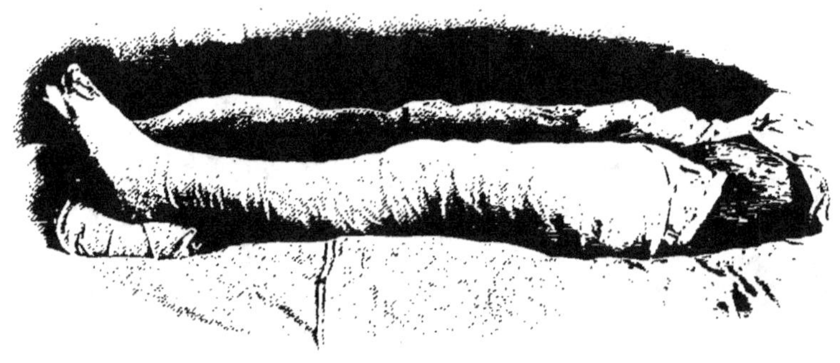

Fig. 104. — Appareil plâtré pour tout le membre inférieur.

On fend alors par le milieu le chef interne de l'étrier sur une étendue de 50 centimètres.

Le bâti de fil terminé, on trempe l'attelle dans la bouillie plâtrée. Le membre étant maintenu dans la rectitude absolue, le pied à angle droit, on place l'étrier comme à l'ordinaire et l'on ramène les languettes du chef bifide interne sur la partie supérieure du chef externe (fig. 102).

Si l'on a des aides en nombre suffisant, on peut immédiatement procéder à la pose des bandes de Sayre ; sinon, il est préférable de bien assurer tout d'abord l'adaptation de l'étrier avec une bande de tarlatane humide (fig. 103).

On applique ensuite les bandes de Sayre, puis on maintient la correction du membre pendant leur dessiccation, enfin on saupoudre d'amidon.

L'appareil se présente alors sous l'aspect représenté figure 104.

Il doit rester en place un mois et demi.

CHAPITRE IV

AVANT-BRAS

—

I. FRACTURES DU RADIUS

A. FRACTURES DE L'EXTRÉMITÉ INFÉRIEURE DU RADIUS

1° **Fractures de l'apophyse styloïde du radius.** — Elles résultent le plus souvent d'un mouvement forcé d'adduction. Le trait de fracture est transversal ou légèrement oblique, il siège au-dessous de la face articulaire du radius.

Symptômes. — A l'*inspection*, on note du gonflement local résultant d'une infiltration séro-sanguine.

A la *palpation*, on trouve de la mobilité anormale ; pour la percevoir on saisit le sommet entre le pouce et l'index et l'on imprime à l'apophyse des mouvements d'avant en arrière. Parfois ces mouvements sont possibles dans le sens transversal.

Si le gonflement est très limité, on peut sentir un écartement au niveau du trait de fracture. La crépitation est très rare.

L'impotence fonctionnelle est relative. Les mouvements de flexion et d'extension sont arrêtés, un peu douloureux, les mouvements de latéralité difficiles, limités par la douleur.

Le **diagnostic** doit différencier cette fracture de l'entorse accompagnée d'un arrachement des points d'implantation du ligament latéral externe de l'articulation radio-carpienne. Dans l'entorse la douleur est plus diffuse, il n'y a pas de mobilité anormale de l'apophyse.

Ce diagnostic pourra être précisé par la radiographie.

Le **pronostic** de cette fracture est bénin, s'il n'existe pas de troubles déterminés par la déchirure de la synoviale et des épanchements intra-articulaires.

Le **traitement** comporte l'immobilisation, la main inclinée du côté radial. En cas de gonflement considérable, on applique d'abord un bandage ouaté compressif qu'on laissera en place 4 à 5 jours.

Bandage ouaté compressif. —— On enveloppe la main, en laissant le pouce et les doigts libres, d'une couche d'ouate de deux travers de doigt d'épaisseur, remontant jusqu'au milieu de l'avant-bras. Puis on fixe cette ouate à l'aide de bandes de toile de 5 centimètres de largeur.

Il faut alors placer, et maintenir la main, en bonne position. On prend une attelle coudée en crosse, en bois ou en carton; la concavité correspondra à l'éminence thénar; la convexité au bord cubital de la main.

Cette attelle a pour longueur la distance du pli palmaire au milieu de l'avant-bras fléchi à angle aigu.

On la maintient appliquée par des tours de tarlatane humide.

Ce bandage ouaté compressif peut être définitif, si l'on trouve les fragments en bonne position, quand on examine la fracture au bout de 10 jours; sinon il convient d'appliquer l'appareil plâtré que voici.

APPAREIL PLÂTRÉ POUR LES FRACTURES DE L'EXTRÉMITÉ INFÉRIEURE DU RADIUS

Matières nécessaires : Une pièce de lint, une bande de tarlatane humide, une pièce de tarlatane, du plâtre, deux bandes de vieille toile.

On coupe un carré de lint, allant du pli du coude, et de l'olécrâne, à

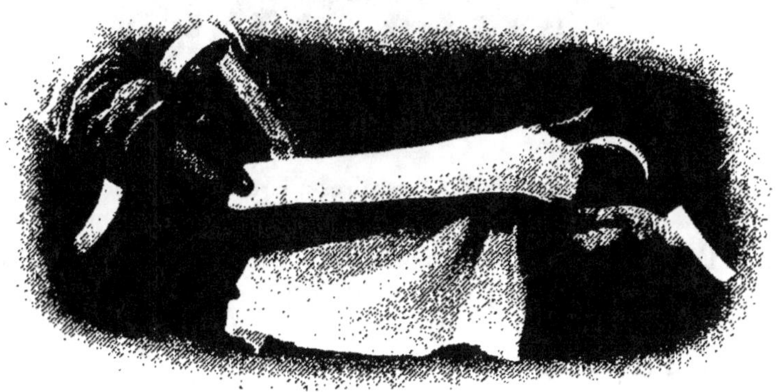

Fig. 105. — Pose du lint.

l'extrémité inférieure des métacarpiens. Ses extrémités sont doublées sur une étendue de 2 centimètres (fig. 105).

On pratique dans le lint un orifice tailladé, pour le passage du pouce.

On ajuste soigneusement ce lint sur le bras en l'adaptant à coups de ciseaux (fig. 106), puis on le fixe avec une bande de tarlatane humide.

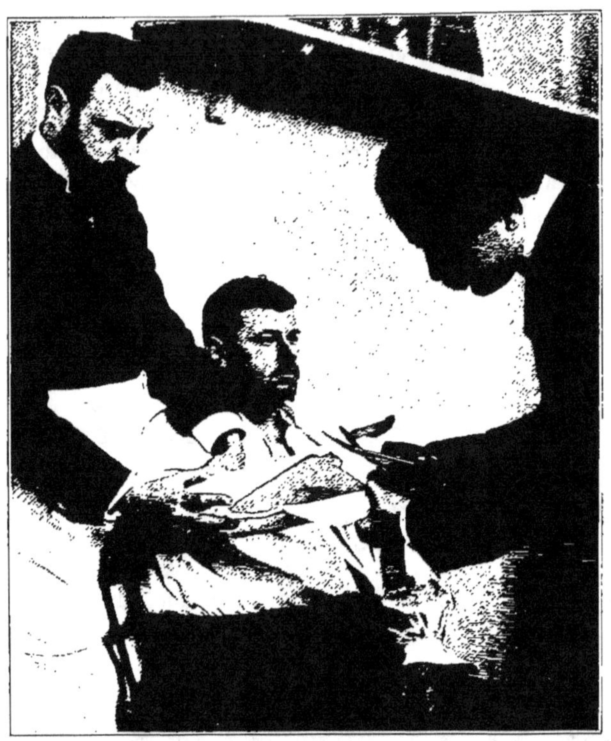

Fig. 106. — Ajustage du lint.

Cela fait on prend les mesures nécessaires à la confection de l'appareil plâtré.

On note la distance du pli du coude au pli palmaire et les circonférences de l'avant-bras mesurées à son extrémité supérieure et au niveau du poignet.

On prépare 12 épaisseurs de tarlatane.

On donne comme longueur à l'appareil la longueur mesurée ; comme largeur, à l'une des extrémités, la circonférence de l'avant-bras au pli du coude ; à l'autre, la circonférence au niveau du poignet, plus 5 centimètres.

Cela fait, sur la ligne médiane de l'appareil ainsi délimité, dans le sens

de la longueur, à 2 centimètres de la petite base, on pratique avec
les ciseaux un orifice de 4 cen-
timètres de long sur 5 centimètres de large, et on tail-
lade les bords de cet orifice
(fig. 107).

On fait le bâti de l'appareil
au fil, et on arrondit les angles
de sa petite base.

Puis on plonge l'appareil
dans la bouillie plâtrée. Pendant qu'un aide fait la contre-
extension, l'avant-bras étant
placé à angle droit sur le bras
et en pronation, et qu'un autre maintient bien la main en flexion et

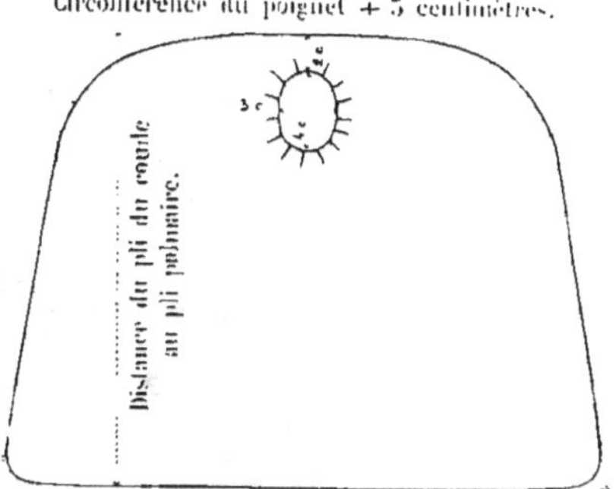

Fig. 107. — Taille de l'attelle.

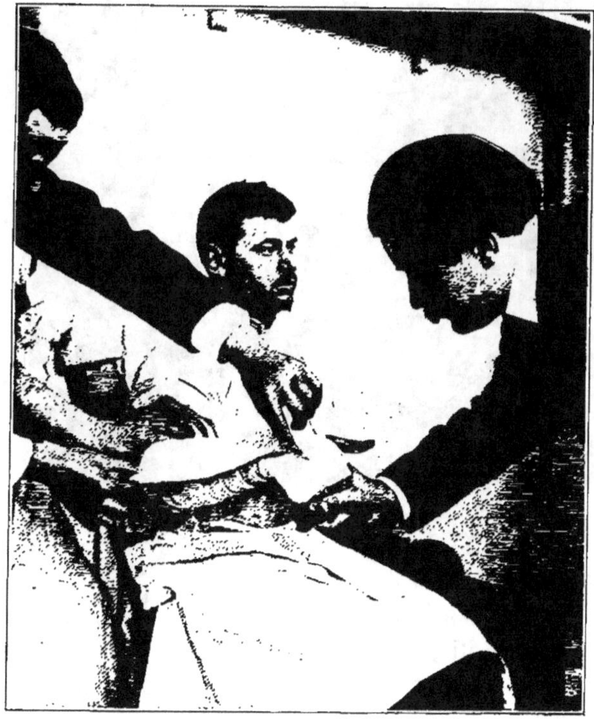

Fig. 108. — Pose de l'appareil plâtré.

abduction, on pose l'appareil (fig. 108) que l'on fixe par des bandes de vieille toile. Une fois les bandes enroulées on continue à maintenir la traction de correction.

Il faut tirer sur la main fortement, la fléchir sur la région anté-rieure de l'avant-bras, et l'incliner vers son bord cubital.

Si l'on n'a pas d'aides, on peut obtenir et maintenir la correction jusqu'à dessiccation, en plaçant la main du patient comme l'indique la fig. 109.

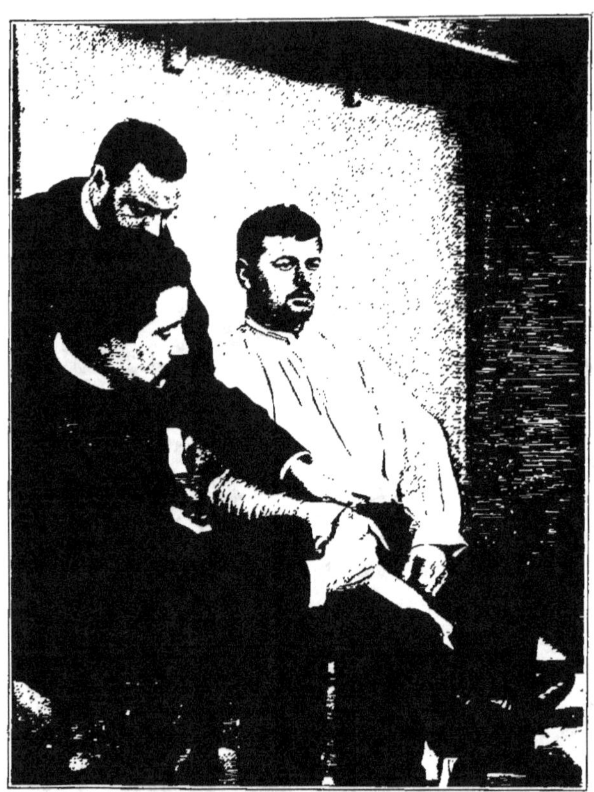

Fig. 109. — Maintien de la réduction jusqu'à dessiccation.

Mais, précaution utile, avant de commencer la pose de l'appareil, il faut avoir réglé la hauteur des sièges respectifs du blessé et de l'opéra-teur et contrôlé la position qu'ils doivent occuper.

Lorsque l'appareil est sec, on déroule les bandes de toile et on le sau-poudre d'amidon.

Il se présente sous les aspects suivants (fig. 110 et 111).

Le blessé doit se servir de son membre et de sa main d'une façon courante.

Il portera une écharpe dans laquelle il reposera son bras de temps à autre. On enlèvera l'appareil au bout de 20 jours en moyenne.

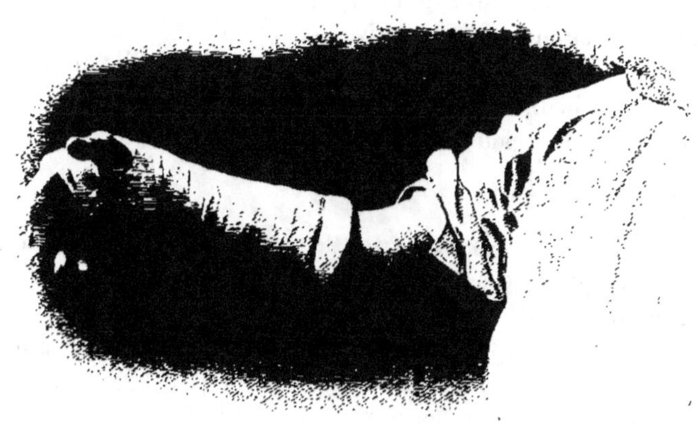

Fig. 110. — Appareil terminé.

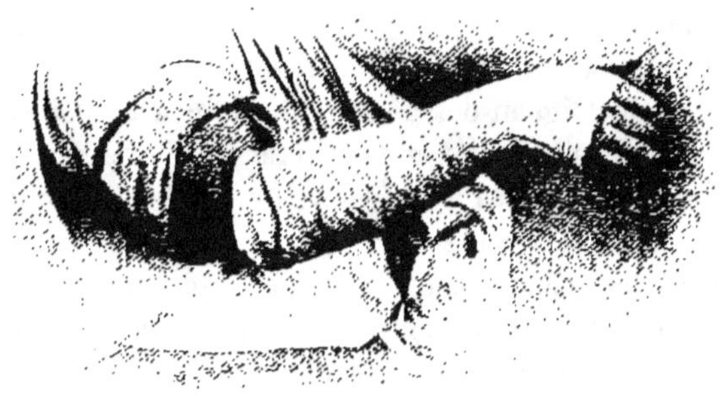

Fig. 111. — Appareil terminé vu de dos.

2° **Fracture verticale de l'extrémité inférieure du radius.** — Elle résulte le plus souvent d'une torsion. Le trait de fracture est vertical ; il part de l'angle articulaire de la base de l'apophyse, et remonte jusqu'à l'endroit où le diamètre transversal du radius commence à diminuer.

Symptômes. — A l'*inspection*, on constate un gonflement modéré.

A la *palpation* ; on peut obtenir de la mobilité anormale dans le sens antéro-postérieur.

En plaçant le pouce sur le sommet de l'apophyse et en appuyant, on peut faire fléchir ce sommet vers les os du carpe, par une sorte de mouvement de bascule. La douleur s'étend vers le bord externe du radius à deux ou trois travers de doigt au-dessus de l'apophyse.

L'impotence fonctionnelle est relative, comme dans le cas précédent.

Pour poser le **diagnostic** précis, c'est à la radiographie qu'il faut recourir.

Le **pronostic** est bénin.

Traitement : comme pour la fracture précédente, on laissera l'appareil plâtré en place pendant 20 jours.

3° Fracture transversale de l'extrémité inférieure du radius. — Le type de ces fractures est le décollement épiphysaire de l'adolescent et de l'enfant.

Le noyau osseux de l'épiphyse fertile du radius apparaît vers la fin de la deuxième année et s'unit à la diaphyse vers l'âge de 22 ans. La surface conjugale de l'épiphyse est légèrement concave. La ligne dia-épiphysaire est distante en moyenne de 7 à 8 millimètres de la surface articulaire. La lésion s'observe surtout après l'âge de 10 ans. On devra donc toujours penser à un décollement épiphysaire, lorsqu'un blessé qui présente les signes de la fracture de l'extrémité inférieure du radius n'a pas atteint 22 ans.

Résultant le plus souvent d'un arrachement, elle se tient en général à moins d'un travers de doigt au-dessus de l'interligne articulaire. Le plan de fracture intéresse le plus souvent toute l'épaisseur de l'extrémité inférieure.

Symptômes. — A l'*inspection*, on relève un gonflement modéré et à la *palpation* on constate des voussures allongées au niveau des gaines tendineuses et dues à des épanchements dans leur intérieur.

Il peut exister de la mobilité anormale, difficile parfois à rapporter à son siège précis; car on est près de l'articulation. On l'obtient en saisissant solidement entre le pouce, l'index et le médius d'une main les faces antérieure et postérieure du fragment inférieur, et de l'autre main l'extrémité inférieure du fragment supérieur. On fait exécuter aux mains des mouvements contraires dans le sens transversal. Le voisinage de l'articulation rend la manœuvre délicate. La douleur locale est nette. La crépitation rare. La déformation est assez accusée : il y a augmentation du diamètre antéro-postérieur de l'os, augmentation que l'on constate par comparaison avec le côté opposé.

L'impotence fonctionnelle est relative. Les mouvements sont très limités dans l'extension et surtout dans la flexion.

La fracture s'accompagne souvent de lésions simultanées de l'extrémité inférieure du cubitus.

Le **diagnostic** est difficile, car la luxation, très rare, peut prêter à confusion ; la radiographie des deux poignets donne la clef du diagnostic.

Le **pronostic** est bénin à condition de laisser la liberté aux doigts et de conseiller aux malades de les remuer une fois l'appareil en place.

Traitement. — Bandage ouaté compressif appliqué sous traction manuelle. Plus tard, appareil plâtré (page 187).

4° Fractures variées de l'extrémité inférieure du radius. — Ces fractures résultent de chutes : 1° sur la paume de la main ; 2° sur sa face dorsale ; 3° d'un renversement exagéré de la main sur la face postérieure de l'avant-bras ; 4° d'un écrasement de cause directe.

Le cubitus et le radius, qui composent le squelette de l'avant-bras, représentent l'un et l'autre une pyramide tronquée à base quadrangulaire, à sommet cylindrique, chacune disposée en sens contraire, le sommet de l'une correspondant à la base de l'autre. Le levier conjugué (formé par ces deux os) a une résistance à peu près égale sur toute sa longueur. La faiblesse relative du radius au niveau de sa courbure étant corrigée par l'insertion des faisceaux médians du ligament interosseux au cubitus, ce dernier devient un tuteur, un point d'appui pour le premier. Le cubitus seul reçoit (dans une chute sur le poignet) la force d'impulsion transmise par l'humérus ; le radius seul, la force de résistance communiquée par le condyle carpien. Dans les 2 premiers cas (chutes sur la paume de la main ou sur la face dorsale), le mécanisme serait, selon nous, le suivant : la puissance transmise par l'humérus au cubitus est représentée par une partie du poids du tronc, multipliée par sa vitesse. Étant dirigée de haut en bas et d'arrière en avant, elle portera le radius vers la face antérieure de l'avant-bras, c'est-à-dire vers le sol, par l'intermédiaire du ligament interosseux (la cupule radiale, dans l'extension, n'étant pas en contact avec le condyle huméral). Comme nous l'avons dit, le radius satellite du cubitus est intimement rattaché à lui par le puissant ligament interosseux qui ne se rompt jamais.

La résistance transmise par les os du carpe à l'extrémité inférieure spongieuse du radius, imprimera à ce dernier une déviation en sens contraire, c'est-à-dire vers la face postérieure de l'avant-bras. La rupture se fera aux points de rencontre de la puissance et de la résistance des forces contraires, à leur point de convergence, c'est-à-dire sur la partie de son segment inférieur comprise entre les fibres les plus basses du ligament inter-osseux et l'interligne radio-carpien : segment de 3 à 4 centimètres de long.

Dans le 5e cas (renversement de la main en arrière) la fracture résulte d'un arrachement par le ligament radio-carpien antérieur.

Chaque fragment prend la direction de la résultante des forces auxquelles il est soumis.

Habituellement, l'extrémité inférieure du fragment supérieur fait une saillie en avant et en bas. Comme il y a presque toujours pénétration, c'est la partie postérieure de ce fragment supérieur qui pénètre dans l'inférieur : celui-ci affecte une direction générale oblique d'avant en arrière en entrainant la main dans son déplacement.

L'axe de la main reste parallèle à celui de l'avant-bras ou s'incline obliquement en dehors.

Le fragment inférieur subit de plus un mouvement de bascule autour de l'axe antéro-postérieur, passant au niveau du siège de la fracture, de telle façon que l'apophyse styloïde remonte vers le corps de l'os.

On peut voir cependant une déviation des fragments en sens contraire, la saillie du fragment inférieur en avant, avec pénétration de ce fragment par la partie antérieure de la diaphyse du fragment supérieur.

Il y a donc télescopage, c'est-à-dire pénétration du fragment supérieur dans l'inférieur (fig. 112, ₂), avec ou sans détachement de lamelles osseuses de l'extrémité inférieure du radius (fig. 112, ₃). Parfois la fracture est comminutive par éclatement du plateau radial.

En même temps que la fracture radiale, on constate habituellement une fracture de l'apophyse styloïde du cubitus (fig. 119), la radiographie nous a montré assez fréquemment des lésions des os du carpe (fractures; luxations).

Les fractures de l'extrémité inférieure avec des fissures verticales sont rares (fig. 119, ₉).

Symptômes. — A l'*inspection*, le poignet apparaît déformé, en dos de fourchette. Il y a du gonflement, de l'œdème avec infiltration sanguine non seulement locale, mais le long des gaines tendineuses périarticulaires. Le gonflement porte fréquemment sur le dos de la main et des doigts. Le pli radio-carpien est très accentué, souvent remonté.

On constate de l'inclinaison de la main vers le bord radial, tenant à la pénétration ou au chevauchement des fragments, au tassement de la partie externe de la face articulaire radiale, contre laquelle restent appliqués les os du carpe; il en résulte une saillie anormale plus ou moins accusée de l'apophyse styloïde du cubitus.

A la *palpation*, on obtient souvent de la fluctuation au niveau de gaines tendineuses de la face dorsale du poignet.

On constate, par comparaison avec le côté sain, une augmentation nette du diamètre antéro-postérieur au niveau du foyer de la fracture.

Il y a changement de direction de la ligne bistyloïdienne, normalement inclinée de dedans en dehors et de haut en bas. L'apophyse styloïde du radius, qui normalement est plus basse que la cubitale, est remontée.

Pour reconnaître le fait, on met la main du sujet dans la rectitude, face palmaire en dessous; puis on applique l'ongle de chaque index au niveau de la pointe des deux apophyses styloïdes. On constate alors, en cas de fracture, que la ligne bistyloïdienne, qui joint l'extrémité des deux index, est, ou moins oblique que celle du membre sain, ou transversale, ou oblique en sens contraire; la comparaison doit toujours être faite avec le côté sain.

La crépitation est rare, car il y a presque toujours engrènement des

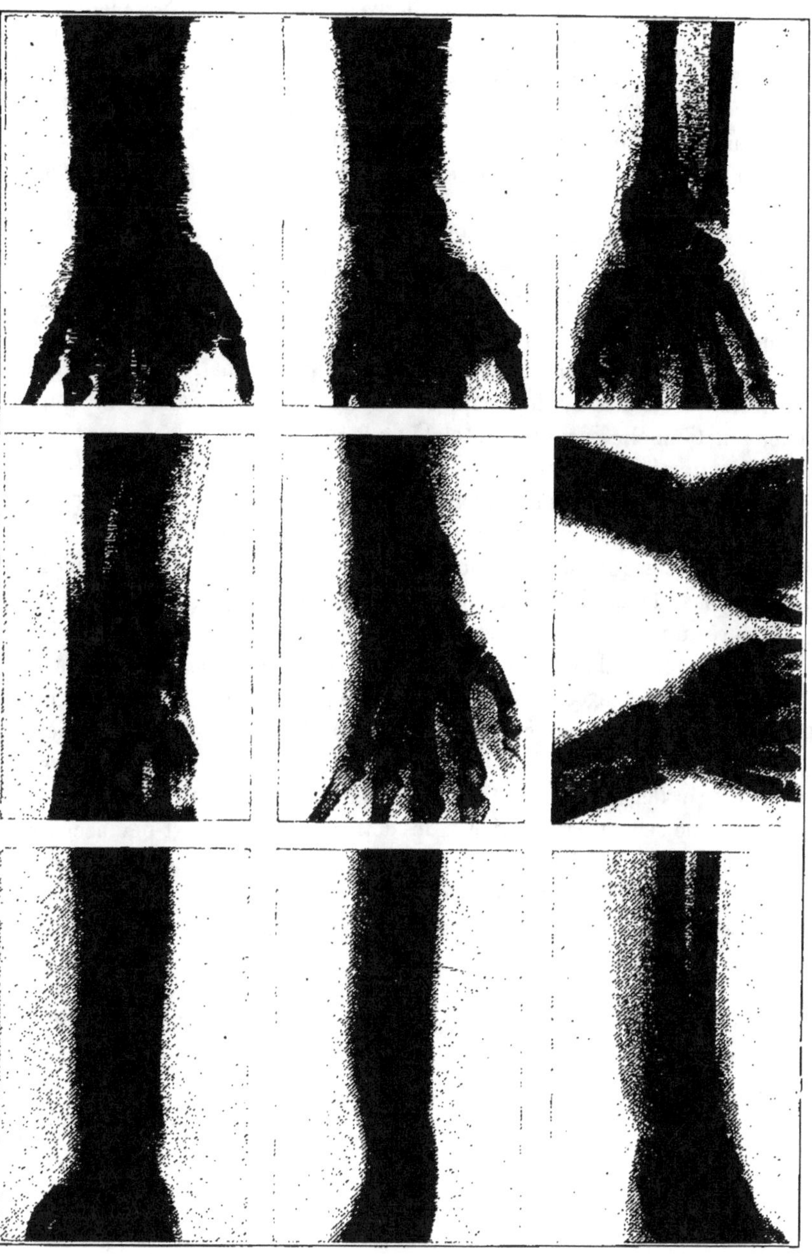

FIG. 112. — Fractures de l'extrémité inférieure du radius.

fragments. Pour la percevoir, on saisit, avec une certaine force, l'extrémité inférieure du radius entre le pouce placé sur la face dorsale et les autres doigts sur la face palmaire, tandis qu'avec l'autre main, symétriquement disposée à quelques centimètres au-dessus de l'interligne radio-carpien, on essaie d'imprimer au radius des mouvements d'arrière en avant.

Si la manœuvre échoue, on reporte un peu plus haut la main supérieure, et on la recommence 3 ou 4 fois.

La douleur est vive au niveau du trait de fracture.

On peut, lorsque le gonflement a disparu en partie, sentir la saillie d'un des fragments, et parfois, sur cette saillie, les tendons soulevés, tendus comme des cordes sur un chevalet.

La gêne des mouvements de pronation et de supination existe. Il est impossible d'étendre ou de fléchir complètement les doigts, d'où impotence fonctionnelle partielle ou totale de la main.

Le diagnostic est en général facile.

Dans l'entorse, la voussure carpienne existe, la douleur est moins accusée, les mouvements peu douloureux, l'impotence fonctionnelle de la main moins complète que dans la fracture : mais il n'y a pas de déformation osseuse, pas de modification de direction dans la ligne bistyloïdienne ; enfin après un massage de quelques minutes qui aura dégagé la région, on ne constate pas d'augmentation du diamètre antéro-postérieur des os.

La luxation est excessivement rare. Lorsqu'elle existe, la face articulaire de la première rangée des os du carpe fait une saillie en arrière. Au niveau de l'interligne, on constate donc une voussure arrondie, sur laquelle se réfléchissent les tendons extenseurs ; le gonflement est peu notable, il ne se voit pas au niveau des doigts ; la douleur est peu accusée ; on ne relève pas d'infiltration séreuse ou séro-sanguine comme dans la fracture ; les mouvements sont assez libres, mais sans force. Il y a enfin une mobilité transversale des os du carpe, qui n'existe pas dans la fracture.

La réduction est facile.

La luxation isolée des os du carpe se reconnaît assez aisément. à l'*inspection*, par un gonflement local très limité ; à la *palpation*, par une résistance osseuse superficielle dans une étendue restreinte, en rapport avec la surface postérieure de l'os lésé, et toujours en dessous de l'interligne articulaire.

La fracture d'un os du carpe peut être décelée par la localisation de la douleur, et souvent par une saillie anormale correspondant à l'os brisé.

La radiographie donnera la clef du diagnostic. et fera souvent découvrir des lésions du carpe, qu'il faut rechercher avec soin sur les épreuves.

Enfin, il est une cause d'erreur, qui peut paraître singulière au premier abord, mais qui n'est pas très rare, en raison de la fréquence relative des solutions de continuité; c'est l'existence d'une ancienne fracture. En présence d'un traumatisme et du déplacement de l'apophyse styloïde radiale, on peut méconnaître la contusion simple sur un os fracturé antérieurement, et porter un diagnostic erroné de solution de continuité récente.

Le **pronostic** dépend de la bonne application de l'appareil. Il importe de savoir que, dans les cas où la fracture a été mal réduite, on voit parfois des troubles consécutifs, des phénomènes de névrite dans la zone du médian; de l'atrophie des muscles thénar, de l'impotence fonctionnelle de la main.

Il peut se produire de l'ankylose des tendons dans leurs gaines lorsque le massage n'aura pas été fait à temps; les mouvements resteront alors limités pendant fort longtemps. Des troubles articulaires sont suceptibles d'apparaître enfin chez les arthritiques, même si la fracture a été bien traitée.

B. FRACTURES DU TIERS MOYEN DU RADIUS

Fractures de la diaphyse radiale. — Ces fractures résultent habituellement de traumatismes directs. Le plan de fracture est, le plus souvent, légèrement oblique et hérissé d'aspérités; il peut siéger à l'union du tiers moyen et du tiers inférieur (fig. 112, 7), au tiers moyen proprement dit (fig. 113, 4), enfin à l'union du tiers moyen et du tiers supérieur. Lorsque le trait de fracture passe au-dessus de l'insertion du rond pronateur, les fragments prennent théoriquement la position suivante : le supérieur se porte en rotation en dehors et en avant par action du biceps, l'inférieur en dedans et en avant sous l'influence du rond pronateur. Si le trait de fracture passe au-dessous de leurs insertions, le fragment supérieur est porté en avant, l'inférieur bascule en dehors.

En réalité on peut voir, par l'action même de la cause de la fracture, des déviations dans tous les sens.

Symptômes. — A l'*inspection*, on constate un gonflement étendu suivant l'axe du membre. L'ecchymose est assez rare, les phlyctènes commencent à se voir au bout de deux à trois jours. La main peut être inclinée du côté radial; elle est presque toujours en pronation modérée.

On relève de la mobilité anormale et de la crépitation. Pour reconnaître la mobilité anormale, il faut procéder de la façon suivante :

On place l'avant-bras en supination, de façon à rétablir, autant que possible, le parallélisme des os.

Immobilisant complètement d'une main l'extrémité inférieure du radius en le prenant entre le pouce et 2 ou 3 doigts dans le sens antéro-postérieur, on promène l'autre main, disposée en compas d'épaisseur, le long du radius, de bas en haut, en cherchant à imprimer à l'os des mouvements d'avant en arrière. De deux choses l'une ; ou l'on sent une résistance absolue, ou l'on constate une mobilité anormale qui prouve la solution de continuité.

Pour s'assurer qu'il n'y a pas de fragment intermédiaire comprenant toute l'épaisseur de l'os, on place deux doigts sur la face antérieure de l'extrémité reconnue de l'un des fragments, et les doigts de l'autre main sur la face postérieure, entre son extrémité fracturée et son extrémité articulaire, en s'efforçant de la mobiliser. Si la force déployée se transmet intégralement à l'extrémité fracturée, il n'y a pas de solution de continuité intermédiaire ; mais si, au contraire, il se produit une dépression, une flexibilité sous les doigts explorateurs, on doit conclure à une fracture. Les doigts explorateurs doivent être promenés, de l'extrémité libre du fragment, à son extrémité articulaire, où il a son point d'appui.

On peut percevoir également d'autre façon la mobilité anormale. On maintient l'avant-bras dans la supination, on l'immobilise dans cette position, et l'on enserre les deux os en exerçant une pression concentrique comme pour effacer l'espace inter-osseux ; dans ces conditions on peut, si le gonflement n'est pas trop accentué et si les sujets ne sont pas trop musclés, sentir une flexibilité en un point déterminé.

La douleur est assez vive.

L'impotence fonctionnelle est en rapport avec le gonflement et la douleur ; l'extension est possible, la flexion légère ; les mouvements sont sans force, ceux de pronation et de supination sont douloureux et limités.

Le **pronostic** doit être réservé : on peut craindre une pseudarthrose, ou la soudure des fragments radiaux au cubitus, et l'abolition presque complète des mouvements de supination et de pronation.

Traitement. — Si le gonflement est considérable, avant de poser un appareil plâtré, on met, pendant cinq jours, un compressif ouaté appliqué sous traction.

L'avant-bras est fléchi à angle droit ; un aide prend la main et le pouce en immobilisant la main en supination ; il exerce une traction vigoureuse, tandis qu'un autre assistant, les mains croisées sur la face antérieure de l'extrémité inférieure du bras, fait la contre-extension.

On place des rouleaux de lint, de 10 centimètres de longueur, de 2 centimètres de diamètre, sur le milieu des faces antérieure et postérieure de l'avant-bras et parallèlement à son axe, de manière que le milieu des rouleaux corresponde au niveau de la fracture. On enveloppe tout l'avant-bras, depuis le poignet jusqu'au coude, d'ouate de 5 travers de doigt d'épaisseur que l'on comprime avec une bande de toile neuve de 8 mètres de long sur 5 centimètres de large. Puis on dispose sur la face antérieure et postérieure de l'avant-bras deux attelles en bois d'inégale longueur. De ces attelles, larges de 5 centimètres, l'antérieure doit rester à 2 travers de doigt en dessous du pli du coude pour parvenir jusqu'au talon de la main (thénar, hypothénar); la postérieure descend du bec de l'olécrâne au même niveau : on les fixe à l'aide d'une bande de tarlatane empesée humide, large de 12 centimètres. Cinq jours après, on remplace cet appareil par l'appareil avec attelles, plâtre et embrasses, décrit page 215.

C. FRACTURES DE L'EXTRÊMITÉ SUPÉRIEURE DU RADIUS

1° **Fractures du col radial.** — Les fractures du col radial sont assez rares et surviennent le plus souvent de neuf à douze ans. A un âge moins avancé, on rencontre plutôt des luxations complètes ou incomplètes de la tête, surtout en avant.

Au point de vue anatomo-pathologique, ces fractures, souvent associées à d'autres solutions de continuité du coude, peuvent être complètes ou incomplètes. Elles portent sur le col même du radius, sont transversales, ou un peu obliques (fig. 113, 3, fig. 154, 5). Le déplacement des fragments est parfois nul, car il peut y avoir pénétration; l'inférieur est en général porté en haut et en avant par le biceps, le supérieur en dehors.

Symptômes. — A l'*inspection*, l'avant-bras apparaît fléchi sur le bras, à des degrés divers, le malade soutient cet avant-bras de sa main saine.

Il y a du bombement de la région antéro-externe et supérieure.

A la *palpation*, on relève l'existence d'un épanchement souvent considérable.

La douleur est le signe le plus important de la fracture, surtout quand elle est provoquée par la supination.

La mobilité anormale et la crépitation peuvent être perçues dans les mouvements de rotation. Pour les reconnaître il faut employer la manœuvre décrite plus haut. La tête du radius reste dans une immobilité relative pendant les essais de pronation et de supination.

Les mouvements de supination sont impossibles, comme d'ailleurs dans les fractures du condyle huméral et souvent de l'épitrochlée.

La pronation est plus ou moins complète.

Le **diagnostic** doit être fait avec les fractures du condyle, lorsqu'il devient mobile transversalement. La radiographie donne la clef du diagnostic.

Le **pronostic** est assez sérieux, dans certains cas, en raison de la possibilité d'un cal vicieux compromettant les mouvements de supination et de flexion de l'avant-bras.

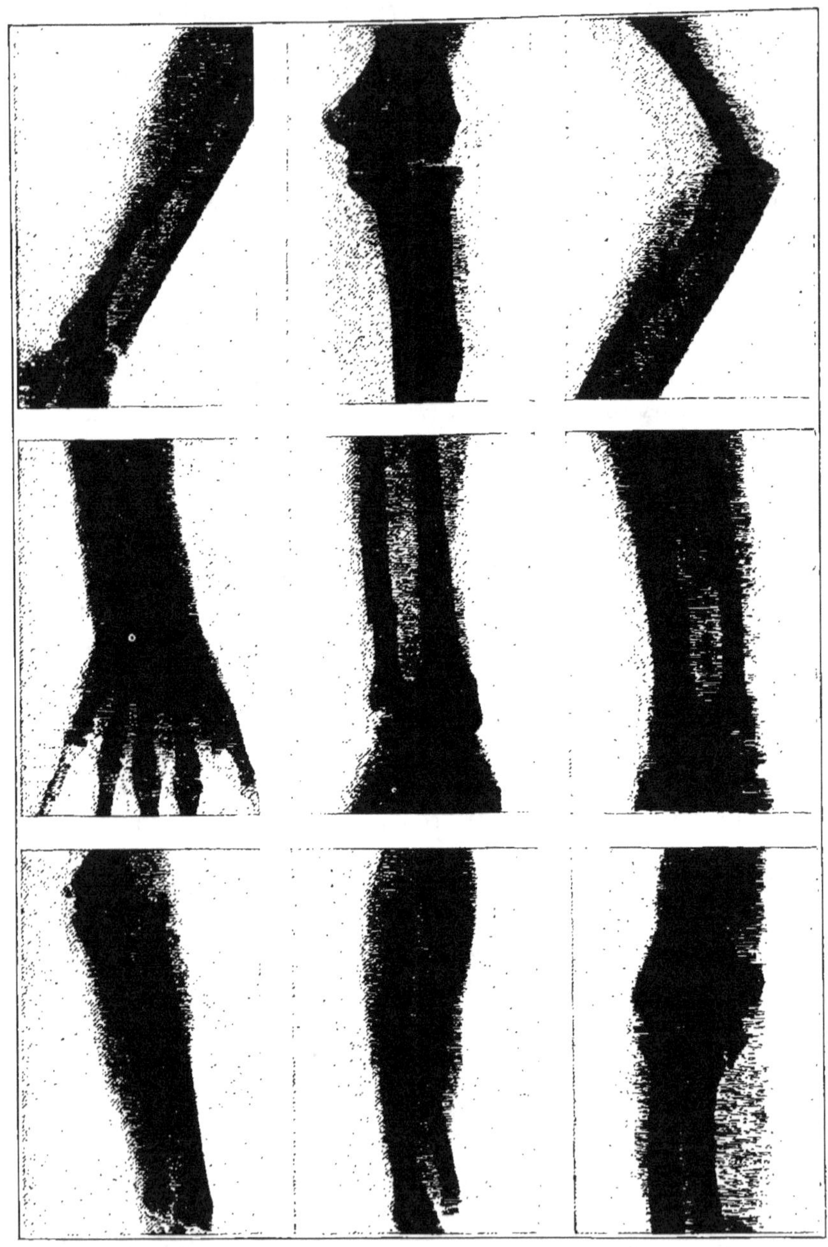

Fig. 113. — Fractures du radius et fractures du cubitus isolées ou accompagnées de luxations radiales.

Le **traitement** comporte chez les enfants le massage doux et l'immobilité du coude pendant 15 jours. L'avant-bras est maintenu à l'aide d'une écharpe. Lorsque le gonflement et l'épanchement sont considérables, il faut faire de la compression ouatée.

2° **Fractures de la tête radiale.** — Elles sont très rares et le plus souvent associées à d'autres fractures du coude ou à des luxations.

Ces fractures peuvent être incomplètes (fissures), ou complètes (intra et extra-articulaires). Le trait de fracture est le plus souvent longitudinal, ou plus ou moins oblique, détachant du reste de l'os une portion de la cupule articulaire, d'ordinaire la moitié antérieure. Tantôt la fracture est intra-articulaire et le fragment osseux est libre dans l'articulation ; tantôt elle se prolonge au-dessous de l'articulation, et le fragment peut être plus ou moins maintenu en place par le ligament annulaire.

Symptômes. — A l'*inspection*, il existe du gonflement, surtout dans la région externe sous-condylienne.

A la *palpation*, on arrive à sentir, au niveau de la tête radiale, un petit fragment, mobilisable avec crépitation par les mouvements de pronation et de supination.

La douleur locale est nette ; elle existe également au poignet. Aussi est-ce en ce dernier point qu'on localise souvent la lésion. Cette douleur est exaspérée par les mouvements de flexion et d'extension du coude.

Le **pronostic** peut être sérieux en raison de la possibilité d'un cal vicieux et de ses conséquences pour les mouvements de pronation, de supination, de flexion. En tout cas il faut le réserver, car il n'est pas toujours possible de constater le déplacement avant que le gonflement ait disparu ; et lorsque celui-ci diminue, il est déjà trop tard pour remédier sans intervention sanglante à la position vicieuse du fragment. La radiographie est indiquée.

Traitement. — Ne pas faire de compression sur le fragment ; mobiliser avec de grandes précautions.

II. **FRACTURES DU CUBITUS**

A. FRACTURES DE L'EXTRÉMITÉ INFÉRIEURE DU CUBITUS

1° **Fractures de l'apophyse styloïde cubitale.** — Ces fractures résultent ordinairement de mouvements forcés d'abduction.

Le trait de fracture est le plus fréquemment transversal ou très légèrement oblique.

Symptômes. — A l'*inspection*, on relève du gonflement local au niveau de l'extrémité inférieure de l'os.

A la *palpation*, on constate de la mobilité anormale.

En saisissant la pointe de l'apophyse entre le pouce et l'index, on détermine des mouvements d'avant en arrière et parfois de latéralité.

Lorsqu'il y a peu de gonflement, on peut noter de l'écartement entre les fragments.

La crépitation est rare.

L'impotence fonctionnelle est très relative, la douleur très nette, très localisée.

Les mouvements d'abduction réveillent cette douleur au niveau de l'apophyse.

Le **pronostic** est bénin.

Traitement. — Pendant quelques jours, on applique un bandage ouaté compressif. Dans la confection de cet appareil, qui s'étend du pli palmaire à un travers de main au-dessous du pli du coude, entrera une attelle palmaire coudée formant une crosse à convexité externe; car la main doit être maintenue en adduction. Au bout d'une douzaine de jours, on commence le massage. S'il n'existe pas trop de gonflement, on peut poser un appareil temporaire; l'enlever et le remettre chaque jour, après avoir fait exécuter des mouvements passifs très modérés de l'articulation du poignet. Ensuite on combattra le gonflement et l'œdème à l'aide d'une bande de Velpeau.

2° Fracture transversale de l'extrémité inférieure du cubitus. — C'est le plus souvent une fracture par pénétration; telle, nous ne l'avons pas rencontrée seule, mais toujours associée à une fracture de l'extrémité inférieure du radius.

Chez l'adolescent et l'enfant, c'est le décollement épyphysaire qui accompagne souvent celui de l'extrémité inférieure du radius.

Quand la solution de continuité du cubitus existe seule, le trait de fracture siège au-dessus de la tête de l'os, il est transversal, mais peut être oblique, presque vertical; ce trait de fracture est quelquefois double.

B. FRACTURES DU TIERS MOYEN DU CUBITUS

Fractures de la diaphyse cubitale. — Ces fractures résultent le plus souvent de causes directes; elles siègent au tiers moyen, et à l'union de ce dernier et du tiers inférieur.

Le trait de fracture est habituellement transversal et dentelé.

Le fragment supérieur est porté en avant ou en arrière, l'inférieur tend à se déplacer vers l'espace interosseux.

Lorsque la fracture siège à l'union du tiers moyen et du tiers inférieur, le déplacement est peu accusé.

Il l'est encore moins chez les adolescents, lorsqu'elle est sous-périostée.

A l'*inspection*, on constate du gonflement et une déformation qui varie suivant le déplacement des fragments.

A la *palpation*, on peut relever de la crépitation et de la mobilité anormale, que l'on perçoit de la même façon que dans les fractures de la diaphyse radiale (Voir p. 196).

La douleur est bien localisée au niveau du foyer de la fracture.

L'impotence fonctionnelle est très relative dans certains cas, surtout si la fracture siège près du tiers inférieur ; le blessé peut continuer à se servir modérément de sa main.

Le *diagnostic* est facile en général ; lorsqu'il n'y a pas de déplacement, la radiographie donne la preuve de l'existence d'une fracture. Mais ce qu'il convient d'étudier avec soin, c'est l'état du radius ; il faut rechercher s'il n'existe pas, en même temps que la fracture cubitale, une luxation de la tête radiale ; — inversement, il faut toujours explorer soigneusement le cubitus quand on constate une luxation du radius ou du coude.

Pronostic et traitement comme pour la diaphyse radiale (voir p. 197).

C. FRACTURES DE L'EXTRÉMITÉ SUPÉRIEURE DU CUBITUS

1° Fracture de l'apophyse coronoïde du cubitus. — Cette fracture est une rareté. Elle survient chez les sujets jeunes.

Au point de vue anatomo-pathologique, la solution de continuité peut siéger à la pointe ou la base de cette apophyse, avec déchirure des ligaments latéraux ; elle accompagne assez souvent la luxation en arrière du coude.

Symptômes. — Ces symptômes sont ceux de toute fracture partielle du coude. A l'*inspection*, on constate du gonflement, de l'épanchement et de l'impotence fonctionnelle.

A la *palpation*, la localisation de la douleur peut éveiller l'idée de rupture de l'apophyse coronoïde, surtout si, dans le pli du coude, une saillie osseuse est constatée immédiatement après l'accident ; mais ce signe n'a encore qu'une valeur relative lorsque quelques jours se sont écoulés depuis l'accident, car il se forme souvent alors à ce niveau, comme au grand trochanter, des dépôts sanguins durs qui offrent une résistance comparable à celle des os.

Il peut aussi y avoir luxation concomitante masquant la fracture.

Il est difficile de diagnostiquer la fracture de la pointe, l'entorse prêtant à confusion lorsqu'elle est accompagnée d'arrachement des lamelles d'implantation des ligaments.

La radiographie seule nous permet de le faire, et de prouver cette variété de fractures, qui, lorsqu'elle s'accompagne de luxation en arrière, est aisément confondue avec une fracture supra-condylienne; mais dans cette dernière, la distance acromio-épicondylienne diminue, et les rapports entre l'olécrâne et les éminences latérales ne varient pas.

Le **pronostic** doit être réservé en raison du voisinage de l'articulation dont les fonctions peuvent être plus ou moins troublées par un cal exubérant ou intra-articulaire.

Traitement. — S'il y a luxation, l'indication est de la réduire immédiatement.

Le traitement comporte, lorsque la fracture est légère, l'immobilité dans un bandage ouaté compressif, pendant 8 jours le bras en flexion à 90°; puis des massages avec mouvements passifs quotidiens de plus en plus étendus, et compression avec la bande de Velpeau dans l'intervalle des séances.

2° Fractures de l'olécrâne. — Résultant le plus souvent d'un traumatisme direct ou d'une chute sur le coude, ces fractures siègent au sommet, à la partie moyenne, à la base de l'olécrâne. Elles sont transversales, obliques ou comminutives (fig. 118). La contraction musculaire suffirait, en cas d'altération de l'os, à les produire.

Le déplacement, qui varie de 0 à 3 centimètres, selon la cause et la violence du traumatisme, est sous la dépendance de la tonicité et des contractions musculaires, des déchirures du surtout olécrânien et de ses ailerons. Nul ou négligeable après les traumatismes directs, le déplacement, lorsqu'interviennent les contractions musculaires après la rupture de l'os, peut dépasser même 3 centimètres.

Très souvent, quand le traumatisme est d'une certaine violence, il y a plusieurs fragments (fractures comminutives). L'exploration, pratiquée après la diminution ou la disparition des épanchements sanguins, permet de reconnaître les traits de fracture et leurs directions.

Symptômes. — A l'*inspection*, on relève un gonflement considérable, susceptible de s'étendre jusqu'à la moitié du bras et de l'avant-bras. Il peut y avoir sur la peau des traces d'érosions traumatiques, des ecchymoses. Les fossettes du coude sont effacées, la région est arrondie, la saillie du bec de l'olécrâne disparaît dans la masse du gonflement;

le malade évite les mouvements extrêmes de flexion et d'extension.

A la *palpation*, on peut constater de l'épanchement articulaire et de la fluctuation dans la bourse séreuse sous-tricipitale. Il existe de la mobilité anormale de l'olécrâne dans le sens transversal et un mouvement de bascule postéro-antérieur; on perçoit cette mobilité de la façon suivante :

Fléchissant très légèrement l'avant-bras sur le bras, d'une main on embrasse l'extrémité supérieure de l'avant-bras qu'on immobilise ainsi, et, de l'autre main, on va à la recherche de l'olécrâne, qu'on trouve souvent situé ou au niveau ou au-dessus de sa position normale.

On relève alors une mobilité parfois très grande surtout dans le sens transversal.

Il faut éviter avec soin, dans cette exploration, les grands mouvements de flexion de l'avant-bras sur le bras, qui pourraient rompre des fibres restées intactes parmi les expansions fibreuses du triceps et augmenter l'écartement des fragments; aussi doit-on commencer par procéder à l'examen, l'avant-bras étant dans la rectitude ou très légèrement fléchi.

Le plus souvent, on note un écartement qui varie de 1/2 à 2 centimètres en moyenne. Pour l'apprécier, il faut introduire la pulpe de l'index par pression entre les fragments.

Quand l'écartement est petit et l'épanchement modéré, on perçoit d'habitude une rainure entre les deux fragments; il suffit alors pour reconnaître la mobilité anormale de prendre, après avoir mis le bras du malade en extension, l'extrémité supérieure du cubitus entre le pouce et l'index d'une main, le bec entre le pouce et l'index de l'autre, et d'imprimer aux deux mains un léger mouvement en sens inverse.

La crépitation existe, quand les fragments sont maintenus en contact par l'intégrité d'une partie du surtout ligamenteux.

L'impotence fonctionnelle est très considérable et dépend de la violence du traumatisme et de la sensibilité du blessé.

Le **diagnostic** est d'habitude facile. Lorsqu'il n'existe pas de déplacement, on aura recours à la radiographie.

Parfois, également à la suite d'une contusion du coude, un tophus plus ou moins mobile, comme il s'en forme chez les rhumatisants et les arthritiques, pourrait, après une chute, en imposer pour une fracture de la pointe de l'olécrâne. Une étude attentive des reliefs osseux et de leurs rapports réciproques permettra d'éviter l'erreur.

Traitement. — Lorsqu'il ne s'agit que d'une rupture du sommet avec un minimum de déplacement, le massage et le maintien de l'avant-bras dans la rectitude pendant 20 jours suffisent. Dans les autres cas on appliquera l'appareil plâtré spécial aux fractures de l'olécrâne.

Lorsqu'il existe plusieurs fragments qui sont séparés par des espaces de 1/2 à 1 centimètre et qui ont peu de tendance au rapprochement, nous conseillons le cerclage. Mais, quand on peut les maintenir assez facilement coaptés par une disposition particulière de l'appareil plâtré, sans proscrire la suture nous ne la conseillons pas.

APPAREIL PLÂTRÉ POUR LES FRACTURES DE L'OLÉCRANE

Matières nécessaires à sa confection : Une pièce de lint, de la tarlatane empesée, une bande de tarlatane humide, des bandes de vieille toile, du diachylon, du plâtre, des ciseaux, un ruban métrique.

L'appareil plâtré se compose essentiellement d'une 'attelle antérieure maintenue par deux embrasses supérieure et inférieure.

L'avant-bras étant en extension sur le bras, on enveloppe le membre

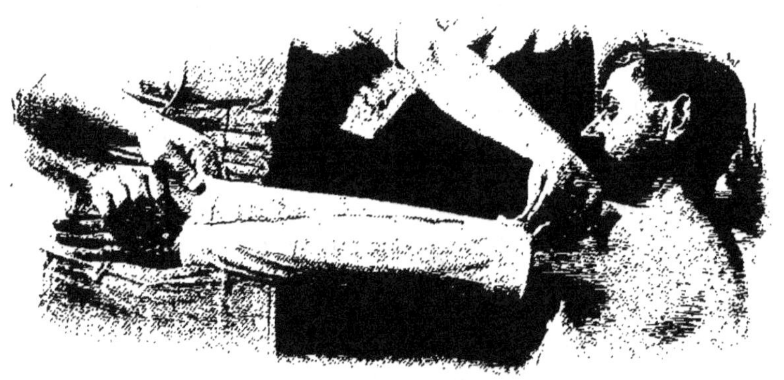

Fig. 111. — Ajustage du lint.

de deux épaisseurs de lint qui dépassent le pli inférieur du poignet et remontent au-dessus de l'empreinte deltoïdienne.

On replie les deux extrémités du cylindre de lint sur une étendue de 3 centimètres (fig. 114); ce qui le ramène au pli du poignet et à l'empreinte deltoïdienne.

Puis on le fixe à l'aide d'une bande de tarlatane humide.

Cela fait, on mesure la distance du pli inférieur du poignet à l'empreinte deltoïdienne ; et l'on mesure également la circonférence du membre au niveau du poignet, du pli du coude et de l'empreinte.

On prend 18 épaisseurs de tarlatane empesée, auxquelles on donne comme longueur la distance mesurée plus 5 centimètres, et comme largeur les 2/3 de la circonférence du membre aux endroits où l'appareil viendra s'appliquer.

Et l'on taille ainsi une attelle.

On prépare également deux embrasses de 6 épaisseurs sur 4 travers

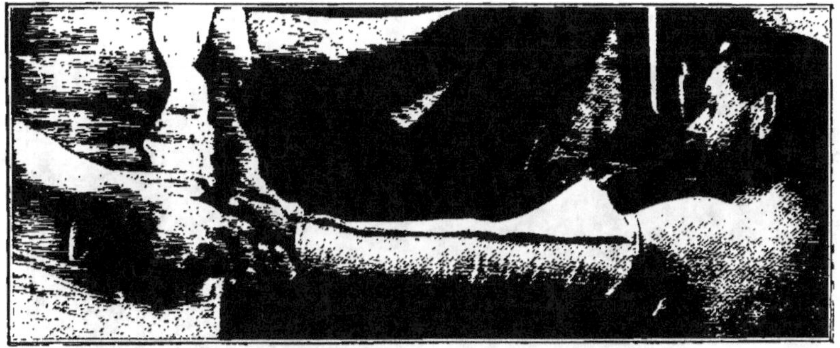

Fig. 115. — Pose de l'attelle plâtrée antérieure.

de doigt de large, ayant comme longueur deux fois et demie la circonférence du membre recouvert de lint, à l'endroit où elles doivent être appliquées.

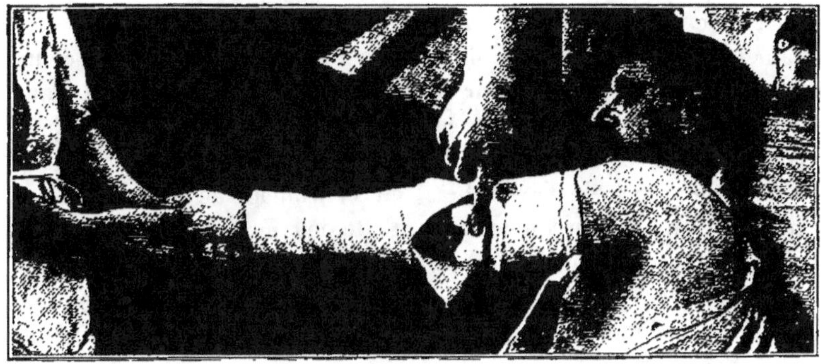

Fig. 116. — Pose du croissant linté.

Ces différentes pièces de tarlatane étant maintenues par un bâtis de fil, on les trempe dans de la bouillie plâtrée et on les roule.

Prenant alors l'attelle, on l'étale sur la face antérieure de l'avant-bras et du bras, en ayant soin de maintenir le membre dans la rectitude (fig. 115).

On pose ensuite les embrasses et l'on maintient le tout par un enroulement de bandes de vieille toile.

Quand l'appareil plâtré est sec, on enlève les bandes de toile qui le fixent et l'on dégage à l'aide des ciseaux la région olécrânienne en coupant la tarlatane et le lint (fig. 116).

On prépare alors, avec 4 épaisseurs de lint, un tampon qui présente une échancrure en forme de croissant allongé destiné à coiffer le fragment supérieur de l'olécrâne (fig. 116).

Puis on taille deux bandes de diachylon d'une longueur égale à deux fois et demie la circonférence du bras, et l'on enroule l'une de ces bandes

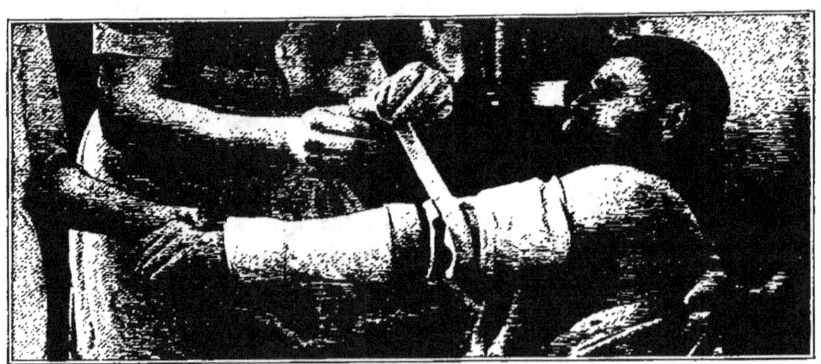

Fig. 117. — Pose des bracelets de diachylon.

autour de la partie supérieure de l'avant-bras, immédiatement au-dessous de l'ouverture pratiquée dans le lint.

Cela fait, prenant le croissant de lint, on l'adapte de façon qu'il coiffe exactement le fragment supérieur de l'olécrâne; on le maintient dans cette position avec l'anse de la deuxième bande de diachylon (fig. 117), dont les deux chefs, attirés obliquement d'arrière en avant, viennent se croiser sur la face antérieure de l'avant-bras, en s'enroulant de haut en bas et d'arrière en avant autour du membre. Cette deuxième bande adhère par conséquent, au premier bracelet de diachylon qui lui sert de point d'appui.

Quand les bandes de diachylon se desserrent, on les replace.

Cet appareil simple permet de surveiller efficacement la situation respective des fragments.

Il faut le laisser en place 25 à 50 jours.

Fractures de l'extrémité supérieure du cubitus accompagnées de luxation de la tête radiale. — La fracture de la moitié supérieure du cubitus, et surtout de son extrémité supérieure, s'accompagne parfois de luxation du radius en tous sens, mais le plus souvent en avant.

La luxation peut être immédiate, le traumatisme continuant directement ou indirectement son action sur la tête radiale après avoir fracturé le cubitus.

Elle peut être tardive et graduelle, secondaire à un cal vicieux ou à une pseudarthrose cubitale.

Symptômes. — On constate, à la face postérieure de l'avant-bras, une déformation olivaire, dont le grand diamètre transversal correspond au foyer de la fracture. Le gonflement a le même siège, prédominant au niveau de la saillie des muscles épicondyliens.

L'ecchymose occupe, quand elle existe, les faces antérieure, postérieure et interne de l'avant-bras.

A la *palpation*, on perçoit, lorsque le gonflement et l'infiltration ne sont pas trop accentués, au niveau de la partie supérieure du cubitus, de la mobilité anormale et de la crépitation, à l'aide de quelques mouvements de pronation et de supination imprimés à l'avant-bras.

On constate, un peu au-dessous de l'épicondyle, sur la face postéro-externe du membre, une dépression correspondant à la place occupée normalement par la tête radiale. Si le gonflement n'est pas trop accentué, on sent la saillie de cette tête radiale, qu'on fait rouler sous le doigt par des mouvements de pronation et de supination, tandis que la pulpe de l'index est introduite dans sa cupule.

De plus, on note une augmentation des diamètres de l'extrémité supérieure de l'avant-bras.

Le raccourcissement peut dépasser 1 centimètre.

L'impotence fonctionnelle n'est pas absolue.

La flexion de l'avant-bras sur le bras ne dépasse pas l'angle droit, quand il l'atteint. Les mouvements de pronation et de supination sont très gênés.

Le pronostic sera en rapport avec les lésions possibles du nerf radial, le volume du cal et la réduction complète ou incomplète de la luxation de la tête radiale.

Diagnostic. — Il faut toujours, dans toute fracture des 2/3 supérieurs du cubitus, penser à la luxation du radius.

Lorsque le gonflement dépasse le coude, il importe de savoir que la fracture simple du cubitus s'accompagne rarement d'un gonflement aussi considérable; et il faut explorer avec soin la tête radiale. La douleur nette à son niveau serait un bon signe de présomption. Cette luxation peut d'ailleurs, dans certains cas, se reconnaître par le fait que la tête du radius cède sous le doigt et revient ensuite comme une touche de piano.

La radiographie éclaire le diagnostic.

Traitement. — Il faut réduire avec soin la fracture et la luxation, puis poser un appareil. Lorsque la luxation radiale résulte d'un cal vicieux, une intervention sanglante est nécessaire.

Chez l'enfant, si la réduction de la tête radiale n'a pas été obtenue ou bien si, une fois réalisée, elle n'a pas été maintenue, les mouvements de flexion se rétablissent cependant, après quelques mois, par formation d'une néarthrose huméro-radiale.

III. FRACTURES DES DEUX OS DE L'AVANT-BRAS

Elles peuvent se produire : (A), à l'extrémité inférieure; (B), au tiers moyen; (C), à l'extrémité supérieure.

A. FRACTURES DE L'EXTRÉMITÉ INFÉRIEURE DES OS DE L'AVANT-BRAS

Prenant comme point de repère l'articulation *radio-cubitale inférieure*, nous diviserons ces fractures en :

1° *Fractures sous-articulaires*, parmi lesquelles les plus fréquentes sont les bi-styloïdiennes ;

2° *Fractures articulaires*, qui intéressent les os au niveau de la voûte radio-cubitale ;

3° *Fractures mixtes*, dans lesquelles l'un des leviers est fracturé au-dessous de la voûte radio-cubitale, l'autre au-dessus;

4° *Fractures sus-articulaires*.

1° Fracture bi-styloïdienne. — Les symptômes sont ceux de la fracture de l'apophyse styloïde radiale ajoutés à ceux de la fracture de l'apophyse styloïde cubitale (voir pages 185, 200).

A l'*inspection*, on trouve du gonflement qui est localisé à la région des deux apophyses styloïdes ou qui occupe en masse tout le poignet.

A la *palpation*, on constate outre les signes spéciaux, une mobilité latérale du poignet et des apophyses. Le pronostic est bénin.

Le traitement comporte un bandage ouaté compressif; et, si la déformation est difficile à corriger et à maintenir, deux attelles plâtrées, l'une antérieure allant de la moitié de l'avant-bras au pli palmaire, l'autre postérieure, de même longueur, qu'on réunira par des bandes de Sayre, la main placée dans la rectitude avec l'avant-bras.

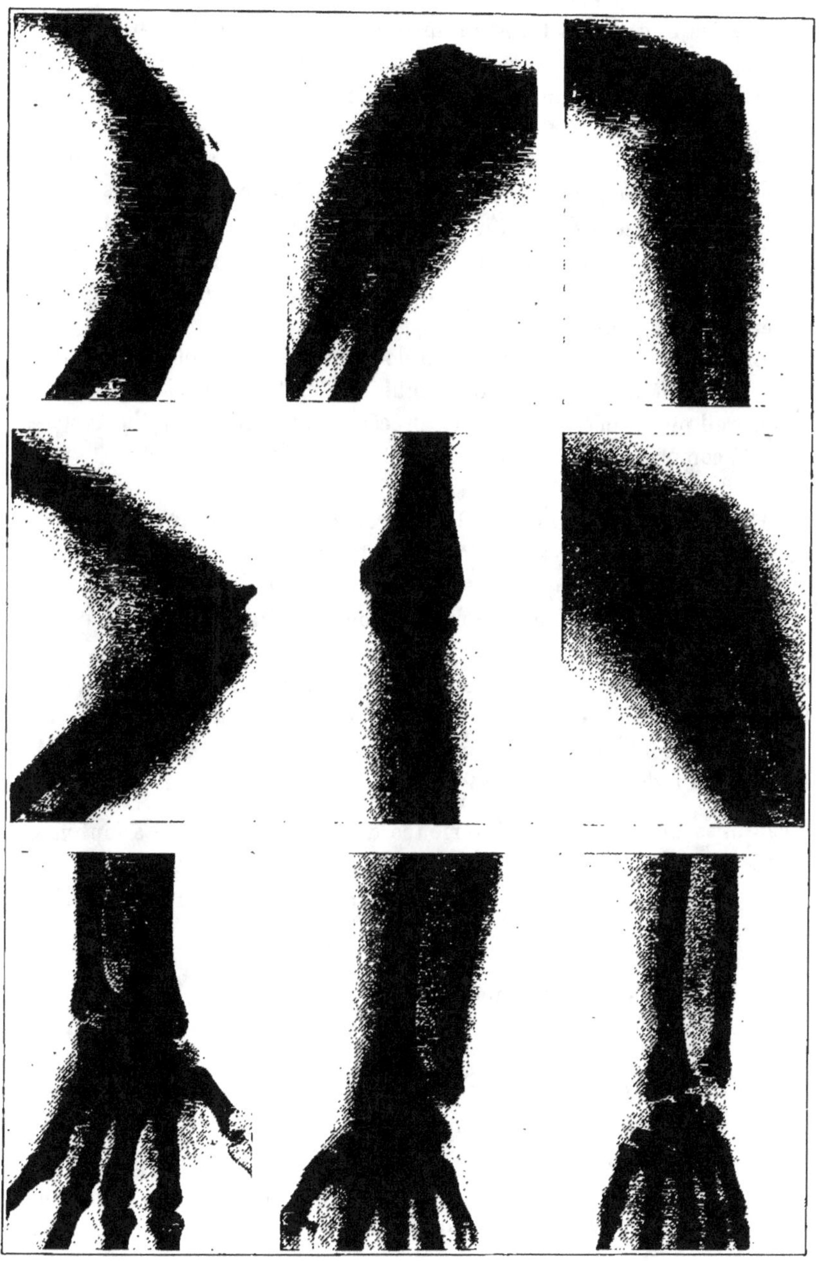

Fig. 118. — Fractures de l'olécrâne et de l'extrémité inférieure des os de l'avant-bras.

2° **Fractures articulaires**. — Les fractures articulaires, dans lesquelles les os sont fracturés au niveau de la voûte radio-cubitale, se produisent presque exclusivement dans les grands traumatismes, quand il y a éclatement de l'extrémité inférieure du radius, ou lésion directe des os de la région.

Le radius présente le maximum d'altérations. Parfois, après la fracture de l'apophyse styloïde du cubitus, l'extrémité inférieure de cet os se luxe en avant ou en arrière des os du poignet. Ceux-ci présentent des lésions variées, — fractures et luxations.

La radiographie nous a montré la fréquence des altérations des os du poignet dans ces traumatismes.

Le pronostic est sérieux en raison de l'ankylose possible. Le traitement comporte la réduction, l'immobilisation en bonne position à l'aide de l'appareil plâtré décrit plus haut, précédé de l'application d'un appareil ouaté compressif, si le gonflement est considérable.

3° **Fractures mixtes**. — Fractures de l'extrémité inférieure du radius et de l'apophyse styloïde du cubitus. — Ces fractures (voir fig. 118, 7) sont très fréquentes, et, jusqu'à ces dernières années, on méconnaissait la rupture de l'apophyse styloïde cubitale. La radiographie nous a révélé cette coïncidence. Le fragment styloïdien cubital est parfois tellement minime qu'il s'agit plutôt alors d'une entorse du ligament latéral interne avec arrachement de son point d'implantation. Les symptômes et le traitement sont les mêmes que ceux de la fracture de l'extrémité inférieure du radius (voir page 194).

Fractures de l'extrémité inférieure du cubitus, et de l'apophyse styloïde du radius. — Moins fréquentes que les précédentes, elles ne sont pas extrêmement rares; leur recherche systématique et la radiographie nous le prouvent (fig. 118, 8).

Le pronostic est bénin.

Le traitement est le même que celui des fractures de l'extrémité inférieure du radius (voir p. 194).

4° **Fractures sus-articulaires**. — Fractures des extrémités inférieures du radius et du cubitus. — Ces fractures sont également fréquentes et, le plus souvent, il s'agit d'un double télescopage : pénétration des diaphyses radiale et cubitale dans leurs épiphyses, à environ 1/2 ou 2 centimètres au-dessus de l'interligne, d'ordinaire sans éclatement.

Symptômes. — A l'*inspection*, on constate un gonflement considérable du poignet.

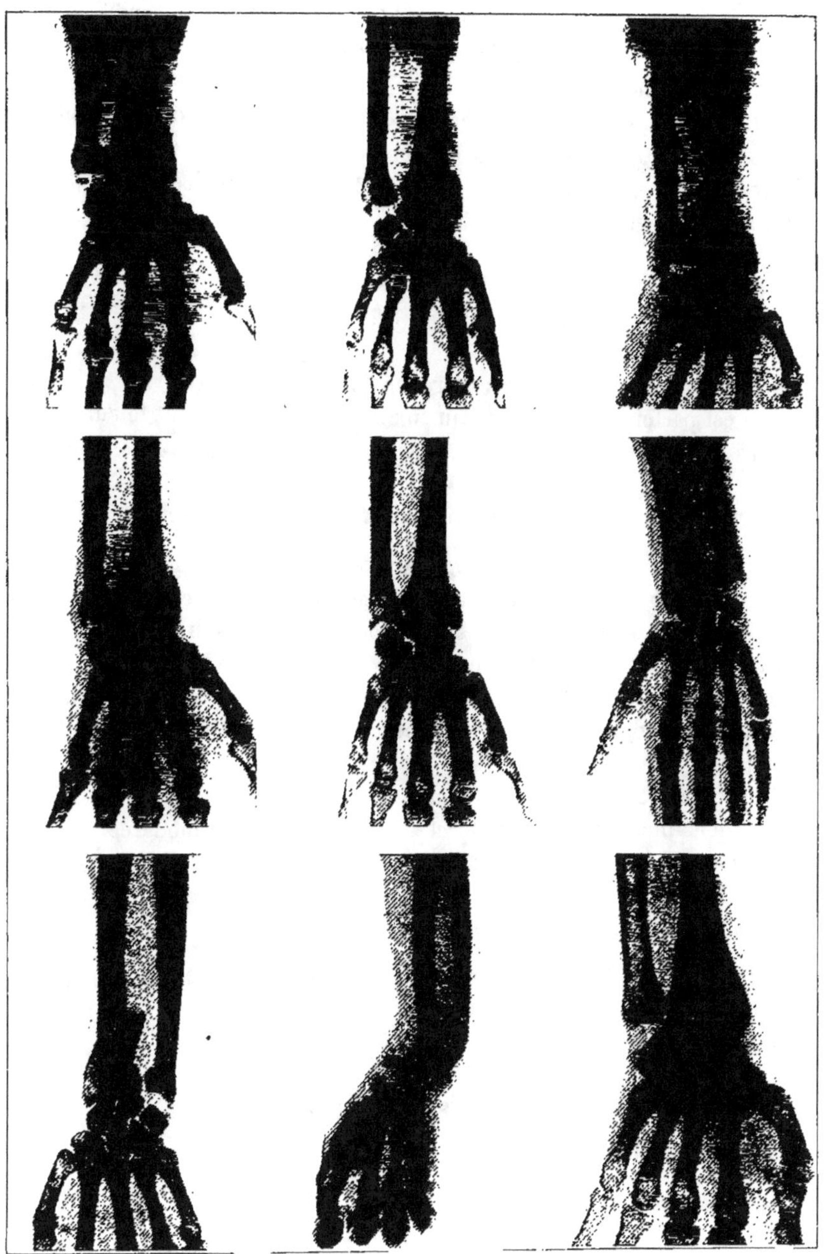

Fig. 119. — Fractures de l'extrémité inférieure des os de l'avant-bras.

A la *palpation*, on relève les signes ordinaires des fractures de ces deux os à ce niveau. La mensuration faite comparativement sur l'avant-bras du côté sain et sur celui du côté malade, montrera dans certains cas un raccourcissement net de celui-ci.

Le *diagnostic* sera posé dorénavant avec plus de fréquence, puisque nous attirons l'attention sur ces fractures.

Le traitement exige le même appareil plâtré que pour les fractures de l'extrémité inférieure du radius.

B. FRACTURES DU TIERS MOYEN

Ces fractures résultent d'ordinaire de violences directes. Le trait de fracture est parfois au même niveau sur les deux os. Souvent le cubitus, dans les fractures par causes indirectes, est rompu plus bas que le radius.

On peut observer des déplacements des fragments dans tous les sens.

Symptômes. — A l'*inspection*, l'avant-bras apparaît gonflé, cylindrique. A la *palpation*, il n'est pas indispensable d'explorer les os isolément. L'avant-bras étant mis en supination, on saisit solidement d'une main le poignet, et de l'autre l'extrémité supérieure de l'avant-bras, au-dessus de la fracture. On cherche avec la main inférieure, imprimant des mouvements d'avant en arrière, à percevoir la mobilité anormale et la crépitation.

L'impotence fonctionnelle est complète. Les doigts ne peuvent faire que quelques mouvements sans force ; ils sont en flexion modérée.

Le **pronostic** est bénin quand on a pu conserver l'espace inter-osseux, en empêchant la formation d'un cal volumineux ou la soudure des fragments du radius à ceux du cubitus.

Traitement. — On posera l'appareil plâtré dont nous donnons la description page 216.

C. FRACTURES DE L'EXTRÉMITÉ SUPÉRIEURE DES OS DE L'AVANT-BRAS

Ces fractures sont rares, en dehors des cas où le traumatisme est de grande violence et lèse en même temps l'extrémité inférieure de l'humérus.

Le plus souvent, lorsqu'un traumatisme a porté sur les parties supérieures de l'avant-bras, il s'agit d'une lésion d'un des deux os ou

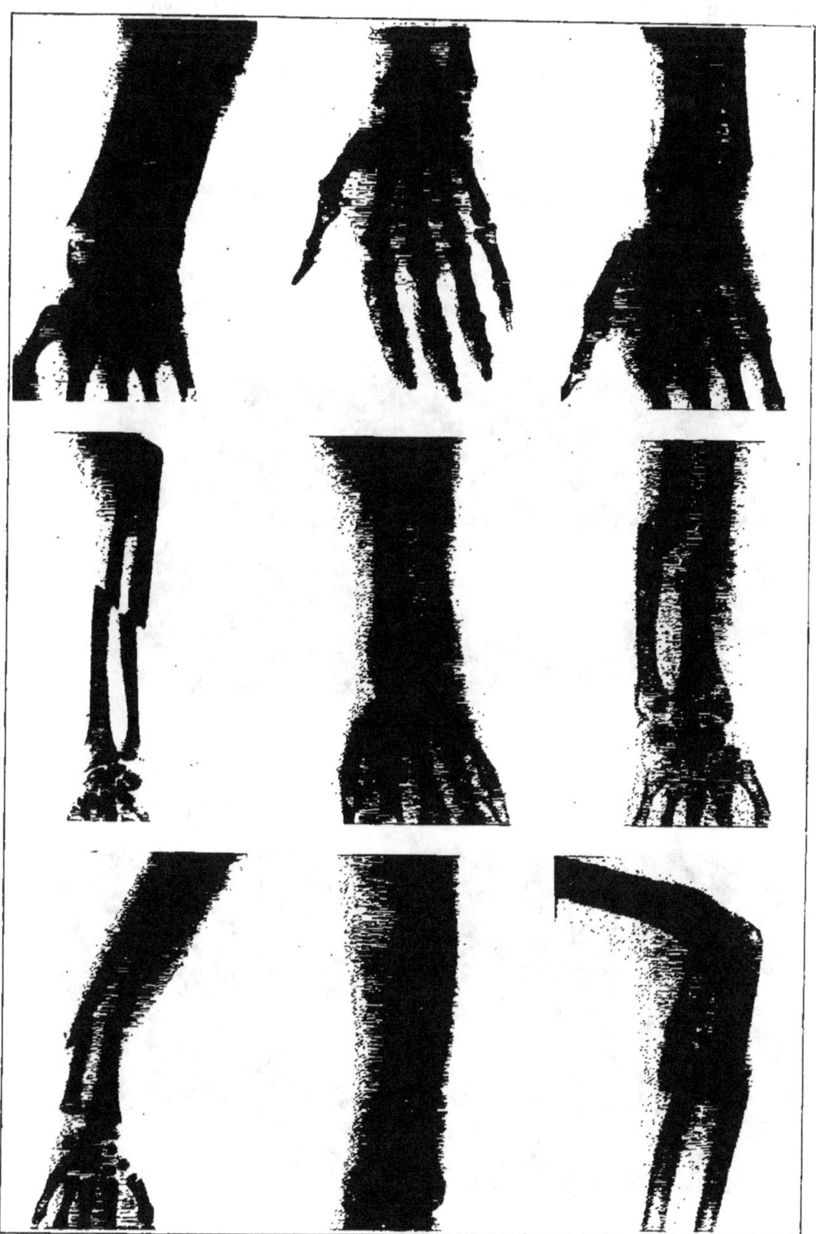

Fig. 120. — Fractures des os de l'avant-bras.

encore d'une fracture de l'extrémité supérieure du cubitus accompagnée
de luxation radiale.

Nous avons suffisamment décrit dans les chapitres précédents ces différents genres de lésions, et nous n'y reviendrons pas.

APPAREIL PLÂTRÉ POUR LES FRACTURES DE L'AVANT-BRAS

Matières nécessaires à la confection de l'appareil : Une pièce de lint, de la tarlatane
empesée, une bande de tarlatane humide, du plâtre, deux bandes de vieille toile, deux
attelles en bois, une paire de ciseaux, un mètre ruban, de l'amidon en poudre.

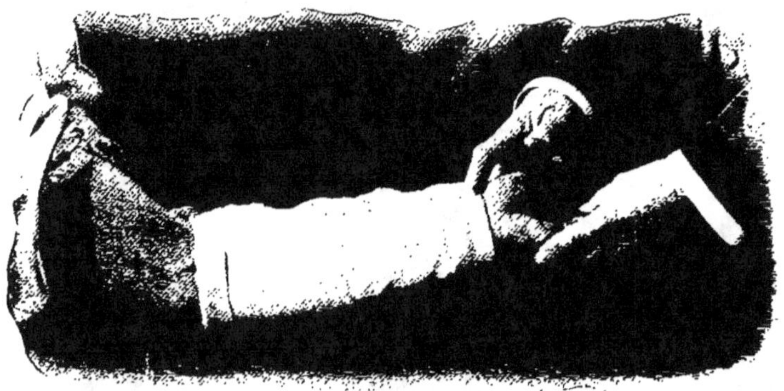

Fig. 121. — Ajustage du lint.

L'appareil se compose essentiellement de deux attelles plâtrées, anté-

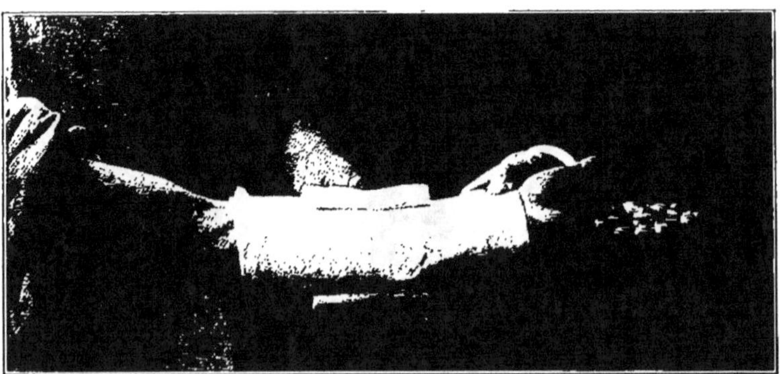

Fig. 122. — Pose des rouleaux de lint.

rieure et postérieure, réunies par deux embrasses supérieure et inférieure.

Cet appareil permet les mouvements de flexion du coude et de la main.

Pose de l'appareil : On place l'avant-bras en supination (deux aides faisant l'un l'extension, l'autre la contre-extension) ; puis on l'enveloppe d'une épaisseur de lint qui dépasse de 5 centimètres le pli du coude et le pli du poignet. Les extrémités supérieure et inférieure du cylindre de lint sont repliées sur elles-mêmes, sur une étendue de 5 centimètres environ,

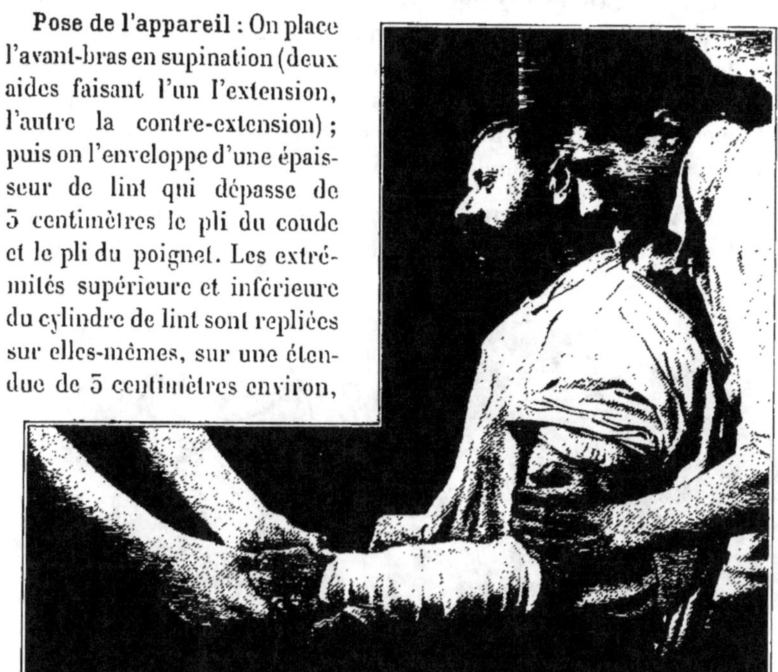

Fig. 123. — Fixation du lint.

à partir des limites indiquées, afin de former, au niveau des plis de

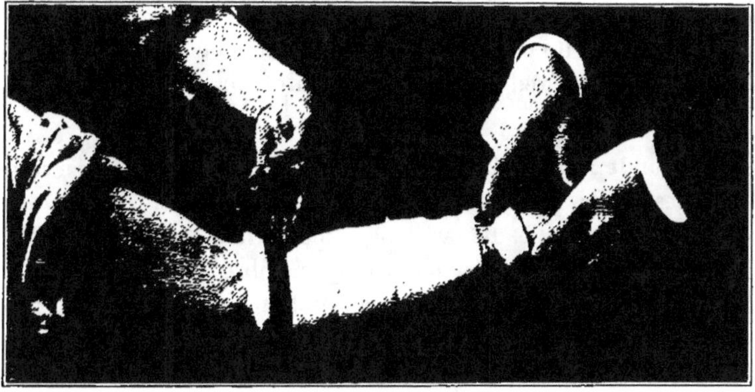

Fig. 124. — Mesures prises sur l'avant-bras linté.

flexion de l'avant-bras et de la main, une sorte de matelas empêchant les bords de l'appareil plâtré de produire des excoriations dans les mouvements (fig. 121). On fixe le lint avec quelques tours de tarlatane empesée humide. Cela fait, on prend un morceau de lint de 10 centimètres de large, qu'on enroule sur lui-même, sa face non pelucheuse en dedans. Lorsque le rouleau atteint 1 cent. 1/2 à 2 centimètres d'épaisseur (dimension variable selon le volume du bras), on le sépare du reste de la pièce, et l'on prépare un deuxième rouleau identique.

Pose des rouleaux de lint. — L'avant-bras étant toujours en supination et sous traction, on place les rouleaux sur la face antérieure et la

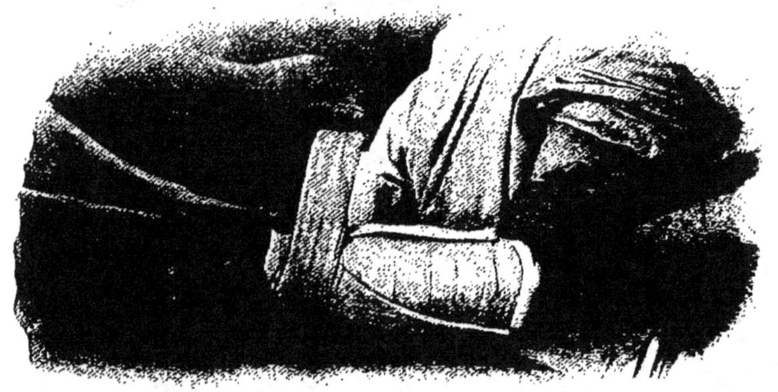

Fig. 125. — Pose de l'embrasse inférieure. — Extension et contre-extension
de l'avant-bras en supination.

face postérieure de l'avant-bras, suivant l'axe de l'espace inter-osseux, de façon que leur milieu corresponde au foyer de la fracture (fig. 122).

On les fixe dans cette position par quelques tours de bande de tarlatane empesée humide, en veillant à les bien maintenir dans leur situation (fig. 123).

Mesures sur le lint. — Cela fait, on prend les mesures qui serviront à préparer les attelles plâtrées.

On prépare deux attelles de tarlatane empesée de 15 épaisseurs, ayant pour largeur le tiers de la circonférence du membre, mesurée à l'endroit où elles doivent s'appliquer; deux mensurations suffisent : une, prise au-dessous du coude, l'autre, au-dessus du poignet (fig. 124).

L'attelle antérieure a pour longueur la distance du pli du coude au pli du poignet (talon de la main), diminuée de deux centimètres. La postérieure a pour longueur celle du cubitus, c'est-à-dire la distance du sommet de l'olécrâne à l'apophyse styloïde de cet os.

On prépare ensuite deux petites bandes de 5 centimètres de largeur, composées de 5 épaisseurs de tarlatane et ayant respectivement pour longueur deux fois et demie la circonférence du membre à l'endroit où elles doivent être appliquées.

L'une est destinée à constituer l'embrasse supérieure, l'autre l'embrasse inférieure.

On plonge les attelles et les embrasses dans la bouillie plâtrée; puis on enroule ces dernières sur elles-mêmes. On procède ensuite à la pose de l'appareil de la manière qui suit.

Pose de l'appareil plâtré. — L'avant-bras étant fléchi à angle droit sur le bras, on fait pratiquer l'extension de l'avant-bras en supination, pendant que la contre-extension est exercée par un aide (fig. 125) ou bien par une

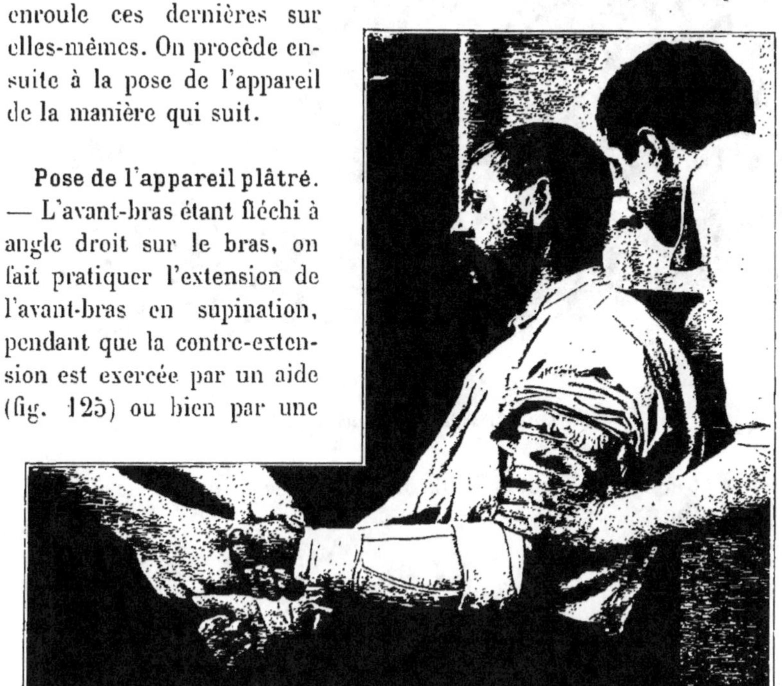

Fig. 126. — Les embrasses sont posées.

bande qui embrasse l'extrémité inférieure de l'humérus et qui la fixe à un objet résistant (fig. 152).

Puis on étale sur les faces de l'avant-bras les attelles plâtrées, la plus courte en avant, la plus longue en arrière.

On réunit inférieurement les deux attelles par l'embrasse la plus courte (fig. 126).

On commence alors à fixer la partie inférieure de l'appareil, à l'aide d'une bande de vieille toile, qu'on enroule de bas en haut. Lorsqu'on arrive à un travers de main du pli du coude, on procède à la pose de l'embrasse supérieure.

On doit avoir soin d'enrouler cette dernière obliquement d'avant

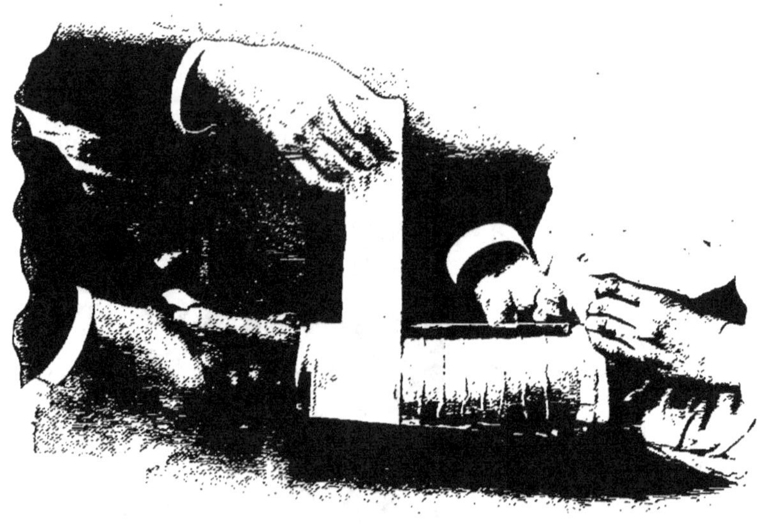

Fig. 127. — Fixation des attelles en bois.

en arrière et de bas en haut, afin de bien dégager le pli de flexion du coude (fig. 126).

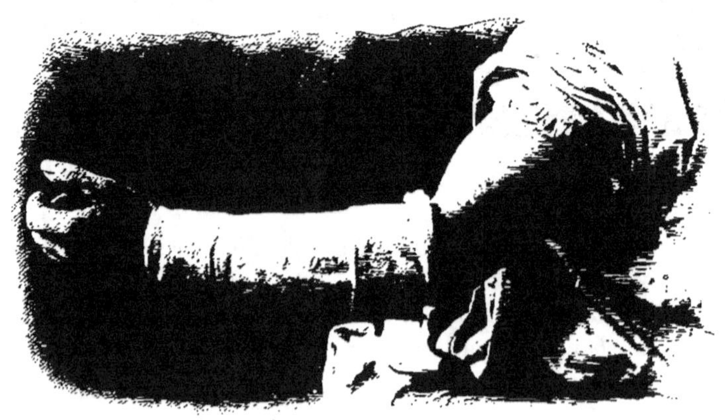

Fig. 128. — Appareil plâtré pour les fractures de l'avant-bras.

Il faut que le lint déborde largement le plâtre, et que le bord supérieur de l'embrasse reste à deux travers de doigt au-dessous du pli du coude.

Fixation de l'appareil plâtré. — Puis on continue à fixer l'appareil en prenant la bande de toile vieille qu'on enroule de bas en haut jusqu'à la limite de l'embrasse supérieure, pour redescendre ensuite.

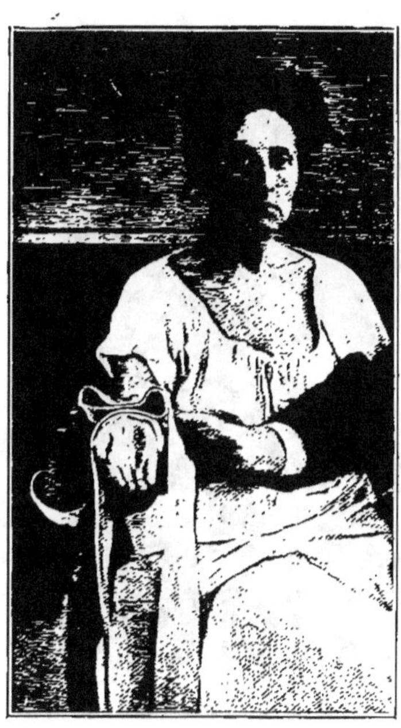

Fig. 129. — Formation de la double boucle.

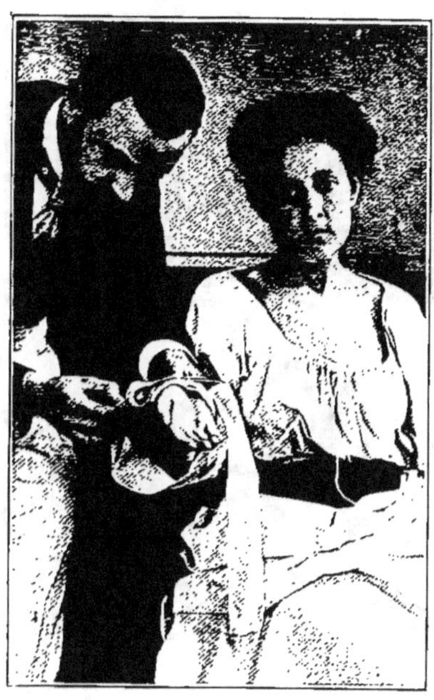

Fig. 130. — Un des chefs est déjà passé dans l'anse opposée, on passe le second d'arrière en avant.

Cela fait, pour bien assurer la position des rouleaux, dont le rôle est de rétablir et de maintenir l'espace inter-osseux en refoulant les fragments dans leur position normale, on prend deux attelles en bois d'une longueur égale aux attelles plâtrées et d'une largeur de 5 centimètres; on les place sur les faces antérieure et postérieure de l'avant-bras, et on les fixe par l'enroulement régulier d'une bande de toile (fig. 127).

L'extension est continuée.

Quand la solidification du plâtre est suffisante, on enlève les bandes de toile, les attelles en bois; puis on frotte l'appareil avec de l'amidon. et l'on en saupoudre les extrémités du cylindre de linl qui débordent.

L'aspect de cet appareil est représenté figure 128.

Levée de l'appareil. — L'appareil doit être laissé en place de 25 à 50 jours, suivant que le malade est jeune ou âgé.

Les sujets peuvent se servir de leurs mains dès que la dessiccation du plâtre est réalisée.

De temps à autre, le malade peut reposer son bras dans une écharpe.

Lorsqu'on n'a pas d'aides en nombre suffisant pour pratiquer

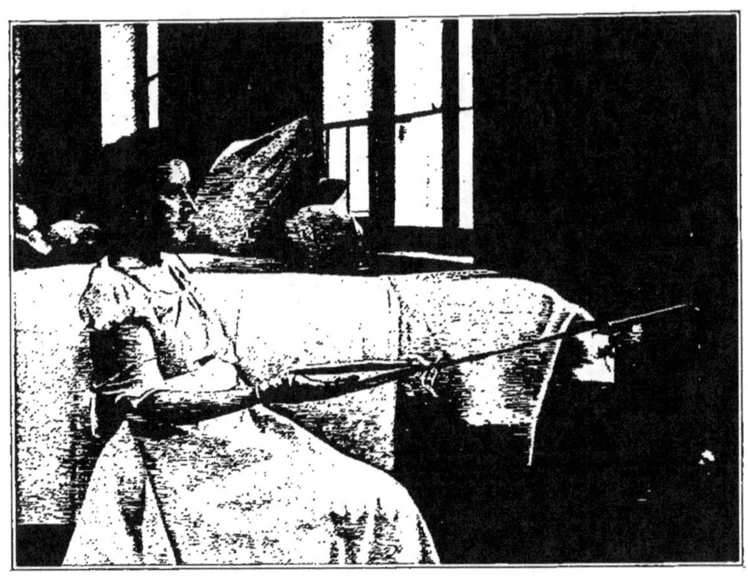

Fig. 151. — Dispositif pour l'extension et la contre-extension de l'avant-bras.

l'extension et la contre-extension, on arrive cependant à poser correctement cet appareil, en adoptant notre dispositif, dont voici la description :

On met deux chaises en face l'une de l'autre, de façon que les pieds de devant se touchent.

Sur l'une est assis le malade (fig. 152), l'autre servira à pratiquer la contre-extension.

On enveloppe l'avant-bras de lint que l'on fixe par quelques tours de tarlatane humide; puis on place, comme l'indique la figure 129, une bande de toile neuve formant deux boucles superposées sur la face antérieure du poignet, de façon que ses chefs retombent en dedans et en dehors de l'extrémité inférieure de l'avant-bras.

Un doigt placé au milieu des boucles, voire, au besoin, un de ceux de l'autre main du sujet, les maintiennent telles qu'elles sont représentées figure 129.

On passe alors chaque chef, en contournant circulairement la face dorsale de l'avant-bras, d'arrière en avant et de haut en bas dans chaque boucle (fig. 130), on serre le nœud que l'on forme ainsi, en veillant à bien étaler ensuite les chefs sur les faces palmaire et dorsale de la main.

Puis on noue les deux chefs à deux travers de main de l'extrémité des doigts du sujet; et, au nœud, on fixe une cordelette de traction qui se réfléchira sur un des barreaux du dossier de l'autre chaise (fig. 131).

On protège en-suite, à l'aide de

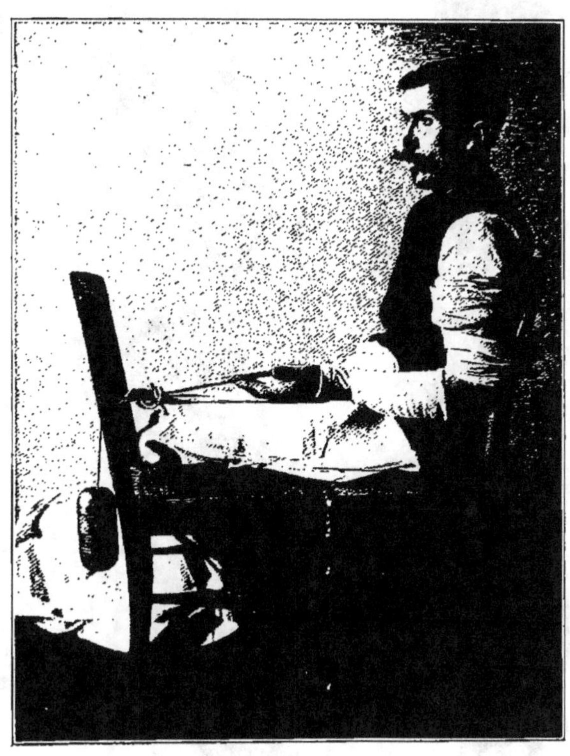

Fig. 132. — Autre dispositif.

lint, le bras au-dessus du pli du coude. Il ne reste plus qu'à l'immobiliser en le fixant, par une bande, au montant de la chaise sur laquelle est assis le sujet (fig. 131, 132).

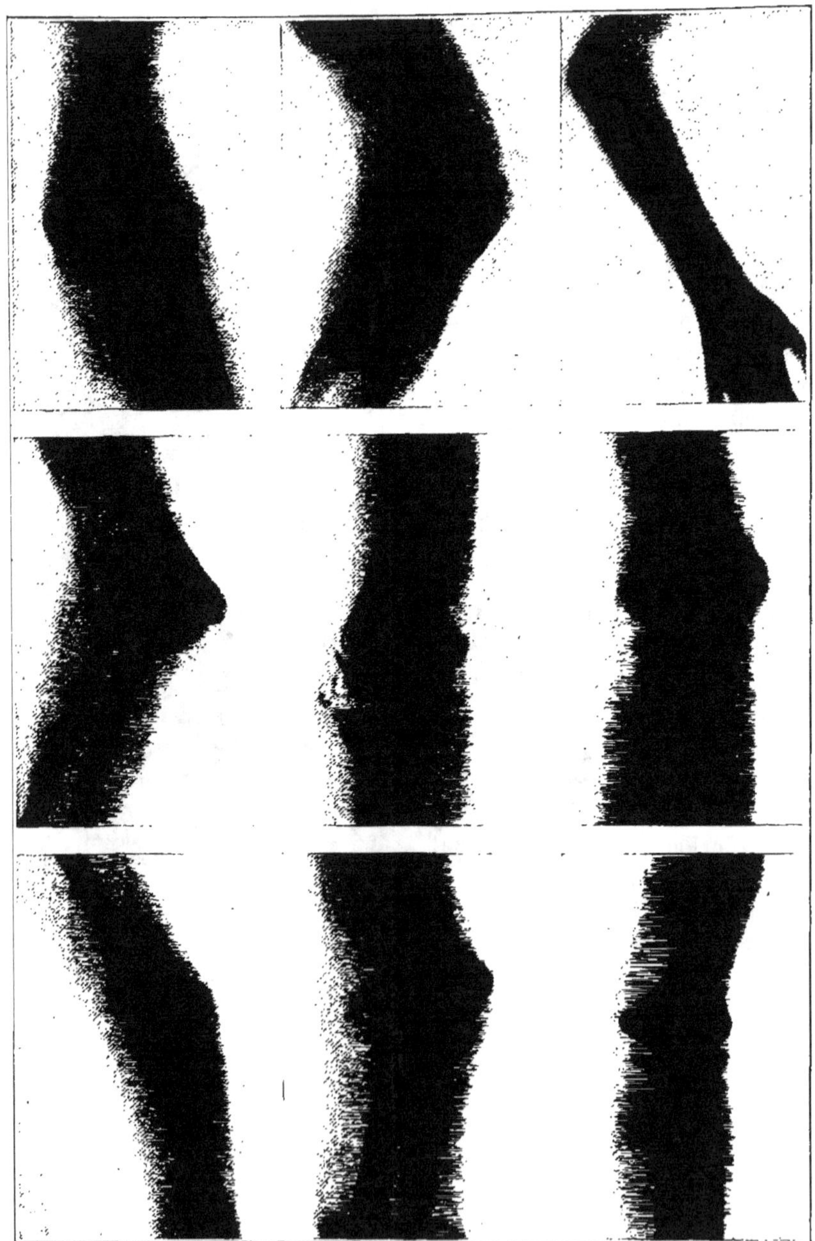

Clichés 1, 2, 3, 4, 7, 9, Infroit. 5, 8, Contremoulins. 6, Vaillant.

Fig. 133. — Fractures des os de l'avant-bras et de l'extrémité inférieure de l'humérus.

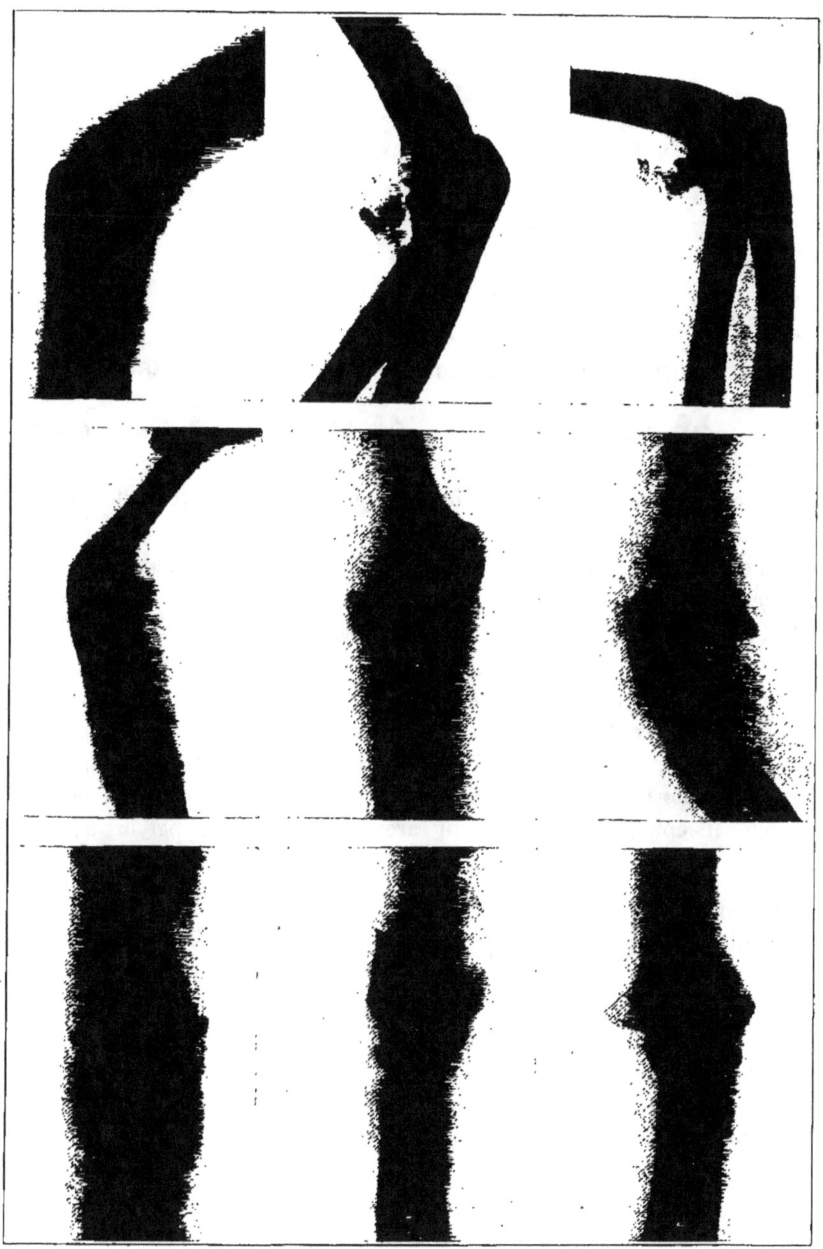

Fig. 154. — Fractures du coude.

CHAPITRE V

BRAS

—

FRACTURES DE L'HUMÉRUS

A. FRACTURES DE L'EXTRÉMITÉ INFÉRIEURE DE L'HUMÉRUS

On entend par fractures de l'extrémité inférieure de l'humérus celles
qui siègent au niveau ou au-dessous d'une ligne transversale passant à
2 cent. environ au-dessus de l'épichlorée et de l'épicondyle. Elles comprennent :

1° Les fractures sus-épitrochléo-épicondyliennes transversales ou
obliques;

2° Les fractures condyliennes (trochlée, condyle);

3° Les fractures en T, Y, V;

4° Les fractures de l'épitrochlée;

5° Les fractures de l'épicondyle;

6° Les fractures sous-épitrochléo-épicondyliennes; parmi ces dernières
nous comprenons les fractures isolées de la trochlée, du condyle, et les
décollements épiphysaires, tellement rares, qu'ils sont niés par les anatomistes.

Au point de vue pratique, lorsque le traumatisme est d'une certaine
violence, il importe de savoir que les nerfs de la région : le médian, le
cubital, le radial, peuvent être lésés non seulement par les fragments
mobilisés, mais par l'action même du trauma. Il ne faudra donc pas, en cas
de paralysie des muscles relevant de ces nerfs, se hâter d'intervenir sans
un examen très approfondi.

1° **Fractures sus-épitrochléo-épicondyliennes.** — Le trait
de fracture généralement transversal, peut être oblique. Le plus souvent
le fragment inférieur se porte en arrière.

A l'*inspection*, la région du coude présente le même aspect que dans
la luxation en arrière des deux os de l'avant-bras. Ce dernier, en demipronation, est fléchi à 120 ou 140 degrés. La main saine soutient celle

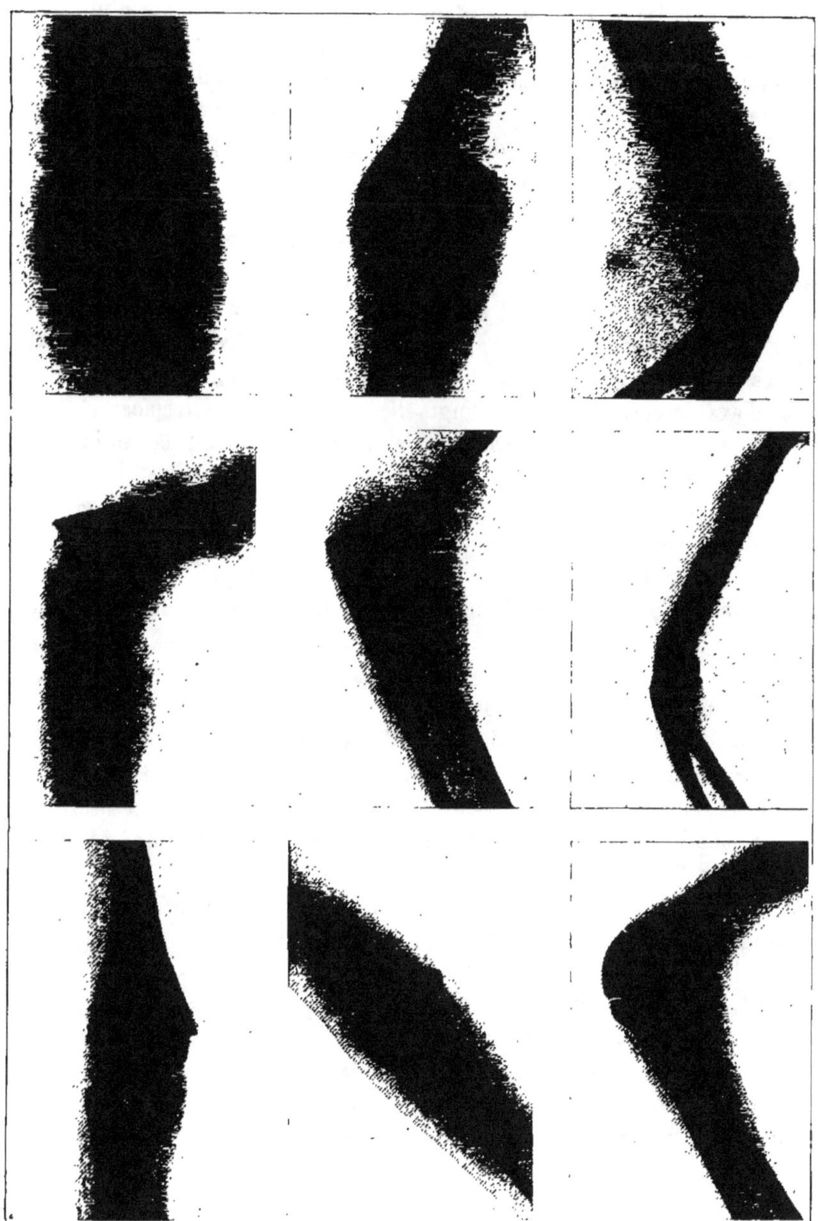

1, Infroit. 2, 3, Contremoulins. 4, 6, 7, 8, Vaillant. 5, 9, Krouchkoll

Fig. 155. — Fractures de l'extrémité inférieure de l'humérus.

du côté lésé. Il y a augmentation du diamètre antéro-postérieur du coude, avec saillie de la région olécrânienne, surmontée elle-même d'une dépression formant une encoche. En avant, immédiatement au-dessus du pli du coude, il existe un bombement, correspondant à la saillie du fragment supérieur. Le gonflement dépasse en haut et en bas l'articulation. Il peut y avoir des ecchymoses d'étendue variable. Les phlyctènes sont rares.

A la *palpation*, dans certains cas, on reconnaît l'existence d'un hématome sous-cutané, au-dessus du pli du coude. Il y a de la mobilité anormale, de la crépitation, souvent du raccourcissement que l'on constate par la mensuration.

Celle-ci, pratiquée du bord externe de l'acromion à l'olécrâne, donne des renseignements concluants. Pour ne pas commettre d'erreur, il faut que les deux avant-bras soient fléchis, disposés symétriquement par rapport à l'axe du corps et que les doigts des mains soient entrelacés.

L'impotence fonctionnelle est complète, la pronation et la supination sont conservées en grande partie.

Le **diagnostic** doit être fait avec la luxation en arrière des os de l'avant-bras, compliquée ou non de fracture.

Dans la luxation, la saillie de la face antéro-inférieure du bras siège *au-dessous* du pli du coude. Dans la fracture de l'extrémité inférieure de l'humérus, au contraire, elle est *au-dessus*: et l'olécrâne, lorsque le bras est en flexion, dépasse en arrière le plan transversal passant par l'épicondyle et l'épitrochlée. Or, normalement, lorsque l'avant-bras est en extension sur le bras, les 3 saillies du coude, épitrochléenne, épicondylienne, olécrânienne, sont sur la même ligne horizontale. De plus, lorsque l'avant-bras est en flexion, les lignes qui réunissent ces saillies restent dans le même plan frontal, en déterminant un triangle, à sommet olécrânien inférieur.

Pratiquement, la recherche de ces saillies est souvent difficile en raison du gonflement et de l'abondance de l'épanchement.

Chez les sujets jeunes, ces saillies sont plus rapprochées, moins accusées, et, partant, moins aptes à fournir des perceptions distinctes. Le diagnostic sera plus difficile à poser.

La radiographie apportera un secours précieux.

Le **pronostic** est sérieux à cause de la limitation possible des mouvements, de l'ankylose de l'articulation chez les arthritiques, et de la menace d'une tumeur blanche chez les enfants et les adolescents prédisposés.

Le **traitement** comporte, si l'épanchement est considérable, la compression ouatée suivie de l'application de l'appareil plâtré en H au bout de 8 jours (voir page 232).

APPAREIL OUATÉ COMPRESSIF POUR LES FRACTURES DU COUDE

Objets nécessaires : Ouate, bandes de toile neuve, bandes de tarlatane empesée de 12 centimètres de large.

Placer l'avant-bras en flexion à angle droit sur le bras.

Envelopper le membre supérieur depuis le poignet jusqu'aux parois

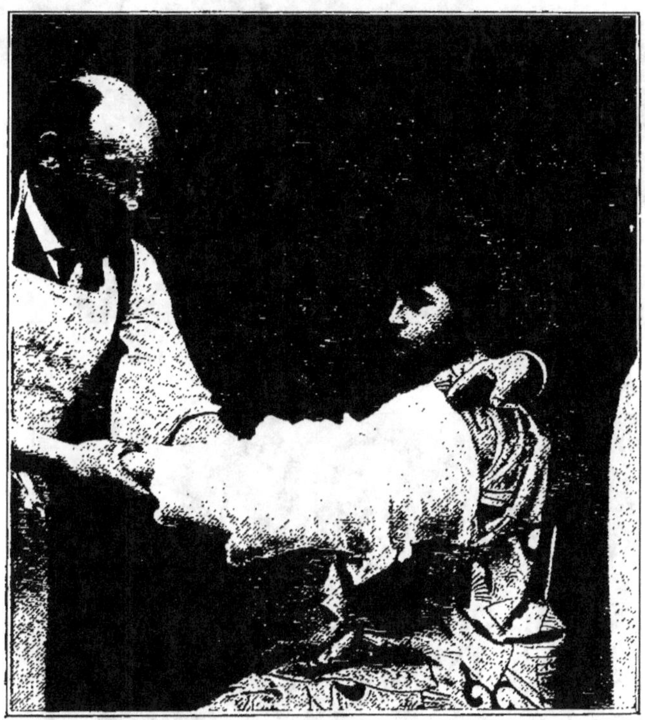

FIG. 156. — Épaisseur de la couche d'ouate.

de l'aisselle d'une couche d'ouate de 3 travers de doigt d'épaisseur (fig. 156).

Fixer cette ouate à l'aide d'une bande de toile neuve de 5 centimètres de large (fig. 157).

Recouvrir ensuite l'appareil à l'aide d'une bande de tarlatane empesée humide de 12 à 15 centimètres de largeur, qu'on enroule de bas en haut (fig. 158), et de haut en bas jusqu'à ce que l'on ait 5 épaisseurs de tarlatane.

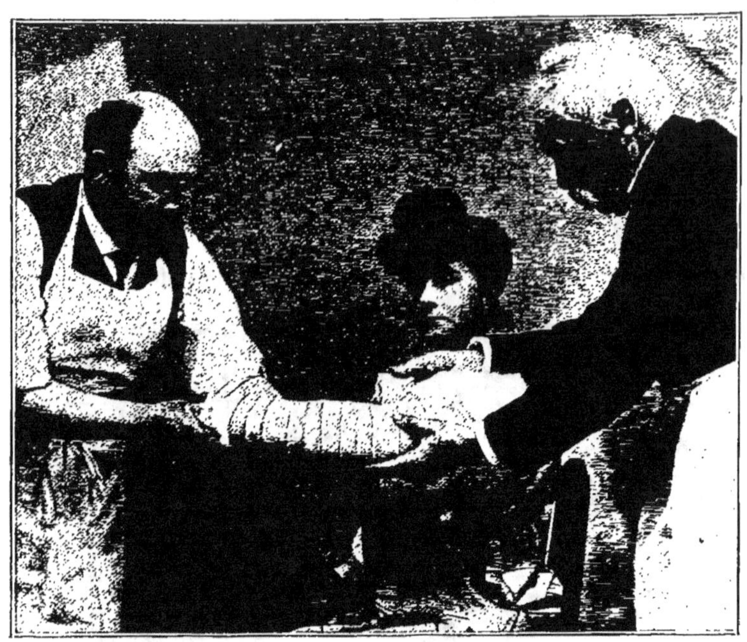

Fig. 137. — Enroulement de la bande de toile neuve.

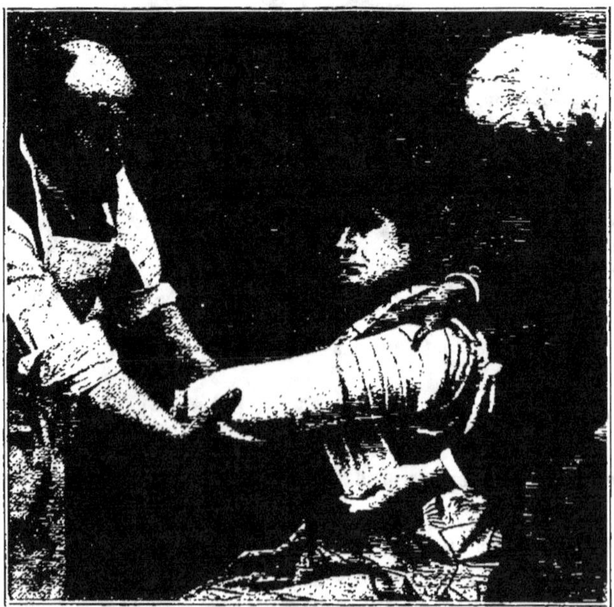

Fig. 158. — Enroulement de la bande de tarlatane empesée humide.

Après dessiccation, on est en présence d'un appareil contentif excellent.

Lorsqu'on veut réaliser un maintien plus rigoureux, on emploie deux attelles latérales coudées à angle droit, soit en bois, soit métalliques que l'on fixe par des tours de tarlatane humide (fig. 159). Ces attelles ont

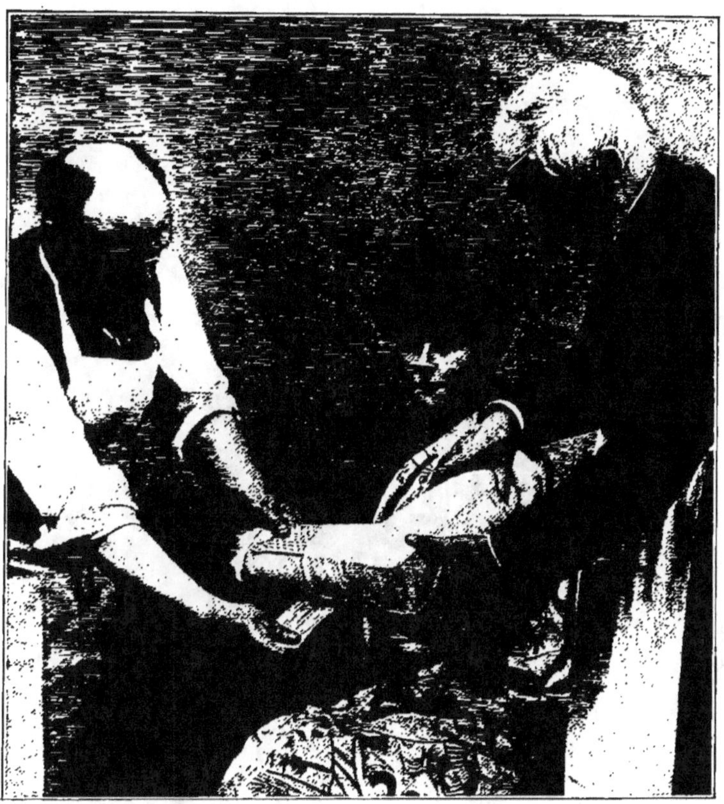

Fig. 159. — Fixation des attelles métalliques par la bande de tarlatane humide.

une largeur de 5 à 6 centimètres. Leur longueur est telle qu'elles remontent un peu au-dessus de l'empreinte deltoïdienne et descendent jusqu'au poignet.

On les place avec soin, l'une sur la partie externe du bras et de l'avant-bras, l'autre sur la région interne.

L'ouverture de l'angle de chaque attelle doit correspondre au pli du coude.

On dispose le membre supérieur de façon que l'axe du bras et de l'avant-bras soient respectivement parallèles à l'axe de chaque branche de l'attelle.

Les deux attelles doivent être appliquées bien symétriquement.

On les fait maintenir par un aide, puis on les fixe, à l'aide d'une bande de tarlatane humide.

On enroule cette bande de bas en haut, en la serrant avec soin, de

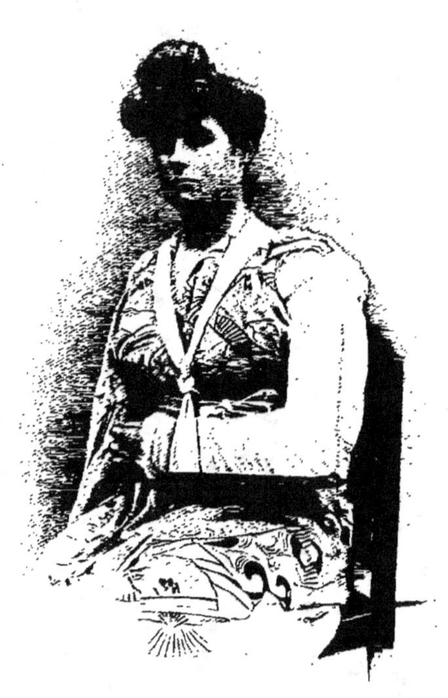

Fig. 140. — Appareil posé. — L'avant-bras est soutenu par l'écharpe à boucle.

manière à bien amener ces attelles en contact avec les régions qu'elles sont appelées à contenir.

On soutient l'avant-bras à l'aide d'une bande de toile neuve formant écharpe à boucle (voir page 235).

L'appareil se présente alors sous l'aspect représenté figure 140.

APPAREIL DE HENNEQUIN POUR LES FRACTURES DE L'HUMÉRUS

Objets nécessaires : Chaise, balai de crin (formant potence), bandes de toile neuve de 5 centimètres de large, ouate, lint, tarlatane. Poids de 4 ou 5 kilogs. Éléments d'un appareil plâtré.

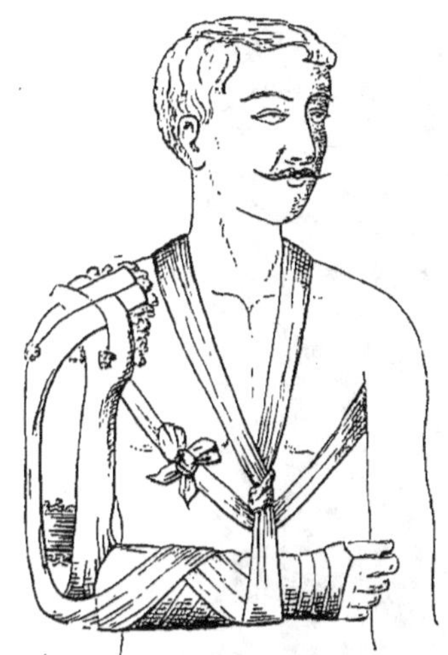

Fig. 141. — Schéma de l'appareil de Hennequin pour les fractures de l'humérus.

L'appareil se compose d'une gouttière plâtrée adaptée sous traction momentanée. Cette gouttière prend son point d'appui supérieur sur les parois de l'aisselle, son point d'appui inférieur sur l'avant-bras fléchi à angle droit; celui-ci est soutenu dans cette position par un bandage qui passe sur les épaules et sous les aisselles, en contournant le thorax obliquement, comme nous le verrons.

Pose du balai. — Pour pratiquer la contre-extension nécessaire à la réduction de la fracture avant et pendant la pose de l'appareil, on a recours à un dispositif simple indiqué par la figure ci-dessous (fig. 142). On applique contre le montant d'une chaise, correspondant au bras fracturé, le manche d'un balai, que l'on fixe par quelques tours de bandes ou de ficelles, dont on noue les chefs.

C'est sur une des branches horizontales du balai, ainsi fixé à la chaise et formant potence, que passera la bande de contre-extension.

Protection de l'avant-bras et du pli du coude. — Un aide maintenant en flexion et en légère abduction l'avant-bras, on recouvre celui-ci d'une couche d'ouate que l'on fait remonter sur le bras jusqu'à 3 travers de doigt au-dessus du pli du coude (fig. 143) et que l'on comprime avec une bande de vieille toile modérément serrée.

Pour ne pas troubler la circulation au cours des manœuvres ultérieures, on prépare deux petits rouleaux de lint ou

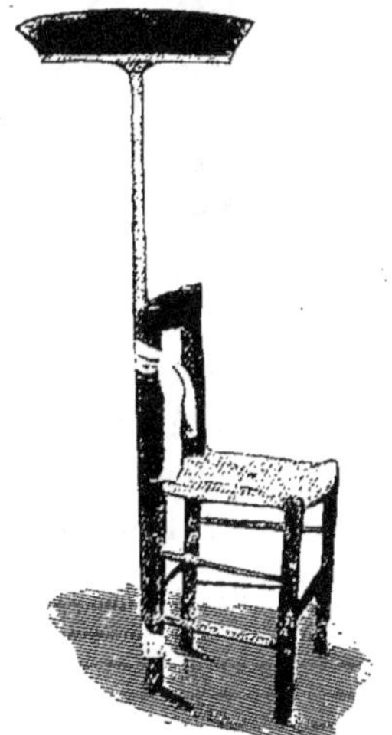

Fig. 142. — Pose du balai.

d'ouate de 2 centimètres de diamètre et de 4 travers de doigt de longueur.

On les place sur la face antéro-supérieure de l'avant-bras, de telle façon
que leur grand axe corresponde respectivement au cubitus et au radius.
Ils représentent les piliers d'un pont dont l'échancrure de la gouttière

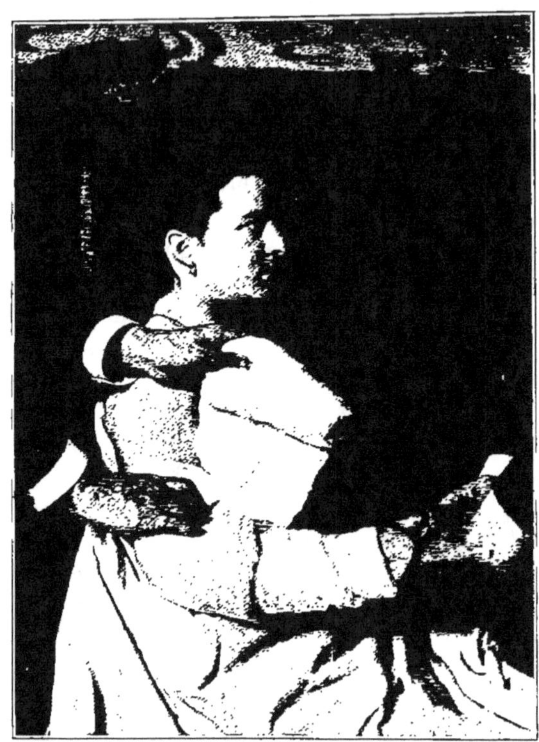

Fig. 115. — Enroulement de l'ouate.

plâtrée sera le tablier au-dessous duquel s'effectuera la circulation. Il
existe, par conséquent, un intervalle variable entre eux (fig. 144).

On les maintient dans cette position en continuant de haut en bas l'enroulement de la bande qui comprime l'ouate.

Pose de l'écharpe à boucle. — On prend ensuite une bande de toile
neuve de 5 mètres de long dont la partie moyenne, formant boucle, embrasse le poignet; on réunit les deux chefs et on les noue à 3 travers de
doigt au-dessus (fig. 145); puis on les passe sur les épaules d'où ils se
dirigent obliquement, celui du côté droit sous l'aisselle gauche et réciproquement. Après s'être entre-croisées en X dans l'espace inter-scapulaire

(fig. 155), ils passent sous les aisselles, sont ramenés sur les côtés et sur
le devant du thorax. L'un des chefs est engagé dans la boucle comprenant le poignet, et noué avec l'autre du côté du bras fracturé (fig. 145)

Durant cette opération, l'avant-bras est tenu fléchi à angle droit.

Établissement de la contre-extension. — On prépare trois épaisseurs
de lint de 45 centimètres de long sur 10 de large ; on les saupoudre abon-

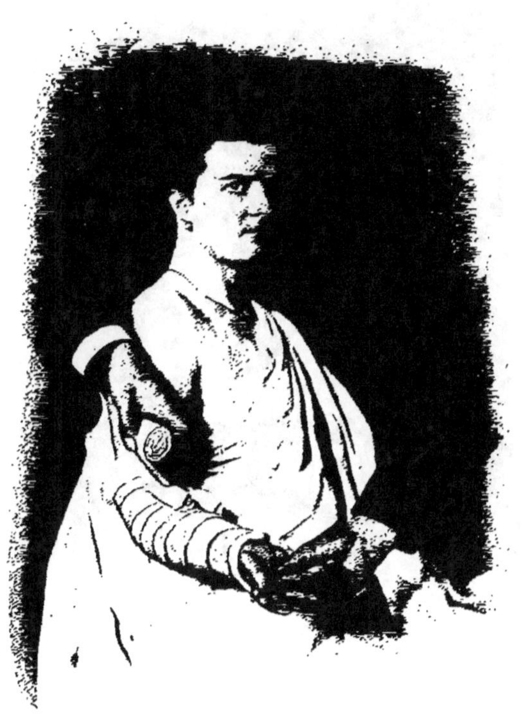

Fig. 144. — Pose des rouleaux de lint.

damment d'amidon ; on les passe en étrier sous l'aisselle, et on ramène
les deux chefs sur l'épaule en les recouvrant l'un par l'autre ; puis on
les fixe temporairement avec une épingle à la bande formant écharpe qui
passe de ce côté.

Prenant alors une bande de toile neuve de 5 centimètres de large,
on la passe en anse sous l'aisselle protégée par le lint et on réunit les
deux chefs au-dessus du balai, en exerçant sur cette anse une certaine
traction (fig. 146).

Établissement de l'extension. — Cela fait, on prend une bande de toile neuve de 1 mètre de long; sa partie moyenne est appliquée sur la face postéro-inférieure du bras, protégée par l'appareil compressif; ses deux chefs amenés au pli du coude, se croisent obliquement sur la face antéro-supérieure de l'avant-bras fléchi, et de là se dirigent vers le sol, en rasant, l'un le bord du cubitus, l'autre le bord du radius. A chacune de

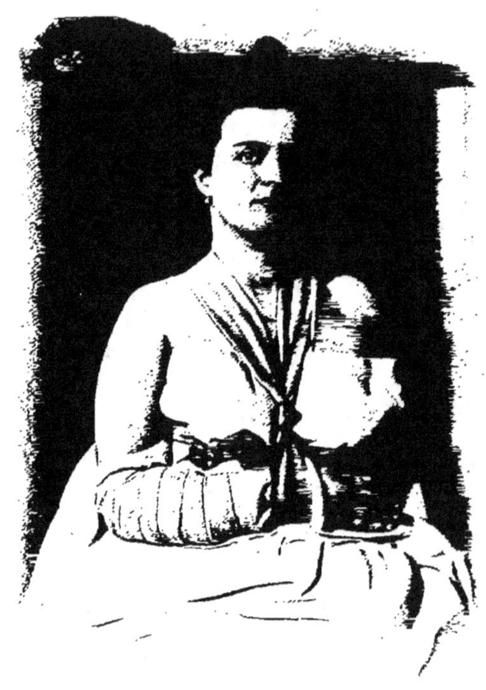

Fig. 145. — Écharpe à boucle.

leurs extrémités, on suspend, selon la puissance des muscles ou l'ancienneté de la fracture, un poids de 2 à 3 kilogs : total 4 à 6 kilogs (fig. 148).

Cette traction ayant pour effet d'abaisser l'épaule, il faut réappliquer exactement l'embrasse lintée sur l'épaule (fig. 148).

On note alors les mesures suivantes :

1° La circonférence du membre au-dessus de l'empreinte deltoïdienne;
2° au niveau de la partie inférieure du bras; 3° la distance du rebord inférieur de la paroi antérieure de l'aisselle, à la face antérieure et supérieure de l'avant-bras fléchi à angle droit, plus 3 centimètres.

On s'occupe alors de la confection de l'appareil, opération pendant

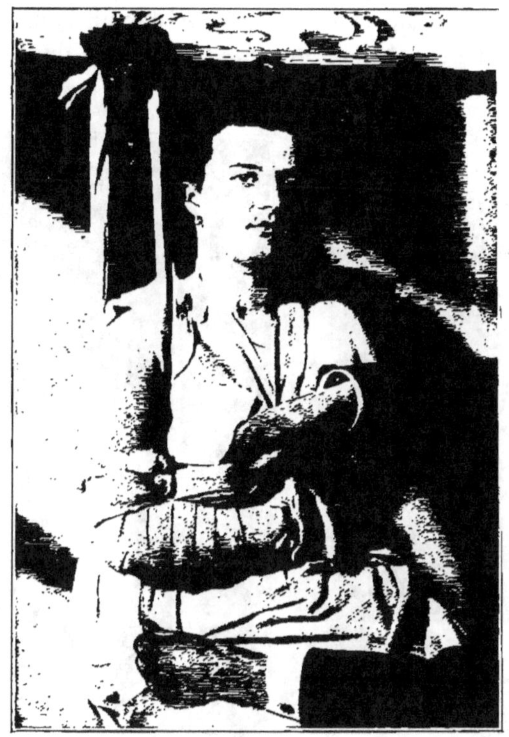

Fig. 116. — Pose du lacs à traction.

laquelle la traction fatigue les muscles, et opère généralement, à elle seule, la réduction de la fracture.

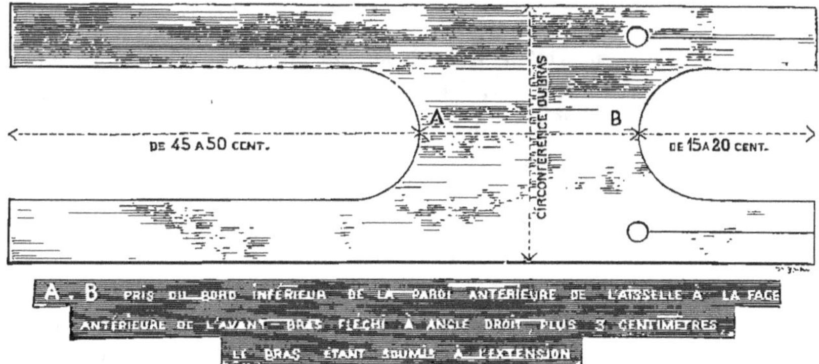

Fig. 117. — Attelle en H.

Taille de l'attelle. — On taille dans une pièce de tarlatane de 1 mètre de long composée de 8 feuilles, qui, repliées sur elles-mêmes, selon la longueur, donnent une épaisseur de 16 feuilles, une attelle dont la figure 147 est la reproduction exacte. (La tarlatane du commerce est pliée par lés de 1 mètre de long.)

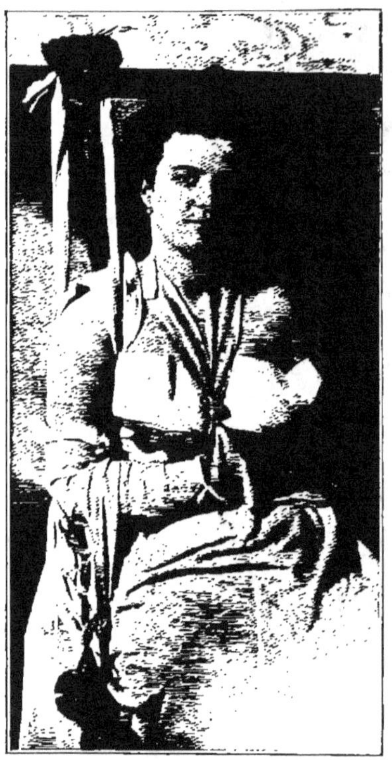

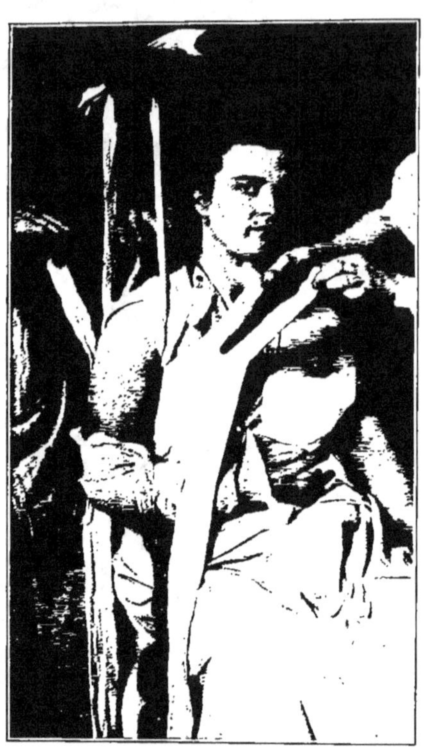

Fig. 148. — Établissement de la traction.   Fig. 149. — Pose de l'appareil plâtré.

Avant de tailler l'appareil dans la bande de tarlatane, on tracera au crayon les lignes que doivent suivre les ciseaux. Ces lignes, bien entendu, seront conformes aux chiffres donnés par la mensuration.

Les deux chefs de l'échancrure supérieure seront divisés en deux, suivant leur longueur.

On maintiendra ensuite les différents feuillets par quelques points de couture.

Retournant alors auprès du blessé, on s'assure, par un examen minutieux, que la réduction est complète; sinon, avec une main on exerce, sur l'extrémité inférieure de l'humérus, une traction, tandis qu'avec l'autre on refoule vers l'axe du membre l'extrémité du fragment dévié.

On gâche le plâtre et on trempe l'attelle dans la bouillie.

Pose de l'appareil plâtré. — Après avoir réuni immédiatement au-dessous de l'avant-bras, à l'aide d'une cordelette, les bandes qui portent les poids (fig. 149), on place l'échancrure supérieure à cheval dans l'aisselle, de façon que la concavité de l'U soit au milieu de la bande qui exerce la contre-extension.

Des quatre chefs libres de cette extrémité (fig. 149), les deux antérieurs sont rabattus sur l'épaule, l'un en dedans l'autre en dehors de la bande de contre-extension ; les postérieurs sont disposés de la même manière et croisés en X sur les précédents (fig. 150).

L'entre-croisement des chefs bifides supérieurs étant maintenu par la main d'un aide, on étale la partie pleine de l'appareil sur le bras qu'elle entoure aux 3/4, puis on amène l'échancrure inférieure à cheval sur les rouleaux de la face antéro-supérieure de l'avant-bras maintenu fléchi.

Les deux chefs inférieurs sont attirés en arrière au niveau de l'olécrâne et de la face postéro-inférieure du bras, où ils se croisent, et vont de là se croiser une seconde fois sur le milieu de la face antérieure de l'avant-bras, puis un peu au-dessus de l'apophyse styloïde du cubitus (fig. 151), à la manière des rubans d'un cothurne.

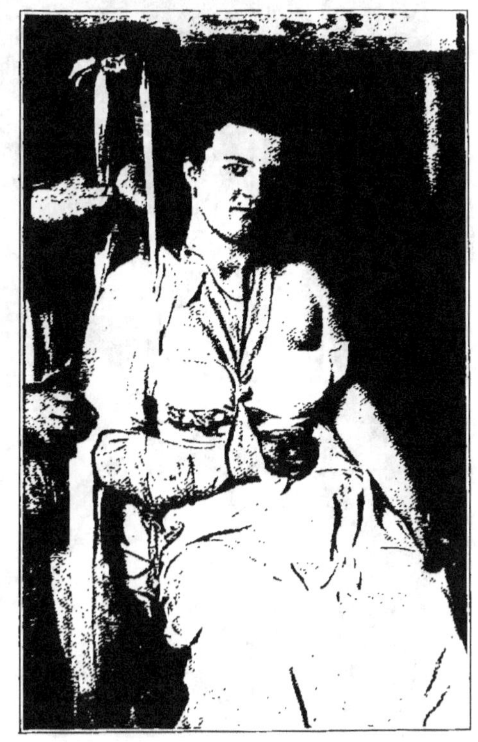

Fig. 150. — Croisement des chefs supérieurs de l'appareil.

S'ils empiétaient sur la main, on en retrancherait une partie.

Fixation de l'appareil plâtré. — On fixe alors l'appareil plâtré à l'aide d'une bande de vieille toile, en procédant de bas en haut, à partir du coude : on entoure bien toute l'épaule et on redescend sur le bras et

l'avant-bras (fig. 152). On le moule avec les mains pendant la dessiccation.

On s'assure qu'il n'existe aucune courbure anormale, que les fragments ne forment aucun angle ; en cas contraire, on ferait disparaître l'un

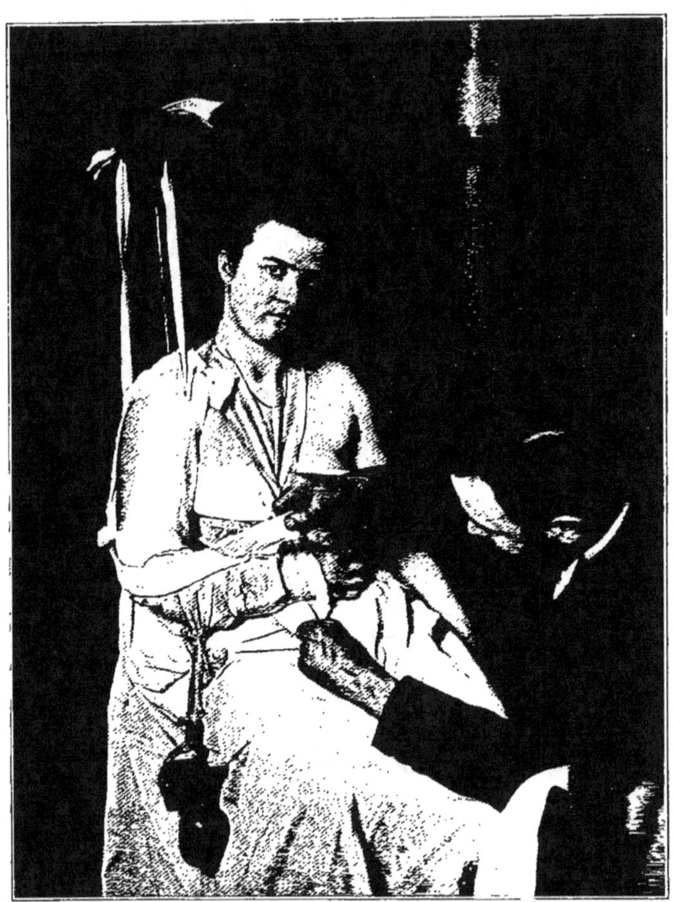

Fig. 151. — Enroulement en cothurne des chefs inférieurs de l'appareil plâtré.

et l'autre défaut en maintenant le bras dans une bonne attitude, pendant
la dessiccation du plâtre.

Lorsqu'on a affaire à une fracture du col chirurgical, le fragment inférieur étant en général porté en avant, en dedans et en haut, qu'il y ait
ou non éclatement de la tête humérale, il faut placer le talon d'une main
sur l'épine de l'omoplate, et celui de l'autre dans le sillon pectoro-deltoïdien, un peu au-dessous de l'apophyse coracoïde.

On exerce alors une pression en sens contraire, pendant quelques instants. Cette pression est indispensable, quand les fragments de la tête sont disséminés; car elle les force à venir se grouper en face de la cavité glénoïde.

Quand l'appareil est sec, on enlève la bande qui le modèle et l'on saupoudre d'amidon.

On coupe alors les bandes qui supportaient les poids, au ras de l'appareil.

On sectionne de même la bande de contre-extension au ras de l'appareil plâtré, et repoussant à l'aide de ciseaux l'un des chefs sous la bandelette plâtrée interne d'où il émerge, en tirant sur lui, on dégage et on enlève la boucle de la bande de contre-extension (fig. 155). Cette petite opération a pour but d'éverser le bord de l'échancrure, que la bande d'enroulement avait fait incliner vers la face interne du bras, où passent les vaisseaux et les nerfs.

L'appareil se présente alors sous les aspects suivants : (fig. 154 et 155).

Lorsque le blessé porte

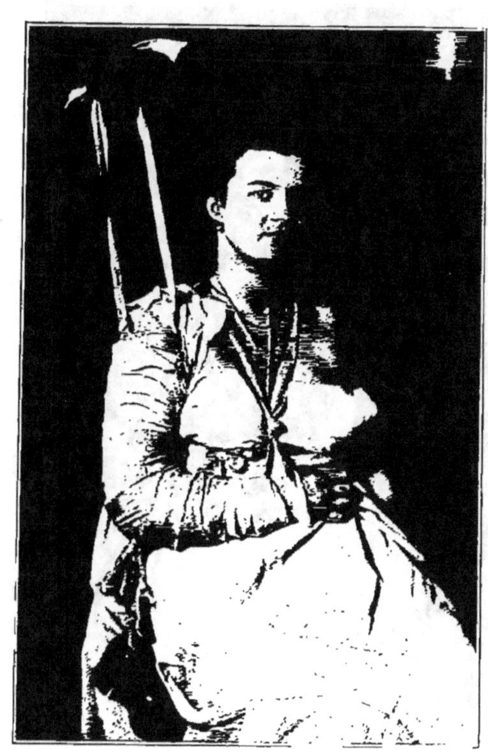

Fig. 152. — Enroulement de la bande de vieille toile.

d'autres lésions qui le mettent dans l'impossibilité de rester levé, l'appareil peut cependant être placé aisément sur le malade couché; il suffit de disposer la traction continue comme l'indique la figure 156.

Le sujet est placé sur le bord du lit correspondant au côté blessé, de telle façon que le bras soit en dehors. La poulie sur laquelle se réfléchit la cordelette qui supporte les poids de l'extension est vissée sur la barre transversale du pied du lit; et la contre-extension prend son point d'appui sur une des barres verticales de la tête du lit. Le poids du segment du membre situé au-dessous de la fracture ne s'ajoutant plus à celui de la traction, comme quand le blessé est assis, l'énergie de la

traction devra, dans les cas ordinaires, être représentée par un poids de
5 à 6 kilogs.

Avantages de cet appareil. Soins consécutifs. — Appliqué selon les
règles, l'appareil en 11 est bien supporté par les blessés ; il ne donne lieu
à aucun accident, et maintient mieux que tout autre les fragments dans une bonne position.

De temps en temps, il est utile d'examiner l'état du bras, et de s'assurer que les fragments ne se sont pas portés dans un sens ou dans un autre : il est facile de s'en rendre compte en glissant la main à plat dans l'espace vide laissé après la résorption de l'épanchement. S'il en est ainsi, on peut aisément lutter contre le déplacement, en introduisant entre les bords de la gouttière fenêtrée et le bras, au niveau de la saillie du fragment, le globe en ellipse d'une bande de toile neuve mollement roulée.

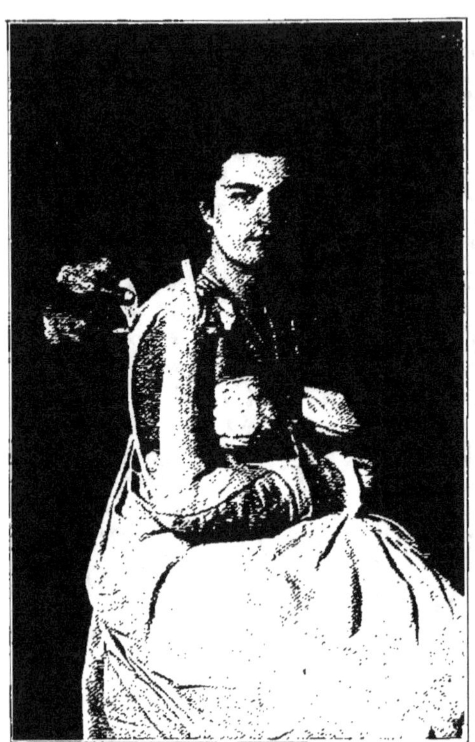

Fig. 155. — Dégagement et enlèvement de la bande
de contre-extension.

Quelquefois, quand l'épanchement a été très
abondant et qu'on n'a pas fait précéder la pose de l'appareil en 11 d'une
compression ouatée, il se produit un vide tellement considérable qu'il
vaut mieux, si on constate le déplacement d'un des fragments, enlever
le premier appareil et le remplacer par un autre semblable, qui aura
l'avantage de se mouler exactement sur le bras revenu plus ou moins à
son volume normal. Dès lors on peut attendre, sans arrière-pensée, la
consolidation de la fracture.

La main et les doigts sont, chez certains sujets, le siège d'un œdème
de courte durée. Ce phénomène, qui existe parfois avant l'application de
tout appareil, malgré la position horizontale ou élevée du membre, est la

conséquence de la compression des veines, ou par l'épanchement sanguin qui s'accumule au niveau du coude sous l'action de la pesanteur, ou par les fragments déviés, bien plus que de l'appareil; il ne doit inspirer aucune inquiétude. Il en est de même des phlyctènes, qui, de temps à autre, se montrent sur la partie du membre correspondant à la fenêtre. L'évacuation du liquide, si l'on y tient, et un pansement aseptique simple feront promptement disparaître leurs traces.

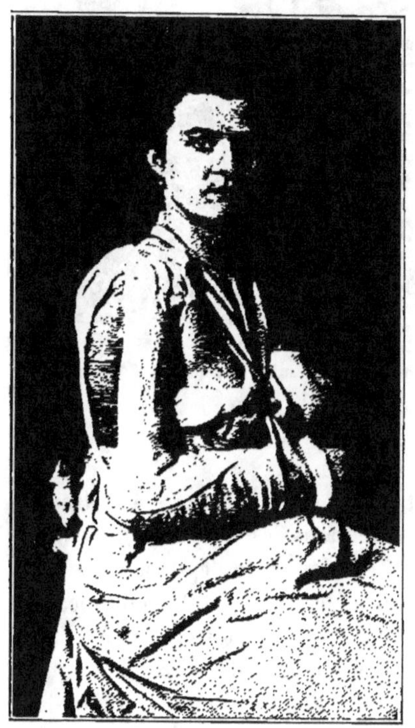

Fig. 154. — Appareil plâtré posé.

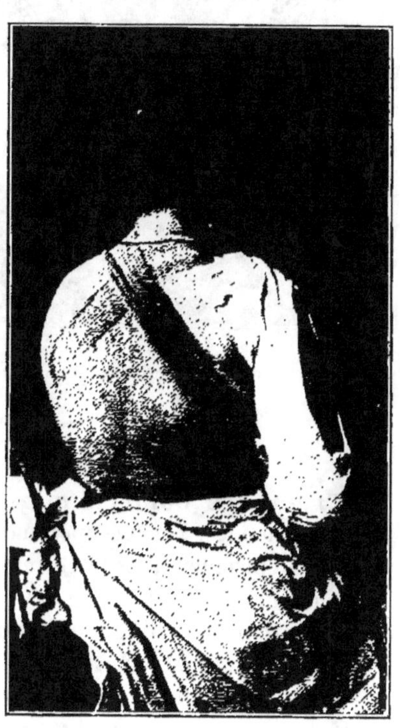

Fig. 155. — Appareil vu de dos.

Levée de l'appareil. — Quand faut-il enlever l'appareil? Il est bien difficile de répondre catégoriquement à cette question, car la consolidation des fractures de l'humérus, surtout de celles de sa diaphyse, est très capricieuse, très irrégulière dans sa marche.

En général, 35 jours suffisent à la formation du cal. Mais il ne faut enlever l'appareil que si, après une exploration directe à travers la fenêtre, on juge la consolidation assez avancée pour s'opposer à tout déplacement des fragments.

Si une seconde exploration faite sur le bras nu ne vient pas confirmer le résultat de la première, ou, plus tard, si le cal donne des signes de faiblesse, il faut remettre un autre appareil; ou bien, selon le degré de résistance constaté, un simple appareil contentif avec attelles.

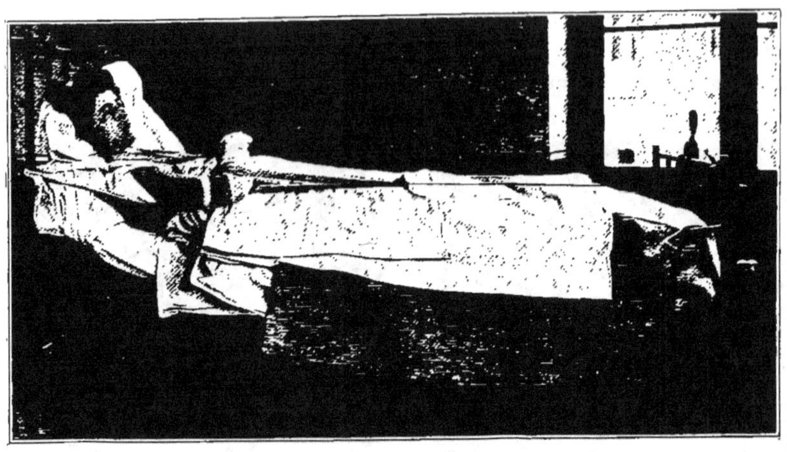

Fig. 156. — Extension et contre-extension sur un sujet couché.

2" **Fractures condyliennes et trochléennes.** — Par fractures condyliennes, trochléennes, nous entendons les fractures du condyle et de l'épicondyle; les fractures de la trochlée et de l'épitrochlée.

A l'*inspection*, on constate, du côté fracturé, un gonflement local, avec disparition des saillies et effacement des dépressions; parfois des ecchymoses, presque toujours une coloration vineuse des téguments qui ont subi le traumatisme. Le gonflement, chez l'enfant, envahit toute la circonférence du membre. Les ecchymoses ont surtout de la valeur lorsqu'elles font leur apparition au bout de quelques jours, du côté lésé, et venant de la profondeur.

A la *palpation*, on est frappé de l'induration considérable des tissus mous environnant le condyle ou la trochlée.

On constate une augmentation du diamètre antéro-postérieur du coude au niveau du foyer de la fracture et un élargissement du diamètre transversal au même niveau.

La mobilité anormale existe; pour la percevoir, voici comment il faut procéder: L'avant-bras étant fléchi à angle droit sur le bras, on comprime d'une main la partie saine de l'extrémité inférieure de l'humérus que l'on immobilise ainsi, et, de l'autre main, à l'aide du pouce et de l'index formant pince, on saisit les faces antérieure et postérieure du condyle ou de la trochlée, puis on imprime au condyle ou à la trochlée des mouvements alternatifs d'avant en arrière. Ces mouvements éveillent de la douleur. On peut constater aussi de cette façon la crépitation. Mais, au bout de sept à huit jours, celle-ci disparaît; l'induration des tissus augmente; la douleur, quoique moins vive, persiste, et l'impotence fonctionnelle est à peu près complète.

S'il s'agit de la trochlée, la flexion est impossible. S'il s'agit du condyle, les mouvements communiqués sont relativement conservés, la flexion et l'extension sont presque normales, la pronation est plus compromise, mais la supination surtout est supprimée.

Telle est la règle, sauf en cas d'une fracture du condyle externe, lorsque celui-ci, chose rare, se déplace en avant et forme un butoir qui empêche la flexion.

Les mouvements de latéralité sont anormaux du côté opposé à celui de la fracture et douloureux du côté de celle-ci. Pour les rechercher, il faut laisser le membre supérieur pendant, et le placer en supination afin de pouvoir imprimer à la main des mouvements dans le plan frontal.

Le **diagnostic**, pour être confirmé, a besoin de la radiographie.

Le pronostic est favorable. Quand le cal est volumineux, il peut y avoir un certain degré de *cubitus varus* ou de *cubitus valgus,* lequel est sans grande importance, en général.

Traitement. — Lorsqu'il y a déplacement, il faut réduire et maintenir le fragment; l'anesthésie générale est quelquefois utile dans ce cas.

On immobilise avec une gouttière plâtrée pourvue d'attelles, ou avec l'appareil à traction élastique que nous allons décrire, et qu'on laisse en place 12 à 15 jours.

Quand il n'y a pas de déplacement, on masse et l'on mobilise dès les premiers jours, en posant, dans l'intervalle des séances de massage, un pansement ouaté compressif.

S'il s'agit de fracture du condyle radial surtout, on peut être amené, mais dans des cas rares, à extirper ou à suturer le fragment.

L'extirpation semble préférable chez l'adulte; la suture, délicate à réussir, serait de mise plutôt chez l'enfant. Chez ce dernier, en effet, la suppression du cartilage conjugal condylien pourrait aboutir plus tard à une déviation du membre en cubitus valgus.

APPAREIL A TRACTION ÉLASTIQUE

POUR LES FRACTURES DE L'EXTRÉMITÉ INFÉRIEURE DE L'HUMÉRUS
AVEC ASCENSION D'UN OU DES FRAGMENTS.

Matières nécessaires à la confection de l'appareil : Deux attelles en bois de 7 centimètres de large, coudées à angle droit. La partie brachiale de l'une a de 30, 35 ou 40 centimètres de long, celle de l'autre (interne), de 25, 30 ou 35 centimètres de long, leurs parties antibrachiales sont plus courtes de 5 centimètres en moyenne, et toutes deux sont échancrées en croissant à leurs extrémités; trois bandes de tarlatane humide; ouate; bandes de crêpe Velpeau; lacs élastique; bande de toile neuve.

On enroule des bandes d'ouate autour de l'avant-bras et du bras, le premier étant fléchi à angle droit. Si l'épanchement sanguin est considé-

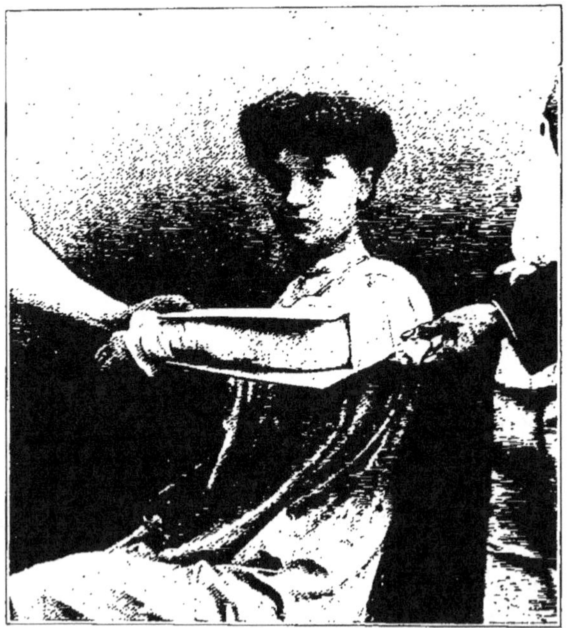

Fig. 157. — Fixation des branches supérieures des attelles.

rable, on les comprime à l'aide de deux bandes de toile neuve, l'une sur l'avant-bras, l'autre sur le bras. Puis on les fixe par deux autres bandes de tarlatane humide de 15 centimètres de large. Quand il y a peu d'infiltration, il suffit de maintenir l'ouate par deux bandes de tarlatane humide disposés de la même façon.

On prend une nouvelle bande de tarlatane humide, qu'on enroule deux fois autour du membre, depuis l'empreinte deltoïdienne jusqu'au pli du coude, de haut en bas, puis de bas en haut; lorsqu'on est revenu au niveau de l'empreinte deltoïdienne, on abandonne le chef de cette bande, et l'on procède à la pose des attelles.

Ces attelles sont, nous l'avons dit, coudées à angle droit, et échancrées en croissant à leurs extrémités.

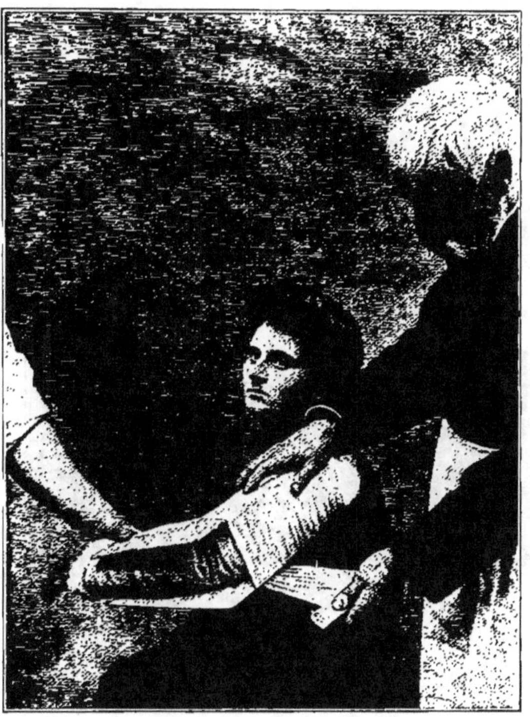

Fig. 158. — Fixation des branches supérieures des attelles.

L'une est appliquée sur la face externe, l'autre sur la face interne du membre, de façon que leurs bords supérieurs antibrachiaux restent à deux travers de doigt en dessous de la face antérieure de l'avant-bras, et que les bords inférieurs débordent de la même quantité sa face postérieure.

Un aide les maintient dans cette position, tandis que l'opérateur, reprenant le chef qu'il avait abandonné, continue l'enroulement de la bande de tarlatane humide, mais cette fois autour des attelles. Il fixe solidement au niveau de l'empreinte deltoïdienne, par plusieurs circulaires passant en X dans les échancrures des attelles, les extrémités supérieures de celles-ci, auxquelles le renflement du deltoïde fournit un point d'appui.

L'enroulement de cette bande de tarlatane est continué de haut en bas, jusqu'au pli du coude (fig. 157, fig. 158). La partie humérale des attelles doit être recouverte de 5 à 6 épaisseurs de bande par des enroulements réguliers de haut en bas et de bas en haut.

La partie antibrachiale est alors fixée exclusivement par des bandes

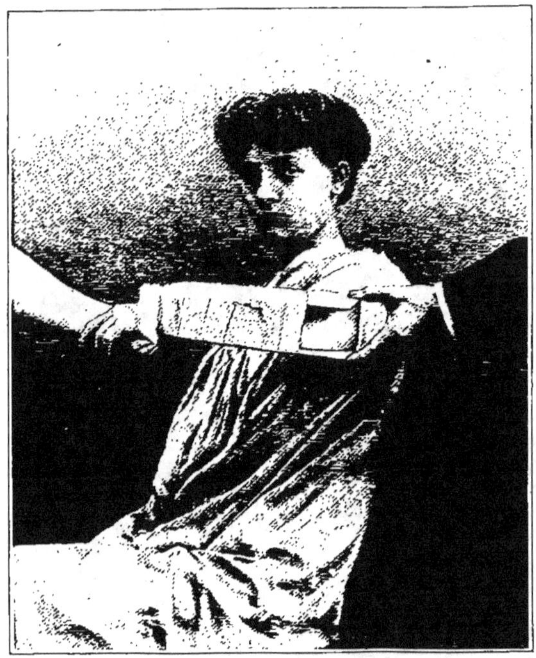

Fig. 159. — Pose de la bande de Velpeau.

de flanelle ou mieux par des bandes Velpeau, dont l'élasticité s'ajoutera à celle du lacs de tissu caoutchouté, comme nous le verrons.

On prend donc une bande de Velpeau que l'on enroule de bas en haut, depuis le poignet jusqu'au pli du coude (fig. 159). Cet enroulement sera fait soigneusement en imbriquant les circulaires.

Le lendemain de l'application de l'appareil, lorsque les tours de tarlatane font corps avec les attelles, on applique, immédiatement au-dessous du pli du coude, un lacs élastique large de deux à trois travers de doigt et armé d'une boucle. Ce lacs entoure l'extrémité supérieure de l'avantbras, dont la face antérieure, nous le rappelons, dépasse de deux travers de doigt le bord antérieur des attelles. Il exerce sur la face antérieure de l'avant-bras une traction proportionnelle à sa puissance, en prenant ses points d'appui sur les bords postérieurs des attelles qui dépassent de 2 à 5 travers de doigt sa face postérieure (fig. 160). On établit donc une traction continue élastique. La boucle sera resserrée de temps en temps.

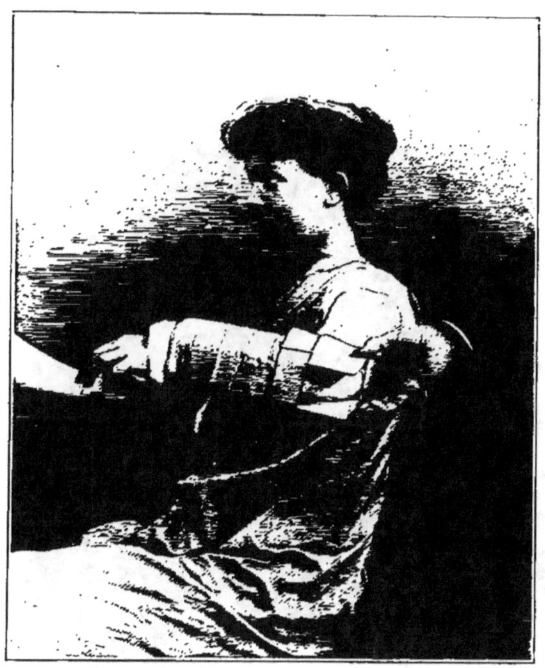

Fig. 160. — Pose du lacs élastique.

Lorsque l'appareil est posé, on soutient l'avant-bras à l'aide de l'écharpe à boucle (fig. 161).

5° **Fractures en T**. — Ces fractures succèdent à un traumatisme violent et direct sur le coude.

La branche verticale du T passe, d'ordinaire, dans la gorge de la trochlée et va rejoindre le trait de fracture transversal ou oblique. Quand il y a déplacement des condyles, ceux-ci peuvent se porter dans des directions variées.

Symptômes. — A l'*inspection*, on constate un gonflement considérable de la région, avec tension des téguments qui apparaissent luisants parfois et de teinte vineuse.

Les ecchymoses sont fréquentes : elles sont en rapport avec la violence du traumatisme et l'étendue des déplacements.

On remarque l'effacement des dépressions normales du coude, et un renflement olivaire dont le grand axe est vertical, dont le maximum de largeur est au niveau des épiphyses.

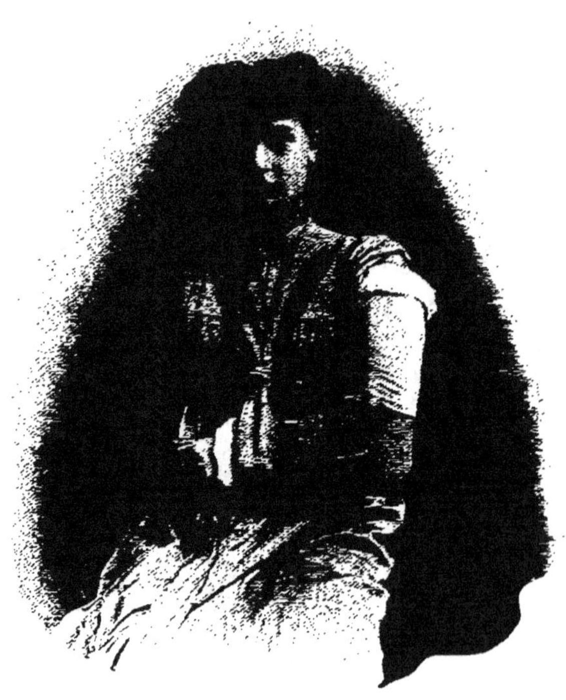

Fig. 161. — Appareil posé.

A la *palpation*, on constate une induration des téguments, laquelle rend parfois impossible la reconnaissance des fragments.

La mobilité anormale dans le sens antéro-postérieur est plus accusée que dans le sens transversal.

Cette mobilité sera recherchée de la manière que nous avons indiquée (voir page 244).

Il s'agit maintenant de reconnaître s'il existe un trait de fracture vertical séparant le condyle de la trochlée.

On saisit d'une main la trochlée entre le pouce et l'index, de l'autre on prend pareillement le condyle, et l'on imprime aux deux mains des mouvements alternatifs d'avant en arrière. On détermine ainsi une mobilité anormale caractéristique et souvent de la crépitation.

La douleur spontanée est vive; l'exploration de l'articulation très douloureuse. Le phénomène douleur n'a pas de valeur au point de vue du diagnostic. Dans bien des cas, celui-ci sera éclairé par la radiographie.

Le pronostic est assez grave à cause des lésions possibles de l'articulation et de l'ankylose qui peut en résulter.

Le traitement comporte un appareil ouaté compressif pendant huit ours, puis l'appareil plâtré en H.

4° **Fractures de l'épitrochlée.** — Cette fracture résulte d'un mouvement exagéré d'abduction et d'extension. Ce mouvement peut d'ailleurs entraîner, suivant l'âge du sujet, ou bien le décollement épiphysaire en masse de l'extrémité inférieure de l'humérus, ou bien le décollement épiphysaire de l'olécrâne, ou encore la fracture de l'épitrochlée que nous étudions, ou la déchirure des ligaments latéral interne et antérieur, ou enfin la luxation du coude en arrière.

En général, le fragment se porte en bas et en dedans. Il peut parfois, dans un déplacement en dehors, se coincer entre le bord interne de la coronoïde et la partie antérieure de la trochlée, s'opposant ainsi aux mouvements de flexion et d'extension.

Symptômes. — A l'*inspection*, l'avant-bras apparaît fléchi sur le bras. La main est en pronation. On note un gonflement local immédiat. gonflement qui, chez les enfants, est d'ordinaire très développé et réparti sur toute la circonférence du membre. Au bout de quelques jours, l'ecchymose apparaît.

A la *palpation*, on constate de la mobilité anormale et de la crépitation, si l'on saisit entre le pouce et l'index la partie traumatisée. La douleur provoquée peut aider à localiser la fracture; elle est réveillée par le mouvement d'abduction qui est anormal et très prononcé.

Il faut procéder avec prudence à la recherche de cette abduction exagérée, sinon l'on risque de produire une luxation postéro-externe. Il est bon d'être prévenu de cette éventualité. D'ailleurs, on voit parfois l'association de la fracture de l'épitrochlée et de la luxation complète des deux os de l'avant-bras en arrière et en dehors.

Le diagnostic doit être fait avec la contusion simple, avec la rupture du ligament latéral interne. Parfois on constate un hématome dur et résistant qui peut être la conséquence d'une déchirure du brachial antérieur.

La radiographie élucidera le diagnostic. Notons que, avant l'emploi des rayons X, on diagnostiquait très souvent des entorses et des luxations, alors qu'il s'agissait en réalité de décollements épiphysaires avec ou sans déplacement.

Nous rappelons avec insistance qu'il faut toujours radiographier le membre sain et le membre lésé dans les mêmes conditions et dans des poses à angle droit.

Il faut s'assurer qu'il n'y a pas de lésion du nerf cubital ; on recherchera avec soin les troubles moteurs et sensitifs dans le territoire de ce nerf.

Le **Pronostic** est bénin. La consolidation manque quelquefois.

Traitement. — Il faut pratiquer les massages et la mobilisation immédiats. Dans l'intervalle des séances, on pose un appareil ouaté compressif, l'avant-bras soutenu par l'écharpe à boucle (voir page 229).

Quand le fragment s'est interposé entre la coronoïde et la trochlée, le massage peut le déplacer et la guérison s'obtient sans encombre.

On ne sera amené que dans des cas exceptionnels à pratiquer l'extirpation de ce fragment.

S'il y a luxation, il faut la réduire, et poser l'appareil ouaté compressif qu'on laisse en place une huitaine de jours. Des séances de massage sont ensuite indiquées.

Si l'on constate une parésie ou une paralysie immédiate du nerf cubital, on ne doit pas se hâter d'intervenir, car il s'agit, le plus souvent, d'une contusion directe produite par le traumatisme, ou d'une compression exercée par l'épanchement sanguin. L'étude des réactions électriques permet, d'ailleurs, de suivre au jour le jour l'évolution des symptômes nerveux et d'aviser en temps utile, s'il est nécessaire.

Il est bien entendu que lorsque le cal comprime le nerf cubital, une intervention libératrice est formellement indiquée.

5° **Fractures de l'épicondyle.** — Beaucoup plus rares que celles de l'épitrochlée, ces fractures présentent des caractères analogues. Leur étude, leur traitement peuvent être calqués sur ceux des précédentes ; nous n'insisterons donc pas sur elles.

6° **Fractures sous-épitrochléo-épicondyliennes.** — Ces solutions de continuité résultent le plus souvent d'une chute sur le coude fléchi. Au point de vue anatomo-pathologique, le trait de fracture est, d'habitude, transversal, sans déchirure de la synoviale ; parfois, on le voit s'incliner vers le condyle ou la trochlée, pénétrer dans l'articulation et donner les variantes. Le fragment inférieur ne dévie pas beaucoup en raison de ses attaches avec les os de l'avant-bras : il peut s'incliner en avant ou en arrière.

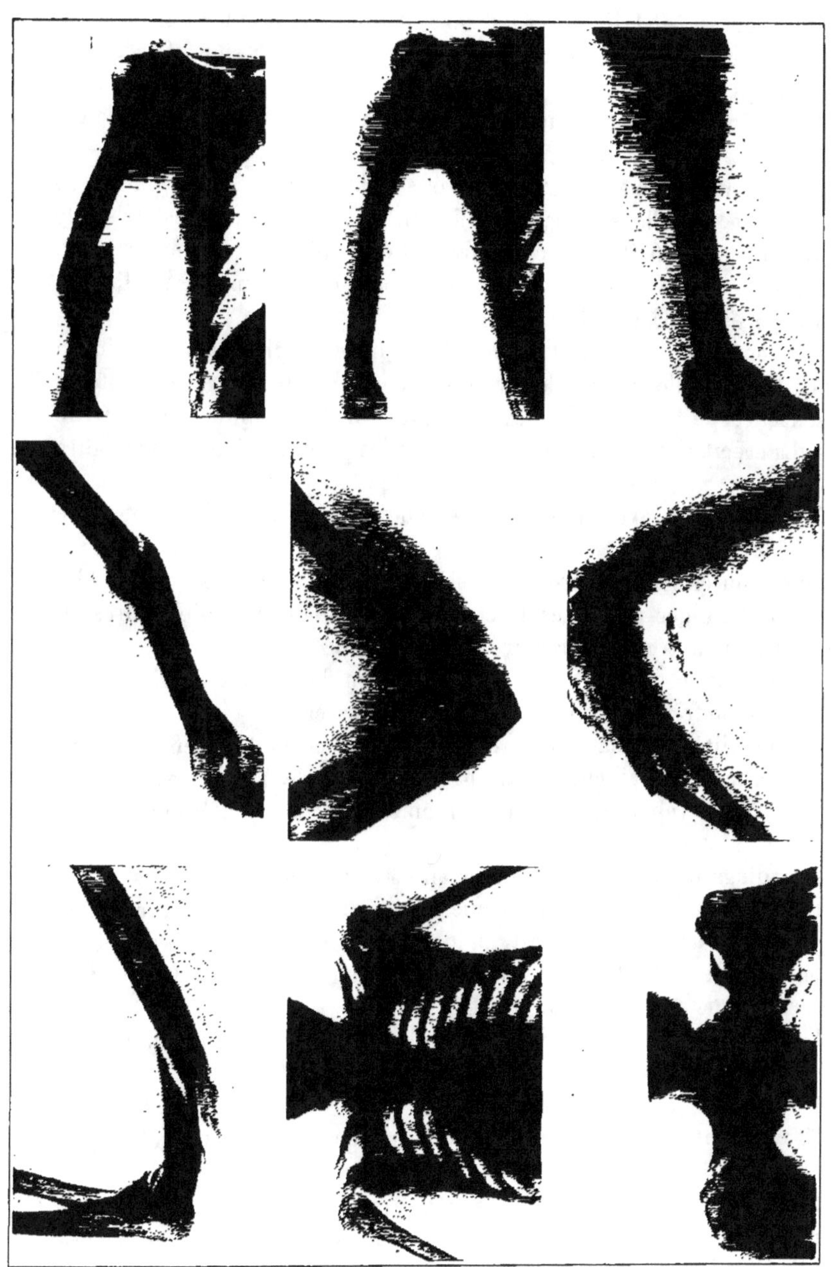

Clichés : 1. 6, 8. 9, Infroit. 2, 5, Krouchkoll. 4, 5, Contremoulins. 7, Vaillant

Fig. 162. — Fractures de l'humérus.

Symptômes. — A l'*inspection*, on remarque un gonflement considérable; la région est augmentée de volume, les saillies sont effacées, les dépressions comblées.

A la *palpation*, on constate de l'induration des tissus péri-articulaires avec tension de la peau.

La mobilité anormale existe, mais très faible, plus accusée d'avant en arrière que dans le sens latéral. Malgré le gonflement, il est possible de reconnaître la fixité de l'épicondyle et de l'épitrochlée : on les prend à l'aide du pouce et de l'index d'une main formant pince, tandis que l'autre saisit le corps de l'os.

Par contre, on percevra la mobilité anormale en plaçant une main en pince transversale épitrochléo-épicondylienne, l'autre en pince antéro-postérieure, le pouce et l'index appliqués sur l'extrémité articulaire de l'os. La crépitation, facile à constater dans les premiers jours, disparaîtra vite.

La douleur est vive lorsqu'on presse de bas en haut l'olécrâne contre la trochlée.

Le raccourcissement, presque insignifiant, est souvent inappréciable.

On peut ranger parmi ces fractures les décollements épiphysaires du condyle et de la trochlée (fracture diacondylienne).

Le **diagnostic** doit être fait avec la luxation du coude en arrière, surtout quand le fragment inférieur se porte en arrière.

La mobilité anormale, la crépitation, la mensuration empêcheront l'erreur; on peut d'ailleurs sentir parfois, en cas de fracture avec déplacement net, le rebord tranchant du fragment articulaire inférieur de l'humérus.

La radiographie est souvent nécessaire à la certitude du diagnostic.

Le **pronostic** est moins grave que dans la fracture précédente, car le déplacement des fragments est moins important. Ce qu'il y a de plus à redouter, ce sont les troubles fonctionnels articulaires, surtout si le sujet est arthritique ou avancé en âge.

Les mouvements d'extension peuvent être gênés après la guérison et les mouvements extrêmes impossibles.

Traitement. — Le traitement comporte l'appareil à traction élastique.

Décollement épiphysaire de l'extrémité inférieure de l'humérus. — Pour bien comprendre les décollements épiphysaires de l'extrémité inférieure de l'humérus, il est de toute nécessité d'esquisser le développement de cette extrémité. Ce point d'ostéologie a été bien étudié par Farabeuf, Mouchet et Broca.

Au moment de la naissance, l'extrémité inférieure de l'humérus est cartilagineuse ; la diaphyse y pénètre en éventail, encadrant la cavité

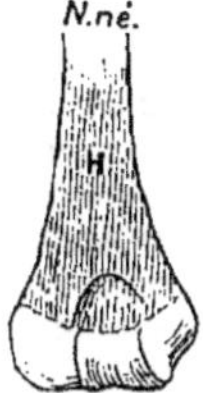

Fig. 163. — Humérus de nouveau-né. L'extrémité inférieure est formée d'un seul bloc cartilagineux dont le décollement total paraît facile. Sur le bout diaphysaire aplati, on distingue la cavité olécrânienne et les deux piliers latéraux qui l'encadrent et vont envahir le trochlée.

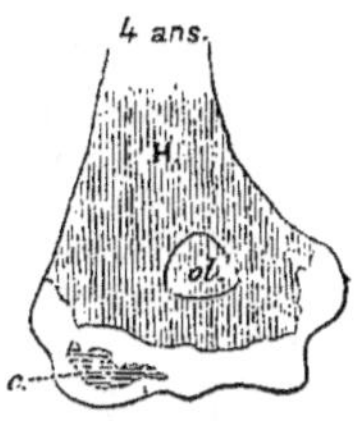

Fig. 164. — Coupe verticale de l'extrémité inférieure d'un humérus de 4 ans. H. diaphyse c. point osseux condylien. Déjà la cavité olécrânienne, ol. est largement dépassée par la diaphyse osseuse qui s'avance profondément dans l'épaisseur de la trochlée.

olécrânienne, et fournissant une âme osseuse et diaphysaire à la trochlée cartilagineuse. Donc, de bonne heure, la diaphyse humérale soutient la

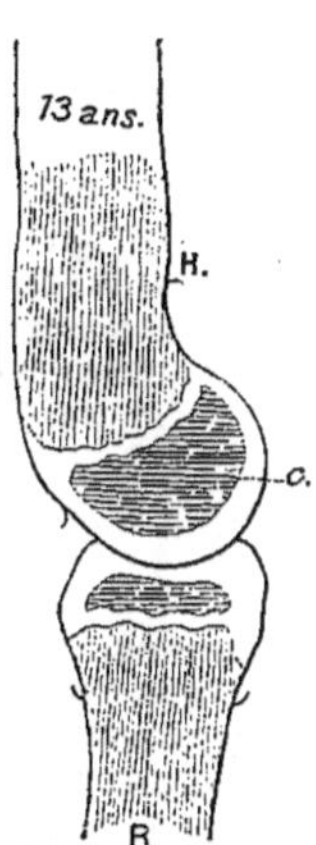

Fig. 165. — Coupe verticale antéro-postérieure de l'articulation huméro-radiale à 15 ans. H. diaphyse humérale ; c. point osseux condylien volumineux ; R. radius ; sa diaphyse surmontée du point épiphysaire céphalique.

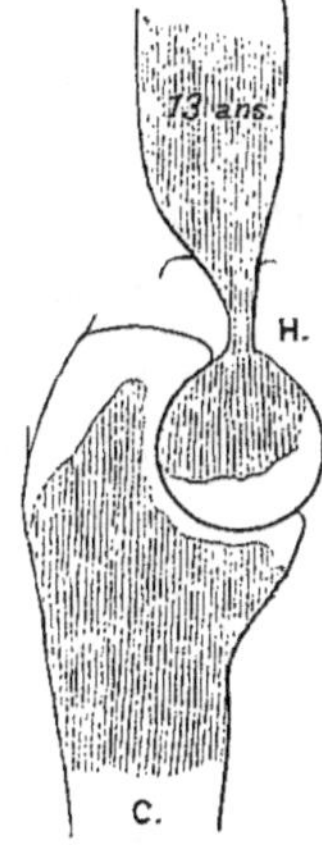

Fig. 166. — Coupe verticale antéro-postérieure de l'articulation huméro-cubitale au milieu de la gorge de la trochlée, 15 ans ; on voit la diaphyse H. descendre et former seule à cet âge la masse osseuse de cette région de la poulie.

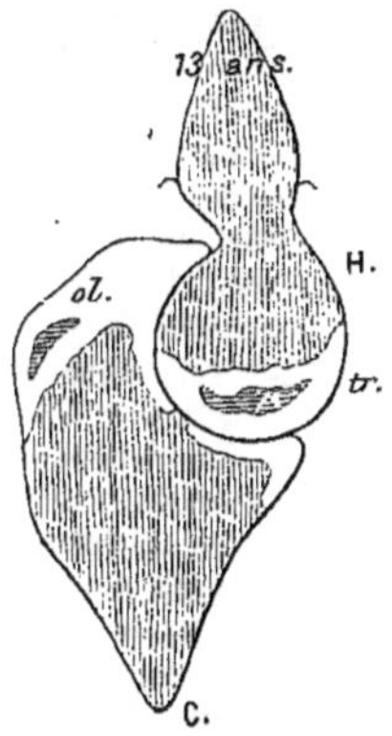

Fig. 167. — Coupe verticale antéro-postérieure de l'articulation huméro-cubitale, près du bord interne de la trochlée et de l'olécrâne ; H. diaphyse humérale pénétrant dans la trochlée ; tr. point osseux trochléen : c. diaphyse cubitale ; ol. épiphyse olécrânienne.

partie épiphysaire de l'os, dont le décollement doit être fort difficile et fort rare à partir de l'âge de 4 ans.

Le condyle reste isolé : un point osseux y apparaît dans la 2e année ; il forme bientôt une masse hémisphérique dirigeant : 1° en bas et en

avant, vers la cupule radiale, sa surface convexe; 2° en haut et en arrière,
vers l'extrémité diaphysaire, sa surface plane et légèrement excavée.
Transversalement, ce point condylien, auquel s'est joint le point épicon-
dylien, envahit la lèvre externe de la trochlée en s'amincissant, et va se
souder de 12 à 14 ans, au point osseux spécial que forme la lèvre interne
de la trochlée (*c. tr*, fig. 169). A ce niveau, il n'y a qu'un léger revêtement épiphysaire (fig. 169). Il résulte de ce développement que le carti-

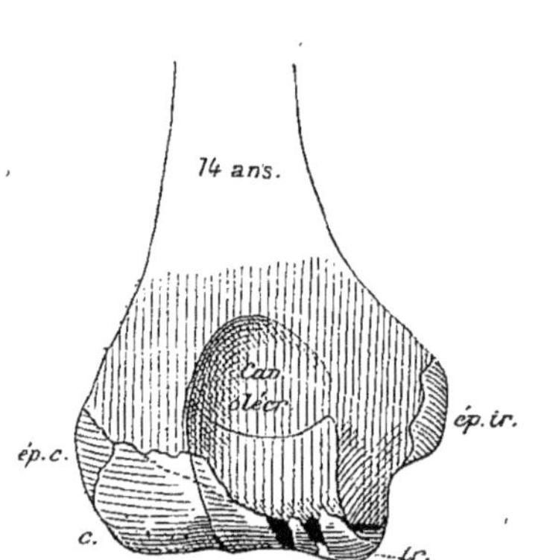

<table>
<tr><td>

Fig. 168. — Face postérieure de l'extrémité infé-
rieure d'un humérus gauche de 14 ans. *ép. tr.*
point spécial à l'épitrochlée; *ép. c.* point de
l'épicondyle en voie de soudure avec *c*, l'énorme
point condylien qui s'avance lui-même à la
rencontre de *tr.*, le point de la lèvre interne
de la trochlée. On voit que la partie principale
de la masse trochléenne est formée par la
diaphyse.

</td><td>

Fig. 169. — Coupe transversale oblique de l'ex-
trémité inférieure d'un humérus gauche de
15 ans. L'épiphyse inférieure est parfaitement
constituée, pour l'union des trois points épi-
condylien *ép. c.*. condylien *c.* et trochléen *tr.*
La ligne interdiaphyso-épiphysaire est forte-
ment oblique en bas et en dedans. Le point
osseux épitrochléen *ép. tr.* est tout à fait
isolé.

</td></tr>
</table>

lage dia-épiphysaire est oblique de haut en bas, de dehors en dedans, et
intra-articulaire.

Le point épitrochléen, apparu de 4 à 6 ans, reste indépendant pendant
12 ans et plus. Les figures précédentes empruntées à Farabeuf schéma-
tisent fort bien ce développement.

Nous n'insisterons pas sur les symptômes, le diagnostic, le traitement
de ces décollements épiphysaires; on les déduira des descriptions que
nous avons faites dans les chapitres précédents.

On constatera cependant, avec intérêt, qu'il nous est aisé, maintenant,
de différencier, grâce à la radiographie, les lésions variées du coude,
autrefois si difficiles à reconnaître.

B. FRACTURES DU TIERS MOYEN DE L'HUMÉRUS

Fractures de la diaphyse humérale. — Elles résultent le plus souvent d'un traumatisme direct, parfois aussi de contractions musculaires brusques. Elles sont intéressantes en raison de ce fait que les pseudarthroses ont leur siège le plus fréquent sur cette diaphyse. Le trait de fracture peut être transversal, il est souvent sous-périosté chez l'enfant. D'habitude il est plus ou moins oblique. Le déplacement des fragments est variable.

Symptômes. — A *l'inspection*, on découvre un gonflement local modéré, une déformation en rapport avec le déplacement des fragments. Les ecchymoses ne sont pas constantes.

La déformation est caractérisée par une coudure du bras au niveau du foyer de fracture. Cette coudure est brusque lorsque la fracture est en rave; plus arrondie quand la fracture est oblique, la courbe dessinée par les tissus refoulés est alors fonction d'un rayon plus grand. Cette déformation parfois est peu sensible, pour cette raison qu'on examine le malade debout ou assis, et que le segment inférieur, soumis à la pesanteur, exerce une traction qui la corrige en partie.

Palpation : La mobilité anormale est facile à reconnaître.

Pour la percevoir, on saisit d'une main l'extrémité inférieure de l'humérus, l'avant-bras étant fléchi à angle droit; de l'autre, l'extrémité supérieure de l'os, et l'on imprime à la main inférieure des mouvements en tous les sens. On peut ainsi dépister cette mobilité, et dans quelques cas, la crépitation. La douleur, en général peu intense, est localisée au niveau du foyer de la fracture.

L'épanchement sanguin est quelquefois très abondant. Son apparition n'est pas sans importance, car il est susceptible de mettre obstacle à la consolidation pendant quelque temps.

Le **Diagnostic** est aisé; aussi nous n'insisterons pas; le point délicat est de savoir s'il existe une interposition musculaire ou aponévrotique.

Le radial peut être lésé, soit par le traumatisme, soit par les fragments. Il faut donc, pour couvrir sa responsabilité, que l'opérateur explore toujours la sensibilité avant de procéder à des manœuvres de réduction. Plus tard, le nerf peut être enclavé dans le cal.

Le **pronostic** comporte des réserves à cause de la fréquence des pseudarthroses. Il est surtout incertain lorsque l'absence de crépitation, la grande mobilité anormale coïncident avec un raccourcissement nul ou très faible, et un épanchement sanguin très abondant.

Traitement. — En cas d'épanchement sanguin considérable : Appareil ouaté compressible avec attelles latérales. Après huit jours, appareil en H de Hennequin.

Lorsqu'on constate des troubles dans la zone du radial, il faut étudier l'état du nerf par la méthode des réactions électriques. On interviendra si l'on soupçonne une compression par le cal, ou un enclavement.

C. FRACTURES DE L'EXTRÉMITÉ SUPÉRIEURE DE L'HUMÉRUS

Elles comprennent : 1° les *fractures des cols*; 2° celles *des tubérosités*.

Notons que vers 55 ans, le tissu spongieux de la tête se raréfie, une cavité apparaît que la moelle remplit. La lamelle osseuse qui marque la soudure dia-épiphysaire disparaît avec l'âge, et le canal médullaire communique alors avec cette cavité.

1° Fractures des cols de l'humérus.

Nous étudierons les *fractures intra-capsulaires* ou du col anatomique, les *fractures extra-capsulaires* ou du col chirurgical et signalerons les *fractures mixtes*.

Le col anatomique est constitué par le sillon qui sépare des tubérosités la tête humérale encroûtée de cartilage ; le col chirurgical a comme limite supérieure l'insertion du manchon fibreux au rebord inférieur du sillon, comme limite inférieure, l'empreinte deltoïdienne pour les uns, l'insertion des muscles grand pectoral et dorsal pour les autres.

Fractures du col anatomique. — Dans les fractures intra-capsulaires, le trait de fracture suit en général le col anatomique.

Dans quelques cas, la tête peut être divisée en plusieurs fragments (éclatement). Elle subit parfois un mouvement de rotation qui met une partie de sa surface articulaire en rapport avec l'extrémité du fragment inférieur. Dans certains cas, rares, il est vrai, elle abandonne complètement la cavité articulaire et passe dans l'aisselle à travers la capsule déchirée. Le plus souvent, son plan de fracture est dévié en dedans et en bas, parfois en avant ou en arrière. L'extrémité supérieure du fragment inférieur se dirige directement en haut. Quand il ne pénètre

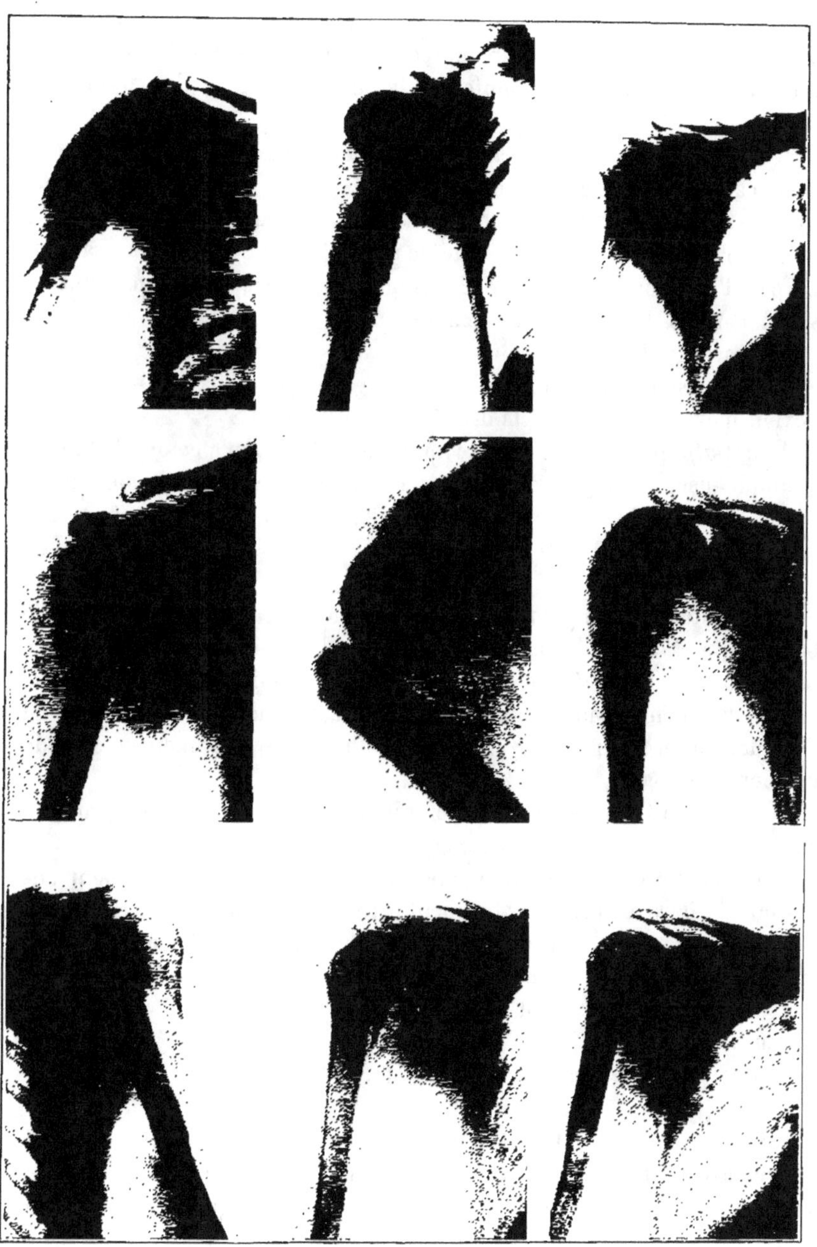

Fig. 170. — Fractures multiples et fractures de l'extrémité supérieure de l'humérus.

pas dans le tissu spongieux de la tête, il se porte un peu en dehors, et vient faire saillie immédiatement au-dessous du bord externe du ligament acromio-coracoïdien, soulevant le faisceau médian du deltoïde.

Symptômes. — A l'*inspection*, on constate un gonflement du moignon de l'épaule ; cette augmentation de volume s'étend surtout dans la région externe quand la solution de continuité est intra-capsulaire.

On note un bombement du deltoïde soulevé par l'épanchement sanguin et par l'extrémité supérieure du fragment inférieur ; l'effacement du sillon pectoro-deltoïdien est à remarquer.

La peau est plus ou moins tendue.

Le bras est en général pendant le long du tronc, l'avant-bras est en flexion moyenne entre l'angle droit et la rectitude.

A la *palpation*, on se rend compte que le sillon pectoro-deltoïdien quoique effacé ou rejeté en dedans, est dépressible et non douloureux. On peut rechercher la mobilité anormale, mais c'est un symptôme qui manque souvent, ou dont la constatation est difficile en raison du voisinage de l'articulation.

La crépitation est presque constante. Pour la reconnaître, on plie l'avant-bras à angle droit sur le bras, on place une main sous la face postérieure de l'extrémité supérieure de l'avant-bras qu'on embrasse ainsi solidement. L'autre main est placée à cheval sur le moignon de l'épaule. La première imprime alors à l'humérus des mouvements de rotation modérée.

Généralement on perçoit une crépitation fine, car elle est produite par les aréoles du tissu spongieux.

La douleur est éveillée par une pression modérée immédiatement au-dessous du bord externe du ligament acromio-coracoïdien, où l'on sent une résistance dure, osseuse, créée par l'extrémité supérieure du fragment inférieur dirigé en dehors.

Le raccourcissement peut être insignifiant ou atteindre 2 centimètres et demi.

L'impotence fonctionnelle est complète.

Fractures du col chirurgical. — Dans les fractures du col chirurgical, le trait de fracture passe le plus souvent entre la base des trochanters et les insertions du grand dorsal et du grand pectoral, ou bien entre ces derniers et l'attache inférieure du deltoïde, parfois, à travers les trochanters eux-mêmes.

Le fragment inférieur est porté en avant, en dedans et en haut, où il fait saillie dans le sillon pectoro-deltoïdien (action des muscles adducteurs,

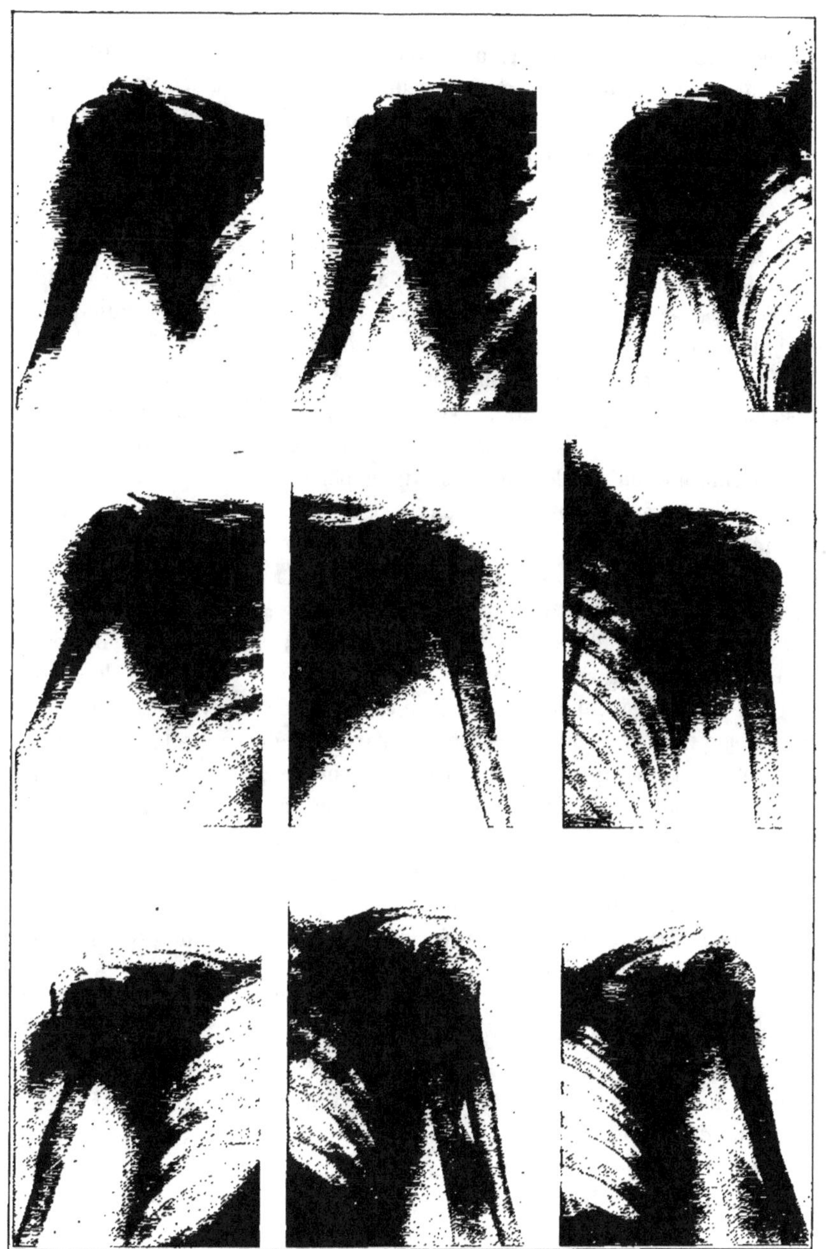

Fig. 171. — Fractures de l'extrémité supérieure de l'humérus.

et des muscles à fibres parallèles à l'axe huméral). Le fragment supérieur suit le mouvement de l'inférieur, avec lequel il est souvent engrené.

Quand le déplacement indiqué précédemment est plus accusé, le fragment inférieur, détaché plus ou moins du supérieur, vient se placer sous l'apophyse coracoïde ou sous la clavicule, en luxation sous ou intra-coracoïdienne.

Symptômes. — A l'*inspection*, on relève un gonflement souvent considérable du moignon de l'épaule; cette augmentation de volume s'étend dans tous les sens. On note un effacement du sillon pectoro-deltoïdien, et un soulèvement du faisceau interne du deltoïde.

La peau est généralement tendue et violacée.

Les ecchymoses, lorsqu'elles existent, sont localisées au niveau du moignon de l'épaule, n'irradiant plus ou moins loin, que lorsque la capsule est rompue, au cas de fractures mixtes par exemple.

Les ecchymoses ont une importance et une valeur considérables diagnostique. Elles surviennent peu de temps après l'accident, souvent elles sont d'une ténacité rare, et persistent après la consolidation.

La première de ces ecchymoses apparaît au niveau de la face interne du bras, suivant la direction du coraco-brachial; si l'épanchement est considérable, le sang suit le parcours de ce muscle et du biceps, descend avec eux jusqu'à l'avant-bras, où il forme de larges ecchymoses. Le sang qui détermine ces ecchymoses suit le parcours des muscles dont les insertions sont en rapport direct avec le foyer de la fracture; aussi les retrouve-t-on au-devant de la poitrine, disposées en éventail (grand pectoral), dans les régions sus et sous-scapulaires, dans le flanc au-dessus de la crête iliaque (grand dorsal). Cette dernière localisation est constante quand l'épanchement est abondant.

Le bras est, en général, un peu écarté du tronc, le coude est porté en haut, en arrière, en dehors.

A la *palpation*, on relève une absence de résistance à partir de 2 à 3 centimètres au-dessous du ligament acromio-coracoïdien. On constate de la mobilité anormale, que l'on recherche comme nous l'avons montré pour les fractures intra-capsulaires. La crépitation est de tonalité plus grave que dans le cas de ces dernières.

La douleur présente deux foyers d'élection; l'un siège à un ou deux travers de doigt, au-dessous de l'acromion (extrémité inférieure du fragment supérieur), l'autre dans le voisinage de l'apophyse coracoïde (extrémité supérieure du fragment inférieur).

Le raccourcissement varie de 1/2 à 3 centimètres 1/2.

L'impotence fonctionnelle est complète.

Diagnostic. — Lorsque en présence d'un blessé, on soupçonne une fracture de l'extrémité supérieure de l'humérus, ce qui frappe l'observateur c'est : 1° la déformation du moignon de l'épaule et de la région deltoïdienne ; 2° le volume du bras, surtout à sa partie supérieure ; 3° le bombement du deltoïde ; 4° l'effacement, parfois le soulèvement du sillon pectoro-deltoïdien ; 5° l'abduction légère du bras ; et 6° la déviation en dedans de l'extrémité supérieure de l'axe du membre, qui constitue une présomption en faveur d'une fracture extra-capsulaire.

Puis viennent les ecchymoses qui, localisées, semblent indiquer une fracture intra-capsulaire, qui étendues, doivent faire penser à une fracture du col chirurgical. De ces dernières, les unes précoces occupent les faces interne, antérieure du bras, et souvent de l'avant-bras ; les régions pectorale et scapulaire. Les autres, plus ou moins tardives, occupent le côté antérieur du thorax et le flanc correspondant.

Avant de passer à l'examen du membre par exploration digitale, il est utile de s'assurer que la cavité glénoïde n'est pas déshabitée, qu'il n'y a pas de luxation.

Si maintenant on procède à la palpation du membre, les doigts perçoivent, en le prenant et souvent même avant. qu'on lui ait imprimé le plus petit mouvement, une crépitation dont le caractère varie avec la nature de l'extrémité des fragments.

Dans les fractures du col anatomique, le foyer de douleur, d'habitude, unique, se trouve immédiatement au-dessous du bord externe du ligament acromio-coracoïdien. Dans celles du col chirurgical avec déplacement, c'est à 1 ou 2 travers de doigt en dessous, et, dans le sillon pectoro-deltoïdien, sous l'apophyse coracoïde, qu'une pression modérée détermine une souffrance assez intense.

Une mensuration méthodique fera reconnaître : ou bien une absence de raccourcissement, et alors il y a de grandes présomptions en faveur d'une fracture du col anatomique ; ou bien un raccourcissement de 1/2 à 3 cent. 1/2, auquel cas la fracture a vraisemblablement pour siège le col chirurgical.

Les raccourcissements considérables coïncident généralement avec un soulèvement très marqué du sillon pectoro-deltoïdien. Des mouvements imprimés au membre blessé détermineront ou non de la crépitation et aideront à préciser le siège occupé par l'extrémité du fragment inférieur ; mais en revanche ils infligeront au patient des souffrances qu'on aurait pu lui éviter, car ces mouvements sont rarement indispensables pour poser le diagnostic.

Les fractures du col anatomique et du col chirurgical ont des symptômes particuliers résumés dans les tableaux suivants :

Fractures du col anatomique.	*Fractures du col chirurgical.*
1° Ecchymoses. Quand elles existent, elles restent localisées dans le voisinage de l'articulation ; elles n'irradient au loin, que lorsque la capsule est déchirée. L'abondance du sang épanché est en rapport avec la débilité du blessé.	Ecchymoses occupant le bras, souvent l'avant-bras, pu s les régions thoraciques antérieure et externe, le flanc correspondant jusqu'à la crête iliaque. L'étendue de l'ecchymose et l'abondance du sang épanché sont en rapport avec la débilité du blessé, le déplacement du fragment inférieur et la violence du choc.
2° Crépitation fine, abondante, d'une tonalité élevée, éclatant fréquemment sous la simple pression, sans imprimer de mouvement au bras.	Crépitation plus grave, plus rude, se produisant moins fréquemment sous la pression qu'en faisant exécuter des mouvements de rotation au bras.
3° Raccourcissement nul ou peu étendu.	Raccourcissement variant de 1/2 à 3 c. 1/2.
4° Soulèvement et bombement du faisceau médian du deltoïde qui est très peu dépressible.	Soulèvement du deltoïde plus dépressible, absence de résistance à partir de 2 ou 3 centimètres en dessous du ligament acromio-coracoïdien.
5° Effacement du sillon pectoro-deltoïdien, mais sans grande résistance à la pression.	Effacement du sillon pectoro-deltoïdien, soulèvement dur et résistant formé par l'extrémité du fragment inférieur, en luxation sous ou intra-coracoïdienne.
6° Pas d'allongement marqué de la ligne antéro-postérieure du moignon de l'épaule allant de la région coracoïdienne à la base de l'acromion.	Augmentation plus ou moins considérable de cette ligne en rapport avec l'étendue du déplacement antéro-interne du fragment inférieur.
7° Pas de changement de direction de l'axe du bras.	Changement plus ou moins accusé de l'extrémité supérieure de l'axe du bras qui est dirigé en dedans, en haut et en avant.
8° Le fragment inférieur n'a subi aucun déplacement appréciable, ou bien il est porté directement en haut et un peu en dehors.	Le fragment inférieur est porté en dedans, en haut et souvent en avant.
9° Le foyer de la douleur se trouve immédiatement en dessous du bord externe du ligament acromio-coracoïdien.	Deux foyers de douleur, dont l'un siège à un ou deux travers de doigt en dessous de l'acromion, et l'autre dans le voisinage de l'apophyse coracoïde.
10° La cause de la fracture est plus souvent indirecte que directe.	La cause de la fracture est directe ou indirecte.

11° En cas d'éclatement de la tête humérale, un ou plusieurs fragments peuvent être sentis autour de l'articulation. En les rapprochant, on éprouve une sensation semblable à celle que donne la pression exercée sur un sac de noix.

Mêmes symptômes.

12° Le bras est pendant le long du thorax.

Souvent le bras reste un peu écarté du thorax, et ne peut être amené au contact qu'en provoquant des douleurs.

13° La région du moignon de l'épaule correspondant à la tête humérale est plus proéminente en dehors et plus globuleuse après la résorption de l'épanchement et l'atrophie du deltoïde.

La même région est plutôt un peu aplatie après la résorption de l'épanchement et l'atrophie du deltoïde. L'aplatissement est sensible à un ou deux travers de doigt en dessous de l'acromion.

FRACTURES DU COL ANATOMIQUE AVEC ISSUE DE LA TÊTE A TRAVERS LA CAPSULE

1. Relief deltoïdien normal ou à peine diminué, les trochanters sont à leur place.

2. Pas de dépressibilité au-dessous de la voûte acromio-coracoïdienne sous laquelle se trouve l'extrémité supérieure du fragment inférieur.

3. Déviation nulle ou insignifiante de l'axe du membre.

4. Tête isolée sentie dans le voisinage de la cavité glénoïde (signe pathognomonique).

5. Aucune transmission à la tête des mouvements imprimés à l'humérus.

6. Pas de raccourcissement ni d'allongement sensibles.

7. Lésion moins fréquente comme 1 : 10 environ.

8. Crépitation discrète, manque souvent, ne se produit que dans certains mouvements.

9. Mouvement de translation facile à imprimer à l'extrémité supérieure de l'humérus.

LUXATIONS DE L'ÉPAULE COMPLIQUÉES DE FRACTURES DU COL CHIRURGICAL

1. Effacement ou diminution du relief deltoïdien.

2. Dépressibilité des tissus immédiatement au-dessous de la voûte accromio-coracoïdienne ; la tête et l'extrémité supérieure du fragment inférieur étant portées en dedans.

3. Déviation de l'axe du membre dans le sens de la luxation en dedans.

4. Tête sentie dans le voisinage de l'apophyse coracoïde, excepté quand elle est cachée dans la fosse sous-scapulaire.

5. Transmission imparfaite à la tête des mouvements imprimés à l'humérus.

6. Raccourcissement du membre, même quand la luxation est sous-coracoïdienne.

7. Fréquence beaucoup plus grande comme 10 : 1 environ.

8. Crépitation beaucoup plus fréquente, presque constante.

9. Mobilité anormale quand la tête peut être fixée.

La radiographie peut être d'un grand secours, pour porter le diagnostic.

Pronostic. — Contrairement à ce qu'on observe sur le fémur, les fractures intra-articulaires de l'humérus se consolident avec autant de rapidité, sinon plus que les extra-capsulaires; mais il est difficile de fixer une date pour la guérison. L'état du blessé, sa tare diathésique, le siège de la fracture, les rapports qu'affectent entre eux les fragments, l'état des muscles, l'action de l'agent vulnérant sur les tissus mous, et, par-dessus tout, l'âge du sujet devront entrer en ligne de compte, dans les fractures du col chirurgical.

Jusqu'ici, on a fait trop bon marché des positions vicieuses que pouvait occuper l'extrémité supérieure du fragment inférieur, par rapport à la cavité glénoïde, à l'apophyse coracoïde et au tronc vasculo-nerveux.

Indépendamment des troubles apportés aux fonctions des muscles par le fait du raccourcissement, il peut en survenir de bien plus considérables, de plus durables, de permanents même, si le fragment inférieur vient buter contre l'apophyse coracoïde ou contre le rebord de la cavité glénoïde et s'il comprime un gros tronc vasculaire ou nerveux. Les efforts constants du chirurgien devront tendre à prévenir ces accidents. Obtenir et maintenir la coaptation des fragments, surtout quand la fracture siège au col chirurgical, sera sa préoccupation constante.

Chez les sujets qui ont dépassé l'âge moyen, la réduction est-elle incomplète, le membre ne recouvrera l'intégrité de ses fonctions, s'il la recouvre jamais, que six mois ou un an après l'accident. L'étendue des mouvements sera en rapport avec le genre et le degré du déplacement.

Si les ruptures du col anatomique, malgré le faible déplacement du fragment inférieur, mettent obstacle pendant longtemps au rétablissement des fonctions de l'articulation scapulo-humérale, cela tient à l'arthrite plus ou moins aiguë qui les accompagne, et à l'arthrite sèche qui les suit, chez des sujets âgés et prédisposés.

Les fractures de l'extrémité supérieure de l'humérus présentent donc une certaine gravité au point de vue du rétablissement complet des fonctions du membre.

Chez les sujets jeunes, chez les enfants, le pronostic est bien moins sombre quand bien même le déplacement aurait une certaine étendue.

Traitement. — Appareil ouaté compressif en cas d'épanchements considérables et étendus, puis au bout de huit jours, réduction sous traction momentanée, et appareil plâtré en H.

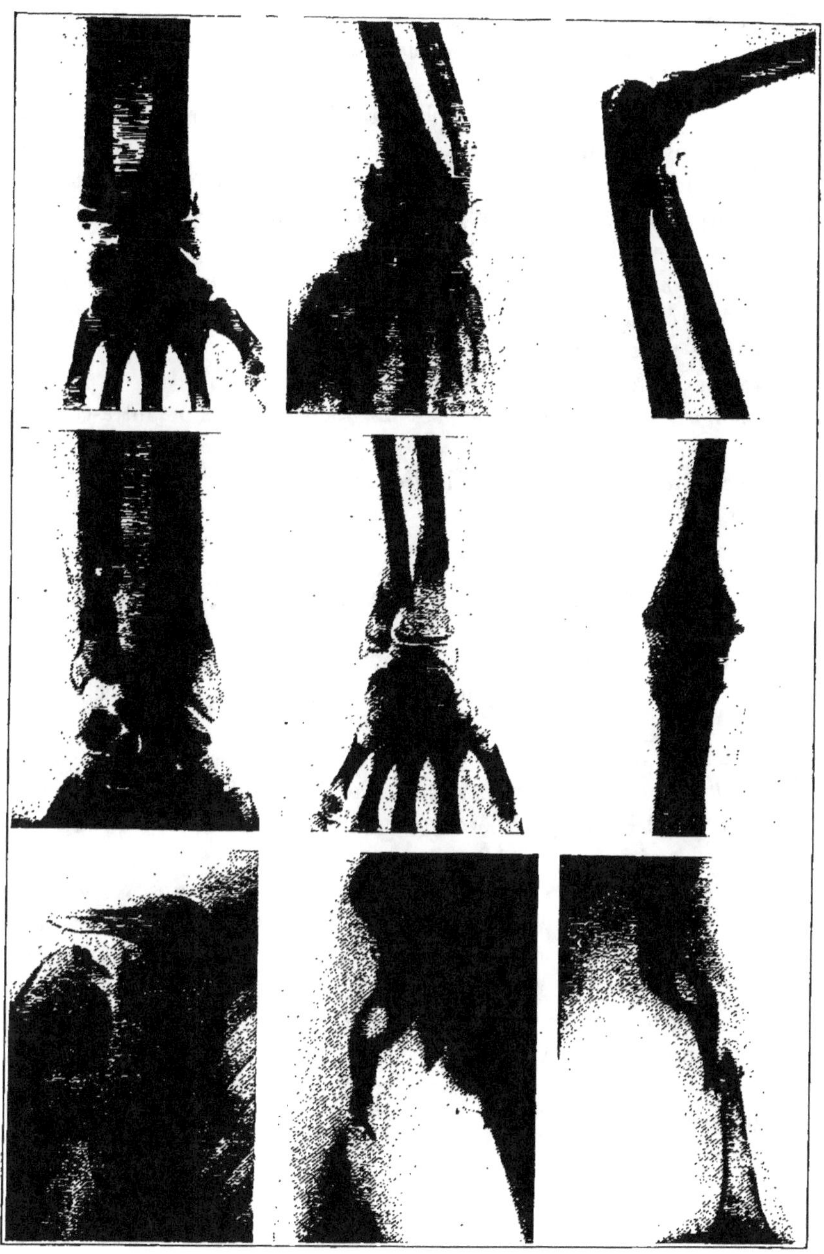

FIG. 172. — Fractures du membre supérieur.

Fractures mixtes (à la fois intra et extra-capsulaires).
— Dans ces solutions de continuité, le trait de fracture est oblique, avec
ou sans pénétration.

Tantôt, la petite tubérosité et la plus grande partie de la tête qui restent
fixées au corps de l'humérus, sont séparées de la grosse tubérosité et du
reste de cette tête. Tantôt c'est seulement la petite tubérosité, formant
avec le corps de l'humérus, le fragment inférieur qui se sépare de la grosse
tubérosité et de la tête.

Les *symptômes* varient bien entendu suivant la direction du plan de
fracture et présentent la plus grande analogie avec ceux des intra et extra-
capsulaires ; nous n'y insisterons donc pas.

Le radiographie permettra d'affirmer le diagnostic.

Le *pronostic* est le même que pour les fractures extra ou intra-capsulaires, suivant les cas.

Le *traitement* comporte la réduction sous traction momentanée, et
l'appareil plâtré en II.

2º Fractures des tubérosités.

Souvent elles accompagnent la fracture des cols ou les luxations de
l'épaule. Les fractures de la grande tubérosité sont fréquentes, celles de
la petite, rares.

Les facettes d'insertions du sus-épineux, du sous-épineux, du petit
rond sont parfois détachées du reste de l'os, soit isolément, soit simultanément quand la grosse tubérosité tout entière est séparée de la tête
humérale.

Les traits de fractures peuvent s'accompagner de fissures verticales.
Parfois la séparation n'est pas complète à la partie inférieure; en haut, les
surfaces de fractures se montrent assez écartées l'une de l'autre, pour
donner à l'extrémité supérieure de l'humérus la forme d'une fourche à
branches inégales. Les fractures peuvent survenir isolément (voir fig. 171).

La radiographie nous a montré qu'elles n'étaient pas rares.

Le Diagnostic avec la simple contusion sera souvent démontré par la
radiographie.

Pronostic, bénin.

Traitement. — Massage, mouvements passifs progressivement étendus.

**Décollement épiphysaire de l'extrémité supérieure de
l'humérus.** — Vers la cinquième année, les trois centres d'ossification
(tête, grosse et petite tubérosités) sont séparés par le col anatomique et la

coulisse bicipitale. Après cet âge, les centres se réunissent et l'on peut voir alors, vers la puberté, la ligne de jonction de l'épiphyse et de la diaphyse ; le cartilage dia-épiphysaire est oblique en bas et en dedans, intra-articulaire en dedans, extra, en dehors. La soudure diaphyso-épiphysaire commence vers la vingtième année : les décollements surviennent surtout entre 10 et 19 ans.

Au point de vue anatomo-pathologique, le cartilage conjugal reste adhérent à l'épiphyse ; il forme avec elle une sorte de calotte séparée de la surface mamelonnée convexe, représentée par la diaphyse : la séparation peut se faire à une certaine distance du cartilage conjugal en plein tissu spongieux diaphysaire, ou, dans des cas plus rares, obliquement à travers le cartilage conjugal.

Souvent le trait de séparation suit le cartilage épiphysaire ; il descend obliquement à travers l'extrémité diaphysaire et en sépare un fragment osseux. Le périoste, plus adhérent à l'épiphyse qu'à la diaphyse, est détaché de celle-ci sur une étendue souvent considérable, surtout en avant et en dedans.

Le déplacement du fragment inférieur se fait en avant, en dedans et en haut, c'est-à-dire dans la même direction que dans les fractures du col chirurgical.

Les symptômes sont les mêmes que dans ces derniers.

Le diagnostic sera posé d'après les mêmes indications et l'âge du blessé.

Traitement. — Réduction par tractions momentanées, contension par l'appareil plâtré en H.

Si la réduction est impossible, par suite d'une interposition musculaire très rare, on doit intervenir chirurgicalement ; de même, lorsqu'on se trouve en présence d'une consolidation vicieuse trop avancée. Dans ce dernier cas, il faut abraser sans rompre le cal, la partie supérieure antéro-interne du fragment inférieur qui déborde le fragment supérieur, et empêche le mouvement d'adduction.

FRACTURES DU NOUVEAU-NÉ

Parmi les fractures du nouveau-né, les plus fréquentes sont celles de l'humérus et du fémur.

La fracture de l'humérus peut siéger sur le tiers moyen de l'os, ou plus haut. Elle est généralement, dans ce dernier cas, un décollement épiphysaire.

La fracture du tiers moyen se produit à la fin de la version, dans les circonstances suivantes : 1° lorsque l'accoucheur, saisissant le bras avec les doigts en crochet, au lieu de le tenir comme une plume à écrire, cherche à l'abaisser en tirant directement en bas ; 2° même lorsqu'il fait la bonne manœuvre d'adduction et d'abaissement combinés (mouvement de mouchage du fœtus), mais sans avoir porté ses doigts jusqu'à l'extrémité cubitale de la tige humérale. On détermine alors une solution de continuité diaphysaire : la résistance est constituée par le coude qui porte sur les parois osseuses du bassin, plus rarement sur les régions molles, le point d'appui par l'articulation de l'épaule, la force par les doigts agissant directement sur la diaphyse.

Le décollement épiphysaire se produit : lorsque, la tête venant première et les épaules étant enclavées, on agit sur le bras pour l'abaisser avec les doigts en crochet sous l'aisselle, suivant la manœuvre de Jacquemier. C'est par action directe du doigt sur l'os qu'on détermine son décollement épiphysaire.

Le *pronostic* est bénin si la fracture est bien traitée ; mais nous rappelons que les branches nerveuses, le radial en particulier, peuvent être lésées, et qu'il peut en résulter des paralysies incurables, car on sait avec quelle rapidité disparaît l'électrotonus chez l'enfant.

Au point de vue pratique, quand on est en présence d'une de ces fractures et qu'il s'agit de la traiter, il faut éviter à tout prix de prendre des points d'appui sur le gril costal.

En effet, la plupart du temps, les enfants ont dû, pour être extraits, subir des manœuvres de version, dans lesquelles assez souvent, mais pas toujours, le traumatisme est le résultat d'un accouchement laborieux, et l'enfant peut naître en état de mort apparente. La survie définitive dépend du bon fonctionnement, intégral et facile, de sa cage respiratoire (Bonnaire) ; aussi importe-t-il de ne pas utiliser le gril costal comme une attelle, en accolant par un bandage serré le membre brisé à la paroi correspondante du thorax.

On peut laisser l'avant-bras en demi-flexion sur le bras, ou en extension, puisque les raideurs articulaires ne sont pas à craindre chez les nouveau-nés, et comprendre le membre brisé dans le maillot de l'enfant.

APPAREIL POUR LES FRACTURES DE L'HUMÉRUS CHEZ LE NOUVEAU-NÉ

L'appareil se compose d'une gouttière en gutta-percha, embrassant presque complètement le membre.

Le bras est tout d'abord entouré de lint, dont on replie les extrémités

sur une étendue de 1 centimètre, et qu'on maintient par quelques tours.
de tarlatane humide ; puis on prend le moule de ce bras à l'aide d'un
carton replié en gouttière, gouttière qui doit aller d'une articulation à
l'autre et dont les bords restent distants l'un de l'autre d'un travers de
petit doigt.

Cela fait, une épaisse lame de gutta de 4 millimètres d'épaisseur,
découpée suivant le patron en carton, et ramollie dans l'eau chaude pour
pouvoir se mouler convenablement, est appliquée sur le membre à l'aide
de tours de bandes de toile vieille, pendant qu'un aide, pratiquant une
traction sur le fragment inférieur, maintient le bras en bonne attitude.
Il est bon d'interposer, entre cet appareil et le tronc de l'enfant, un tasseau
d'ouate qui permet la fixation du membre, lors de l'emmaillotage, sans
risquer de restreindre le jeu de la cage thoracique.

L'appareil doit être laissé en place pendant 14 jours.

Les fractures ne se guérissent pas, en effet, aussi vite qu'on le croit
habituellement.

Il faut bien compter deux semaines pour que la mobilité anormale
disparaisse ; et souvent encore, au bout de ce temps, on constate une
flexibilité exagérée qui tient à ce que, chez le nouveau-né, l'ossification
du cal ne se fait pas rapidement.

CHAPITRE VI

FRACTURES DE LA CLAVICULE

Les fractures de la clavicule ne se voient guère après 40 ans, sauf chez les sujets qui présentent des troubles de minéralisation (voy. p. 313). Au fur et à mesure que l'âge des blessés est plus avancé, les fractures de la clavicule deviennent moins fréquentes, tandis que le nombre des luxations de l'épaule et des fractures des cols huméraux augmente.

Nous étudierons : A. Les fractures du 1/3 externe (acromial);

B. Les fractures de la partie moyenne;

C. Les fractures du 1/3 interne (sternal).

Assez souvent, les solutions de continuité de la clavicule sont incomplètes.

Les fractures comminutives sont exceptionnelles, mais il existe parfois, dans les fractures complètes, un fragment intermédiaire. Il est fort rare que les deux clavicules soient brisées simultanément.

Les fractures résultent : 1° de traumatismes directs ou indirects; 2° de contractions musculaires.

Les solutions de continuité intra-utérines de la clavicule sont exceptionnelles : les fractures du nouveau-né ne sont pas rares; elles sont déterminées par des manœuvres de version et, le plus souvent, par l'abaissement d'un bras.

A. FRACTURES DU TIERS EXTERNE DE LA CLAVICULE

L'anatomie pathologique montre que l'extrémité du fragment interne fait saillie, presque toujours, directement en haut; les déviations en avant ou en arrière sont légères.

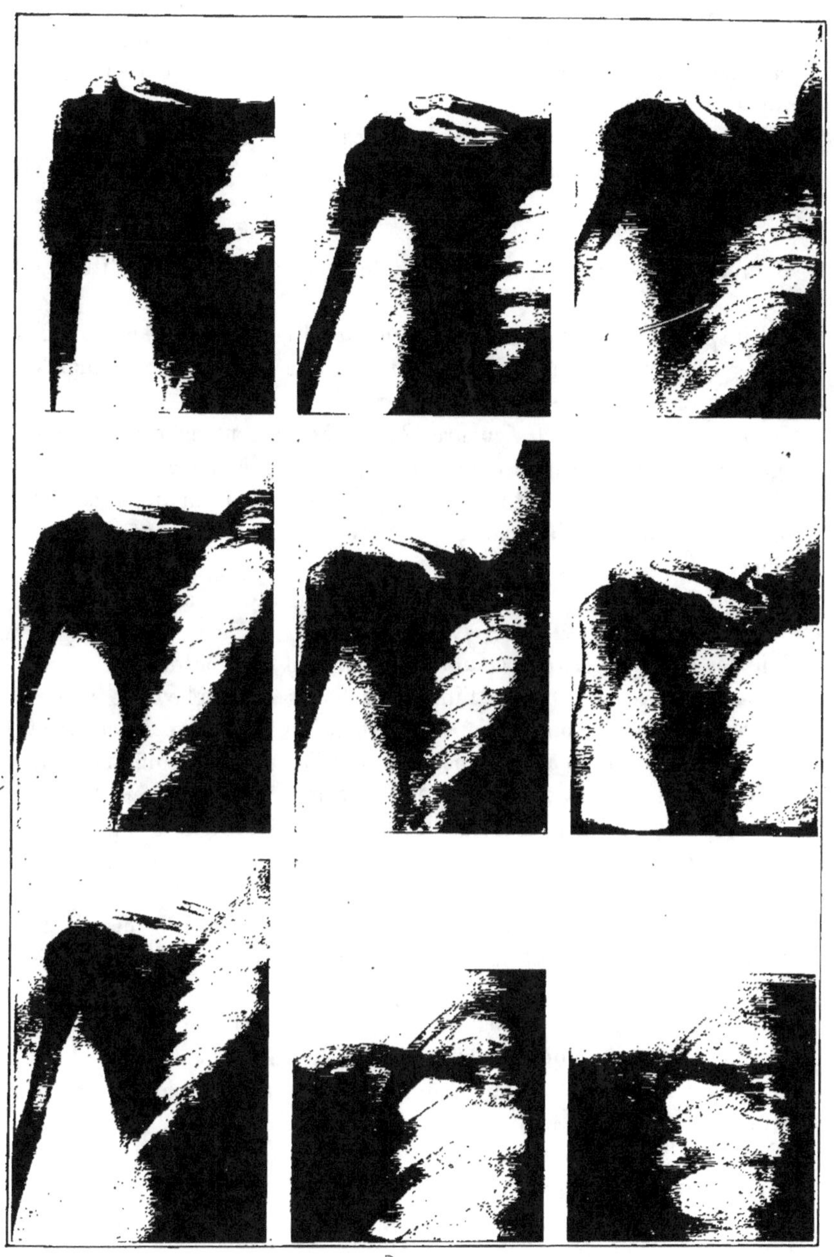

Fig. 175. — Fractures de la clavicule.

HENNEQUIN ET ROBERT LŒWY.

18

Le fragment externe ne suit pas le mouvement de l'interne et reste sensiblement dans sa position normale, maintenu par les ligaments de l'articulation acromio-claviculaire et par les ligaments conoïde et trapézoïde.

Quand le trait de fracture siège entre ces deux derniers ligaments, le déplacement est à peine sensible, à moins que l'un des deux n'ait été rompu ou arraché.

Symptômes. — Le bras, un peu tombant, est dans l'attitude du repos.

A l'*inspection*, l'ecchymose est fréquente, dit-on, au niveau des creux sus et sous-claviculaires, quoique modérée; elle peut descendre plus ou moins bas sur la région du grand pectoral.

Les creux sus et sous-claviculaires sont très souvent effacés; il existe un gonflement diffus surtout dans le creux sous-claviculaire.

Si le fragment interne fait une saillie prononcée, la peau qui le recouvre prend une coloration légèrement vineuse; parfois elle peut être embrochée.

A la *palpation*, la mobilité anormale est fréquente, la crépitation difficile à constater.

Pour les rechercher, voici comment il convient de procéder :

On saisit entre le pouce et l'index les bords de la clavicule vers sa partie moyenne, et l'on essaie d'imprimer au fragment interne des mouvements d'avant en arrière, pendant que l'autre main coiffe l'épaule.

On reconnaît souvent ainsi la mobilité anormale et plus rarement la crépitation; de plus, si l'on exerce une certaine pression sur la saillie formée par le fragment interne, on peut le réduire plus ou moins, sauf au cas où existe une superposition des extrémités fracturées.

La douleur, modérée, n'est vive qu'au niveau de la saillie formée par la pointe du fragment déplacé; elle constitue un bon signe pour le diagnostic.

Le raccourcissement peut manquer totalement; quand il existe, il n'est pas très accentué et ne dépasse guère 1 centimètre.

Pour bien l'apprécier, il faut appliquer l'ongle d'un pouce sur la face articulaire de l'extrémité sternale de la clavicule, et repérer, avec l'ongle de l'autre pouce, la faible dépression qui existe au niveau de l'articulation acromio-claviculaire.

Puis, contre l'ongle du pouce sternal, on pose l'extrémité d'un mètre-ruban qu'on déroule jusqu'à la rencontre du point de repère externe. On note cette longueur, que l'on compare à celle du côté sain.

L'impotence fonctionnelle n'est pas très considérable. Les mouvements de l'avant-bras sont conservés; ceux du bras, limités et peu énergiques.

Diagnostic. — Le diagnostic est parfois fort simple; il suffit d'appliquer un doigt, comme sur une touche de piano, au niveau de la région suspecte, pour reconnaître la fracture.

Dans d'autres cas, la radiographie montrera l'existence d'une solution de continuité. Parfois, lorsque la fracture passe inaperçue, c'est le cal seul qui décèle sa présence ; mais il ne faudra pas le confondre avec une gomme syphilitique, la clavicule étant un de leurs sièges de prédilection.

Le diagnostic est à faire avec la luxation.

Dans la luxation, il existe également une saillie à l'extrémité de la clavicule, mais cette saillie est formée par l'extrémité articulaire externe de l'os; elle est arrondie, non hérissée d'aspérités. Il n'y a pas de raccourcissement. Les clavicules, mesurées des points de repères symétriques, ont exactement la même longueur; tandis que, dans la fracture, comme c'est l'extrémité externe du fragment interne saillant qui sert de point de repère, la mensuration indique un raccourcissement.

La mensuration est le vrai et souvent l'unique moyen permettant d'affirmer cliniquement la fracture.

Parfois, cependant, la fracture est si voisine de l'articulation que l'erreur de diagnostic peut être commise, car la fracture se comporte cliniquement comme une luxation. Le déplacement est alors le plus souvent sus-acromial, rarement sus-épineux.

Pronostic. — La difficulté de corriger le déplacement, et surtout de maintenir le fragment interne dans sa position normale, doit faire réserver le pronostic pour ce qui est du temps nécessaire au rétablissement complet des fonctions du membre supérieur.

L'incapacité relative de ce membre persiste un laps de temps qui varie de quelques mois à deux ans.

Le cal peut être exubérant et déterminer de la gêne ou des accidents variés, qu'une intervention chirurgicale seule fera disparaître (inclusion de filets nerveux du plexus cervical superficiel, d'où névralgies). La pseudarthrose est à prévoir, mais très rare.

Traitement. — Il faut qu'une mobilité relative laisse une certaine liberté à l'avant-bras, à la main et aux doigts. On recommandera aussi au malade d'éviter les mouvements exagérés du membre sain.

On emploiera l'appareil silicaté suivant.

Lorsque la fracture est très voisine de l'articulation et que le déplacement est considérable, la réduction peut être des plus ardues. Il faut alors intervenir, dégager l'extrémité des fragments, et pratiquer, soit des sutures purement ligamenteuses, soit une suture osseuse, en passant, dans ce dernier cas, le fil par l'acromion.

APPAREIL SILICATÉ POUR LES FRACTURES DE L'EXTRÉMITÉ EXTERNE DE LA CLAVICULE

Matières nécessaires à la confection de l'appareil : silicilate de potasse, lint, pièce de vieille toile, 2 bandes de vieilles toiles, 4 agrafes de couturière, 2 tirants de caoutchouc, de 5 millimètres de diamètre environ.

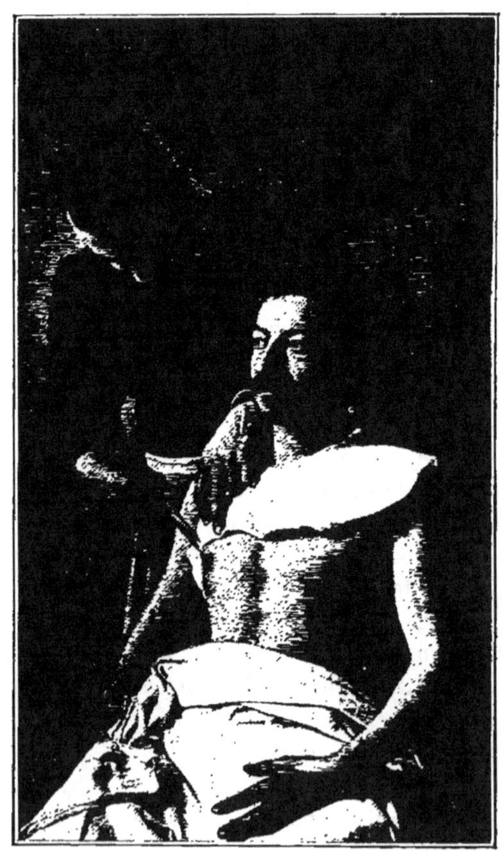

Fig. 174. — Taille du collier de lint.

Cet appareil est indiqué pour toutes les fractures de l'extrémité externe de la clavicule, quand le fragment interne fait une saillie si prononcée que le bandage à bretelles ne peut ni la réduire ni la maintenir.

On prépare du silicate.

On prend une pièce de lint; on la dispose, par le milieu, sur l'épaule

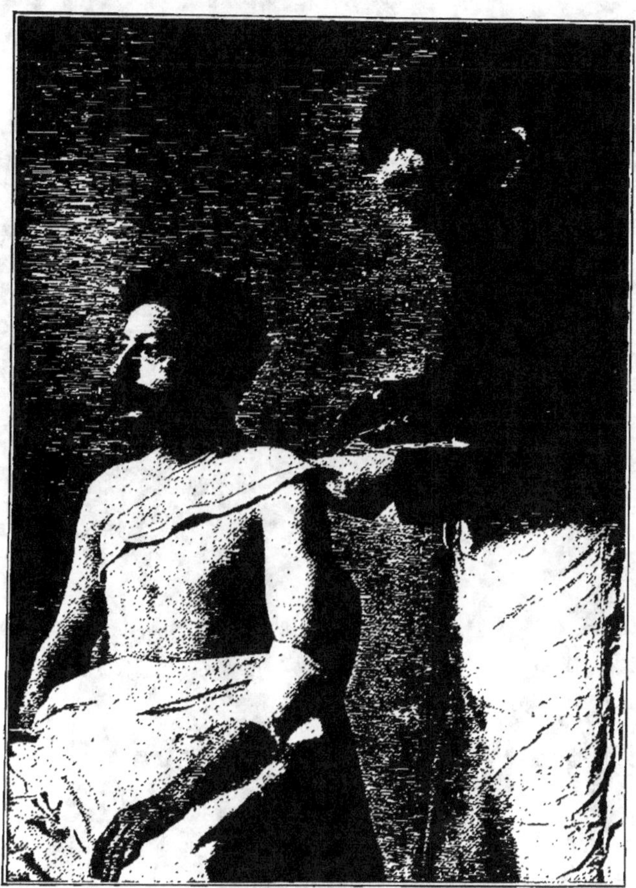

Fig. 173. — Taille du collier de toile.

lésée, et l'on ramène ses deux extrémités sous l'aisselle du côté opposé.

Du côté malade, le lint doit remonter environ de 2 centimètres sur la racine du cou et déborder de 2 centimètres environ l'articulation acromio-claviculaire. Sous l'aisselle opposée, il doit avoir la largeur de la main. On taille ainsi avec les ciseaux une sorte de collier de cheval (fig. 174). Cela fait, on prend une pièce de vieille toile, on y taille deux colliers analogues au collier de lint. Mais ces colliers n'auront comme largeur, sur l'épaule lésée, que la distance qui sépare la racine du cou de l'articulation acromio-claviculaire, et dans l'aisselle, que 3 travers de doigt (fig. 175).

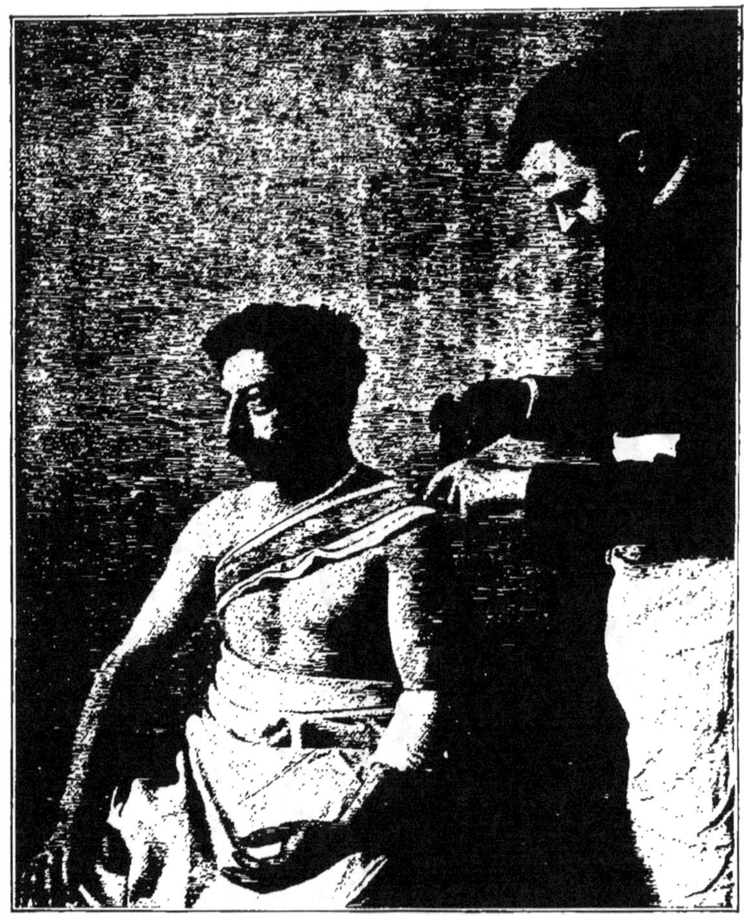

Fig. 176. — Enroulement de la bande silicatée.

Le lint étant posé, on le maintient par deux points de couture sous l'aisselle saine.

On trempe le premier collier de toile dans le silicate et on l'applique exactement en bandoulière.

Puis, une bande de vieille toile de 5 centimètres de large, trempée dans le silicate, est enroulée 4 fois sur la toile silicatée déjà posée (fig. 176).

Cela fait, on trempe dans le silicate le deuxième collier de toile et on le pose comme le premier (fig. 177).

Une seconde bande de toile silicatée est enroulée 4 fois sur le deuxième collier.

Puis on replie le lint sur les bords de l'appareil silicaté, qu'il dépassait, en l'ajustant avec les ciseaux et en l'imbibant de silicate (fig. 178).

On pose ensuite sur l'avant-bras un cylindre de lint qui remonte au-dessus du pli du coude

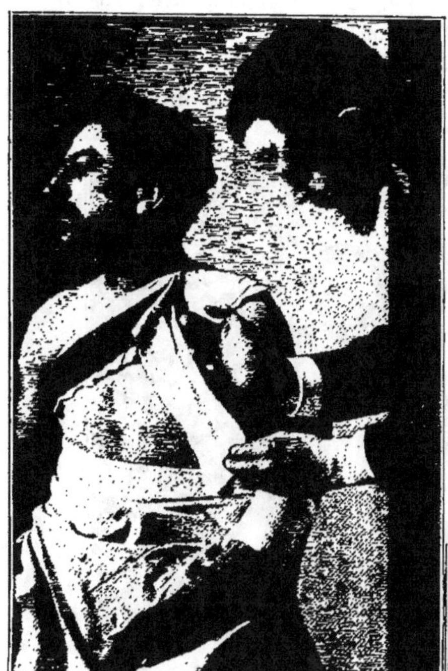

Fig. 177. — Pose du deuxième collier de toile.

de 2 ou 3 centimètres, et descend de 6 travers de doigt sur l'avant-bras. Sur ce cylindre, dont les extrémités sont repliées sur une étendue de 2 centimètres, on enroule 8 tours de bande silicatée, depuis le pli du coude jusqu'à un travers de main au-dessous de ce pli. On rabat sur les bords de ce bracelet silicaté le lint qui déborde et on l'y accole (fig. 179).

Puis on laisse l'appareil prendre consistance pendant deux heures.

On coupe alors sous l'aisselle une tranche de l'appareil, de 2 centimètres de longueur, comprenant toute la largeur ; cette coupure permet d'enlever le collier, ce que l'on fait. On fend ensuite le bracelet et on le retire.

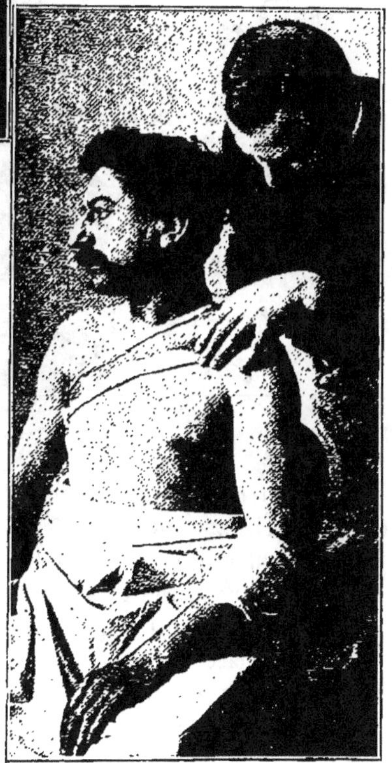

Fig. 178. — Rabat du lint sur les bords de l'appareil.

On laisse sécher l'appareil deux jours; on matelasse avec du lint la partie correspondante à l'aisselle saine et l'on perce des orifices le long des fentes ménagées à 1 centimètre et demi de leurs bords.

Puis, on pose deux agrafes sur le collier; l'une en avant de l'épaule,

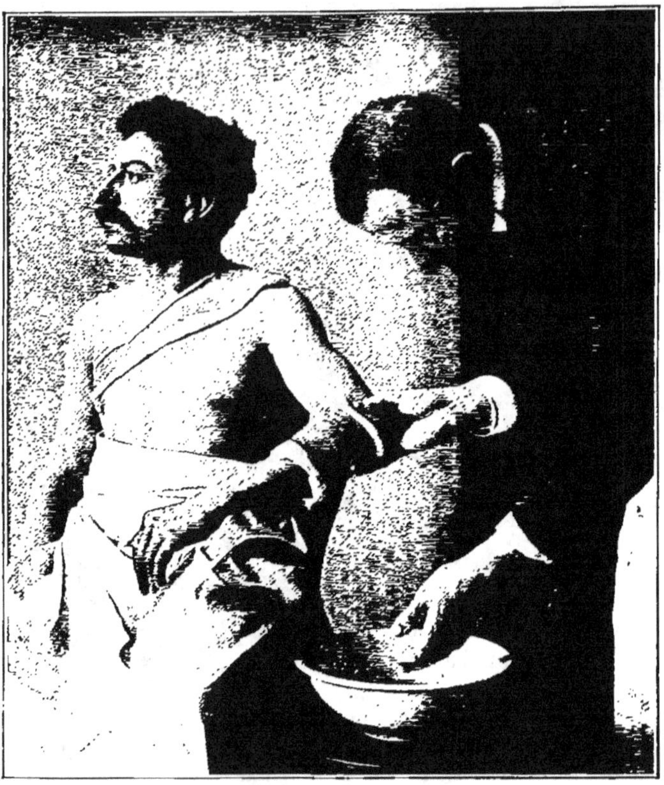

Fig. 179. — Pose du bracelet silicaté.

l'autre en arrière, sur le prolongement du plan antéro-postérieur du bras (fig. 180, 181), et deux agrafes aux extrémités du diamètre transversal de la circonférence supérieure du bracelet.

On replace l'appareil sur le sujet, après avoir mis sur la face supérieure du fragment interne 6 épaisseurs de lint d'une largeur de 5 centimètres; on passe des lacets dans les œillets du collier et du bracelet. On accroche aux agrafes les extrémités des tirants de caoutchouc sur lesquels on a fixé les porte-agrafe.

Il faut veiller, en plaçant l'appareil, à ne pas trop serrer le bracelet pour ne pas déterminer de stase veineuse de l'avant-bras.

Le malade se présente alors sous l'aspect suivant (fig. 180).

Il peut se servir de son bras (fig. 181).

B. FRACTURES DU TIERS MOYEN DE LA CLAVICULE

Elles résultent soit d'une cause directe, soit le plus souvent d'une chute sur l'épaule. le coude, la main et le bras étant en extension.

Le plan de fracture, souvent oblique de bas en haut. et de dedans en dehors, peut être très allongé, presque longitudinal. Chez les jeunes sujets, il se rapproche de la perpendiculaire au grand axe de l'os (fracture en rave).

Le fragment interne se porte d'habitude en haut, l'externe en bas et en arrière. Il peut y avoir engrènement.

Symptômes. — *Inspection* : En plaçant le malade dans

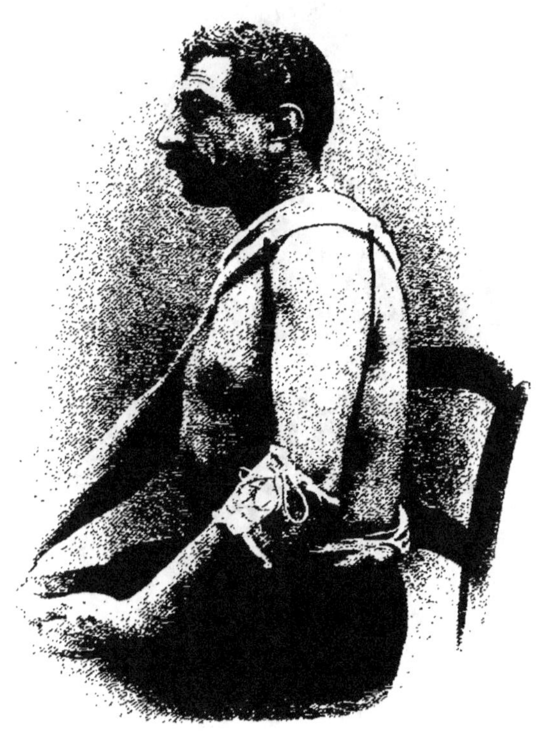

Fig. 180. — Appareil terminé.

la position du garde à vous, on constate que la tête est inclinée du côté lésé et que l'épaule est portée en bas, en avant et un peu en dedans.

La région de la tête humérale est plus en avant qu'à l'état normal, par rapport au plan transversal du sternum.

En regardant le sujet de dos, on voit que le bord spinal de l'omoplate s'est éloigné de la colonne vertébrale et que l'os a glissé un peu en dehors vers la partie externe du thorax.

Les creux sus et sous-claviculaires sont plus ou moins effacés par le gonflement et le déplacement des fragments.

Des ecchymoses peuvent apparaître dans le voisinage de l'extrémité saillante du fragment déplacé.

A la *palpation*, on perçoit très bien la mobilité anormale (voir p. 274). La *crépitation* est rare.

La douleur est assez vive au niveau du foyer de la fracture.

Le fragment interne, qui fait saillie en haut, est généralement facile à percevoir.

Le fragment externe occupe un plan inférieur et postérieur; il est donc moins accessible à l'exploration.

Quand l'inverse a lieu, le fragment interne reste cependant perceptible, car son déplacement est toujours moins accusé.

Le raccourcissement varie d'un demi-centimètre à 5 centimètres.

L'impotence fonctionnelle est relative.

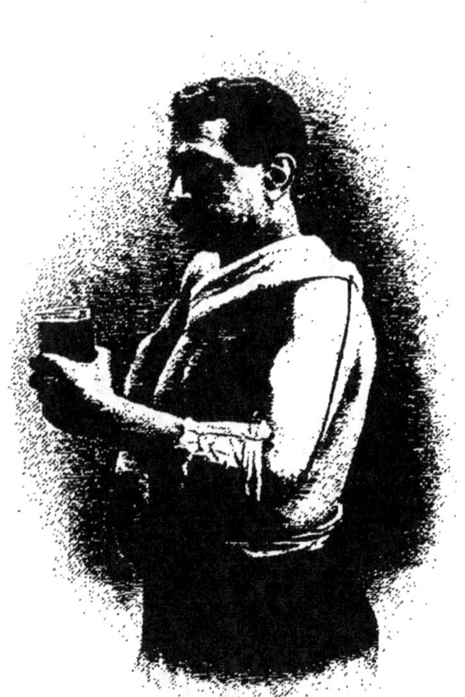

Fig. 181. — Appareil terminé.

Les mouvements de l'avant-bras sont utilisables dans la vie journalière. Ceux du bras sont limités et sans force.

Le **diagnostic** est en général facile : Quand la fracture est sous-périostée, la radiographie donne la clef du diagnostic; quand elle est incomplète, le cal seul est révélateur de la fracture.

Des lésions vasculaires ou nerveuses, quoique très rares, sont possibles. Elles déterminent des accidents graves qui nécessitent une intervention chirurgicale à brève échéance.

Le **pronostic** est favorable, sauf dans le cas où, par son volume, le cal détermine des accidents de compressions nerveuses ou vasculaires.

Traitement. — L'indication est : 1° de porter l'épaule blessée en haut, en arrière, en dehors ; 2° de la soutenir dans cette position, qui dans la plupart des cas, est favorable à la coaptation des fragments. On emploiera le bandage à bretelles suivant, dont l'application est simple, le résultat excellent.

BANDAGE A BRETELLES
POUR LES FRACTURES DES 2/3 INTERNES DE LA CLAVICULE

Pour composer cet appareil, on prépare : Une pièce de flanelle de 80 à 90 centimètres de large sur 1^m,50 de long, une bande de toile de 2 mètres de long et de 5 centimètres de large, de l'ouate, du lint, de l'amidon, des épingles de sûreté.

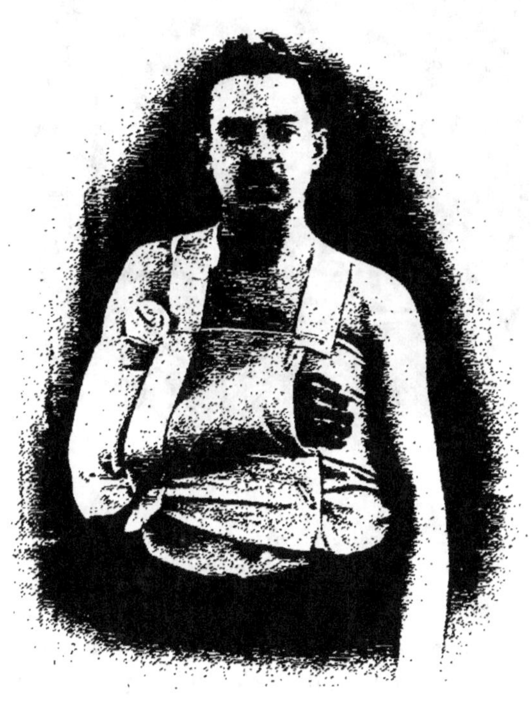

Fig. 182. — Bandage de corps à bretelles vu de face.

Dans une double feuille de lint de 25 centimètres de long sur 15 de large, on enroule de l'ouate modérément tassée, de façon à former un rouleau de 12 à 15 centimètres de longueur sur 7 à 8 centimètres de diamètre.

Sa surface soigneusement amidonnée, on le place bien au fond du creux axillaire, sous l'épaule blessée, en disposant son grand axe dans le sens antéro-postérieur.

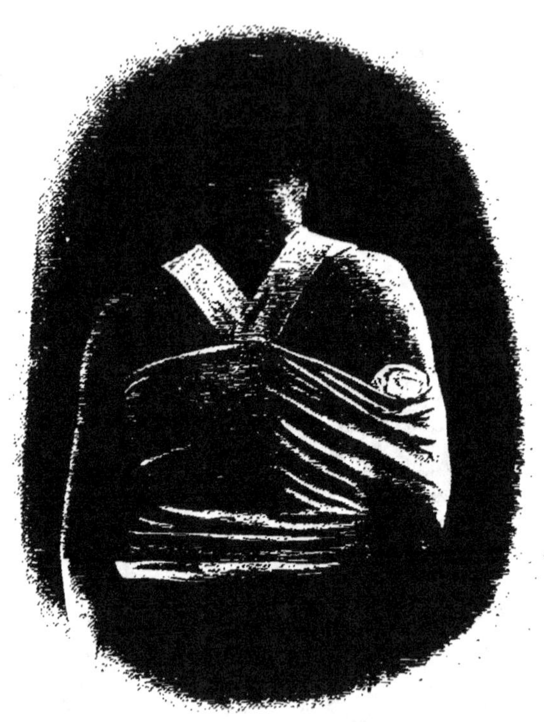

Fig. 183. — Bandage de corps à bretelles vu de dos.

Cela fait, le coude étant rapproché le plus possible du thorax, on fléchit l'avant-bras sur le bras selon un angle légèrement inférieur à 90°. La paume de la main étant appliquée contre la poitrine, les doigts se trouvent situés au-dessous du sein du côté opposé (fig. 182).

La pièce de flanelle, doublée sur elle-même par un pli longitudinal, est ajustée sur le malade comme un bandage de corps, mais en observant les règles suivantes :

a. Le bras du côté sain reste libre ; le bras du côté malade est, au contraire, enveloppé et immobilisé, l'avant-bras fléchi selon l'angle indiqué.

b. Des deux extrémités de la pièce de flanelle, l'une recouvre l'autre. L'extrémité qui se rabat en avant du côté sain vers le côté malade sera insinuée sous la main de l'avant-bras fléchi, à même la poitrine, dans toute sa largeur. L'autre extrémité enveloppant le membre blessé et le tenant contre le thorax sera attachée dans toute sa largeur par des épingles de sûreté à la première déjà décrite, au niveau du poignet.

Ainsi la main reste libre. Une épingle de sûreté au-dessous et une autre au-dessus délimitent une ouverture verticale dont la commissure inférieure soutient l'avant-bras à la manière d'une écharpe qui sera complétée par le dispositif suivant :

Sous le coude, les deux parties antérieure et postérieure du bord inférieur du bandage de corps sont rapprochées l'une de l'autre le plus possible et réunies par une épingle de sûreté, le bras étant refoulé en haut.

Le bord supérieur du bandage (constitué par le pli longitudinal de la pièce de flanelle) passe d'abord en avant, puis en arrière, sous les extrémités débordantes du rouleau d'ouate qui se trouve ainsi solidement maintenu dans le creux axillaire.

On voit que, le coude étant assujetti au corps et porté en haut et en avant, l'épaule est refoulée en haut, en arrière et en dehors par le bras qui agit à la manière d'un levier du premier genre dont le point d'appui est le rouleau d'ouate. Ainsi la première indication que nous avons signalée est bien remplie.

Cela fait, on donne à la bande de toile qui formera bretelle la forme d'un V, mais en ayant soin de faire un des chefs sensiblement plus long que l'autre.

La pointe du V est fixée par une épingle de sûreté sur le bord supérieur du bandage au niveau des apophyses épineuses du creux interscapulaire (fig. 183).

Le chef le plus long passera d'arrière en avant sur la clavicule pour s'attacher sur la poitrine, aux bords supérieur et inférieur du bandage. Il contribue ainsi à l'élévation du bras et assure par une pression directe la coaptation des fragments protégés par une compresse à plusieurs feuillets de lint.

L'autre chef viendra simplement s'attacher en avant sur le bord supérieur du bandage du côté sain (fig. 182 et 183).

Si le déplacement des fragments est considérable et si la réduction ne peut être suffisamment maintenue, on pratiquera la suture osseuse, à moins de contre-indication résultant de l'état général du blessé.

Lorsque le trait de fracture passe entre les ligaments trapézoïdes et conoïdes, il convient, si le fragment supérieur fait une saillie considérable, d'appliquer le bandage silicaté (voir p. 276).

C. FRACTURES DU TIERS INTERNE DE LA CLAVICULE

Elles sont beaucoup moins fréquentes que les autres solutions de continuité de la clavicule.

Presque toujours le plan de fracture est perpendiculaire au grand axe de l'os. Il y a peu de tendance au déplacement, car le trait est d'habitude dentelé.

Dans certains cas, le plan est oblique de bas en haut, et de dehors en dedans ; le fragment externe subit alors un déplacement plus ou moins considérable en haut et en arrière.

Symptômes. — A l'*inspection*, on constate un gonflement limité, avec effacement du creux sus-sternal.

On voit parfois des ecchymoses qui s'étendent au-devant du sternum et du pectoral, du côté de la fracture.

A la *palpation*, la mobilité anormale et la crépitation, rarement perceptibles, sont en rapport avec la mobilité du fragment externe. La douleur ne présente rien de particulier. L'impotence fonctionnelle est peu accentuée. Parfois il existe un peu de gêne respiratoire. Le raccourcissement est très petit quand il existe.

Le diagnostic de la fracture doit être fait avec la luxation de la clavicule, dans laquelle l'extrémité sternale est généralement portée en haut et un peu en avant. L'exploration digitale fait sentir, dans les cas de fracture, des aspérités au niveau de l'extrémité interne du fragment externe, ce qui rend la douleur plus vive à la palpation. La mensuration éclaire le diagnostic ; la radiographie rendra des services.

Il arrive que des phénomènes d'arthrite sterno-claviculaire simulent une fracture, ou qu'une arthrite se développe chez des gens prédisposés, porteurs d'une fracture passée inaperçue.

Le pronostic est favorable.

Le traitement comporte le repos relatif du bras soutenu par une écharpe, quand le déplacement est nul ou peu accusé. Dans le cas contraire, appareil à bretelles.

FRACTURE DES DEUX CLAVICULES

Ces fractures sont rares. Elles surviennent parfois lorsqu'un sujet a les épaules comprimées transversalement entre deux plans résistants.

Le malade peut éprouver une gêne respiratoire assez accentuée, qui s'atténue dans le décubitus dorsal.

Les omoplates sont éloignées de la colonne vertébrale; le dos est d'autant plus arrondi que le malade avance ses bras davantage; les épaules se portent en bas et en avant.

Le pronostic est en général favorable, bien que la consolidation soit quelquefois retardée, et exceptionnellement absente.

Traitement. — On s'inspirera des circonstances, de la localisation de la fracture, du degré de déplacement, et surtout de la gêne de la respiration. On appliquera les méthodes précédentes, en traitant parfois simplement un des côtés atteints, et, dans ce cas, on laisse, de préférence, une certaine liberté au bras droit.

FRACTURES DU NOUVEAU-NÉ

Elles peuvent passer inaperçues et simuler une paralysie du plexus brachial; l'erreur est fréquente, le pronostic bénin.

Traitement. — Bandage à bretelles peu serré qu'on laissera 14 jours

DÉCOLLEMENT ÉPIPHYSAIRE DE LA CLAVICULE

La clavicule est un os allongé, dans lequel l'épiphyse se soude à la diaphyse entre 22 et 25 ans.

Le décollement est tellement rare qu'il constitue une curiosité.

Le traitement sera le même que celui de la fracture du tiers interne.

LES CALS

CAL NORMAL — CALS DÉFECTUEUX — RETARDS DE CONSOLIDATION
PSEUDARTHROSES

L'os fracturé répare sa lésion par un tissu néoformé qui a reçu le nom de *cal*.

Nous laisserons de côté momentanément les *cals vicieux, cals difformés exubérants, douloureux,* pour nous occuper du *cal normal.*

Cal normal. — Nous diviserons l'évolution anatomique de ce dernier en 3 périodes :

1° La période d'ostéo-périostite ;

2° La période de cal osseux et cartilagineux ;

3° La période de régression du cal.

Le cal osseux et cartilagineux commence à se former le 5ᵉ jour ; et, pendant cette période, on peut constater, si la palpation est possible, que les extrémités sont augmentées de volume. Il y a un empâtement profond au niveau du foyer de la fracture.

D'une façon générale, pour les os d'un volume moyen, c'est surtout à partir du 12ᵉ jour que la mobilité anormale devient de plus en plus faible. On sent une résistance élastique qui s'oppose aux mouvements de translation que l'on cherche à imprimer au membre fracturé (flexibilité).

A partir du 25ᵉ jour, on ne peut plus imprimer de mouvements anormaux aux extrémités fracturées, la flexibilité du levier osseux a disparu.

Par la *palpation*, on sent, au niveau de la fracture, une tuméfaction de consistance osseuse, parfois considérable, parfois même doublant le volume de l'os. C'est le *cal*, qui adhère aux parties voisines et qu'on ne peut isoler.

Puis ce cal va diminuer de volume dans les semaines suivantes. Il se séparera des tissus voisins, et, au bout d'un certain temps, il ne restera plus, au niveau de l'ancienne fracture, qu'une augmentation peu marquée du diamètre de l'os, qu'un épaississement habituellement indélébile et seul témoin persistant de l'ancienne solution de continuité.

Le *cal normal* qui a terminé son évolution ne gêne en rien les fonctions du membre qui redevient aussi apte, qu'avant sa fracture, à accomplir toutes ses fonctions, pourvu que l'axe statique soit conservé.

MM. Cornil et Coudray ont repris l'étude du cal sur le lapin, et voici l'intéressante note inédite que nous devons à leur obligeance :

« A. *Fractures fermées.* — Pour obtenir le minimum de chevauchement, nous avons choisi sur le lapin les côtes et le radius.

Ainsi que le fait a été établi par tous les observateurs, les phénomènes de la réparation débutent à une *certaine distance du moment de la fracture.*

Le premier jour, on constate, à l'examen macroscopique, un épanchement sanguin plus ou moins considérable entre les fragments, et sous le périoste déchiré ou non. Au point de vue histologique, déjà après *un jour*, le périoste est épaissi ; les cellules de sa couche externe sont hypertrophiées et multipliées au milieu des fibrilles conjonctives. Les cellules de la couche interne, également multipliées et hypertrophiées, forment deux couches ; la série des grandes cellules qui sont accolées à l'os sont des ostéoblastes.

Au bout de deux jours, le périoste apparaît congestionné à sa surface externe ; les muscles sont également congestionnés et semblent plus épais que normalement. A l'examen histologique, on constate que les ostéoblastes accompagnent les vaisseaux qui, du périoste, pénètrent dans les canaux de Havers ; ceux-ci s'agrandissent en se remplissant de cellules qui résorbent le tissu osseux voisin ; le même phénomène existe dans les canaux de Havers longitudinaux de la surface de l'os. Il en résulte que, sur les coupes transversales, la périphérie osseuse est festonnée ou crénelée ; ses parties saillantes sont elles-mêmes ramollies ; les ostéoplastes y sont agrandis et possèdent des cellules volumineuses avec de gros noyaux. Sur les coupes obliques, les dépressions de la surface paraissent plus allongées ; l'os, découpé à sa superficie par l'élargissement des canaux de Havers, paraît soulevé par places. C'est en ce point que naît l'ossification sous-périostique.

Nous allons voir, au troisième jour, les ostéoblastes jouer un rôle inverse, c'est-à-dire constituer des lamelles nouvelles en continuité avec les saillies osseuses découpées à la surface de l'os.

Le processus d'ostéite raréfiante, qui va continuer les jours suivants, a été signalé, mais à une période beaucoup plus tardive du cal.

Après *trois jours*, les ostéoblastes sous-périostiques et ceux de la moelle se sont multipliés abondamment, par division directe et indirecte, et découpent plus profondément la surface de l'os, après avoir envahi une couche de canaux de Havers, située au-dessous. C'est au niveau des lamelles anciennes, ainsi découpées, que se montrent des travées ossiformes, bordées d'ostéoblastes et contenant dans leur intérieur de gros ostéoplastes, travées en continuité directe avec l'os ancien, et qui doivent être considérées comme de l'os nouveau.

Le quatrième jour, le siège de la fracture présente nettement un renflement dû à ce que les muscles voisins sont séparés par du tissu conjonctif enflammé, avec des vaisseaux dilatés et pleins de sang.

Le tissu conjonctif, qui sépare les faisceaux musculaires du foyer de la fracture, est également épaissi ; de plus, des néoformations osseuses et cartilagineuses viennent augmenter l'épaisseur de ce cal. Les phénomènes seront encore plus accentués le cinquième jour.

Les fragments sont mobiles, et peuvent être séparés.

Histologiquement, au bout de *quatre jours*, l'ossification sous-périostique est tout à fait nette et étendue, exubérante même sur certaines préparations. Des travées osseuses parties de la surface de l'os — à une certaine distance du foyer de la fracture — s'élèvent perpendiculairement ou obliquement, et forment un réseau anastomotique au milieu d'un tissu d'ostéoblastes. Ces travées se terminent en pointes libres du côté du périoste, et elles sont plus épaisses au niveau de l'os que sous la membrane fibreuse périostique que, d'ailleurs, elles n'arrivent pas à toucher. En d'autres points, l'ossification est beaucoup moins avancée ; on n'y trouve que la disposition signalée précédemment au troisième jour.

Les vaisseaux anciens des canaux de Havers et du périoste, qui, déjà au bout de deux jours, montraient des cellules endothéliales en voie de division directe et indirecte, pénètrent avec le tissu conjonctif et les ostéoblastes dans les cavités médullaires de l'os nouveau.

Du côté du foyer de la fracture, on ne trouve pas encore de signes de réparation. Les éléments osseux des extrémités des fragments perdent leurs cellules et leurs noyaux ; les ostéoplastes sont agrandis et vides. Les muscles sont envahis par du tissu conjonctif.

Après *cinq jours*, l'ossification périostique étant déjà très étendue, on voit apparaître des cellules et des capsules de cartilage immédiatement sous le périoste. Les grandes cellules fusiformes se cerclent d'une mince capsule, qui se colore en violet par l'hématoxyline. Les cellules plus volumineuses, plus turgides, s'entourent de la même capsule. Ces capsules cartilagineuses deviennent plus épaisses, s'écartent les unes des autres et la substance fondamentale qui les sépare devient cartilagineuse. Cette enveloppe cartilagineuse est séparée des lamelles osseuses, en voie de formation, par une couche d'ostéoblastes ; le cartilage ne concourt nullement à l'ossification à cette époque.

C'est aussi au bout de *cinq jours* que les fragments, restés à peu près inertes les premiers jours, commencent à donner des signes de réparation. Des travées ossiformes se montrent à l'extrémité de ces fragments ; on en

voit également sur l'os ancien, qui forment la paroi du grand canal médullaire. Toutes ces néoformations osseuses sont bordées d'ostéoblastes et
l'on n'y voit pas de cellules cartilagineuses.

L'ossification médullaire se poursuit le septième et le huitième jour,
ainsi que celle des extrémités, en même temps qu'augmentent l'os et le
cartilage sous-périostiques.

Le 9ᵉ jour, le cal cartilagineux et osseux commence à durcir; les
fragments ne sont plus aussi facilement mobilisables, ils sont engaînés.
L'examen histologique montre que, après *neuf jours*, l'os périostique
nouveau, formé de travées anastomosées, s'unit aux travées analogues
venues de l'extrémité des fragments pour former, à chacune de ces
extrémités, une masse exubérante à la périphérie de laquelle se trouve un
tissu cartilagineux abondant. Cette virole cartilagineuse, très épaisse,
ayant, sur une coupe longitudinale, la forme d'un conoïde à base sous-
périostale, s'enfonce entre les deux bouquets osseux et les sépare au
niveau du centre de la fracture qu'elle remplit. Les esquilles microscopiques, plus ou moins nombreuses, primitivement entourées de sang et
de fibrine, sont détruites par des cellules géantes qui s'y accolent dès le
quatrième jour et disparaissent vers le dixième jour. Lorsque les deux
extrémités osseuses, au lieu d'avoir la même direction, sont disposées à
angle obtus, c'est dans le sinus de cet angle que la formation ostéo-cartilagineuse est le plus abondante.

Le 15ᵉ jour, le cal, augmentant toujours de volume, durcit de plus en
plus; les fragments sont moins mobiles.

A l'œil nu, on peut voir, sur une section longitudinale passant par le
milieu de l'os, du tissu cartilagineux qui se trouve au-dessous du périoste, et
entre les bouquets osseux de nouvelle formation qui entourent les fragments.

Il y a donc une véritable virole ostéo-cartilagineuse inter- et péri-
fragmentaire.

Au 20ᵉ jour, le cal atteint son maximum de volume; le cartilage
commence à disparaître pour faire place à l'os nouveau; les fragments
n'ont presque plus de mobilité.

Au 25ᵉ jour, les fragments sont fixés par l'ossification nouvelle.

A l'étude microscopique, voici ce que l'on constate : à partir du
quinzième et jusqu'au vingt-cinquième jour, ce cartilage, examiné aux
bords des lamelles osseuses, offre des indices d'ossification et disparaît
peu à peu, si bien qu'il n'en reste qu'un petit îlot au vingt-cinquième
jour; ce cartilage a servi à l'ossification qui unit les bouquets osseux
provenant de chacune des extrémités des fragments. On observe du
cartilage sérié dont les capsules s'ouvrent dans l'espace médullaire vascu-
larisé en contact avec elles.

Le plus souvent la transformation osseuse du cartilage est irrégulière; les travées qui s'ossifient à leurs bords contenant, à leur intérieur, de nombreuses capsules cartilagineuses. Ces dernières peuvent s'ossifier, la cellule cartilagineuse se transformant directement en ostéoplaste. La multiplication des cellules cartilagineuses se fait par division directe ou indirecte de leurs noyaux. Le premier mode est de beaucoup le plus habituel.

Dans le bouquet des lamelles osseuses qui s'élèvent de la surface et des extrémités des deux fragments, et qui confinent au cartilage sous-périostique et au cartilage inter-fragmentaire, les lamelles tenant à l'os sont épaisses; tandis que celles qui s'unissent au cartilage sont minces et les aréoles qu'elles forment de très petit diamètre.

B. *Fractures ouvertes.* — Nous avons étudié comparativement des fractures du radius avec plaie chez des lapins. Deux fois sur trois cas, il existait du pus dans le cal lui-même, sur des animaux sacrifiés au bout de douze et de vingt jours. Nous avons constaté l'existence de cartilage dans ces deux cas. Dans la fracture de vingt jours, le cal était très exubérant. L'os nouveau, trabéculaire, coiffant les deux extrémités de l'os, était considérable, formé de travées minces. Il y avait, entre les deux agglomérations osseuses, une virole cartilagineuse épaisse sous le périoste, mince entre elles. Ce cartilage était en voie d'ossification très active; la plupart des travées en train de s'ossifier, contenaient des cellules cartilagineuses dans leur intérieur.

Au résumé, le processus du cal est celui de l'ostéite où l'ossification nouvelle est visible dès le quatrième jour, comme l'a montré M. Lannelongue.

Il résulte de cette étude que, si l'on n'a pas affaire à une fracture par pénétration, les phénomènes de réparation sont nécessairement favorisés par une immobilisation durant au moins une douzaine de jours.

Ce n'est qu'au bout de 15 à 20 jours que les fragments ont une solidité suffisante.

Nous attirons l'attention sur ces dernières lignes.

La radiographie du cal. — Au point de vue radiographique, nous dirons peu de choses sur le cal, l'étude des planches jointes à cet ouvrage suffit amplement pour comprendre son évolution.

Notons simplement que, dans les premiers stades de sa formation, le cal n'apparaît pas sur les clichés; ce n'est qu'au bout d'un certain temps, lorsque les sels minéraux s'y sont déposés, qu'on peut en soupçonner l'existence sous forme d'un voile plus obscur sur la plaque sensible.

Lorsqu'il n'existe pas de chevauchement latéral, on constate un renflement au niveau de l'extrémité des fragments, renflement en manchon globuleux (fig. 162, ₃), puis fusiforme (voir fig. 113, ₂).

Assez fréquemment, on aperçoit, entre les fragments, des travées plus ou moins épaisses jetées entre eux, et qui se détachent sur le reste du cal. Ces travées nous semblent répondre à de petits fragments osseux séparés par le traumatisme, qui servent de point d'appel et de centre pour l'ossification du reste du cal (fig. 184, ₁).

Plus rarement, des fragments périostiques détachés peuvent former de l'os en dehors de l'espace interfragmentaire. Nous avons surtout relevé ce dernier phénomène au niveau du coude (fig. 154, ₂, ₃).

Chez les enfants, on peut constater parfois un épaississement de l'os qui s'étend assez loin du foyer de la fracture et qui tient à la fréquence relative, chez eux, des décollements périostés.

Lorsque le chevauchement latéral des fragments est considérable[1], ceux-ci peuvent s'unir par leurs parties latérales, et laissent, de part et d'autre de ce cal, des extrémités libres. L'extrémité libre du fragment supérieur, sous-jacente au cal, présente alors, le plus souvent, des troubles de minéralisation, de même que le squelette sous-jacent au foyer de fracture (voir page 313), (fig. 186, ₄).

Ces derniers troubles sont, pour ainsi dire, de règle lorsque l'axe statique du membre n'est pas conservé, lorsque, en un mot, le cal est vicieux (voir fig. 184, ₍de 2 à 9₎).

Cals défectueux. — La consolidation est-elle défectueuse, on se trouve en présence de cals *exubérants, volumineux, douloureux, vicieux*.

Différencions d'abord le cal exubérant du cal volumineux.

Le cal exubérant est fonction d'une surabondance de matériaux déposés au niveau du foyer de fracture ; le cal volumineux résulte de la juxtaposition des extrémités fracturées qui, généralement, chevauchent l'une sur l'autre.

Le cal exubérant peut occasionner des déformations importantes au point de vue esthétique ; comprimer des vaisseaux, des nerfs, et détermi-

---

1. Nous rappelons que mesurer sur des clichés, même pris dans des plans perpendiculaires, le chevauchement des fragments et la longueur des os, *ne signifie rien*.

Pour apprécier la longueur d'une droite dans l'espace, il faut connaître la longueur de ses projections sur deux plans perpendiculaires entre eux, et l'angle de cette droite avec l'un de ces plans.

Donc le seul moyen d'obtenir une mensuration exac'e de la longueur et du volume des leviers osseux est, nous le répétons, d'avoir recours à la métro-radiographie, c'est-à-dire à la méthode qui consiste à déterminer, dans l'espace, la position et l'emplacement de l'os, de façon à exprimer mathématiquement sa longueur.

Cette méthode, *nous le regrettons vivement*, n'est jamais employée pour ce genre de recherches.

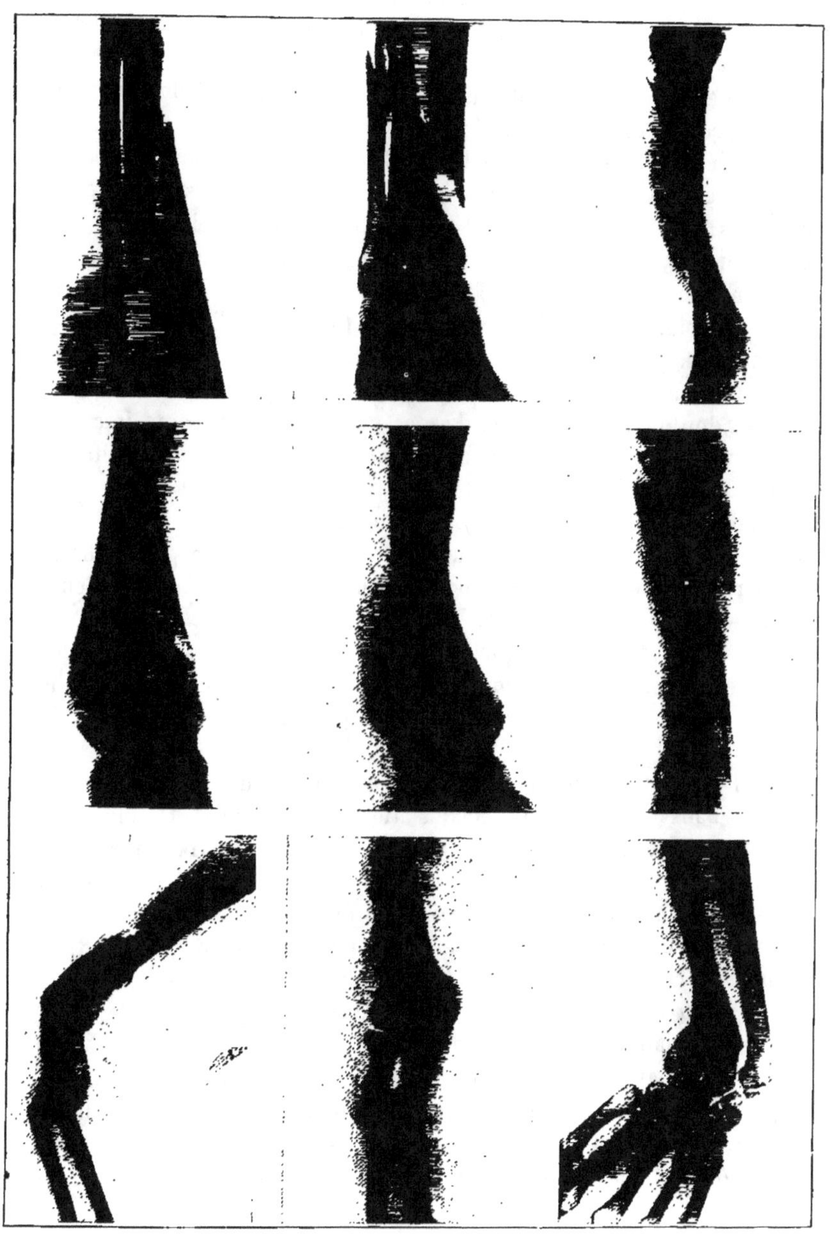

Clichés : 1, 3, 4, 5. Infroit. 7, 2, 8, 9, Vaillant. 6, Contremoulins.

Fig. 184. — Cal. — Cals vicieux.

ner des troubles variés, moteurs, sensitifs, trophiques ; déplacer des tendons, des muscles ; empêcher le jeu d'une articulation et même en déterminer l'ankylose.

Chez les enfants, il apparaît souvent comme résultat néfaste d'un massage trop précoce et d'un défaut de contension.

Avant d'étudier les autres modalités du cal, nous ne pouvons passer sous silence ces cas de sarcomes osseux enlevés par des chirurgiens convaincus ; pseudo-sarcomes dont voici l'aventure habituelle :

On a constaté, chez un adolescent, l'existence d'une tumeur à évolution rapide, tumeur ayant déterminé, croit-on, une fracture spontanée dont on relève les signes On opère, on enlève la tumeur, et l'examen histologique, pratiqué par un maître de la science, démontre qu'il s'agit tout simplement d'un cal exubérant.

Le cal douloureux, souvent d'aspect normal, peut comprimer ou englober un nerf, et déterminer des troubles de gravité variée ; irritation du nerf, névralgies atroces, névrite, etc.... avec tout le cortège symptomatique de ces lésions nerveuses (paralysie, atrophie, etc.).

Au point de vue pratique, il importe cependant de ne pas se hâter d'affirmer un cal douloureux lorsque les malades se plaignent de douleurs au niveau du foyer de la fracture.

Bien des sujets, les arthritiques en particulier, pendant des mois, des années même, éprouvent des douleurs assez vives au niveau d'un foyer de fracture, au moment des variations de température ou de pression de l'atmosphère.

Le cal vicieux compromet l'usage du membre, en abolit même les fonctions. Dans le cal vicieux, l'axe statique du membre n'est plus normal. Le membre lui-même est raccourci et difforme. Le cal vicieux résulte, le plus souvent, d'une fracture méconnue ou mal soignée, et nous insistons ici sur un point de pratique important que voici :

On a réduit une fracture oblique de jambe, par exemple ; le pied, le membre sont en excellente position, tout va bien : on fait marcher le malade, *mais on le fait marcher trop tôt,* le cal n'est pas assez résistant ; une petite déviation se produit, qui croîtra de plus en plus, et le cal vicieux s'établit avec ses tristes conséquences. Donc, il faut toujours, surtout pour le membre inférieur, être absolument certain de la résistance du cal pour autoriser l'usage libre du levier osseux.

Le *traitement* des cals défectueux doit, à notre sens, être avant tout préventif.

C'est par une observation attentive des règles que nous avons posées dans cet ouvrage, qu'on évitera de tels accidents. Le traitement curatif comporte, suivant les cas, le rétablissement de l'axe du levier par l'ostéoclasie manuelle si le cal n'est pas trop résistant ; la résection du cal ou l'ostéotomie quand il est définitivement constitué.

Altérations du cal. — Le cal est susceptible d'altérations diverses. Il peut se ramollir.

Le ramollissement est total ou partiel ; temporaire, s'il survient au cours d'une maladie générale. Tantôt il accompagne les troubles de nutrition de causes variées et peut n'être que le prélude d'une résorption définitive avec atrophie des fragments ; il est vrai que ce dernier cas est exceptionnel.

Tantôt le cal est atteint secondairement par un néoplasme (chondrome, sarcome, etc.). Tantôt enfin, le cal se fracture (fracture itérative) sous des influences multiples.

Pseudarthroses. — Il est difficile de définir la pseudarthrose; la limite clinique qui différencie le retard de consolidation de la pseudarthrose n'est pas, en effet, déterminée. Le fait d'ailleurs s'explique aisément en raison de la complexité des causes qui interviennent dans l'évolution du cal. La pseudarthrose est exceptionnelle chez l'enfant. Elle résulte de plusieurs causes :

1° Si l'écart est trop considérable entre les extrémités des fragments osseux, le déplacement empêche le cal de produire la jonction des deux segments ;

2° Il y a interposition de parties molles. C'est l'interposition de muscles qui s'oppose d'ordinaire mécaniquement au contact des extrémités osseuses fracturées ;

3° On voit une pseudarthrose par trouble de nutrition consécutive à une déminéralisation générale de l'individu, ou spéciale aux éléments minéraux de l'os (sels calcaires, de magnésie); l'organisme ne peut plus faire du tissu osseux ;

4° Les altérations primitives ou secondaires des fragments dues à des infections ou des tumeurs déterminent la pseudarthrose (tuberculose, sarcome, etc.) ;

5° Une dernière cause enfin : un traitement mal conduit, massage trop violent, trop précoce, mobilisation trop hâtive, trop souvent répétée.

Au point de vue anatomo-pathologique, on constate :

1° La cicatrisation isolée des extrémités osseuses (pseudarthrose flottante) ;

2° La jonction de deux fragments par un cal fibreux (pseudarthrose fibreuse) ;

3° L'existence d'une véritable articulation entre ces deux fragments (pseudarthrose fibro-synoviale) ;

4° La pseudarthrose ostéophytique, caractérisée par une ossification interfragmentaire irrégulière et un bourgeonnement osseux éloigné de l'extrémité des fragments, bourgeonnement en stalactites, coexistant d'ordinaire avec des lésions pathologiques de l'os.

Symptômes. — La mobilité anormale, la flexibilité, l'absence de douleurs, l'absence de crépitation, permettent d'établir le diagnostic.

Le pronostic dépend de la cause.

Traitement. — Le traitement comporte des indications précises.

Traitement local. — Lorsqu'on a des raisons de penser qu'on est en présence d'une pseudarthrose caractérisée par un écart trop considérable entre les fragments, ou par une interposition, il faut inciser, aviver les fragments, enlever les obstacles et suturer, puis maintenir par un appareil approprié.

Si l'on ne croit pas à l'interposition musculaire, on tâchera d'exciter le pouvoir ostéogénétique de l'os : par exemple, en frottant sans violence les extrémités des fragments l'un contre l'autre. On a tenté la constriction circulaire au-dessus et au-dessous du foyer de la fracture; on pourra y recourir sans grandes chances de succès.

Lorsque le résultat est nul, on emploiera l'électrolyse (voir page 50) ou la méthode de Lannelongue qui ont donné des résultats nets.

Voici en quoi consiste cette dernière méthode :

Après avoir anesthésié le malade, on prend une solution de chlorure de zinc au dixième, et l'on injecte par 1 à 2 gouttes, de 10 à 30 gouttes, suivant l'épaisseur des os, non pas au niveau des surfaces de section, mais sur les os eux-mêmes dans le voisinage des extrémités des fragments. On immobilise ensuite le membre en bonne position.

Traitement général. — Mais, nous avons hâte de le dire, lorsqu'il n'y a pas interposition mécanique, le traitement général joue, à notre sens, un rôle capital.

Quand on se trouve en présence d'un retard de consolidation ou d'une pseudarthrose soupçonnée, fonction d'un état général, il faut toujours, avant de tenter une intervention, procéder à une analyse complète quantitative et détaillée des urines. C'est de cette analyse qu'on tire des indications pour la direction du traitement capable de faire rentrer l'organisme dans les conditions normales.

Nous insistons beaucoup sur ce point de pratique que l'on a négligé jusqu'ici. Nous exposerons même dans un des chapitres suivants les résultats que fournit l'examen des urines.

FRACTURES DYSTROPHIQUES

ET

TROUBLES DE LA MINÉRALISATION

FRACTURES DYSTROPHIQUES

CONSIDÉRATIONS GÉNÉRALES

Les différents os du squelette peuvent être le siège de manifestations morbides primitives ou secondaires, qui diminuent leur résistance à un degré tel que le plus petit traumatisme suffit à les briser.

On a donné à ces solutions de continuité le nom de fractures spontanées ou pathologiques, en attirant par là l'attention sur un de leurs caractères communs, le seul peut-être qu'on puisse leur attribuer sûrement : *le manque de proportion entre la cause et l'effet.*

Nous les dénommerons fractures dystrophiques.

Un traumatisme insignifiant, une contraction musculaire sans énergie, un effort sans violence, un déplacement à peine ébauché, suffisent à produire la rupture de leviers, tels que le fémur, l'humérus et la clavicule, qui sont si résistants à l'état normal.

Nous citerons, comme principales causes capables d'altérer primitivement ou secondairement les leviers du squelette et de diminuer assez leur résistance pour rendre ces ruptures possibles : 1° l'ostéosarcome; 2° l'ostéomyélite; 3° le rachitisme; 4° la syphilis; 5° la maladie de Paget; 6° le tabes; 7° la grossesse; 8° les ostéomalacies; 9° les raréfactions; 10° les hydatides; 11° des causes encore inconnues entraînant, comme certaines affections précédentes, la déminéralisation des os.

Nous allons examiner la valeur de ces différents facteurs, et mettre en relief le rôle, dans les fractures dystrophiques, des troubles de la minéralisation qui sont comme la résultante commune de toutes ces maladies.

Fractures par tumeurs. — Lorsqu'on se trouve en présence d'une solution de continuité d'un levier osseux, ayant ou non un siège insolite, que n'explique pas suffisamment le mécanisme de sa rupture, on doit rechercher la cause du peu de résistance du squelette, par un examen minutieux des viscères et des différentes régions du corps.

Si l'on constate quelque part une tumeur suspecte, si l'on apprend qu'un néoplasme a été enlevé il y a quelques années ou quelques mois, que la santé s'est altérée, qu'un certain degré d'amaigrissement a été constaté, que, déjà depuis quelque temps, le malade ressentait, dans les points où se sont produites des fractures, des douleurs plus ou moins intenses, parfois sourdes, lancinantes, exacerbantes, on doit penser à une manifestation secondaire ou primitive d'un néoplasme malin dont l'ostéosarcome est la variété la plus fréquente. D'ailleurs, les tumeurs, même sans se localiser à l'os, en déminéralisant l'organisme et le tissu osseux, mettent ce dernier en état de fragilité telle que la moindre cause est susceptible de déterminer une fracture.

Dans les fractures par tumeurs, les symptômes présentent donc, sinon tout à fait au début, du moins peu de temps après, des particularités qu'on ne trouve qu'exceptionnellement dans les solutions de continuité des os sains.

Selon que le néoplasme a débuté à la surface ou dans le canal médullaire, l'exploration manuelle révèle ou ne révèle pas d'augmentation de volume notable de l'os ; la crépitation n'a pas encore les caractères qu'elle revêtira plus tard, quoique étant généralement assez discrète, de sombre tonalité.

Mais, un mois ou deux après l'accident, même si la solution de continuité est en plein tissu compact, quand les éléments osseux sont dissociés, disséminés dans les masses morbides, la crépitation est fine, absolument comparable à la sensation que donnent les râles crépitants dans la pneumonie. Elle est, en outre, dominée de temps en temps par le frottement dur et gros du tissu compact, qui n'a pas été encore absorbé et dissocié.

A cette période de la maladie, l'os, au niveau du foyer de la fracture, présente un renflement olivaire à consistance molasse, simulant la fluctuation ; les téguments infiltrés ont une coloration rosée ou vineuse, luisante ; puis l'œdème s'étend, la masse fongoïde augmente de volume, l'anorexie survient, et le néoplasme atteint d'autres organes.

Chose digne de remarque, lorsque ces fractures sont traitées à une période peu éloignée de leur début, par la compression ouatée, par l'extension continue, la tumeur subit un retrait manifeste, reste stationnaire pendant quelque temps ; une consolidation s'ébauche, s'affirme, devient assez résistante pour faire croire à une soudure réelle des fragments ;

on commence à douter de la nature de la tumeur qui simule alors un cal exubérant.

Cet état persiste aussi longtemps que le néoplasme reste stationnaire. Mais aussitôt qu'il augmente, la solidité relative du cal, qui avait fait naître l'illusion d'une consolidation régulière quoique un peu lente, disparaît; les douleurs qui n'avaient jamais cessé, deviennent plus intenses; le ramollissement et le volume de la tumeur s'accentuent, la mobilité anormale reparaît, la crépitation fine est plus rare, l'impotence du membre est complète, la santé s'altère progressivement; d'autres organes sont envahis, et les malades s'acheminent plus ou moins rapidement vers le dénouement fatal.

Tel est le tableau clinique de l'ostéosarcome qui envahit surtout le fémur, l'humérus et la clavicule, mais qui peut affecter également les autres parties du squelette.

On a signalé la consolidation de fractures chez des cancéreux, mais il semble qu'une telle opinion est peu fondée et ne repose que sur des erreurs de diagnostic.

Lorsqu'un traumatisme ou un effort musculaire cause la rupture d'un levier osseux, jusque-là respecté chez un cancéreux, la consolidation est possible, à condition que la cachexie ne soit pas trop avancée.

Par contre, si la fracture dépend de l'envahissement primitif ou secondaire de l'os par le néoplasme, le cal, qui pourra s'ébaucher et même atteindre un certain degré de résistance, se ramollira dans la suite, et le tissu osseux absorbé par la masse fongueuse n'y formera plus que de petits îlots disséminés.

Ostéomyélites. — Nous serons brefs sur l'*ostéomyélite*.

Il s'agit presque toujours d'enfants ou d'adolescents dont la constitution est plus ou moins ébranlée.

Aussi la fracture se produit-elle lorsque l'os, profondément altéré, a subi des pertes de substance imputables à l'évolution même de la lésion ou à des opérations. La cause de la rupture est subtile : c'est généralement lorsqu'on soulève le membre pour faire un pansement ou pour changer le malade de position que la fracture se produit.

On peut voir dans cette affection la séparation de la diaphyse et de la partie de l'os attenant au cartilage conjugal (Lannelongue); et, à une période éloignée du début de la maladie, des fractures dystrophiques dans l'ostéomyélite prolongée.

Le traitement devra consister dans l'application d'attelles plâtrées, disposées de façon à gêner le moins possible les pansements dont la fréquence est en rapport avec l'abondance de la suppuration.

Nous conseillons, dans ces cas, de gâcher le plâtre dans une solution de sublimé à 1 pour 1000.

L'infection de l'appareil ainsi composé étant moins rapide, son renouvellement rendra les dangers de fracture moins grands.

Le pronostic de ces fractures est sous la dépendance de l'évolution de l'affection osseuse.

Rachitisme. — Le rachitisme, d'après Malgaigne, est une des affections qui prédisposent le plus aux ruptures des os longs.

Il ne faut pas se borner à envisager le rachitisme de l'enfance ; il faut encore, malgré leur rareté, connaître les manifestations rachitiques qui se produisent dans l'âge adulte et la vieillesse.

Que d'altérations osseuses ne comprenait-on pas sous le vocable de rachitisme, à une époque encore peu éloignée ! Les unes paraissent être définitivement classées : les autres attendent encore leur rang dans la nomenclature des altérations du squelette. Notre but n'est pas de chercher à leur assigner une place que des recherches ultérieures ne ratifieraient pas. Nous nous contenterons d'attirer l'attention sur les quelques particularités que présentent les ruptures des grands leviers, chez les sujets dont le système osseux est atteint d'altérations, qui se confondent ou s'apparentent avec celles qu'on observe habituellement dans le rachitisme.

Souvent le point où l'os se rompt, sous l'influence d'une cause légère, avait été précisément le siège de douleurs, parfois assez vives, pendant un temps variable ; ces douleurs deviennent paroxystiques, mais de courte durée, au moment de la rupture complète ou incomplète de l'os. Le gonflement, d'abord modéré, peut acquérir de vastes proportions, si un appareil, insuffisamment contensif, permet aux fragments de subir de fréquents déplacements et des mouvements provoqués.

Sous l'effet des contractions musculaires, on observe alors un renflement globuleux ou fusiforme, qui donne l'impression d'un néoplasme au niveau du foyer de la fracture.

Chez les enfants surtout, le périoste étant très épais, très actif, très productif, ces cals exubérants sont plus habituels que chez les adultes.

Les fractures dystrophiques des rachitiques sont plus fréquentes sur les os déformés que sur les os normalement conformés, sans que ces derniers en soient exempts.

Le nombre des solutions de continuité chez certains individus peut dépasser deux cents, chiffre presque invraisemblable.

Peut-être, dans ces cas, s'agissait-il d'ostéomalacie, où la cause la plus légère, un simple attouchement, peut déterminer la rupture d'une pièce quelconque du squelette. Aussi le traitement des fractures chez des sujets qui ont les os aussi fragiles est-il extrêmement délicat.

Il est arrivé que des chirurgiens, en posant un appareil sur un membre, ont occasionné 4 ou 5 fractures. Il est bon d'être prévenu de cette éventualité et d'en avertir la famille, pour ne pas en assumer la responsabilité et ne pas être taxé de maladresse.

Ces faits témoignent de la difficulté qu'on éprouvera dans la pose d'appareils sur de tels sujets. On ne saurait donc trop prendre de précautions, ni agir avec trop de délicatesse.

On admet communément que les fractures traumatiques ou chirurgicales chez les rachitiques se comportent d'habitude comme chez les sujets sains. Notre pratique ne nous permet pas d'être aussi affirmatifs.

Les cas de pseudarthroses que nous avons constatés, après avoir employé tous les moyens pour obtenir la consolidation, ne sont pas d'une grande rareté, sans pour cela être fréquents.

Aussi sommes-nous assez réservés sur le pronostic.

Le traitement interne doit jouer un grand rôle dans la thérapeutique des fractures rachitiques; malgré son importance, nous ne pouvons, dans un ouvrage exclusivement consacré à la chirurgie, insister sur des détails longuement exposés dans les traités de médecine.

Syphilis. — On a accusé la syphilis d'être une cause de fractures dystrophiques. Il n'est pas douteux que quelques sujets atteints de cette affection n'aient présenté des cas de ruptures des grands leviers osseux qu'expliquait mal la faiblesse de l'agent vulnérant. Mais quelle est l'affection, dans le cadre nosologique, qui n'a pas été accusée de pareils méfaits? Combien de fois n'a-t-on pas incriminé, soit le rhumatisme, soit la goutte?

La syphilis cachectise, déminéralise. Rien d'étonnant, par conséquent que le tissu osseux puisse, dans certaines circonstances, se montrer fragile.

On a noté dans les urines une déperdition importante de fluorure de calcium. C'est d'ailleurs à la diminution de la teneur de ce sel, qui assure la dureté de l'émail, que les troubles dentaires (retards ou manque de la dentition, carie, dents de Hutchinson), paraissent imputables. De même, la solidité des leviers osseux pourrait bien être soumise à la même cause. On sait que les os syphilitiques, quelquefois hyperostosés jusqu'à l'éburnation, dont la diaphyse est doublée ou même triplée d'épaisseur, sont deux fois moins résistants à la flexion, à la torsion et à l'écrasement que des os sains.

Nous pensons donc que les troubles de minéralisation peuvent, dans la syphilis cachective, compromettre la résistance osseuse et déterminer des fractures dystrophiques. Mais ces fractures doivent être rares.

Plus fréquentes sont les ruptures diaphysaires qui résultent de l'évolution d'une ostéo-syphilose que n'a pas pu enrayer un traitement assez précoce ou assez intensif.

Les syphilomes des os longs naissent presque toujours dans la cavité médullaire.

Si le syphilome est très limité, la coque diaphysaire reste indemne. La lésion arrêtée par le travail de sclérose ne progresse plus ; la gomme augmente de consistance et fait place à une cicatrice rayonnée scléreuse, qui s'accompagne parfois d'un travail d'ossification sous la paroi interne, produisant des rétrécissements du canal central.

Si le syphilome se développe et tend à la diffusion, on observe simultanément :

a) Une raréfaction de la partie profonde de la coque diaphysaire ;

b) Une sécrétion osseuse sous-périostique, plus ou moins abondante, véritable travail de défense périphérique, opposé à l'irritation centrale, et directement proportionnel à l'intensité de cette dernière. Il se forme un manchon d'os nouveau, inégal, volumineux qui peut engaîner toute la surface de l'os pathologique, diaphyse et épiphyse.

Ces deux processus, raréfaction centrale, exostose périphérique, suivent d'abord une marche parallèle, et la résistance du tissu osseux n'est pas modifiée.

Mais, les lésions progressant, la barrière de l'os nouveau est-elle, à son tour atteinte, perforée, détruite, aussitôt surviennent des fractures dystrophiques, qu'on appelle à tort spontanées.

L'épaississement du périoste, l'envahissement de l'os par une trame scléreuse épaisse, véritable expansion du périoste, peuvent, dans une certaine mesure, empêcher l'écartement des fragments.

Le traitement spécifique facilite d'ordinaire la production d'un cal exubérant dans les fractures de l'ostéosyphilose. Mais il n'en est pas toujours ainsi, et l'on cite des cas où, la caséification du tissu gommeux au niveau de la fracture pathologique n'ayant pu être arrêtée, la solution de continuité osseuse est devenue un foyer de suppuration avec fistules consécutives. On a dès lors affaire à une véritable fracture compliquée ouverte, qui demande un traitement local tout spécial. L'élimination d'esquilles et de séquestres est exceptionnelle.

Qu'il s'agisse de manifestations osseuses de l'hérédo-syphilis tardive, ou simplement de lésions osseuses du tertiarisme, les désordres sont exactement superposables.

Les formes diffuses de l'ostéosyphilose généralisée à toute une diaphyse et sans tendance aucune à la régénération hyperostosique sous-périostée, aboutissent à une raréfaction interne de la substance osseuse, à une véritable médullisation qui met continuellement le levier osseux à la merci du moindre traumatisme ou d'un brusque effort musculaire.

Dans la forme héréditaire, il faut cependant mentionner particulièrement les décollements épiphysaires de la maladie de Parrot, qui diffèrent essentiellement des fractures dystrophiques. En effet, dans les os jeunes, le syphilome envahit la couche ostéoïde juxta-diaphysaire; on observe dans la couche chondro-calcaire contiguë un épaississement, une coloration jaune crayeux. La délimitation ne répond plus à une ligne régulière arquée, mais à un tracé ondulé, dentelé, festonné, comme les papilles de la peau (chondro-calcose). La couche ostéoïde subit les progrès de l'ostéite raréfiante, l'atrophie gélatiniforme, puis puriforme, et sépare le diaphyse de l'épiphyse.

On sait que la maladie de Parrot guérit parfois spontanément, et que Parrot en avait poussé le pronostic beaucoup trop au noir.

Il existe enfin, dans l'hérédo-syphilis précoce, à côté d'une forme hyperostosique et déformante qui résulte d'un processus réparateur prédominant, une forme destructive et ulcéreuse, qui aboutit à la segmentation des os. La partie supérieure de l'occipital, par exemple, peut être complètement libérée et former un véritable os épactal (Jullien). Les pariétaux se divisent en de nombreux petits départements; et les segments des membres sont le siège d'amputations spontanées.

Maladie osseuse de Paget. — *La maladie osseuse de Paget ou ostéite déformante progressive,* imprime au squelette des modifications tellement comparables à celles de l'hérédo-syphilis osseuse tardive, procédant par poussées irrégulières, non suppuratives, diffuses, à tendances envahissantes sur toute la charpente osseuse symétriquement, que M. Lannelongue n'a pas hésité à faire de celle-là, une manifestation ultra-tardive de celle-ci, évoluant dans la période extrême de la vie, à partir de 51 ans en moyenne.

Tout récemment, un examen histologique d'os de pagétique pour employer l'heureuse expression de Fréchou, a révélé des lésions analogues à l'ostéite syphilitique raréfiante décrite par Cornil.

Dans ces conditions, on comprend que les mêmes causes qui produisent des fractures dystrophiques dans l'ostéo-syphilose (raréfaction osseuse et médullisation) et dans la syphilis cachective (déminéralisation), soient capables de vouer le squelette, dans l'ostéite déformante, aux mêmes éventualités.

La raréfaction osseuse, le bouleversement complet des systèmes lamellaires, le chaos des travées qui ont perdu leur direction normale favorable aux résistances physiologiques (Fréchou), les incurvations diaphysaires compromettent la solidité de l'os, malgré le développement inouï d'hyperostoses vivantes, compactes, sous-périostées ou parenchymateuses.

Cependant les fractures dystrophiques sont rares et semblent n'affecter que des sujets prédisposés.

Quand le cal se forme, il est volumineux, hyperostosique lui-même, et constitue d'énormes masses persistantes. Mais le plus souvent la pseudarthrose est inévitable, car, nous l'avons dit, c'est le tissu osseux lui-même qui est friable et qui offre par conséquent peu matière à consolidation. Dans ces cas spéciaux, les fractures dystrophiques apparaissent nombreuses dans les antécédents personnels des malades, et intéressent des os qui participeront ou non aux déformations ultérieures de l'ostéite. Les causes les plus futiles ont suffi à produire les ruptures du levier : en essayant un bas à varice (péroné), en se remontant dans le lit (clavicule), en montant un escalier (fémur), dans un appareil plâtré (ramollissement du squelette de la jambe).

Le traitement de ces fractures est encore indécis ; il nous semble que les tentatives que l'on a faites de traitement spécifique ont été trop timides et insuffisamment prolongées. Des observations personnelles nous autorisent à penser qu'un traitement intensif doit être constitué sans se décourager. Il s'agit de modifier un état général qui empêche la régénération du terrain favorable aux consolidations osseuses. Le cacodylate de mercure en injections hypodermiques, aux doses de 3 centigrammes par jour, pourra être continué pendant des semaines entières, sans danger d'intoxication, dans ce traitement de patience et d'énergie.

Enfin, les fractures dystrophiques reconnaissent parfois dans l'ostéite déformante une pathogénie toute différente : la coexistence de la maladie de Paget avec des cancers, surtout des os.

On a vu des ostéosarcomes provoquer des fractures chez des pagétiques ; fracture de l'humérus en donnant un coup de fouet (Paget).

Tabes. — Dans le **Tabes**, les lésions osseuses portant le plus souvent sur le membre inférieur sont nettes, l'os est poreux, comme piqué de vers, lacunaire. Il se laisse déprimer par la pression du doigt. Le canal médullaire est dilaté.

La raréfaction porte parfois sur tout le squelette ; au point de vue histologique, la décalcification des travées osseuses, surtout au voisinage des canaux de Havers, constitue la lésion dominante.

Au microscope également, on constate une dilatation des canaux de Havers et une dégénérescence granulo-graisseuse des ostéoplastes.

La fracture dystrophique se produit au point où l'os est le plus fragile.

La consolidation se fait le plus souvent, parfois il y a retard ou pseudarthrose.

Le cal vicieux est des plus fréquents, il s'accompagne d'ostéogénèse périostique exubérante et de résorption plus ou moins complète des extrémités fragmentaires.

Ces deux processus, atrophique et hypertrophique, se voient surtout, le premier à la hanche et à l'épaule, le second au genou et au coude. Le plus souvent ils sont associés.

Gravidité. — La gravidité a semblé dans certains cas suspendre le travail de consolidation des fractures.

Cazeaux rapporte un cas curieux cité par Alanson : une femme se fracture le tibia au second mois de la grossesse, pendant les sept mois qui suivirent, la consolidation ne fit aucun progrès.

Neuf semaines après l'accouchement, le cal avait assez de solidité pour qu'elle pût se promener. Ce qui démontre qu'aucun vice de constitution ne pouvait être invoqué pour retarder ainsi la guérison de cette fracture, c'est que trois mois avant la grossesse, elle avait été promptement guérie d'une fracture de cuisse.

Fournier rapporte trois cas analogues empruntés à la clinique de Dupuytren. Nous avons également observé des faits semblables, ils sont relativement rares, car les fractures des femmes enceintes peuvent se consolider dans des laps de temps ordinaires.

Ostéomalacies. — Dans l'ostéomalacie des adultes, les fractures sont fréquentes par suite des incurvations osseuses et de l'atrophie extrême des diaphyses. Le moindre choc, un simple mouvement les produisent. Le plus souvent d'ailleurs, l'incurvation n'est que le résultat d'une solution de continuité (Meslay).

Ces troubles apparents surviennent presque toujours, alors que d'autres symptômes ont déjà pris naissance, et parmi eux, au premier rang, les douleurs qui dans l'ostéomalacie débutent le plus souvent par le bassin, les hanches et la région lombaire.

Ces douleurs sont augmentées par la pression, la marche, les causes de fatigue, et redoublent d'intensité au moment des règles. Le squelette tout entier peut être douloureux.

Les sujets présentent un état mental spécial : « la susceptibilité nerveuse, » hyperesthésie particulière qui fait que, à la moindre impression, de violentes douleurs apparaissent dans les os.

Au point de vue clinique, les fractures de l'ostéomalacie offrent, comme caractère, une faible tendance à la consolidation.

Le cal peut dans des cas rares se produire assez rapidement, mais il ne subsiste pas, et participe bientôt au travail de destruction osseuse.

Ostéomalacie sénile. — L'affection porte sur les côtes, le sternum, la colonne vertébrale, les os courts et spongieux. Elle est caractérisée par un agrandissement des cavités osseuses qui sont remplies de moelle rouge.

La friabilité des os est extrême ; un doigt posé sur une côte, la brise. Cette côte en se fracturant donne la sensation de carton mouillé (Cornil). Les fragments ne se séparent pas. On voit une série de côtes fracturées chez les vieillards à la suite d'un changement de lit, ou d'un transport à bras-le-corps par un infirmier.

La réparation de ces fractures est très facile, et se fait par un cal ostéo-cartilagineux abondant. Il n'y a presque pas de déplacement.

Les mêmes caractères existent pour les fractures portant sur le tissu spongieux des extrémités des os longs.

Raréfaction sénile, et raréfaction due à l'immobilisation générale ou locale. — Cette raréfaction porte sur les os courts, et sur les extrémités des os longs. Elle se voit chez les vieillards, et à la suite d'arthrites chroniques.

La moelle est adipeuse, jaune, huileuse.

Les lamelles et travées osseuses sont très amincies. Le tissu osseux devient très friable. Les vertèbres, les extrémités osseuses se coupent au couteau.

Hydatides des os. — Comme dans les autres organes, les hydatides, en s'installant dans le tissu osseux, se développent lentement et insidieusement.

Elles n'attirent l'attention des malades que lorsqu'elles ont acquis un développement assez considérable pour troubler les fonctions des organes aux dépens desquels elles vivent, ou quand, s'étant frayé une brèche par une sorte d'usure, elles se répandent dans les tissus voisins où elles déterminent, selon la nature de ces derniers, des réactions différentes.

Les kystes hydatiques présentent, au niveau des os, quelques particularités de structure et d'évolution qu'il est bon de rappeler brièvement. On sait que, dans le foie, le poumon, la rate, etc., le parasite est enfermé dans une poche adventice fibreuse, le « kyste » proprement dit.

Première particularité, cette enveloppe, cette barrière manque dans les os.

On sait, d'autre part, que le kyste échinococcique habituel consiste en une vésicule unique, plus ou moins volumineuse (vésicule-mère), renfermant dans sa cavité un liquide limpide (eau de roche), et que dans cette cavité sont contenus en outre (sauf dans la variété acéphalocyste) des germes spécifiques divers : des capsules proligères contenant des scolex (éléments microscopiques constants), et des vésicules-filles (éléments macroscopiques inconstants), — ces vésicules-filles pouvant, à leur tour, renfermer des capsules proligères bourrées de scolex, ou des vésicules petites-filles.

Or, lorsqu'il siège dans les os, c'est d'une façon tout exceptionnelle que le parasite se compose d'une vésicule unique emprisonnant tous les germes hydatiques : il affecte presque toujours, ici, la forme dite multiloculaire.

Les vésicules, fort petites pour la plupart (elles varient de la grosseur d'une tête d'épingle à celle d'un pois), se trouvent disséminées en pleine substance osseuse, logées dans les aréoles du tissu spongieux qu'elles infiltrent, et dont elles provoquent l'usure et la nécrose. De fait, il est fréquent de rencontrer des séquestres infiltrés eux-mêmes de vésicules. Cette évolution spéciale est liée à un mode de développement particulier du parasite ; à un bourgeonnement exogène de vésicules ; elle est due aussi à une sorte de greffe hydatique de proche en proche.

L'absence de barrière fibreuse sur laquelle nous avons insisté explique l'infiltration, la diffusion progressive du parasite.

L'os peut être envahi dans une certaine étendue ; la maladie débute généralement par le tissu spongieux. Ces kystes quelquefois se multiplient assez pour perforer l'os et se répandre dans les espaces celluleux intermusculaires, où ils déterminent rapidement un gonflement notable ; d'autres fois, ils suppurent aussi comme dans les autres régions produisant une vive réaction et des douleurs intenses.

Dans ces cas une intervention sanglante est nécessaire.

Les fractures consécutives aux hydatides ne se consolident pas spontanément. Ce n'est qu'après une opération grave, un nettoyage long, minutieux, difficile, qu'on peut avoir l'espoir, bien faible, d'obtenir une consolidation.

Les résections, parfois très étendues, du levier osseux, sont nécessitées par la dissémination des kystes qu'il faut enlever, tout en évitant leur ensemencement dans les tissus voisins (Devé).

L'absence d'enveloppe fibreuse et de membrane parasitaire communes à tous les germes échinococciques rend impossible, on le conçoit, la pratique d'injections parasiticides préventives.

On devra se contenter, à la fin de l'intervention, de toucher largement les tissus limitant le foyer de fracture, avec une solution antiseptique (sublimé au millième, formol à 1 pour 100).

Si l'on est assez heureux pour mener à bien l'opération, on appliquera, l'appareil approprié au levier atteint, que nous avons déjà préconisé pour maintenir les fragments du même levier en cas de fracture.

DIAGNOSTIC DES FRACTURES DYSTROPHIQUES

Peut-on faire le diagnostic de ces fractures dystrophiques et en établir le pronostic sous les formes qu'elles revêtent habituellement? Nous répétons qu'elles sont liées par un caractère commun, *le manque de proportion entre la cause et l'effet*. Entre autres symptômes, les fractures dystrophiques en présentent un qui mérite d'attirer l'attention, c'est parfois l'absence de la douleur à la pression, aux mouvements actifs et passifs.

Quelques-unes se présentent avec un ensemble de caractères si particulier, qu'il n'est guère possible de les confondre avec les autres ; et si au début l'hésitation est permise, l'évolution, parfois courte, se charge de la dissiper. Telles les fractures de la maladie de Lannelongue et de la maladie de Paget, avec l'incurvation des tibias affectant la forme de fourreaux de sabre, l'épaississement des os du crâne, la multiplicité des lésions et leur prédilection pour les leviers de la jambe, l'énormité des déformations, l'existence d'un stade douloureux prémonitoire ; telles encore celles du tabes confirmé avec l'incoordination des mouvements ; du rachitisme avec ses déformations du squelette apparaissant dans l'enfance ou l'adolescence ; de l'ostéomyélite, dont on a les lésions sous les yeux ; de l'ostéomalacie sénile. Il nous reste donc l'ostéosarcome primitif ou secondaire, la syphilis niée sans trace de manifestations récentes ou anciennes, les hydatides, et des causes encore inconnues entraînant des troubles de minéralisation du squelette.

Ostéosarcome. — L'ostéosarcome primitif ne peut qu'être soupçonné dans les premiers temps de la rupture du levier osseux. Sauf la faiblesse du traumatisme qui le produit, aucun symptôme n'attire l'attention du chirurgien sur la véritable cause, sinon la crépitation fine lorsque l'affection siège dans la partie de l'os composé de tissu compact.

Ce n'est que plus tard, quand la consolidation tarde à se faire, que la région présente une consistance mollasse, et que les téguments prennent une coloration rosée ou vineuse. La santé s'altère, les douleurs lancinantes, qui souvent ont précédé la fracture, continuent, deviennent plus intenses et plus fréquentes; parfois on découvre des tumeurs suspectes en d'autres régions de l'organisme. Une biopsie lèverait les doutes et éclairerait le diagnostic de la cause. La radiographie permet dans certains cas d'arriver à la certitude. Mais si, par l'examen du blessé, on constate des tumeurs de nature douteuse ; si, par l'interrogatoire, on apprend que des néoplasmes ont nécessité une opération à une époque plus ou moins éloignée, le diagnostic de la cause s'affirme, et la marche de la maladie vient habituellement le confirmer. Le pronostic est alors des plus sombres, quoi qu'on fasse.

Syphilis. — La syphilis, qui est niée et dont l'examen le plus attentif ne découvre aucun vestige récent ou ancien, peut mettre le chirurgien dans le plus grand embarras, s'il veut porter un diagnostic de cause, dans les premiers jours de l'accident. Mais comme les fractures chez les syphilitiques se consolident habituellement aussi rapidement que chez les sujets sains, même sans traitement spécifique, bien que parfois le foyer de fracture puisse devenir le siège de suppuration gommeuse ; au point de vue pratique, le fait n'a pas une grande importance.

Il est bien entendu que, si elle est soupçonnée et reconnue malgré les dénégations du blessé, le traitement spécifique devra être institué d'emblée.

A notre avis, les syphilitiques sont plus exposés que les sujets sains aux fractures itératives.

Les sujets atteints de cette affection devront prendre les plus grandes précautions pour éviter les chutes, les contractions musculaires violentes et les efforts de quelque énergie ; car, d'habitude, plusieurs leviers osseux sont atteints de la même lésion. Le traitement externe ne présente rien de particulier; on emploiera les appareils les mieux appropriés au levier osseux, à la nature et au siège de la fracture.

Tabes. — Plus nombreuses chez les femmes (Marie), les fractures dues au tabes surviennent surtout à la période d'incoordination pendant laquelle les conditions qui président à leur apparition sont plus fréquentes ; mais elles se rencontrent aussi à la période terminale (Bouglé).

Au point de vue clinique, il est rare que des douleurs prémonitoires à caractère fulgurant précèdent la fracture.

Celle-ci est remarquable par son indolence; elle présente à son niveau un empâtement considérable s'accompagnant d'ecchymoses.

Souvent l'impotence fonctionnelle est le premier signe de la fracture.

Rappelons que l'arthropathie tabétique est caractérisée par son invasion soudaine, l'intensité des lésions, le gonflement de la peau qui est distendue, lisse, brillante, l'infiltration œdémateuse, dure, les craquements, et son caractère de bilatéralité.

Parfois, il peut y avoir issue d'une des extrémités articulaires à travers les téguments, et suppuration.

Ostéomalacie. — L'ostéomalacie est une maladie de l'âge adulte, particulièrement du sexe féminin, et dont une des causes déterminantes est, sans contredit, la gestation.

En présence d'une fracture dystrophique, si l'on soupçonne cette affection, on recherchera avec soin le caractère et le siège des douleurs que l'on retrouve presque toujours au début ; on évitera ainsi de les confondre avec les douleurs rhumatismales ou syphilitiques. Contrairement aux douleurs ostéocopes, les douleurs de l'ostéomalacie diminuent par le repos au lit. D'ailleurs, on pourra constater souvent d'autres signes de cette affection : tremblements, crampes musculaires, contractures (surtout des adducteurs de la cuisse et des releveurs de l'anus), troubles de motilité, démarche de canard, diminution de la taille, déformation du crâne, du tronc, des membres, etc....

Hydatides. — Se développant de préférence dans l'humérus, le tibia, le fémur, les hydatides des os constituent une affection heureusement très rare, qui ne peut être soupçonnée que si des tumeurs de même nature ont été constatées dans d'autres organes ; ce n'est qu'après la ponction ou l'ablation de tumeurs formées par des hydatides, qu'on pourra penser qu'une fracture dystrophique d'une des pièces du squelette relève de la même cause.

De l'ensemble de cette étude rapide que nous avons faite des fractures spontanées se dégagent nettement les faits suivants :

Dans les fractures dystrophiques, il faut distinguer plusieurs cas :

1° Les cas où, mécaniquement, l'os est détruit, et localement altéré, (kyste hydatique, tumeur cancéreuse, etc.) ;

2° Les cas où le système osseux ne présente pas de troubles locaux, mais une fragilité spéciale relevant de causes diverses d'ordre général, et où les auteurs font intervenir un état physiologique spécial, une diathèse particulière, une fragilité constitutive, une tare nerveuse, etc., etc.

Ce sont les cas des fractures dystrophiques de la sénilité, de la grossesse, de l'impotence prolongée, de l'ostéopsathyrose (fragilité constitutionnelle des os), du diabète, de la phosphaturie. On les voit encore dans l'ataxie locomotrice, où les cals sont exubérants, parfois énormes ; dans toutes les affections du système nerveux susceptibles de déterminer des troubles trophiques : arrêts de développement des centres nerveux, paralysie infantile (Berbez), paraplégies, hémiplégies (Debove) ; d'ailleurs l'hémiplégie, dans certains cas, détermine une atrophie osseuse que la radiographie confirme (Déjerine et Théoari) ; hydrocéphalie, hydrorachis, syringomyélie, maladie de Morvan (Chipault), sclérose latérale amyotrophique (Bouchard), sclérose en plaque (Peacoke), paralysie générale (Esquirol), maladie de Friedreich (Bouglé), vésanies, etc., etc.

Notre conception est simple ; pour nous, toutes ces affections, toutes ces infections, toutes ces altérations de nutrition ont une résultante commune : des troubles de la minéralisation osseuse. C'est à eux qu'il faut attribuer la pathogénie des fractures dystrophiques.

TROUBLES DE LA MINÉRALISATION OSSEUSE

Nous allons donner, à l'appui de notre manière de voir, des preuves d'ordre chimique, d'ordre radiographique ; mais l'étude histologique complète de ces questions n'est pas faite, il y a là une lacune à combler, d'intéressants travaux à entreprendre.

Auparavant, nous tenons à exposer quelques faits relatifs à un élément qu'on a beaucoup trop négligé jusqu'à présent, à notre avis tout au moins, dans la pathogénie des fractures dystrophiques.

Cet élément n'est autre que l'alimentation.

Son rôle est considérable.

Pour prouver notre assertion, nous allons mettre en lumière le fait suivant qui nous est fourni par les nombreux et intéressants documents que Drouin, d'Alfort, a mis à notre disposition.

En les étudiant, nous avons relevé sur un effectif d'environ 11 000 chevaux, une véritable épizootie de fractures observées au nombre de 705, 710, 583, en 1899, 1900, 1901. Les animaux étaient nourris avec des drèches granulées, fortement acides, qui entraient dans la ration pour un kilogramme par jour et par animal.

En septembre 1901, une substitution eut lieu, les drèches acides furent remplacées par un produit mélassé alcalin. Dès le mois suivant, malgré un surcroît de travail considérable, le chiffre des fractures commençait à baisser sensiblement, et au cours de l'année 1902 tout entière, nous ne relevons plus que 79 fractures.

Voici le tableau que nous avons dressé :

EFFECTIF DE 11 000 CHEVAUX. — CHANGEMENT D'ALIMENTATION EN 1902.

NOMBRE DE FRACTURES.

OS ATTEINTS.	ANNÉE 1899.	ANNÉE 1900.	ANNÉE 1901.	ANNÉE 1902.
Bassin.	380	252	234	9
Paturon (phalanges). . .	101	218	133	14
Canon (métacarpe ou métatarse)	67	96	66	27
Tibia.	88	66	76	14
Radius et cubitus. . . .	15	29	39	5
Humérus.	9	24	10	0
Divers.	45	2\	25	10
Totaux.	705	710	583	79

Ces fractures étaient le plus souvent multiples, très esquilleuses, avec déchirures vasculaires entraînant fréquemment la mort. Les causes les plus minimes les déterminaient. C'est ainsi que, pour le tibia, le coup de pied donné par un voisin d'écurie, coup de pied inoffensif en temps ordinaire, déterminait couramment une ou plusieurs fractures.

Le rôle de l'alimentation apparaît donc indiscutable.

Nous savons aussi que dans certains pays, il règne sur l'espèce bovine une maladie que l'on appelle ostéoclastie (fragilité osseuse) et qui semble devoir être attribuée au régime alimentaire. Les cas les plus graves se produisent sur des femelles en gestation, chez lesquelles la déminéralisation est beaucoup plus rapide et plus accusée.

De même, les chevaux nourris dans les marais vendéens où le sol est à la fois acide et pauvre en phosphates, présentent fréquemment des lésions osseuses (fractures, exostose) (Tapron, J. Dumas). De même au Transvaal, ceux du Witdewaters Rand (Theiler) où les terrains sont ou furent marécageux.

De même, les animaux nourris de son (Marcone) (maladie du son des Italiens); car le son non purifié contient surtout des phosphates ammoniaco-magnésiens, lesquels constituent bien plus des produits de désassimilation que des substances assimilables.

L'alimentation joue donc un rôle de premier ordre dans la pathogénie des tares osseuses. Mais, indépendamment de l'alimentation, nous devons mentionner encore un autre élément dont il nous semble qu'on a jusqu'ici méconnu l'importance; cet élément n'est autre que l'infection.

Nous connaissons en effet chez la race porcine, une affection : *la maladie du reniflement*, dans laquelle le squelette est intéressé; des modifications des plus intenses se manifestent au niveau de la tête et des jointures articulaires.

Le tissu osseux, celui de la face en particulier, se transforme en quelques mois, en une masse fibreuse que l'on peut couper au couteau, masse qui s'hypertrophie de plus en plus et asphyxie l'animal.

Cette maladie, comme l'a bien montré Moussu, est contagieuse et inoculable. Les lésions articulaires consistent en des ulcérations de surface et en des *enfoncements tout particuliers* recouverts de cartilage diarthrodial intact ; ce qui prouve qu'ils dépendent de l'effondrement préalable, de la destruction de la substance osseuse sous-jacente de l'épiphyse (G. Petit, Basset).

On voit donc, par cette esquisse rapide, combien sont variées les causes qui interviennent dans les troubles de la minéralisation.

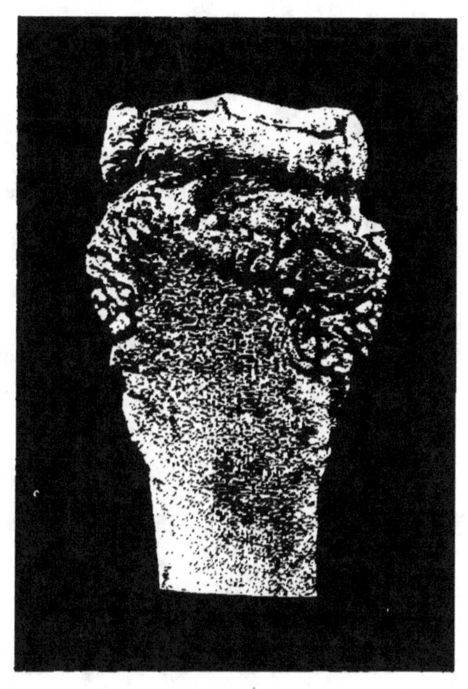

Fig. 185. — Périostite diffuse de l'extrémité supérieure du métacarpien principal par troubles de nutrition (Drouin).

Preuves chimiques des troubles de la minéralisation osseuse. — Chimiquement, la déminéralisation est un fait brutal.

Lorsqu'on étudie la composition du tissu osseux normal et celle des os atteints de fractures dystrophiques, on constate des différences considérables que nous allons mettre en lumière.

Voyons tout d'abord la composition normale du tissu osseux.

L'os d'un mammifère est constitué par deux éléments, l'un organique, l'osséine, l'autre minéral, la « terre osseuse », c'est-à-dire les matières minérales.

La matière minérale confère la résistance au tissu osseux, mais ne lui donne pas d'une façon absolue la cohésion.

L'os est un véritable ciment armé, dans lequel la matière minérale joue le rôle du ciment, l'osséine celui de l'armature.

Que l'un ou l'autre de ces éléments vienne à faire défaut, la solidité du levier osseux disparaît.

On trouve, dans 100 parties de poudre d'os, 30 à 40 d'osséine pour 70 à 60 de terre osseuse.

L'association de l'osséine et des sels minéraux est tellement intime, que jusqu'à présent, il a été impossible de percevoir au microscope le moindre dépôt calcaire dans une lamelle osseuse.

L'osséine serait identique dans l'os d'un animal jeune ou vieux, bien portant ou malade.

L'élément minéral comprend : 1° de l'eau en quantité variable; 2° des matières minérales qui sont composées de phosphate tribasique de chaux, de fluorure de calcium, de phosphate tribasique de magnésie, de carbonate de chaux, d'un peu de chlore, de traces de silice, de fer, de sels de soude.

Chabrié a bien étudié le processus par lequel les principaux éléments minéraux se fixent sur la matière organique de l'os pendant la calcification.

Voici maintenant quelques types d'analyse :

100 grammes de cendres d'os contiennent (Zaleski) :

	Homme.
Chaux.	52,965
Magnésie.	0,521
Acide phosphorique.	59,019
Acide carbonique.	5,754
Chlore.	0,185
Fluor.	0,229

D'après Bibra, les proportions normales dans l'os frais sont pour 100 : matières organiques, 31 ; matières minérales, 68.

100 parties d'os frais de fémur humain comprendraient (Hintz) : 28,76 de matières organiques et 71,24 de matières minérales.

Ces dernières renfermeraient pour 100 :

	I	II
Phosphate tribasique de chaux.	84.405	87,7
— — de magnésie.	1,727	1,7
Carbonate de chaux.	8,926	9.1
Fluorure de calcium.	4,942	3,0
	100,000	101,5

En ne tenant compte ni du fluor, ni du chlore qui, réunis, ne dépasseraient pas 1 à 1,7 pour 100 du poids des cendres, le reste des éléments de la terre osseuse répond à la formule

$$6[(PO^4)^2 Ca^5], 2CaCO + 5H^2O \quad \text{ou} \quad Ca^{20} P^{12} O^{48}(2CO^5) + 5 \text{ aq.}$$

Ces proportions de Ca (20 atomes) pour P (12 atomes) trouvées dans la terre osseuse et confirmées par Hoppe-Seyler, sont les mêmes que celles que l'on rencontre dans l'apatite cristallisée :

$$Ca^5 P^3 O^{12} (Fl, Cl) \quad ou \quad Ca^{20} P^{12} O^{48} (Fl, Cl).$$

Mais dans la matière minérale de l'os, une partie du fluor et du chlore de l'apatite est remplacée, suivant Armand Gautier, par le radical CO^3 de l'acide carbonique.

La terre osseuse répond donc à $Ca^{20} P^{12} O^{48} (2 C O^3, Fl, Cl)$: les radicaux Fl, Cl pouvant remplacer $C O^3$ en proportions quelconques et réciproquement.

Nous donnons maintenant quelques types d'analyses de tissu osseux dans les affections susceptibles de provoquer des fractures dystrophiques.

Voici, d'après Weber, deux analyses d'os ostéomalaciques :

	I	II
Osséine, eau et substances solubles dans l'eau .	49,99	51,26 [1]
Matières grasses..	23,40	23,59
Lactate de chaux.	0,21	»
Acide phosphorique libre.	1,31	»
Phosphate de chaux, ...	18,56	20,18
Phosphate de magnésie.	2.07	0.22
Carbonate de magnésie	5,75	4,83

On voit la diminution considérable des éléments minéraux.

De même dans cette analyse de Chabrié où cet auteur trouve les chiffres suivants :

Matières organiques totales = 49 pour 100
- Tissu collogène (osséine et chondrine) 35
- Graisse. 14

Matières minérales totales = 51 pour 100
- Phosphate de magnésie . . . 29,27
- Phosphate de chaux et fluorure de calcium 10,83
- Carbonate de chaux. 9,90
- Partie insoluble dans l'acide nitrique 1

Os rachitiques (Armand Gautier).

	Os du crâne		Tibia d'enfant.	Cubitus d'enfant.
Matière organique cartilagineuse .	47,6	46,5	54,1	55,6
Matière grasse..	0,9	1,5	5,8	6,1
Phosphate de chaux	45,5	46,2	52,0	47,8
— de magnésie.			1,0	1,2
Chlorure de sodium, fer, etc. . .	»	»	0,7	1,8
Carbonate de chaux.	4,5	5,7	4,0	7,4

1. Compris un peu de lactate de chaux et d'acide lactique libre.

Dans les os nécrosés, les substances animales disparaissent; les phosphates terreux s'élèvent à 72 pour 100 et plus (A. Gautier).

Dans la carie, les graisses s'exagèrent, la matière organique ne paraît pas perdre sensiblement de son poids ; mais les matières minérales, en particulier les phosphates, tombent à 50 et même à 30, au lieu du chiffre normal de 60 pour 100 environ : il y a dans ces os parfois augmentation de sel marin.

Charpy a montré que la syphilis osseuse, par la cachexie qu'elle entraîne, diminue la résistance des os : il faut, pour rompre un os sain, deux fois plus de force que pour rompre un os syphilitique exempt de lésion.

Il a noté dans les os syphilitiques la disparition du fluorure de calcium.

Dans la maladie de Paget, on constate une augmentation de la teneur de l'os en matières minérales, ou une diminution suivant qu'on analyse une portion d'os atteinte d'ostéite hyperostosante ou raréfiante.

Voici un tableau de quelques cas dressé par Fréchou :

AUTEURS	CHIMISTES	OS EXAMINÉ	MATIÈRES ORGANIQUES	MATIÈRES MINÉRALES	LÉSIONS PRÉDOMINANTES	CONSISTANCE DE L'OS
			Pour 100	Pour 100		
Paget	Russel	Tibia	38,78	61,22	O. raréfiante	»
G. de la Tourette.	Cathelineau	Clavic.	21	79	O. condensante	Dur
A. Robin. . . .	—	Tibia	30	68,43	O. condensante	»
Hudels	Héritier	»	59,2	60,8	O. raréfiante	Mou
H. Ménétrier	Bardou	»	59	40,8	O. raréfiante	Mou

Dans le tabes, Regnard a établi que les os perdent d'énormes quantités de phosphates.

Il en est de même dans la tuberculose, le scorbut à la période cachectique, dans toutes les cachexies enfin.

Dans l'épizootie des fractures à laquelle nous avons fait allusion plus haut, on a constaté, que pendant la période de la dénutrition osseuse, les chevaux accusaient de la phosphaturie, indice de la dissolution minérale de l'os.

Marcone a observé le même fait, à propos de l'ostéomalacie du cheval.

Dans la maladie du reniflement, le sang présente une modification de composition chimique très notable, se caractérisant par une diminution du degré d'alcalinité.

Voici quelques exemples empruntés à une étude de Moussu et Charrin,

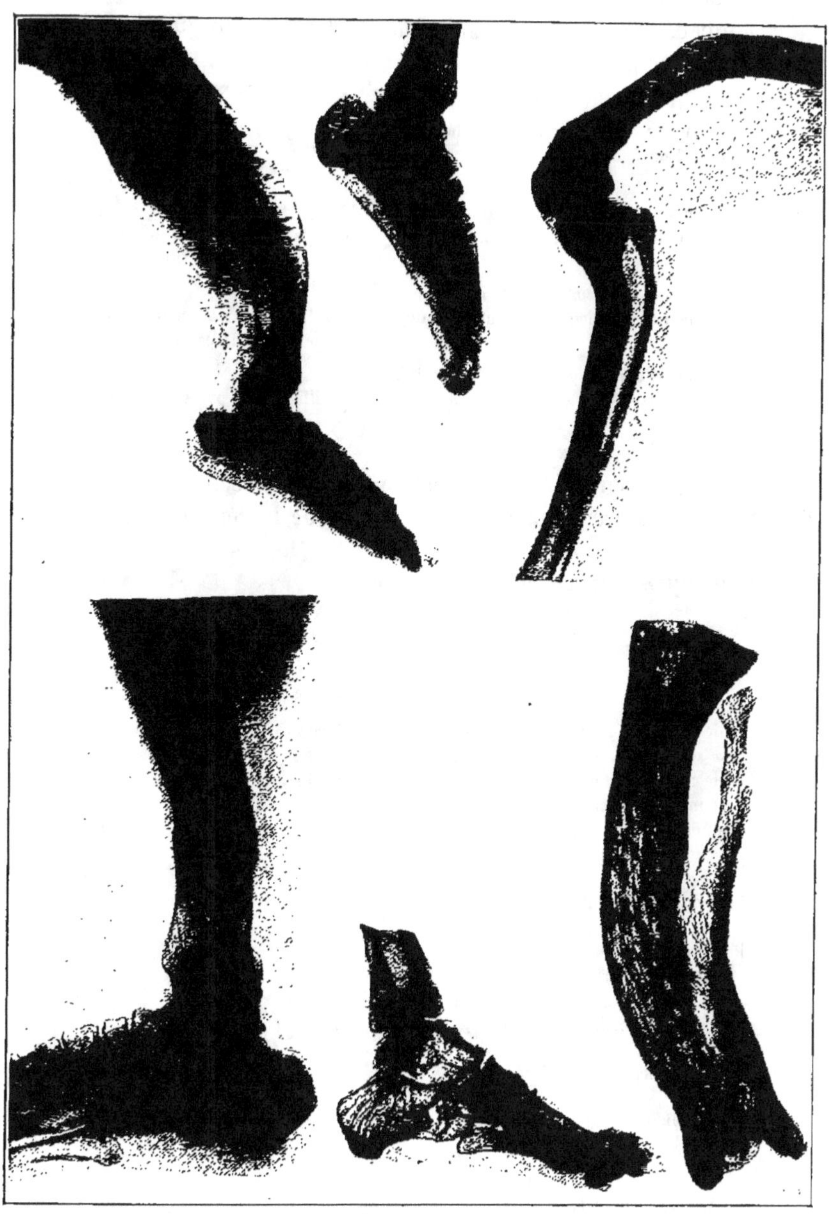

Fig. 186. — Troubles de la minéralisation.

où l'alcalinité est calculée en soude par centimètres cubes ou par litre.

Les animaux malades recevaient la même alimentation que les animaux sains.

ALCALINITÉ.

a) Sérum normal de porc sain (choisi du même âge).	0 milligr. 336 par cent. cube ou 3 gr. 36 par litre.
b) Sérum de malade (inoculation expérimentale, période de début clinique).	0 milligr. 210 par cent. cube ou 2 gr. 10 par litre.
c) Sérum de malade (inoculation expérimentale, période de début clinique).	0 milligr. 168 par cent. cube ou 1 gr. 68 par litre.
d) Sérum de malade (maladie naturelle, 3ᵉ phase).	0 milligr. 120 par cent. cube ou 1 gr. 20 par litre.

Les renseignements tirés de l'analyse des urines sont également des plus intéressants, car ils montrent la marche de la déphosphatisation du squelette.

Voici quelques-uns des chiffres obtenus :

			ANALYSES D'URINE.	
		Densité.	Acide phosphorique par litre.	Chlorures par litre.
1. Truie normale. . . .	Réaction alcaline.	1,005	0,45	3,12
2. Porc normal	Alcaline	»	0,70	3,6
3. Truie malade (début).	Faiblement alcaline.	1,017	2,45	2,59
4. Porc malade (inoculation)	»	»	2,70	8,60
5. Porc malade (cohabition).	»	»	2,30	9,20
6. Porc malade (inoculation).	»	»	1,50	7,
7. Porc malade (maladie naturelle, période d'état).	»	»	6,20	4,40
8. Porc malade (maladie naturelle, période très avancée). . .	»	»	0,85	0,89

Le cas 8 s'explique aisément, car l'animal est en plein dans le 2ᵉ stade de déminéralisation (voir page 321).

Il est inutile d'ajouter encore des exemples à tous les précédents.

Il apparaît nettement, de par la chimie, que toutes ces affections que nous venons de passer en revue, déterminent des troubles de minéralisation considérables du tissu osseux.

Preuves radiographiques des troubles de la minéralisation. — Un radiographe éminent, de nos amis, entreprend un jour, avec des précautions infinies, la radiographie d'un bassin.

Il n'obtient rien sur son cliché : étonnement!

2me cliché, de nouveau rien : stupéfaction!!

3me cliché, sur la jambe cette fois : ce dernier cliché donne l'explication des deux premiers insuccès. Les os étaient déminéralisés, et n'offraient pas plus de résistance au passage des rayons X que les régions cartilagineuses.

Il est en effet facile de constater les troubles de minéralisation des os sur les épreuves radiographiques. Ces troubles revêtent des aspects différents.

Tantôt les os apparaissent de la façon suivante : la structure semble grossière, bien qu'analogue à celle de l'os normal. Les travées osseuses sont épaissies par places, faisant un contraste brutal avec le fond de l'os, qui présente aux rayons X une résistance sensiblement égale à celle des tissus mous (voir fig. 186, 5).

Tantôt, au contraire, apparaît avec une finesse prodigieuse l'architecture de l'os. Il semble que l'on ait sous les yeux le réticulum, mais irrégulier, d'une toile d'araignée (fig. 186, 2) tressé sur un fond osseux apparaissant avec la même teinte que les tissus mous.

Tantôt enfin, l'os apparaît très mal, mais par endroits se voient, tranchant sur le reste, irrégulièrement disséminés, des traits obliques ou curvilignes, des étoiles correspondant à des dépôts calcaires subsistant encore (voir fig. 186, 1).

Ces troubles de minéralisation sont fréquemment observés.

Les causes en sont multiples.

On peut les rencontrer à la suite de désordres moteurs, sensitifs et trophiques. On les voit dans un nombre considérable d'affections, dans toutes celles que nous venons de citer au chapitre des fractures dystrophiques.

On les constate au niveau du segment périphérique de l'os fracturé; mais c'est surtout à la suite des cals vicieux qu'ils prennent des proportions considérables (fig. 186, 4); on les rencontre enfin, à la suite de troubles de nutrition générale résultant d'une infection antérieure.

La déminéralisation n'est donc pas un mot, c'est un fait.

Elle éclaire d'un jour nouveau la question de maintes fractures itératives, puisqu'elle nous donne la raison d'être de la fragilité des leviers osseux et du cal. Elle nous explique la grande majorité des fractures dystrophiques.

La déminéralisation nous fait comprendre les variations dans l'évolution du cal; elle nous explique son absence; elle nous permet d'interpréter sa formation rapide à la suite d'une modification heureuse de la nutrition.

Elle nous permet de nous engager dans une voie scientifique pour lutter contre les retards de consolidation et les pseudarthroses en recherchant, par une analyse d'urine très complète, le degré et la nature de la déminéralisation du « sol humain » (Gaube du Gers), la cause de cette déminéralisation, (syphilis, phosphaturie, etc.).

Nous arrivons maintenant à la conclusion pratique de notre étude sur les troubles de la minéralisation.

Étant donné un malade atteint d'un retard de consolidation, par exemple, comment allons-nous le traiter pour activer sa guérison? Quelques notions d'ordre chimique sont indispensables pour répondre à cette question.

REMINÉRALISATION

La matière protéique, c'est-à-dire la matière albuminoïde constitutive des animaux, est acide et fonction d'acide.

La matière protéique est minéralisable au prorata de son acidité, c'est-à-dire qu'elle peut se charger de substances minérales, chaux, magnésie, soude, etc., en proportions correspondant à la valeur (qualité ou quantité) de son acidité.

Le minéralisateur imprime à la matière protéique ses caractères et ses qualités. En effet, dans toute combinaison minérale, il y a deux termes : le corps minéralisable, et le corps minéralisateur; dans le sulfate de calcium, le sulfate de sodium, le sulfate de fer, etc., l'acide sulfurique est un terme commun, c'est le corps minéralisable; le calcium, le sodium, le fer qui impriment aux combinaisons ci-dessus leurs caractères spéciaux, sont des minéralisateurs. De même, dans la combinaison de la matière organique avec la matière minérale des os qui nous intéresse particulièrement dans cet ouvrage, l'osséine est le corps minéralisable. Le calcium et le magnésium, sous forme de phosphates, sont les minéralisateurs : mais, comme le magnésium est, en quantité, de beaucoup inférieur au calcium dans la trame osseuse, le calcium est le véritable minéralisateur du tissu osseux.

Chaque tissu a une spécificité de minéralisation, c'est-à-dire un minéralisateur prédominant, une minéralisation prépondérante. Comme nous venons de le voir, le calcium est la dominante minérale du tissu osseux.

Le calcium se rencontre dans l'os sous forme de carbonates et de phosphates de calcium, de phosphate tribasique principalement.

Les sels de calcium combinés à la matière organique (corps azotés, albuminoïdes, ou corps ternaires, sucres, glucose, graisses, etc.), sont plus aisément absorbés et plus facilement assimilables que les sels de chaux à leur état naturel (phosphates, carbonates, sulfates, etc.).

D'où la conclusion pratique : lorsqu'on veut restituer du calcium à l'organisme, il faut l'administrer sous forme de sels de calcium combinés à la matière organique.

De plus, les os contenant comme principes élémentaires minéraux du phosphore, du calcium, du magnésium, du fluor et du chlore, nous aurons avantage à faire participer ces différents éléments à la reminéralisation, qui aura, selon toute logique, le calcium pour base.

L'expérience a montré que le phosphoglycérate de chaux combiné au sucre était la plus efficace des préparations médicamenteuses, pour la reminéralisation des tissus osseux. On lui adjoindra des doses plus faibles de phosphoglycérate de magnésie combiné également au saccharose.

Voyons maintenant, comment nous allons procéder, pour reminéraliser un sujet :

Il importe, tout d'abord, d'avoir une base pour apprécier l'élimination urinaire de ce sujet; cette base, c'est son poids.

Nous entendons par poids réel, le poids du malade nu.

Le poids anthropométrique ou esthétique, est le poids que doit avoir un individu de taille donnée.

Pour l'homme, ce poids s'obtient en transformant les deux derniers chiffres de la taille, en kilogrammes : un homme de 1 m. 75 pèsera 75 kilogrammes.

Pour la femme, il faut retrancher de ces deux chiffres 2,5; une femme de 1 m. 58 devra donc peser 55 kilogr. 500.

Pour l'enfant. la table suivante donnera des renseignements utiles :

POIDS MOYEN NORMAL DES ENFANTS DE 1 JOUR A 1 AN

Poids initial.	3 375 gr.	A 7 mois.	7 890 gr.
A 1 mois.	4 275	A 8 mois.	8 240
A 2 mois.	5 100	A 9 mois.	8 565
A 3 mois.	5 850	A 10 mois.	8 850
A 4 mois.	6 475	A 11 mois.	9 100
A 5 mois.	7 025	A 1 an.	9 300
A 6 mois.	7 485		

POIDS MOYEN NORMAL DES ENFANTS DE 1 AN A 5 ANS

Garçons et filles.

1 an	9 500 gr.
2 ans.	11 000
3 ans.	12 500
4 ans.	14 000
5 ans.	15 900 gr. à 18 000

DE 5 ANS A 15 ANS

	Garçons.	Filles.
6 ans	24 500 gr.	19 500 gr.
7 ans	26 000	22 000
8 ans	27 000	23 000
9 ans	29 500	26 000
10 ans	31 000	28 000
11 ans	33 000	31 500
12 ans	36 000	35 500
13 ans	38 000	40 500
14 ans	41 500	44 500
15 ans	46 500	48 000

On conserve la totalité des urines de 3 fois 24 heures consécutives ; afin d'obtenir une moyenne d'excrétion : et l'on prélève dans ce mélange de 3 fois 24 heures la quantité nécessaire pour faire l'analyse.

Une malade qui mesure 1 m. 58, pèse 52 kilogr. 400, et urine 894 centimètres cubes en 24 heures, par exemple :

Cette malade donnera en une heure 24 fois moins d'urine ou $\dfrac{894}{24}$ et un kilogramme de cette malade 52,400 fois moins d'urine, soit : $\dfrac{894}{24 \times 52,400}$ $= 0,71$, donc la quantité d'urine fournie par cette malade par kilogramme et par heure sera de 0,71. C'est le kilo-heure. Le kilo-heure de cette malade est inférieur de 0,22 à la normale 0,93.

Le premier point à examiner dans l'analyse d'une urine est la quantité d'eau urinaire.

Si le malade urine en quantité insuffisante, il faut augmenter la quantité des boissons aqueuses, en choisissant celles qui peuvent être utiles à la reminéralisation.

Il devra prendre, en plus de la boisson journalière, un mélange d'eaux minérales choisies, dont la quantité sera égale à la différence constatée entre le volume d'eau urinaire émise par le malade et le volume normal de son eau urinaire.

Les urines très acides au moment de leur émission indiquent un état défavorable à la consolidation normale du cal osseux; en effet les acides, par leur nature, soustraient à l'organisme un poids considérable de bases minérales, parmi lesquelles se trouve la chaux, dominante minérale du tissu osseux.

Les urines peu acides sont également nuisibles à la constitution du cal, parce qu'elles indiquent une faible minéralisation du sujet.

On composera pour chaque malade, selon le besoin, une eau minérale appropriée, en mélangeant plusieurs eaux minérales.

Pour une malade dont les urines sont hyperacides on prescrira par exemple, le mélange suivant :

Eau du Boulou. . . . . ⎫
— de Royat (Saint-Mart) . . . . ⎬ āā.
— de Miers. . . . . ⎬
— de Contrexéville . . . . ⎭

On chauffe au bain-marie et, au moment de boire aussi chaud que possible, on projette un jet d'eau de seltz dans ce mélange; on obtient ainsi une eau douée d'une grande activité et qui possède des propriétés que ne saurait avoir aucune des eaux composantes séparément.

La deuxième question qui nous intéresse dans l'analyse des urines est celle de l'émission des substances minérales.

A un premier groupe de faits correspond ce que nous appellerons le premier stade de la déminéralisation; l'organisme émet certaines substances minérales en trop grande quantité; le taux des substances minérales éliminées est supérieur à la normale; ces substances viennent des aliments et des tissus.

Dans le deuxième stade, l'organisme ne peut plus faire les frais de la déminéralisation. Le taux des substances minérales est inférieur à la normale.

Il faut, dans ces deux cas, restituer à l'organisme ce qu'il perd en plus ou en moins de substances minérales; il faut donner chaque jour une quantité rationnelle de substances minérales correspondante à la différence qui existe entre leur taux normal et leur poids anormal révélé par l'analyse urinaire; on multiplie donc pour chaque substance la différence trouvée entre le taux normal et le poids anormal par kilogramme-corporel, par le poids esthétique du malade; on a ainsi la dose à administrer, de chaque substance minérale, par 24 heures.

Prenons comme exemple celui d'une femme atteinte de fracture dont la consolidation se fait attendre.

LABORATOIRE DE MINÉRALOGIE BIOLOGIQUE

Analyse de l'urine d'une jeune femme atteinte de fracture.

Nom . .   .   N. . . .
Sexe .   .   Féminin.
Age .   .   22 ans.
Taille   . .   1m,58.
Poids. . . { réel. . . . .   .   52 kilogs 400   surcharge : 0,00.
           { esthétique . . . .   55 kilogs 500   déficit : 5 kilogs 100.

		Différence.
Volume moyen de l'urine analysée par 24 heures	894cc	
Volume que doit émettre un sujet normal du poids de 52 kilogs 400.	1169,56	275,5
Densité de l'urine analysée à + 15°C.	1020,1	} 0,1 —
— normale de l'urine à + 15°C.	1020.2	
Volume moyen de l'urine analysée par kilog-corporel	0,71	} 0,22 —
— normal de l'urine par kilog-corporel	0,93	

Éléments dosés rapportés à 24 heures et au kilog-corporel.

	PAR 24 HEURES				PAR KILOG-CORPOREL			
	ANALYSÉS	NORMAUX	DIFFÉRENCE		ANALYSÉS	NORMAUX kilog-esthétique	DIFFÉRENCE	
Réaction	Nettement acide.	Acide.		+				
Eau urinaire. . .	873,88	1145,52	271,64	—	0,69	0,86	0,17	—
Éléments dissous..	38,08	47,17	9,09	—	0,686	0,855	0,167	—
— organiques	20,84	32,74	11,90	—	0.375	0.589	0,214	—
— minéraux.	17,24	14,43	2,81	+	0,31	0,26	0,05	+
Urée..	15,41	22,20	6,79	—	0,277	0,40	0,123	—
Azote utile . . .	7,19	9,93	2,74	—	0,129	0,178	0,49	—
— total. . . .	11,02	11,71	0,69	—	0,129	0,21	0,081	—
Coefficient azoturique.	65,24	86,50	24,26	—	1,17	1,55	0.38	—
Acide urique. . .	0,263	0,444	0,181	—	0,0047	0,008	0,0053	—
— sulfurique..	2,16	1,70	0,46	+	0,038	0,03	0,008	+
— phosphorique	1,23	2.64	1,41	—	0,0221	0,0476	0,0255	—
Chlore.	6,97	8,34	1,37	—	0,123	0,15	0,025	—
Chaux.	0,24	0.327	0,087	—	0,00432	0,0058	0,00156	—
Magnésie .	0,217	0,157	0,06	+	0,0039	0,0028	0,0011	+
Potasse.	0,557	1,387	0,85	—	0.0096	0,0249	0,0153	—
Soude.	6,10	4,77	1,53	+	0,109	0,0859	0,0231	+

Éléments anormaux.

Albumine. . . . .   0,0288 pour 895cs.
Albuminates. . . .   Néant.
Glucose. . . . . .   Néant.
Indican. . . . . .   *Très* abondant.
Fer . . . .   Assez abondant.
Fluor . . . . . .   Caractérisé.

Examen microscopique.

Nombreux et gros cristaux d'oxalate de chaux. — Nombreux leucocytes. — Cellules épithéliales. — Débris épithéliaux. — Ferments divers. — Vibrions.

N. B. — Gravelle oxalique.

Comme on le voit, nous comparons la quantité de substances minérales émises par cette malade, à la quantité moyenne de substances qu'émettrait une femme de même âge.

Voilà une jeune femme déminéralisée, comme le démontre clairement l'analyse des urines, par conséquent placée dans des conditions défavorables à la formation et à la consolidation du cal : il s'agit, maintenant, par une alimentation rationnelle et par la reminéralisation thérapeutique de remettre l'organisme dans des conditions normales.

Les tables suivantes, tables inédites, que nous devons à l'obligeance de notre confrère Gaube du Gers, donnent la dose normale des substances éliminées par kilogramme (kilog-corporel) et par 24 heures; on pourra ainsi comparer aux nombres fournis par ces tables les nombres fournis par l'analyse de l'urine d'un malade d'un âge déterminé.[1]

TABLES DE GAUBE POUR LA REMINÉRALISATION

ANNÉES	Acide phosphorique urinaire, normal, moyen, par kilog-corporel et par 24 heures.	Chaux urinaire normale, moyenne, par kilog-corporel et par 24 heures.	Magnésie. urinaire normale, moyenne, par kilog-corporel et par 24 heures.	Potasse urinaire normale, moyenne, par kilog-corporel et par 24 heures.	Soude urinaire normale, moyenne, par kilog-corporel et par 24 heures.	Chlore urinaire normal, moyen, par kilog-corporel et par 24 heures.
	gr.	gr.	gr.	gr.	gr.	gr.
1	0,068	0,0084	0,004	0,04611	0,16821	0,18644
2	0,067	0,00828	0,00597	0,04615	0,16834	0,18658
3	0,066	0,00816	0,00591	0,04618	0,16845	0,18672
4	0,0658	0,00814	0,00590	0,04621	0,1685	0,18682
5	0,0648	0,008138	0,00384	0,04629	0,1688	0,18714
6	0,064	0,0079	0,00378	0,04657	0,1699	0,1885
7	0,06284	0,00777	0,00373	0,04685	0,1708	0,1894
8	0,06188	0,00764	0,00367	0,04714	0,1719	0,1906
9	0,0608	0,00752	0,00361	0,04744	0,1730	0,1918
10	0,0598	0,00738	0,00355	0,04774	0,1741	0,1930
11	0,0587	0,00727	0,00349	0,04892	0,1785	0,1978
12	0,0577	0,00713	0,00342	0,05011	0,1827	0,2026
13	0,0567	0,00702	0,00356	0,05129	0,1871	0,2074
14	0,0557	0,006888	0,00330	0,05148	0,1914	0,2122
15	0,0547	0,00676	0,00325	0,05489	0,1957	0,2170

1. Ces tables tirées de plus de deux mille analyses d'urines provenant de sujets qui vivent, sous notre climat, et qui appartiennent à toutes les classes de la société, paraissent être l'expression moyenne de la composition urinaire résultant d'un régime alimentaire moyen.

TABLES DE GAUBE (*Suite*).

ANNÉES	Acide phosphorique urinaire, normal, moyen, par kilog-corporel et par 24 heures.	Chaux urinaire normale, moyenne, par kilog-corporel et par 24 heures.	Magnésie urinaire normale, moyenne, par kilog-corporel et par 24 heures.	Potasse urinaire normale, moyenne, par kilog-corporel et par 24 heures.	Soude urinaire normale, moyenne, par kilog-corporel et par 24 heures.	Chlore urinaire normal, moyen, par kilog-corporel et par 24 heures.
	gr.	gr.	gr.	gr.	gr.	gr.
16	0,054	0,00664	0,00320	0,05129	0,1871	0,2074
17	0,0537	0,00652	0,00315	0,04895	0,1785	0,1979
18	0,0518	0,00643	0,00306	0,04672	0,1704	0,1889
19	0,0509	0,00626	0,00300	0,04427	0,1615	0,17898
20	0,0496	0,00614	0,00294	0,04191	0,1528	0,16945
21	0,0489	0,00600	0,00288	0,03956	0,1436	0,15992
22	0,0476	0,005889	0,00283	0,03567	0,1356	0,1505
23	0,0466	0,00576	0,00277	0,03339	0,1269	0,1407
24	0,0457	0,00564	0,00271	0,03238	0,1184	0,1312
25	0,0445	0,00550	0,00264	0,03141	0,1146	0,1270
26	0,0435	0,00558	0,00262	0,02775	0,1012	0,1122
27	0,0425	0,00523	0,00260	0,02559	0,0926	0,10264
28	0,0415	0,00514	0,00259	0,02538	0,09258	0,10261
29	0,0413	0,00500	0,002587	0,02555	0,09248	0,1025
30	0,0404	0,00545	0,002585	0,02532	0,09238	0,10239
31	0,0401	0,00542	0,00258	0,02529	0,09228	0,10228
32	0,0399	0,00540	0,002578	0,02527	0,09218	0,102174
33	0,0397	0,00537	0,002575	0,02524	0,09208	0,10206
34	0,0396	0,00535	0,002572	0,02520	0,09194	0,1019
35	0,0394	0,00532	0,00257	0,02519	0,09189	0,10185
36	0,0392	0,00530	0,002566	0,02516	0,09179	0,10174
37	0,0389	0,00527	0,002563	0,02515	0,09169	0,10165
38	0,0385	0,00525	0,002559	0,02511	0,09159	0,10152
39	0,0384	0,00522	0,002557	0,02510	0,09158	0,1015
40	0,0379	0,00520	0,002554	0,02505	0,09139	0,1013
41	0,0377	0,00517	0,00255	0,02505	0,09131	0,1012
42	0,0375	0,00514	0,002547	0,02500	0,0912	0,10108
43	0,0372	0,00512	0,002544	0,02497	0,0909	0,100975
44	0,0369	0,00509	0,00254	0,02495	0,09082	0,100866
45	0,0367	0,00507	0,002538	0,02492	0,09074	0,100757
46	0,0365	0,00504	0,002535	0,02489	0,09071	0,10065
47	0,0363	0,00502	0,002532	0,02486	0,09071	0,10054
48	0,0359	0,00499	0,00253	0,02483	0,09061	0,10043
49	0,0358	0,00496	0,002525	0,02481	0,09045	0,100525
50	0,0355	0,00494	0,00252	0,02478	0,09034	0,100213

TABLES DE GAUBE (Suite).

ANNÉES	Acide phosphorique urinaire, normal, moyen, par kilog-corporel et par 24 heures.	Chaux urinaire normale, moyenne, par kilog-corporel et par 24 heures.	Magnésie urinaire normale, moyenne, par kilog-corporel et par 24 heures.	Potasse urinaire normale, moyenne, par kilog-corporel et par 24 heures.	Soude urinaire normale, moyenne, par kilog-corporel et par 24 heures.	Chlore urinaire normal, moyen, par kilog-corporel et par 24 heures.
	gr.	gr.	gr.	gr.	gr.	gr.
51	0,0352	0,00491	0,002519	0,02476	0,09032	0,100103
52	0,0351	0,00489	0,002516	0,02472	0,09018	0,099946
53	0,0348	0,00486	0,002513	0,02470	0,09012	0,099885
54	0,0345	0,00484	0,00251	0,02468	0,0900	0,099776
55	0,0342	0,00481	0,002506	0,02465	0,0899	0,099675
56	0,0339	0,00478	0,002503	0,02465	0,0898	0,099566
57	0,0338	0,00476	0,00250	0,02465	0,08973	0,099457
58	0,0336	0,00474	0,002497	0,02457	0,08967	0,0993487
59	0,0333	0,00471	0,002494	0,02454	0,08954	0,09924
60	0,0330	0,00468	0,002491	0,02452	0,08945	0,09913
61	0,0328	0,00466	0,002488	0,02449	0,08934	0,099022
62	0,0325	0,00463	0,002484	0,02446	0,08924	0,098915
63	0,0322	0,00461	0,002481	0,02443	0,0891	0,098744
64	0,0319	0,00458	0,002478	0,02439	0,08894	0,098635
65	0,0317	0,00456	0,002475	0,02437	0,08888	0,098526
66	0,0316	0,00453	0,002412	0,02434	0,08879	0,09842
67	0,0314	0,00451	0,00241	0,02431	0,0887	0,0983
68	0,0311	0,00448	0,002406	0,02429	0,0886	0,0982
69	0,0308	0,00446	0,002402	0,02426	0,0885	0,0981
70	0,0306	0,0043	0,002399	0,02424	0,08842	0,0980
71	0,0303	0,00440	0,002396	0,02419	0,08824	0,0978
72	0,0300	0,00438	0,002395	0,02416	0,08815	0,0977
73	0,0297	0,00435	0,00239	0,02415	0,0881	0,09766
74	0,0295	0,00433	0,002387	0,02413	0,0880	0,09755
75	0,0292	0,00430	0,002384	0,02410	0,0879	0,09744
76	0,0289	0,0043	0,002381	0,02407	0,0878	0,09734
77	0,0286	0,00425	0,002378	0,02405	0,08772	0,09725
78	0,0284	0,00425	0,002375	0,02404	0,0877	0,09721
79	0,0281	0,00421	0,002372	0,02404	0,08769	0,0972
80	0,0278	0,00417	0,002369	0,02349	0,08752	0,0970
81	0,0275	0,00412	0,002366	0,02397	0,08745	0,0969
82	0,0273	0,00409	0,002363	0,02396	0,08741	0,09688
83	0,0271	0,00407	0,00236	0,02396	0,08741	0,09677
84	0,0268	0,00404	0,002357	0,02391	0,08731	0,09666
85	0,0265	0,00402	0,002354	0,02388	0,08625	0,09656

Reprenons donc l'analyse de la jeune femme.

Examinons-en les différents facteurs.

L'urée qui résulte des oxydations, nous renseigne sur l'activité cellulaire, et la quantité de substances azotées utilisées par l'organisme.

L'azote de l'urée, c'est-à-dire l'azote utile, est le dernier terme de l'azote qu'utilise l'organisme.

L'azote total est le produit de l'azote uréique plus l'azote de l'acide urique, de la créatine, créatinine, etc.

Le coefficient d'oxydation ou mieux le rapport azoturique (rapport de l'azote uréique à l'azote total) n'a pas pour nous l'importance qu'on lui a attribuée; en pratique, on voit souvent un coefficient d'oxydation élevé, avec une déminéralisation accentuée, ce qui s'explique par ce fait que les actes de la nutrition s'accomplissent principalement au contact d'un seul des éléments minéralisateurs. que les transformations de la matière azotée, par exemple, se font au contact de la soude, chez les arthritiques, au premier stade de déminéralisation.

L'acide urique est un terme d'oxydation inférieur à l'urée; il provient principalement des nucléines. L'acide sulfurique, de même, est un terme résiduel, venant de l'oxydation du soufre des aliments par l'organisme; l'organisme ne prend que peu de sulfates.

L'acide phosphorique, s'il est au-dessous de la normale, doit être restitué à l'organisme; il ne sera pas administré en nature, car pour être assimilé il devra se combiner avec des bases pour former des phosphates; ces bases, il ne peut les prendre à l'organisme sans le compromettre.

On administrera l'acide phosphorique sous forme d'un phosphate organique; de phosphoglycérate de chaux, de magnésie, etc.

Un excès de chlorure dans les urines, prouve qu'il y a excès d'acide chlorhydrique dans l'estomac, que le milieu intérieur est trop acide.

Les aliments minéraux ne suffisent plus pour neutraliser cette acidité, une dose de base est nécessaire. Il faut donner des bases, chaux, magnésie, etc., dont la qualité dépend de la nature de la déminéralisation.

S'il y a diminution des chlorures on les restitue sous forme de chlorures alcalins (sodium ou potassium), les plus répandus dans l'organisme :

Reminéralisation de N..., 22 ans.

Taille : 1ᵐ,58 . . . . { Poids réel 52ᵏ,400
{ Poids esthétique. . 55ᵏ,500

D'après l'analyse il manque à N... 0 gr. 0255 d'acide phosphorique par kilogramme-corporel et par 24 heures. — Nous restituerons l'acide phosphorique. en administrant à la malade des phospho-glycérates choisis parmi ceux qui fourniront du même coup de la chaux, de la magnésie, etc., qui manquent.

Nous administrerons les glycérophosphates combinés au saccharose dans la proportion de 6 pour 100, parce que sous cette forme les phosphoglycérates sont mieux absorbés et plus facilement fixés.

Nous disons donc que X... a besoin de 0 gr. 0255 d'acide phosphorique, par kilogramme-corporel et par 24 heures pour récupérer la quantité qui manque à son état normal. D'après le principe général que nous avons formulé (page 321), nous multiplions 0 gr. 0255 par 55 kilogr. 500 : $0,0255 \times 55,500 = 1$ gr. 415; soit 1 gr. 415 d'acide phosphorique que nous devons administrer à notre malade par 24 heures.

Il manque à N... 0 gr. 00156 de chaux par kilogramme-corporel et par 24 heures; 0 gr. 00156 $\times$ 55 kilogr. 500 $=$ 0 gr. 086 de chaux que nous devons lui restituer en 24 heures.

N... a un excès de magnésie de 0,0011 par kilogramme-corporel et par 24 heures : loin de restreindre la dose quotidienne de la magnésie nous devons restituer l'excès comme nous avons restitué le défaut, parce que la malade est déjà déminéralisée quant à l'acide phosphorique, quant à la chaux, et en voie de déminéralisation, quant à la magnésie; nous restituerons donc à X... 0 gr. 0011 de magnésie; 0 gr. 0011 de magnésie $\times$ 55 kilogr. 500 $=$ 0 gr. 061.

Ainsi, pour ne nous occuper que des éléments de minéralisation essentiellement indispensables à sa construction osseuse, nous devons restituer à N... 1 gr. 415 d'acide phosphorique, 0 gr. 086 de chaux et 0 gr. 061 de magnésie par 24 heures.

Or, le phospho-glycérate de chaux contient :

Acide phosphorique 28,86 0/0
Chaux. 22,76 0/0

Le phosphoglycérate de magnésie contient :

Acide phosphorique 33,49 0/0
Magnésie. 18,87 0/0

Pour avoir 0 gr. 086 de chaux nous donnerons donc à la malade du glycérophosphate de chaux d'après l'équation :

$$\frac{100}{22,76} \times 0,086.$$

La quantité de chaux manquante représente 0 gr. 3778 de phosphoglycérate de chaux, soit 0 gr. 109 d'acide phosphorique; la quantité de magnésie en excès représente 0 gr. 317 de phosphoglycérate de magnésie, soit 0 gr. 106 d'acide phosphorique; total de l'acide phosphorique administré sous la forme de glycérophosphate de chaux et de magnésie, 0 gr. 215 ; il nous reste 1 g. 20 d'acide phosphorique à restituer; nous le restituerons sous forme de glycérophosphate de potasse, car la potasse est aussi défaillante dans la minéralisation de N...: 0 gr. 64 d'acide phosphorique représentent 2 gr. 40 de phosphoglycérate de potasse, et 0 gr. 848 de potasse, dont notre malade a besoin.

Si nous retranchons les 0 gr. 64 d'acide phosphorique appartenant au phosphoglycérate de potasse, des 1 gr. 20 d'acide phosphorique que nous devons encore à la malade, après lui avoir restitué la chaux et la magnésie, il nous reste 1 gr. 20 — 0 gr. 64 = 0 gr. 56 d'acide phosphorique à restituer.

Cet acide phosphorique, le phosphoglycérate de soude va nous le fournir. En effet, la malade se déminéralise de 0 gr. 0231 de soude par kilogr., et par 24 heures; 0 gr. 0231 × 55 kilogr. 500 = 1 gr. 282.

1 gr. 282 de soude représentant 4 gr. 83 de phosphoglycérate de soude; 4 gr. 83 de phosphoglycérate de soude nous fournissent 1 gr. 465 d'acide phosphorique, soit 0 gr. 90 de plus qu'il nous en faut; nous ne prendrons à la soude excédente que la quantité d'acide phosphorique qui nous est nécessaire parce que nous sommes en présence d'un élément de minéralisation en voie d'une élimination exagérée et non point déjà défaillant; parce que les sujets hyperchlorurés étant les plus résistants parmi les humains, nous avons intérêt à ne pas faire la substitution anormale des phosphates aux chlorures[1] : or, 0 gr. 56 d'acide phosphorique nous donnent 2 gr. 11 de phosphoglycérate de soude.

La jeune malade prendra donc, chaque jour, pour remédier à sa déminéralisation et conséquemment à son vice de nutrition :

Phosphoglycérate de chaux.	0 gr. 3778
Phosphoglycérate de magnésie	0 gr. 3170
Phosphoglycérate de potasse	2 gr. 4000
Phosphoglycérate de soude.	2 gr. 1100
Total.	5 gr. 2048

Soit, au total 5 gr. 20 de phosphoglycérates par 24 heures.

En combinant les 5 gr. 20 de phosphoglycérates dans la proportion de 6 0/0 avec le sucre, nous obtiendrons des phosphates organiques dont le coefficient de digestibilité sera fort élevé, et qui seront faciles à ingérer.

Les phosphoglycérates alcalins étant hygrométriques, il est indispen-

---

1. Il existe un rapport normal entre les chlorures et les phosphates de l'organisme ; dès que ce rapport est rompu, la somme des phosphates et des chlorures marche en sens inverse.

sable de conserver la préparation dans des flacons de verre bien étanches, à l'abri de l'humidité.

Nous ne devons pas oublier que la jeune malade a des urines insuffisantes dans la proportion de 271^{cc} ; nous ajouterons, en conséquence, à ses autres boissons de chaque jour :

Eau de Saint-Nectaire (source rouge) . . . . ⎫
Eau du Boulou. . . . . ⎬ āā 45 ^{cc}.
Eau de Royal (source César). . . . . ⎭

pour une dose à prendre le matin, une heure, au moins, avant le premier repas ; répéter cette dose une heure, au moins, avant le repas du soir.

La malade peut prendre les phosphoglycérates en trois fois, avant les trois repas, dans 90^{cc} du mélange précédent, chaud ou froid, mais à la température ambiante de préférence.

Nous croyons être utiles au lecteur en donnant, ci-dessous, la composition des principaux sels communément employés pour la reminéralisation. Nous avons omis, à dessein, dans ces tableaux, les éléments de restitution minérale tels que le fer, l'arsenic, etc, parce que leurs préparations sont d'un usage plus courant.

Sels de calcium.

Pour 1 gramme de sel.

		Pour 1 gramme de sel.
Phosphoglycérate de calcium.	*Chaux.* . . . . . . =	0,2276
	Acide phosphorique. =	0,2886
Phosphate acide de calcium.	*Chaux* . . . . . . =	0,253
	Acide phosphorique. =	0,777
Lactate de calcium.	*Chaux* . . . . . =	0,432
Benzoate de calcium.	*Chaux* . . =	0,442
Chlorure de calcium.	*Chlore* . . . =	0,466
	Chaux . . . . . =	0,533

Sels de magnésium.

Pour 1 gramme de sel.

		Pour 1 gramme de sel.
Phosphoglycérate de magnésium	*Magnésie.* . . . . =	0,1887
	Acide phosphorique. =	0,5549
Phosphate acide de magnésium.	*Magnésie.* . . . . =	0,163
	Acide phosphorique. =	0,85
Benzoate de magnésium.	*Magnésie* . . . . =	0,56
Chlorure de magnésium.	*Chlore* . . . . . =	0,5955
	Magnésie. . . . . =	0,6778

Sels de sodium.

Pour 1 gramme de sel.

Phosphoglycérate de sodium	*Soude*	=	0,2649
	Acide phosphorique.	=	0,3034
Phosphate disodique cristallisé	*Soude.*	=	0,173
	Acide phosphorique.	=	0,273
Benzoate de sodium	*Soude.*	=	0,215
Chlorure de sodium	*Chlore.*	=	0,6034
	Soude	=	0,5544

Sels de potassium.

Pour 1 gramme de sel.

Phosphoglycérate de potassium	*Potasse.*	=	0,5554
	Acide phosphorique.	=	0,2669
Phosphate dipotassique	*Potasse.*	=	0,557
	Acide phosphorique.	=	0,559
Benzoate de potassium	*Potasse.*	=	0,293
Chlorure de potassium	*Chore.*	=	0,475
	Potasse.	=	0,635

Une diététique appropriée, mixte, variée, un régime hygiénique, sévère doivent accompagner la reminéralisation chez les fracturés, afin de les soustraire aux inconvénients, aux maladies intercurrentes que peut entraîner un trop long séjour au lit.

L'alimentation se composera principalement : de viandes de boucherie fines et tendres, à l'exclusion du porc, si ce n'est de jambon ; de poulet, de dindon, de pigeonneau, de petits oiseaux, de cailles, de perdrix, de faisans, non faisandés, d'œufs, de lait, de laitages, de fromages à la crème ; de merlan, de rouget de la Méditerranée, de sole, de truite, de sardines fraîches, d'huitres très fraîches de provenance sûre ; de végétaux tendres et frais, de fruits bien mûrs ou cuits ; de tapioca, de pâtes alimentaires, de biscuits, de pain bien cuit ; de vin coupé par quatre cinquièmes avec de l'eau, de préférence avec de l'eau de Pougues (Saint-Léger) parce qu'elle fournit de la chaux sous la forme de bicarbonate de chaux.

Pas de conserves ; pas de canards, d'oie, de pintade, de gros gibier, de fromages fermentés, de gros poissons, de poissons fumés, de moules, de langoustes, de homard, de crevettes, d'écrevisses, d'escargots, de fruits secs à noyaux ou à pépins, de choucroutes, d'épices, de vins, de liqueurs, d'alcool.

La toilette sera faite tous les jours avec de l'eau bouillie aromatisée avec un vinaigre, antiseptique de préférence.

Rôle du sucre. — Le saccharose, le sucre ordinaire, est, comme nous l'avons démontré un agent précieux pour la formation du cal, pour la consolidation des fractures.

Le sucre est un stimulant général (Pouchet).

Pour nous, l'action consolidante du sucre sur le cal est indirecte.

Ajouté à l'alimentation, le sucre se combine avec la chaux des aliments dans l'estomac ; et, lorsque l'invertine dédouble le saccharose dans l'intestin en glucose et en lévulose, ces sucres reprennent la chaux, le glucose principalement, sous forme de glucosate de chaux.

Ce glucosate de chaux, obéissant à la loi générale, qui veut que l'eau et les substances minérales se portent en plus grande abondance vers les points lésés de l'organisme, va se fixer au niveau de la solution de continuité osseuse et hâter ainsi la formation du cal.

Il ne faut pas oublier, d'ailleurs, que le sucre est pour l'homme et pour les animaux une des principales et indispensables sources d'énergie.

On donnera donc, suivant les cas, de 100 à 150 grammes de sucre par jour.

Rôle des substances élaborées par les glandes à sécrétion interne. — L'étude du mode d'action de ces substances sur le développement des os, est à l'ordre du jour.

On a cherché la part qui revient aux glandes génitales, à la thyroïde, à la pituitaire (Launois) dans l'évolution du squelette.

Les notions acquises, bien que ne concordant pas absolument, ont conduit à des essais thérapeutiques divers dont les résultats ont été parfois satisfaisants. C'est ainsi que certains chirurgiens ont pratiqué la castration ovarienne pour des cas d'ostéomalacie.

D'autres enfin, ont utilisé avec bénéfice, les préparations thyroïdiennes pour le traitement des fractures n'ayant pas de tendance à la consolidation.

OSTÉOTOMIES

CONSIDÉRATIONS GÉNÉRALES

Avant l'ère aseptique, deux procédés opératoires se partageaient la faveur des chirurgiens, lorsqu'il s'agissait de remédier aux accidents tels que : attitudes vicieuses, difformités traumatiques, pseudarthroses, cals difformes, qui rendent la vie si pénible.

L'un, l'ostéoclasie manuelle, employé par les chirurgiens doués d'une grande force musculaire, mettait les ligaments articulaires à une rude épreuve, et n'était applicable, dans la plupart des cas, qu'aux enfants et aux adolescents.

L'autre (ostéoclasie instrumentale), à la portée de tous, utilisable pour tous les sujets, était d'un maniement très délicat en raison même de la puissance des instruments employés.

On limitait d'ailleurs l'emploi de ces procédés à un petit nombre de cas, et quand on voulait y recourir pour redresser les difformités de la partie moyenne et surtout de l'extrémité supérieure du fémur, on se heurtait à de telles difficultés d'application, on obtenait des résultats si défectueux qu'on finit par y renoncer.

L'ostéotomie, c'est-à-dire la section osseuse, permet aujourd'hui d'attaquer l'os au lieu d'élection, au niveau de la difformité et, par conséquent, de corriger celle-ci sans courbure de compensation ; elle permet d'agir directement sur les fragments, en les plaçant dans les conditions les plus favorables à une consolidation régulière.

Dans les opérations de ce genre, le principal souci du chirurgien doit être de donner à la section osseuse la direction et l'étendue nécessaire, pour corriger non seulement l'attitude vicieuse du levier, mais encore son raccourcissement, quelle qu'en soit la cause (chevauchement, luxation irréductible, arrêt de développement). Cela est possible, grâce à la méthode de l'extension continue intensive, complément indispensable qui fournit, après une solution de continuité traumatique ou chirurgicale du fémur, par exemple, l'unique moyen de corriger totalement ou partiellement le raccourcissement existant.

Pour corriger tout à la fois le raccourcissement, les vices d'attitude et de conformation d'un levier, il faut remplir certaines indications, qui consistent à donner à la section une direction, une étendue permettant au fragment inférieur de rectifier sa position, sa direction et sa rotation, sans qu'à aucun moment il perde le contact du supérieur.

A la cuisse, on préviendra cette éventualité en donnant à la ligne de section une obliquité telle que sa longueur dépasse d'au moins deux centimètres celle du raccourcissement que l'extension continue intensive pourra corriger.

Si l'obliquité et l'étendue de la ligne de section ont chacune leur importance, sa direction doit au même titre préoccuper l'opérateur; car les extrémités des fragments peuvent s'abandonner non seulement par abaissement exagéré dû à la traction, mais aussi par un écartement, par des déviations créant entre elles des espaces trop considérables pour être comblés par un cal osseux.

Au fémur s'insèrent un grand nombre de muscles puissants qui, pendant le temps qu'a duré l'attitude vicieuse du membre, ont subi des modifications dans leur structure et dans leur direction. Les uns sont rétractés, les autres allongés ; d'où rupture d'équilibre entre les antagonistes. Aussitôt après la section, les fragments deviennent indépendants, jouissent d'une liberté de mouvement qui n'existait pas, tant qu'ils étaient solidarisés; après leur séparation, chacun d'eux obéit aux muscles auxquels il donne insertion.

Ces muscles, ne trouvant plus dans leurs antagonistes le contrepoids à leur tonicité et à leur contraction, lorsque le levier était unique, entraînent chaque fragment dans une direction opposée.

Le meilleur moyen d'empêcher ce déplacement consiste à donner à la section une direction telle que, d'après la position des fragments, les adducteurs insérés sur l'un soient neutralisés par les abducteurs insérés sur l'autre, et contribuent au rapprochement des fragments.

Les fléchisseurs et les extenseurs seront tenus en échec par une traction continue supérieure à leur force de résistance.

Afin de bien faire comprendre l'action des muscles sur les fragments isolés, supposons, cas assez fréquent, que le fémur présente à sa partie supérieure une déviation angulaire externe consécutive à une fracture vicieusement consolidée.

Pour corriger tout à la fois le raccourcissement et la difformité, on a fait une section oblique de haut en bas et de dedans en dehors; le fragment supérieur devient externe, l'inférieur interne.

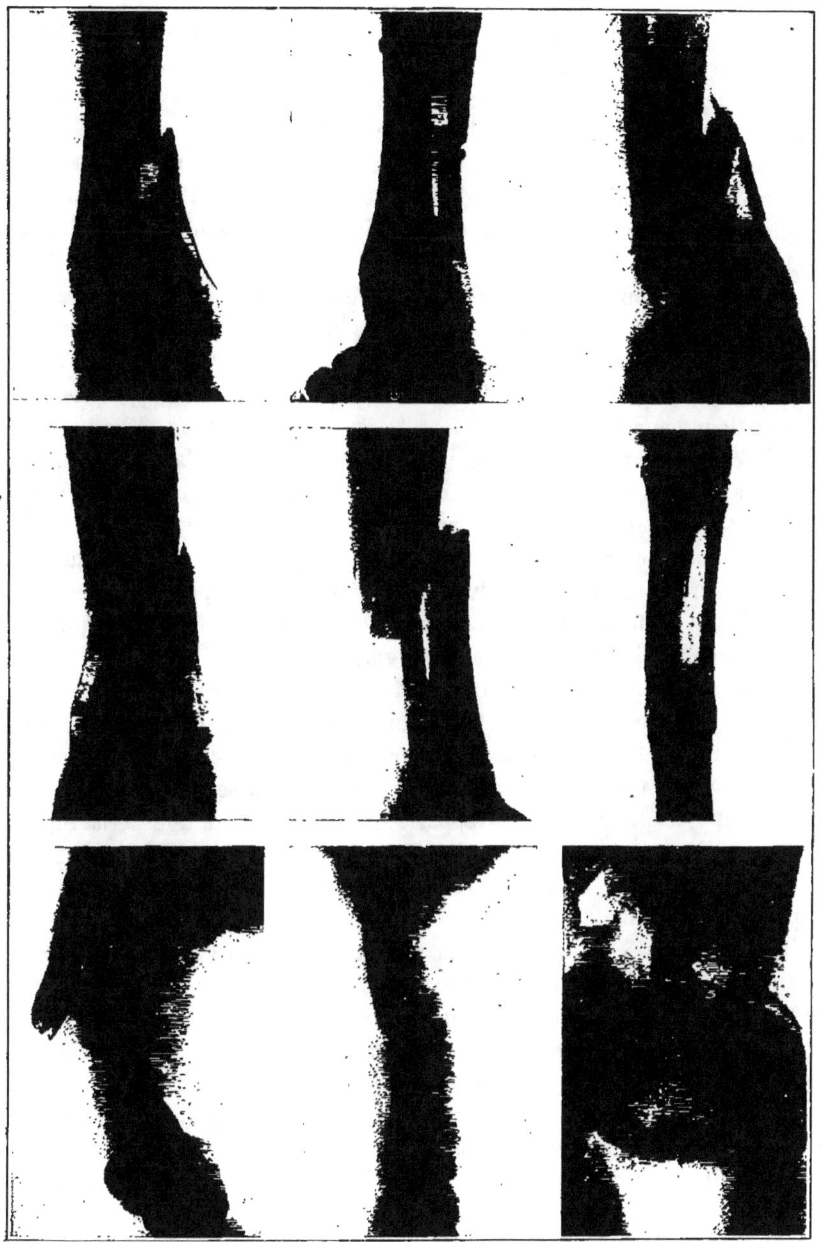

Fig. 187. — Ostéotomies pour cals vicieux : 1, 2, cas Quénu. 3. 4, cas Gérard Marchand, 5, 6, cas Mauclaire. 7, 8, cas Routier, 9, cas Le Dentu.

Sous l'action des muscles adducteurs auxquels il donne insertion, l'inférieur se portera en dedans ; les muscles pelvi-trochantériens attireront en dehors le supérieur qui, échappant à l'action de tout appareil, par sa brièveté et sa situation, s'éloignera de l'inférieur.

Cette séparation entraînera, selon son étendue, un retard ou une absence de consolidation, et rendra possible une interposition musculaire dont la conséquence serait la substitution d'une pseudarthrose à une difformité.

Mais qu'on donne à la section une direction opposée, c'est-à-dire de haut en bas et de dehors en dedans ; alors les conditions sont complètement changées : les muscles qui, dans le premier cas, favorisaient l'éloignement des fragments, vont désormais les maintenir, les rapprocher et assurer leur contact.

L'inférieur occupant primitivement le côté interne est placé maintenant du côté externe ; le supérieur, du côté interne. L'inférieur attiré en dedans par les adducteurs, va, par sa position, non seulement s'opposer au déplacement externe du supérieur, mais permettre encore aux adducteurs de faire équilibre aux abducteurs insérés sur le supérieur.

Et plus la lutte entre ces deux groupes musculaires sera énergique, plus intime sera le contact entre les fragments.

Si les abducteurs avaient sur les adducteurs une prédominance trop marquée, on pourrait rétablir l'équilibre à l'aide d'un appareil qui, vu la longueur du fragment inférieur, aurait une action des plus efficaces. Ainsi, par un simple changement de la direction de la section osseuse, on assure entre les fragments des rapports intimes très favorables à la rapidité et à la régularité de la consolidation !

Ces considérations sont applicables à toutes les sections de la partie supérieure du fémur.

D'une manière générale, voici la règle qu'il faut suivre : *le fragment qui donne insertions aux muscles formant la corde de l'arc de courbure ou le sinus de l'angle de déviation, doit être taillé et placé de telle façon, qu'en obéissant à ces muscles, il force le supérieur à se rapprocher de l'axe du membre.*

Nous venons de faire sentir l'importance que pouvait avoir la direction de la ligne de section ; celle du plan de section n'est pas à dédaigner.

Les attitudes vicieuses des membres inférieurs ne sont pas toutes simples, tant s'en faut : le plus souvent elles sont complexes. A une déviation angulaire s'ajoute fréquemment une rotation interne ou externe plus ou moins exagérée ; et d'après le sens de celle-ci, le plan de section, tout en conservant son obliquité, fera, avec le plan antéro-postérieur passant par l'axe du levier, un angle plus ou moins ouvert en dedans ou en dehors, selon que la rotation sera interne ou externe, toujours dans le but d'assurer entre les extrémités des fragments un contact aussi étendu que possible, et de ne mettre aucune entrave à leur soudure.

Dans l'exemple précédent, nous avons supposé une courbure angulaire externe située à la partie supérieure du fémur, sans rotation exagérée du segment inférieur.

S'il y a rotation de ce fragment en dedans, au lieu de faire une section oblique de haut en bas, de dehors en dedans, et d'avant en arrière, pour permettre au fragment inférieur de corriger sa rotation sans diminuer sensiblement ses points de contact avec le supérieur, on devra diriger la section de la face antéro-externe du fémur vers sa face postéro-interne, de manière à ce qu'elle fasse avec le plan antéro-postérieur passant par son axe un angle plus ou moins ouvert en dehors, en rapport avec le degré de la rotation.

La rotation externe demanderait une direction en sens contraire de l'ostéotome, c'est-à-dire de la face antéro-interne, à la face postéro-externe.

En un mot, *il faut que le plan de section fasse avec le plan antéro-postérieur passant par l'axe du pied un angle égal, mais en sens contraire, à celui que fait le pied avec sa position normale.*

Ainsi comprise, l'ostéotomie relève des sciences exactes et particulièrement de la géométrie.

Dans la correction des leviers viciés mus par des muscles, l'opérateur ne peut ignorer ni la direction, ni la fonction, ni les points d'insertion de ces derniers, sans s'exposer à de fréquents déboires. Il doit avoir toujours devant les yeux, non seulement la forme, la direction normales du levier sur lequel il opère, mais encore tenir compte, jusqu'à un certain point, des changements de direction, des altérations de structure, des perturbations fonctionnelles que les muscles qui s'y insèrent ont subis, depuis que la forme du lévier est altérée.

Ce n'est donc pas une opération aussi simple qu'on se l'imagine et qu'on peut faire sans y avoir réfléchi. Il ne suffit pas de briser ou de sectionner un levier dans un point quelconque et de n'importe quelle manière, pour lui rendre sa configuration, sa longueur et sa fonction, il faut que la section ait un siège et une direction déterminés, et qu'ensuite, les fragments soient sévèrement maintenus dans une position favorable à la correction et à la consolidation ; que l'inférieur, par exemple, ne perde pas le contact du supérieur.

On conçoit le rôle que jouent les appareils après l'ostéotomie, *rôle prépondérant*; car c'est d'eux que dépend le résultat heureux ou nul de l'opération, selon que l'on maintient ou non, pendant le temps nécessaire à la consolidation, les fragments dans des rapports voulus et constants.

Les appareils seront simplement contentifs lorsque, après la rectification de la déviation, le levier aura sa longueur normale; tout à la fois contentifs et extensifs, quand ce dernier sera raccourci.

Tant que l'application et la surveillance des appareils laisseront à désirer, cette excellente opération ne donnera que des résultats médiocres. L'opérateur ne peut se décharger sur personne du soin d'appliquer l'appareil, car, mieux que tout autre, il connaît le but qu'il se propose d'atteindre et les moyens d'y arriver, moyens qu'il devra modifier selon les indications particulières qui se révéleront au cours de l'opération.

Conçue et pratiquée après un examen attentif de la difformité et un plan arrêté d'avance, l'ostéotomie, comme nous l'avons dit, a une grande supériorité sur l'ostéoclasie manuelle et instrumentale dont le champ est très restreint.

Elle est applicable aux fractures vicieusement consolidées, aux pseudarthroses, aux difformités traumatiques et constitutionnelles.

Elle permet de faire la section au lieu d'élection et de lui donner la direction et l'étendue les plus avantageuses ; de débarrasser les foyers de fracture des esquilles non consolidées, des séquestres ; de régulariser les surfaces osseuses ; de réséquer les extrémités trop aiguës ; d'abraser les fragments ; d'enlever les ostéophytes trop saillants ; de ruginer les points envahis par le tissu fibreux de nouvelle formation ; d'écarter les faisceaux musculaires, les aponévroses, les tendons interposés ; de faire des ligatures osseuses, quand on le juge nécessaire ; elle permet de sectionner les tendons et les muscles rétractés, qui s'opposent à la correction de la difformité, en évitant les vaisseaux et les nerfs importants ; de ménager les ligaments articulaires; d'appliquer l'extension continue, seul moyen de corriger le raccourcissement sans craindre, après une section oblique, la perte de contact des fragments ; de ne pas créer une courbure pour en corriger une autre; elle donne la faculté, en un mot, de faire subir à l'os une perte de substance ou de pratiquer une section qui corrigera géométriquement la difformité primitive.

LES VARIÉTÉS D'OSTÉOTOMIE

La section osseuse est *complète* ou *incomplète*, *transversale*, *oblique* ou *cunéiforme* :

Complète, lorsqu'elle divise le levier dans toute son épaisseur ; *incomplète*, lorsqu'elle n'intéresse qu'une partie plus ou moins grande de sa circonférence.

A quelque point de vue que l'on se place, la section complète est préférable à l'incomplète, parce qu'elle permet une correction plus facile à obtenir et à maintenir, qu'elle rend moins pénibles l'application et le port de l'appareil, et qu'elle diminue les chances d'escarre par pression trop intense.

Il est même utile, après la section complète, d'imprimer des mouvements en tous les sens au fragment inférieur, afin de rompre, ou au moins d'allonger les liens fibro-musculaires qui le relient encore au supérieur, de le libérer dans une certaine étendue. Sans cette manœuvre, il peut reprendre sa position vicieuse.

La correction doit être obtenue et maintenue presque sans effort.

Il faut bien veiller à ce qu'elle ne soit pas illusoire, mais réelle. Ainsi, dans beaucoup de fractures des malléoles, ce qui frappe, tout d'abord, c'est la déviation du pied en dehors ou en dedans. Or, comme le pied jouit dans la mortaise péronéo-tibiale d'une certaine liberté, on peut obtenir une correction apparente, mais fictive de sa déviation, en le portant violemment dans le sens opposé, et en l'y maintenant à l'aide d'un appareil.

Comme la correction n'a été réalisée qu'en fixant le pied dans une position forcée et anormale, et non pas en rectifiant le déplacement du fragment inférieur du péroné et du tibia, véritable cause de la déviation, aussitôt l'appareil enlevé, la position vicieuse réapparaît.

Nous ne saurions trop mettre en garde contre cette correction illusoire dont les résultats sont funestes.

Les *sections transversales* comprennent toutes celles qui sont sensiblement perpendiculaires à l'axe du levier ou dirigées dans le sens de son diamètre. Elles permettent de corriger, tout à la fois, les rotations internes ou externes et les déviations, quel qu'en soit le degré. Mais, lorsque le levier présente une courbure ou un angle de déviation, les surfaces de section, après le redressement, au lieu de rester parallèles, s'écartent d'un côté et restent en contact du côté opposé.

Elles limitent ainsi un espace vide, triangulaire, dont le sommet correspond à la saillie de l'angle ou à la convexité de la courbure et dont la base est dirigée en sens contraire. Le contact des fragments est donc très restreint. Cette condition est désavantageuse, et pour le maintien de la coaptation, et pour la formation du cal.

Après le redressement, la section transversale devient donc cunéiforme ; par contre, la section cunéiforme devient transversale, comme on le verra plus tard.

Sections obliques. Toutes les fois que la ligne de section fait avec l'axe du levier un angle plus ou moins aigu, elle est dite oblique.

L'obliquité varie dans de très grandes proportions.

Elle est parfois tellement accusée que quelques chirurgiens l'ont appelée longitudinale. Or, quelque faible que soit l'écart entre l'axe du levier et la ligne de section, cette dernière forme toujours avec l'une ou l'autre face libre du levier un angle dont le sinus est égal à son diamètre.

L'expression est donc impropre et peut induire en erreur. Cependant, elle donne une idée de son rapprochement, presque de sa fusion avec l'axe du levier. La longueur de cette ligne doit être égale au raccourcissement à corriger, plus 2 centimètres.

Au membre inférieur, lorsque, au moyen de l'extension continue, on veut rendre à un levier raccourci ou déformé sa longueur normale, la section oblique est la seule à employer. Elle seule peut permettre au fragment inférieur d'exécuter un mouvement de descente ou un glissement sur le supérieur sans perdre son contact. De plus, elle met les fragments dans les conditions les plus favorables à leur réunion par cal osseux, en multipliant les rapports immédiats qu'ils ont entre eux. Bref, surfaces de contact très étendues, facilité de glissement du fragment inférieur sous l'influence d'une traction continue, tels sont les principaux avantages de la section oblique.

C'est la seule applicable aux leviers dont on veut corriger le raccourcissement en même temps que les déviations.

Elle convient particulièrement au fémur et aux fractures obliques de la jambe, où le raccourcissement est presque fatal après une solution de continuité traumatique ou chirurgicale.

La direction du plan de section, son obliquité plus ou moins grande, son degré d'inclinaison sur le plan antéro-postérieur des os de la cuisse et de la jambe, ont donc une importance considérable.

Une section oblique antéro-postérieure donne la faculté de corriger non seulement les déformations en crosses, à saillies angulaires externes, les rotations interne ou externe, mais encore les voussures antérieure et postérieure, en permettant aux fragments d'exécuter un mouvement de redressement semblable à celui des branches d'un ciseau. L'extrémité d'un des fragments se porte alors en arrière et celle de l'autre en sens contraire.

La section oblique, à plan antéro-postérieur, peut être appliquée à toutes les difformités des parties supérieure et moyenne du fémur. Cependant, comme nous le verrons plus loin, il est préférable, dans certains cas particuliers, de lui substituer la section cunéiforme.

Au fémur, la section aura toujours une direction telle que le fragment inférieur occupera le côté externe, quelle que soit la position réciproque des fragments après une consolidation vicieuse. Quand, après la section et le redressement, l'angle de déviation formé par les extrémités des fragments est trop saillant, on les réséquera.

La section oblique se prête admirablement à toutes les modifications que le chirurgien juge opportun de faire subir à son opération, tant pour obtenir que pour assurer la coaptation.

Veut-il, lorsqu'il a gagné quelques centimètres par traction sur le fragment inférieur, faciliter le maintien de ce dernier dans cette position, il lui suffit de pratiquer en lieu convenable, sur le plan de section oblique du fragment supérieur, une encoche où se logera l'extrémité supérieure de l'inférieur. On emploiera alors les ligatures ou les sutures en fils résorbables de préférence.

La section oblique est la seule qu'on puisse employer quand le membre doit être soumis à l'extension continue.

Les règles précédentes ne sont pas applicables aux pseudarthroses dans lesquelles on suivra le trait de fracture quel qu'il soit, et l'on taillera, en ménageant le périoste, les extrémités des fragments dans le sens indiqué par les conditions d'une coaptation facile et régulière.

Selon que le membre sera ou non soumis à l'extension, les sutures, lorsqu'on jugera opportun d'en faire, seront obliques ou transversales à double boucle (suture ligature, voir page 70).

Section cunéiforme. — Pratiquer une section cunéiforme, c'est faire subir à la partie la plus saillante d'une courbure de déviation, au lieu le plus propice de la région déformée, une perte de substance représentant un coin à base rectangulaire ou trapézoïde; rectangulaire, lorsque la déviation est simple dans une seule direction; trapézoïde, quand elle est complexe ou dans plusieurs sens.

Nous supposons une déformation en crosse, externe, consécutive à une fracture sous-trochantérienne du fémur, vicieusement consolidée.

Si l'on taille, au sommet de la courbure, un coin osseux à base rectangulaire dont l'ouverture représentera l'angle de déviation, après le redressement, les surfaces de section se juxtaposeront exactement. La section cunéiforme se transformera alors en section linéaire transversale.

Mais il arrive souvent que la déformation en crosse se complique d'une saillie angulaire des fragments en avant. Pour avoir une juxtaposition exacte des surfaces de section après le redressement, il faudra que l'écartement, entre les surfaces de section de la base du coin, soit plus grand en avant qu'en arrière. Cette base devra représenter un trapèze.

Cet exemple suffit pour faire comprendre comment et en quel endroit il faut tailler la base du coin pour que les surfaces de section se juxtaposent, aussi bien dans les déviations simples que dans des déviations complexes.

Il importe que la section cunéiforme comprenne toute l'épaisseur du levier, afin de ne pas avoir à la compléter par une fracture. Ce serait une condition défavorable à la coaptation exacte des surfaces de section. La longueur de la bissectrice de l'angle de section devra être égale au diamètre du levier au point attaqué.

Mais comment déterminer les dimensions de la base du coin ?

A la partie supérieure du fémur, les sections obliques satisfont à presque toutes les indications. Mais, quand on veut faire une ostéotomie cunéiforme, la délimitation de la base du coin n'est pas facile à cause du peu de précision qu'ont les points de repère, et en raison des déformations que font subir aux saillies les productions fibreuses et osseuses qui accompagnent la formation du cal.

Il n'en est plus de même à son extrémité inférieure, surtout quand on a affaire au *genu valgum* ou *varum*. Une construction géométrique assez simple suffit à déterminer la base du coin à enlever, pour corriger exactement l'excès de longueur d'un des condyles. Cette mensuration repose sur la donnée anatomique suivante :

L'axe statique de la cuisse est représenté par une ligne droite allant du sommet de l'épine iliaque antéro-supérieure à l'épine du tibia.

A la partie supérieure, la ligne qui représente l'axe du fémur se porte en dehors. Elle forme avec celle de l'axe statique un angle aigu à base supérieure. Puis, ces deux lignes se réunissent vers le milieu de la cuisse, de sorte qu'à partir de ce point l'axe statique et l'axe fémoral se confondent sensiblement.

Par suite de l'écartement de l'axe statique de l'axe du fémur, le condyle interne devra, pour reposer régulièrement sur le plateau tibial, perpendiculaire à l'axe statique, être plus long que l'externe d'une quantité d'autant plus grande que le bassin sera plus évasé et l'extrémité supérieure du fémur portée plus en dehors.

Si, à la suite d'un vice de nutrition par excès ou par défaut, l'un des condyles dépasse ou n'atteint pas sa longueur normale, le plateau tibial, pour rester en contact avec les condyles fémoraux irrégulièrement développés, prendra une direction oblique, entraînant en sens opposé toute la jambe.

Lorsque le condyle interne est trop long, comme dans le *genu valgum* d'origine fémorale, le plateau interne du tibia s'abaisse et la jambe se porte en dehors.

Si c'est le condyle externe, le plateau externe, repoussé en bas, imprime à la jambe un mouvement d'adduction, comme dans le *genu varum*.

Or, pour corriger l'excès de longueur de l'un ou de l'autre condyle, il suffit de tailler dans son épaisseur un coin dont la base est dirigée en dedans, si c'est le condyle interne, en dehors, si c'est le condyle externe.

L'angle de ce coin sera égal à l'angle de déviation, c'est-à-dire à celui que forment les plateaux du tibia avec le plan transversal perpendiculaire à l'axe statique. C'est donc cet angle de déviation qu'il s'agit de déterminer.

Le moyen est aussi simple que pratique. On étend un fil du sommet de l'épine iliaque antéro-supérieure au point culminant de l'épine du tibia, tout près de sa face articulaire; un autre fil transversal se confond avec l'interligne articulaire du genou; et sous les deux fils, on glisse un carré de papier sur lequel on a préalablement tracé deux lignes réciproquement perpendiculaires. La verticale sera couverte par le fil représentant l'axe statique, une des extrémités de la transversale, par la terminaison interne ou externe du fil transversal. L'autre extrémité de la ligne transversale, qui devrait se confondre avec l'extrémité correspondante du fil transversal, si le plateau tibial était horizontal, fera avec cette dernière un angle plus ou moins ouvert, selon le degré de l'inclinaison des plateaux du tibia sur le plan transversal perpendiculaire à l'axe du fémur. Cet angle, dit angle d'inclinaison, représente exactement celui du coin qui devra être taillé dans l'épaisseur du condyle allongé.

Après l'ablation du coin osseux et le rapprochement des surfaces de section, le condyle allongé reprendra exactement sa position normale.

Il n'y aura ni courbure de compensation, ni déplacement des fragments, ni difformité de l'extrémité inférieure du fémur, au contraire de ce qui arrive fréquemment après les ostéotomies transversales linéaires et les ostéoclasies manuelles ou instrumentales. Cela se comprend, puisque la perte de substance correspond exactement à l'excédent de longueur.

Après le redressement, la section cunéiforme est devenue transversale et les surfaces, régulièrement taillées perpendiculaires à la direction du fémur, sont en contact dans toute leur étendue. Le fragment inférieur, n'ayant pas de tendance au déplacement, sera maintenu sans contrainte par un appareil contentif peu sévère, qui n'exposera ni aux escarres, ni aux compressions nerveuses ou vasculaires. *Après les rectifications, les sections transversales deviennent cunéiformes, les sections cunéiformes, transversales.*

Dans les ankyloses osseuses du genou à angle plus ou moins aigu, les moyens de déterminer le degré de flexion sont encore beaucoup plus simples. Nous en décrirons deux qui sont à la portée de tous les chirurgiens.

Le premier consiste à étendre un fil du sommet du grand trochanter au tubercule du condyle externe. Il est fixé à ce dernier point par la pression d'un doigt et, de là, conduit au sommet de la malléole externe. D'un trait de crayon dont la pointe suit exactement le fil, on trace sur une feuille de papier, placée en dessous, la direction des axes de la cuisse et de la jambe. Prolongeant alors la ligne du fil crural, on obtient avec celle du fil jambier un angle dit complémentaire.

Cet angle est la mesure exacte de la flexion de la jambe sur la cuisse.

En taillant, au niveau de la fusion des condyles du fémur et du tibia,

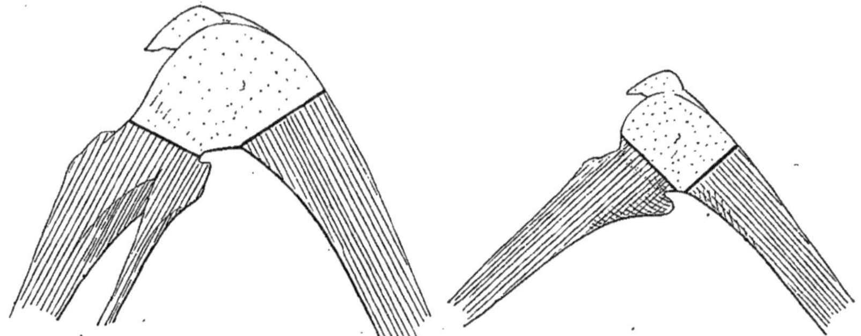

FIG. 188. — Squelette du genou ankylosé à angle aigu. Le coin réséqué est obtus (Farabeuf).

FIG. 189. — Squelette du genou ankylosé à angle droit. Le coin réséqué est un angle droit (Farabeuf).

un coin osseux à base antérieure, ayant le même nombre de degrés que l'angle complémentaire, la jambe se trouvera, après le redressement, dans l'axe du fémur.

L'autre moyen consiste à placer dans le creux poplité l'articulation coudée d'un mètre articulé de menuisier, dont les segments en ligne droite raseront les faces postérieures de la cuisse et de la jambe. Portant ensuite sur une feuille de papier l'angle qu'ils représentent, on construira l'angle complémentaire, qui servira de patron pour tailler le coin osseux.

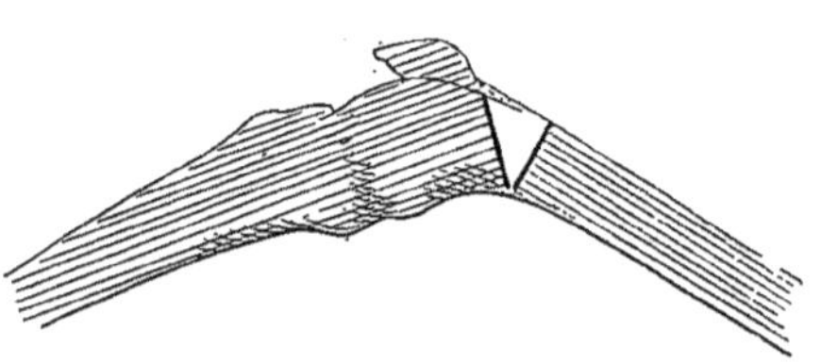

FIG. 190. — Squelette du genou ankylosé à angle obtus. Le coin réséqué pour le redressement est aigu (Farabeuf).

Pratiquement, on peut utiliser la règle fixée par Farabeuf qui donne des résultats suffisants.

Supposons qu'il s'agisse d'une déviation angulaire, d'une ankylose du genou ou d'un cal fémoral, il y a là comme un compas dont l'ouverture varie avec chaque cas.

Peu importe cet angle, il suffit, mais il faut que les deux traits de scie soient perpendiculaires, l'inférieur à la branche inférieure du compas, le supérieur à la branche supérieure.

Dans la résection cunéiforme du genou ankylosé, on dirigera le trait supérieur perpendiculairement au tibia (fig. 188, 189, 190).

Souvent, pour obtenir une correction complète et régulière, on est amené à pratiquer sur le tibia et sur le péroné une ostéotomie différente : cunéiforme sur le premier, oblique sur le second.

Dans les pseudarthroses, on n'a pas le choix. Étant obligé d'être très économe, on ne fait subir au squelette que les pertes strictement nécessaires à une coaptation régulière.

Ces dernières opérations sont le plus souvent atypiques, et tendent plutôt à débarrasser les extrémités des fragments de tissus qui mettent obstacle à la formation du cal, qu'à régulariser les surfaces qui doivent s'adapter et se souder. C'est bien plus un nettoyage qu'une opération réglée.

Par un procédé analogue, mais plus simple encore que ceux que nous avons décrits plus haut, on peut déterminer l'angle de déviation que forment les os de la jambe, soit après une fracture vicieusement consolidée, soit sous l'influence d'une tare constitutionnelle.

Ici, le squelette est composé de deux leviers conjugués, le tibia et le péroné, reliés entre eux, non seulement à leurs extrémités par les ligaments articulaires, mais dans toute leur étendue par le ligament interosseux.

Le diamètre du péroné ne permet guère que des ostéotomies obliques ou transversales.

Celui du tibia, au contraire, se prête dans toute son étendue aux sections osseuses qui offrent le plus de chances de corriger la déviation dans les meilleures conditions. Aussi y pratique-t-on les ostéotomies transversales, cunéiformes et obliques. On peut même donner à ces dernières une direction presque verticale.

Les *déviations de la jambe* se divisent en latérales, antérieures et postérieures.

Par quel procédé géométrique peut-on déterminer et mesurer l'angle de déviation?

Il ne diffère de ceux employés pour la cuisse que par une plus grande simplicité et repose sur la donnée anatomique suivante :

La ligne représentée par la crête du tibia aboutit par son extrémité inférieure au premier espace intermétatarsien; le pied en position normale n'étant porté ni en dehors ni en dedans. Mais comme la laxité des ligaments qui fixent le pied dans la mortaise péronéo-tibiale lui permet de s'incliner dans une de ces deux directions, il est nécessaire de le maintenir dans son attitude normale pendant la mensuration.

Une déviation latérale, antérieure ou postérieure de l'extrémité inférieure des leviers de la jambe, entraîne le pied dans le même sens. La ligne prolongée de la crête tibiale tombe alors en dedans ou en dehors du premier espace intermétatarsien.

Pour mesurer cet angle de déviation, on dispose sur la crête tibiale deux fils réunis par un nœud au niveau de l'angle ou de la courbe, cause de la déviation. L'un des fils est maintenu dans la direction qu'aurait la crête du tibia ; l'autre est dirigé vers le premier espace intermétatarsien. Quand il n'y a pas de déviation, ces deux fils cheminent côte à côte, restent parallèles. Mais, si l'extrémité inférieure du levier et le pied sont portés en dedans ou en dehors, les fils s'écartent. Ils forment un angle, qui est l'angle de déviation. On fixe cet angle sur un carré de papier, placé en dessous au moyen de trois points : l'un au niveau du nœud, les deux autres à 3 ou 4 centimètres en dessous, en rasant les fils. Réunissant ces deux derniers points au supérieur par deux lignes droites, on a la reproduction de l'angle de déviation.

On procéderait de la même manière si la déviation était antérieure ou postérieure. L'un des fils marquerait la ligne prolongée de la crête tibiale à l'état normal. L'autre suivrait cette même crête déviée en avant ou en arrière. La divergence des fils serait l'angle de déviation.

Par des tâtonnements pendant le cours de l'opération, on peut arriver à une correction plus ou moins régulière de la difformité, à une coaptation plus ou moins exacte des fragments, sans recourir préalablement à cette construction géométrique. Nous ajouterons même qu'elle n'est utile que lorsqu'on fait une ostéotomie cunéiforme. Il n'en est pas moins vrai qu'avant d'entreprendre une opération rectificatrice, l'étendue de la difformité et sa direction ne sont pas absolument sans intérêt pour le chirurgien. Cela lui permettra d'apprécier exactement les résultats d'une intervention conduite régulièrement et sûrement.

L'ostéotomie cunéiforme a des indications plus nombreuses à la jambe qu'à la cuisse, où elle n'est guère applicable qu'au *genu valgum* ou *varum*. Pour obtenir un redressement complet, on sera souvent obligé de faire subir à l'angle ou à la courbure du tibia, une perte de substance en rapport avec le degré de la difformité. Au lieu de procéder par morcellement et tâtonnement, de faire une opération atypique, on déterminera d'avance, comme nous l'avons vu, la forme et l'étendue de la perte de substance.

Ainsi, sans hésitation, par une opération réglée, on arrivera, du premier coup, à une coaptation régulière des fragments et à une correction parfaite, qu'un appareil contentif maintiendra sans effort, et, par conséquent, sans souffrance pour l'opéré.

Nous avons déjà dit que, eu égard à la petitesse de son diamètre et à son volume, le péroné n'est guère justiciable que de l'ostéotomie oblique ou transversale, mais surtout de la première. Elle présente sur la dernière de grands avantages à différents points de vue.

La suture osseuse au fil métallique, qui est si rarement indiquée à la cuisse, trouve, au contraire, à la jambe une application fréquente et justifiée, surtout dans les opérations pour pseudarthroses. Le chevauchement des leviers n'est pas aussi rare qu'on le croit. Quand on pratique la mensuration, on trouve assez souvent un raccourcissement de 3, 4, 5 centimètres et plus, à peine soupçonné. Dans une intervention pour pseudarthrose, n'est-il pas absolument indiqué de rendre au membre sa forme et sa longueur normales dans les limites du possible? La méthode opératoire, les dispositions prises et les soins consécutifs rendent ces limites très variables. Et si, dans une pseudarthrose avec raccourcissement notable dû au chevauchement, on se contentait de débarrasser les fragments des tissus qui mettent obstacle à leur réunion sans tenter de restituer au membre sa longueur, on n'accomplirait qu'une partie de la tâche à effectuer.

Les fragments libérés, même soumis à une traction vigoureuse, ne reprennent pas leur position normale, ne recouvrent qu'une très faible partie de leur longueur primitive. Or, pour conserver le peu de terrain gagné, qui serait reperdu aussitôt que cesserait la traction, il est indispensable, dans les fractures obliques non soumises ultérieurement à l'extension, de suturer les fragments avec des fils métalliques très solides, pendant qu'ils sont soumis à la traction. La suture ne semble pas de prime abord indispensable s'ils se trouvent dans des rapports permettant de tailler un point d'arrêt sur le fragment supérieur contre lequel viendra s'arc-bouter l'extrémité de l'inférieur; elle est cependant utile, car elle empêche le chevauchement latéral, d'autant plus qu'on peut la faire de façon à ne pas mettre obstacle à la descente du fragment inférieur, s'il était soumis à l'extension continue. La suture, pour remplir cette indication, devra être oblique, comme nous l'avons vu (voir p. 71), et traverser les fragments aussi près que possible de leur extrémité.

La suture du péroné est rarement indispensable pour assurer le contact de ses fragments. Celle du tibia suffit habituellement.

En résumé :

Section oblique du fémur sans suture osseuse pour combattre, par l'extension continue, le raccourcissement existant, ou prévenir celui qui se produirait presque fatalement ensuite.

Section cunéiforme des condyles dans le *genu valgum* et *varum*, et dans l'ankylose osseuse du genou en flexion, sans suture osseuse.

Section transversale ou oblique du péroné, oblique, transversale ou cunéiforme du tibia, selon les cas, avec ou sans suture osseuse.

Cette dernière n'est indiquée que lorsqu'on éprouve une trop grande difficulté à ramener le fragment dévié dans sa position normale, ou bien quand on veut maintenir la correction partielle ou totale, et l'allongement obtenu par une traction énergique momentanée.

Se propose-t-on de soumettre ultérieurement le membre à l'extension continue pour compléter la correction partielle, la suture osseuse avec fils métalliques sera toujours oblique, afin de ne pas empêcher le fragment inférieur d'obéir à la traction exercée par l'appareil.

TECHNIQUE OPÉRATOIRE

Dans l'ostéotomie, comme dans toutes les interventions sanglantes, l'opérateur est astreint, par devoir et conscience, à observer les préceptes de l'asepsie la plus rigoureuse. Car une faute peut exposer aux plus grands dangers une existence qu'une infirmité petite ou grande ne menaçait nullement.

Donc une asepsie très sévère, très minutieuse, doit être réalisée avant, pendant et après l'opération.

Deux jours avant, le malade prendra un bain savonneux, ou alcalin, de quarante minutes, dans lequel il brossera les régions immergées, mais particulièrement celle sur laquelle portera l'intervention. A la sortie du bain, cette région, après désinfection, sera recouverte d'un pansement humide aseptique qu'on refera le lendemain. Au moment de l'opération, après anesthésie, désinfection de la région, et placement des champs, on pratiquera une incision franche, donnant un large accès sur l'os.

Cette incision sera rectiligne ou courbe, verticale ou oblique, unique lorsque le squelette ne comprend qu'un levier, comme à la cuisse et au bras.

A la jambe et à l'avant-bras, deux incisions longitudinales réunies par une transversale formant un H, ou une grande incision elliptique en forme d'U, donnent beaucoup plus de jour et découvrent bien mieux les leviers osseux qu'une incision linéaire.

Soit qu'on pratique l'une ou l'autre, aussitôt la dissection terminée, les lambeaux sont rabattus, maintenus et protégés par de grandes compresses aseptiques appliquées sur leur face cruentée et entourant le membre. Ces compresses ont le grand avantage, non seulement de fixer dans une position invariable les lambeaux rabattus sans le secours d'aucun aide, mais encore de les isoler de tout corps étranger, et de laisser le champ opératoire parfaitement à découvert.

Il est bien entendu que les muscles recouvrant les leviers sont autant que possible écartés ou incisés selon la direction de leurs fibres, quand on ne peut les épargner.

Quand on arrive sur l'os, on se trouve en présence d'une difformité constitutionnelle, d'un cal vicieux, d'une luxation irréductible ou d'une pseudarthrose. Dans les trois premiers cas, avec un fort bistouri, on incisera le périoste dans l'étendue et dans la direction que doit avoir la section osseuse. On se rappellera qu'à la cuisse le fragment inférieur doit occuper le côté externe, quelle que soit sa position. Par conséquent, la ligne de section doit être oblique de haut en bas et de dehors en dedans.

A la cuisse, comme ailleurs, elle aura au moins *deux centimètres* de plus que le raccourcissement, qu'on espère corriger par des tractions énergiques et ensuite par l'extension continue.

Le décollement du périoste se fera avec une rugine courbe ou droite sur la plus petite étendue possible. Il est nécessaire de savoir, avant d'inciser le périoste, à quelle variété d'ostéotomie on aura recours, et d'être fixé sur la direction et l'étendue de la section osseuse.

On pourrait ne pas inciser le périoste avant d'attaquer le levier avec l'ostéotome, mais il est

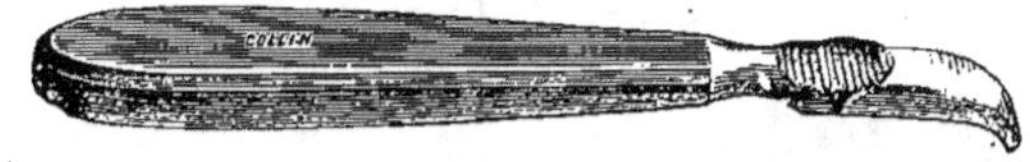

Fig. 191. — Rugine courbe.

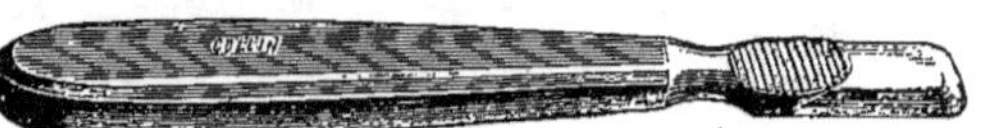

Fig. 192. — Rugine droite.

préférable de tracer d'avance, d'avoir sous les yeux la ligne que doit suivre l'instrument tranchant, pour ne pas s'en écarter.

La partie de l'os dénudée est alors attaquée par l'ostéotome, dont la largeur sera en rapport avec le diamètre de l'os, la forme avec les dangers que présente la région.

Les figures ci-après (fig. 195, 196) donnent une idée exacte de ces instruments.

L'incision périostée trace bien la direction que doit prendre l'ostéotome, mais elle n'indique pas l'inclinaison qu'il faut lui imprimer, pour ne pas trop restreindre les points de contact des surfaces sectionnées, après la correction de la rotation interne ou externe. C'est, comme nous le rappellerons, en se guidant sur la déviation du pied qu'on donnera à la section l'inclinaison convenable; il faut que le plan de cette section fasse avec le plan antéro-postérieur passant par l'axe du pied un angle égal mais de sens contraire à celui que fait le pied avec sa direction normale.

L'ostéotome bien en main, solidement maintenu dans l'endroit et dans

la direction voulus, est frappé à petits coups secs d'un maillet lourd et dur
en bois de gaïac ou en cuivre rouge (fig. 193, 194). Pour donner, selon

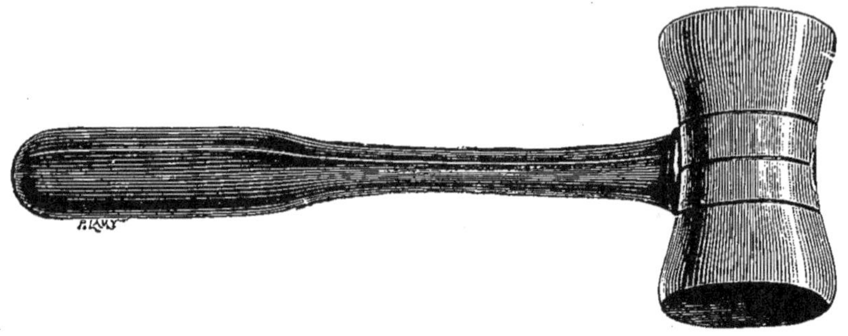

Fig. 193. — Maillet en bois de gaïac.

l'expression employée, plus de coup à l'instrument, c'est-à-dire pour
que le choc du maillet ne soit pas en grande partie amorti par l'élasticité
du levier et des parties molles sous-jacentes, on fera reposer le segment

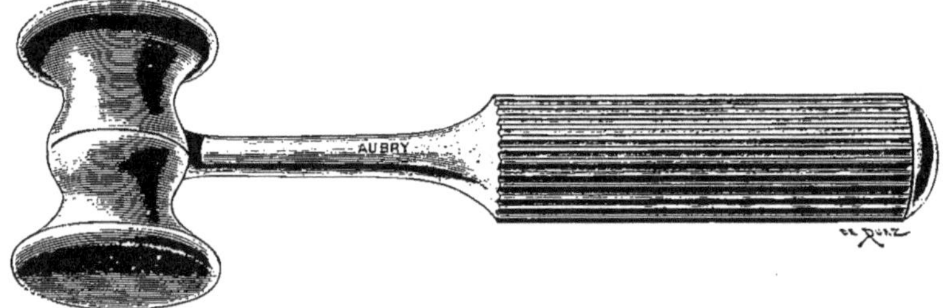

Fig. 194. — Maillet en bronze mou.

du membre sur un sac de sable, rempli aux deux tiers, recouvert par
une toile imperméable et par des champs aseptiques humides.

Le tranchant de l'instrument doit toujours être dirigé vers les extrémités des fragments. Ici, il est préférable de ne pas commencer à entamer

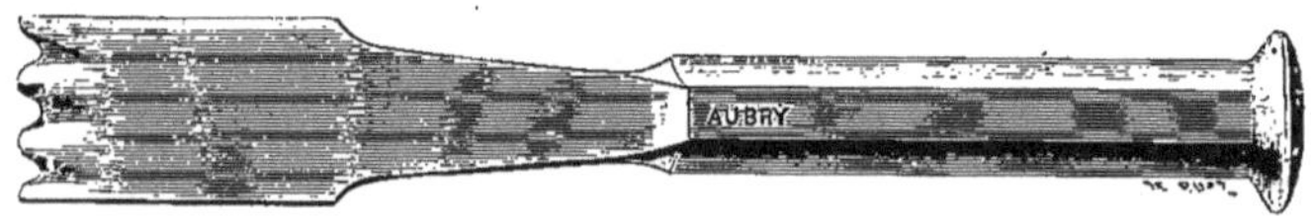

Fig. 195. — Ostéotome à tranchant ondulé de Hennequin (se fait de 15 à 45 millimètres de largeur).

l'os par l'une des extrémités de la ligne que suivra l'instrument, afin
d'éviter la production d'éclats, d'esquilles, de fissures, mais à une certaine distance de ces points, qui seront sectionnés dans la suite.

L'ostéotome à tranchant ondulé (fig. 195) ne dérape pas, suit sans dévier la direction dans laquelle il est engagé, coupe beaucoup mieux que l'ostéotome à tranchant rectiligne, de sorte qu'il peut suivre sans s'écarter un trait de fracture dans toute sa longueur, en restant parallèle aux

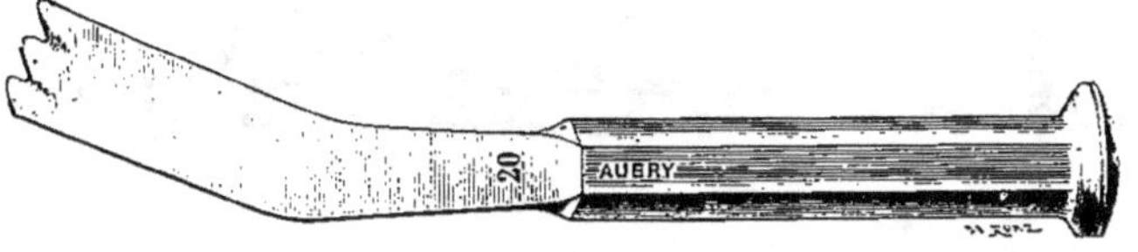

Fig. 196. — Ostéotome coudé de Hennequin à tranchant ondulé
(se fait depuis 15 millimètres de largeur de tranchant jusqu'à 45 millimètres).

plans de la fracture et à peu près horizontal Nous le recommandons particulièrement.

Lorsque les fragments chevauchent, que le trait de fracture soit oblique ou transversal, pour les séparer, on peut utiliser une gouge d'une dimen-

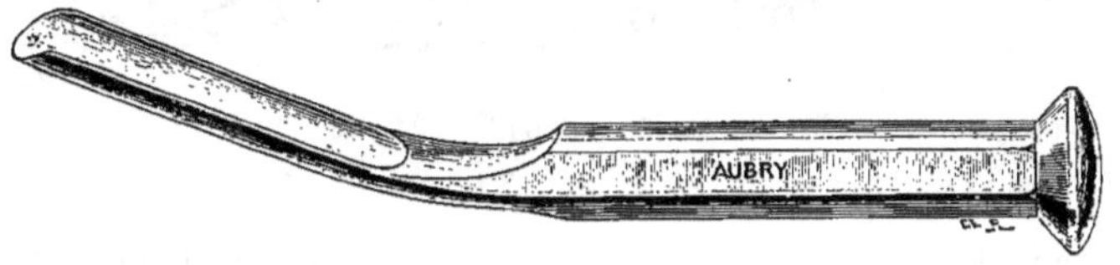

Fig. 197. — Gouge coudée de Hennequin (se fait de 12 millimètres à 55 millimètres de largeur).

sion en rapport avec le diamètre de l'os, gouge dont le tranchant, dirigé dans le sens de l'accolement des fragments et vers l'extrémité de l'un d'eux, les séparera en agissant parallèlement à leur axe. La gouge (fig.

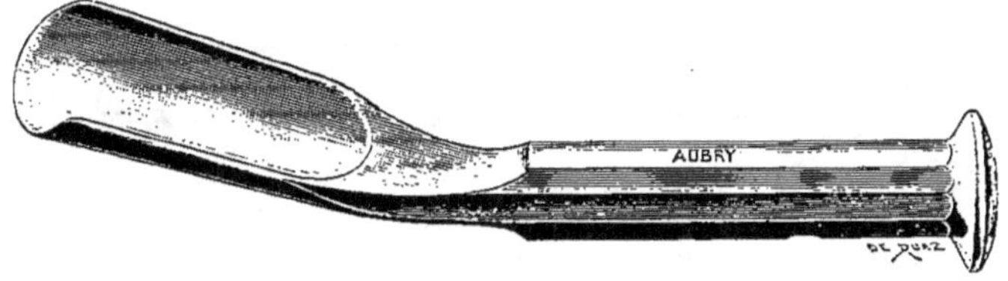

Fig. 198. — Gouge large de Hennequin.

197, 198), par son tranchant convexe, est un excellent instrument d'attaque et de section du tissu osseux compact.

Lorsqu'on arrive aux extrémités, on manie alors l'ostéotome en frappant à petits coups, jusqu'à ce que la séparation soit complète. Quand le levier est attaqué par sa face antérieure et que son diamètre est considérable comme dans certaines parties du fémur et du tibia, et surtout, lorsqu'à sa face postérieure sont accolés des vaisseaux et des nerfs importants, avant de terminer la section, il est bon de tâter la résistance à l'aide d'un ostéotome mousse (fig. 199). Cet ostéotome, non coupant, en forme de coin, fait éclater les parcelles osseuses échappées au tranchant

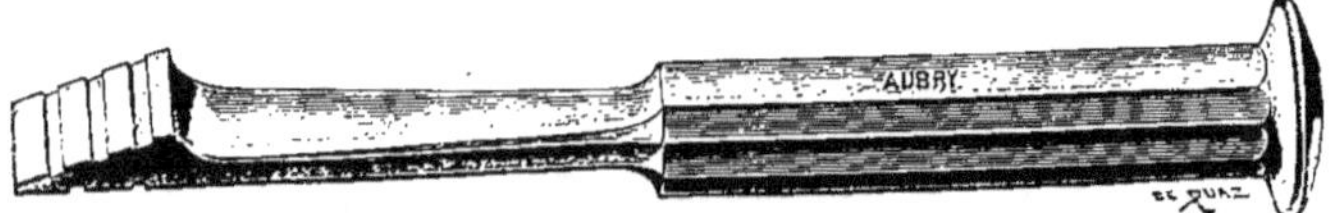

Fig. 199. — Ostéotome mousse.

de l'instrument; ou bien il indique, en raison de la résistance que l'on éprouve, que la section n'est pas assez avancée pour opérer la séparation des fragments sans fracture.

L'ostéotome tranchant est repris et dirigé vers les points qui résistent. Mais, si l'on se trouve dans une zone dangereuse, où une échappée de

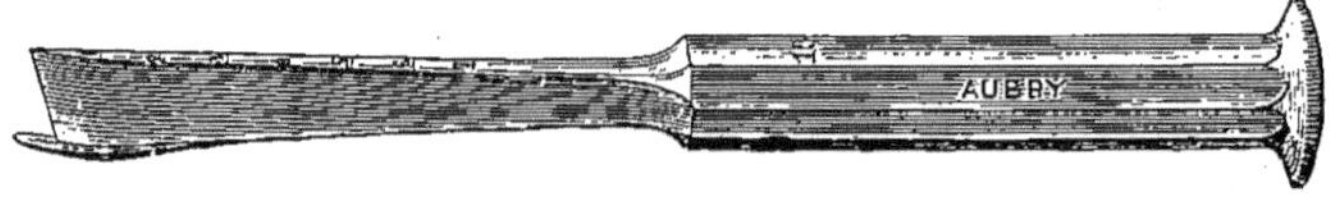

Fig. 200. — Ostéotome à onglet gradué de Hennequin (se fait de 15 millimètres à 45 millimètres de largeur).

l'instrument, toujours à craindre, peut atteindre un gros tronc vasculaire ou nerveux, on achève la section avec un ostéotome à onglet et à tranchant oblique, dirigé de telle façon qu'en cheminant dans l'épaisseur de l'os l'onglet rase sa surface et écarte du tranchant tous les tissus voisins. Cet instrument permet de manœuvrer en toute sécurité dans les régions

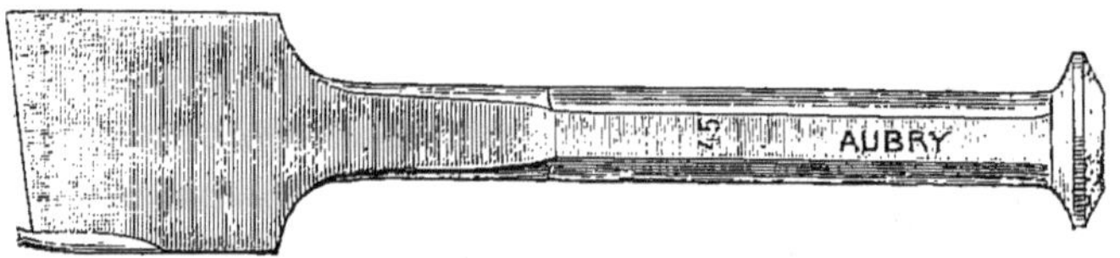

Fig. 201. — Ostéotome à onglet de Hennequin
(se fait depuis 15 millimètres de largeur de tranchant jusqu'à 45 millimètres).

les plus dangereuses, que le levier soit attaqué transversalement ou obliquement (fig. 200, 201).

Dans les deux cas, l'axe de l'ostéotome à onglet est orienté dans la même direction que la ligne de section, c'est-à-dire qu'il est tenu perpendiculairement à l'axe du levier dans les sections transversales. Dans les sections obliques, il est tenu dans le prolongement de ces dernières.

Lorsque la séparation des fragments n'a été obtenue que par fracture des points osseux non sectionnés, les dentelures du tissu compact peu-

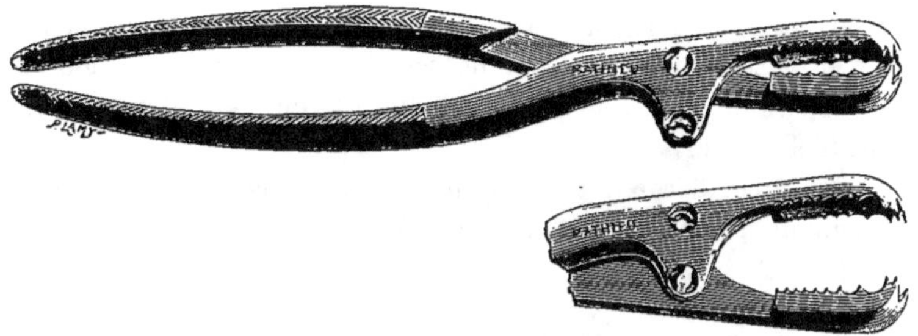

Fig. 202. — Daviers.

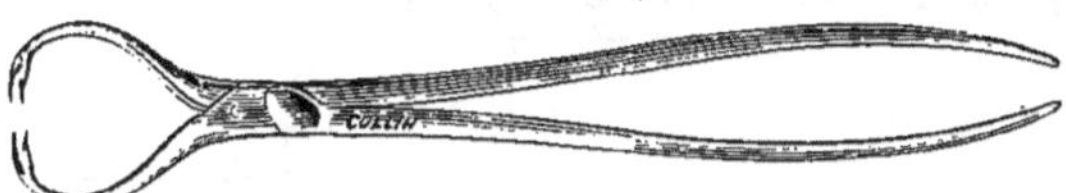

Fig. 203. — Daviers pour les os ramollis.

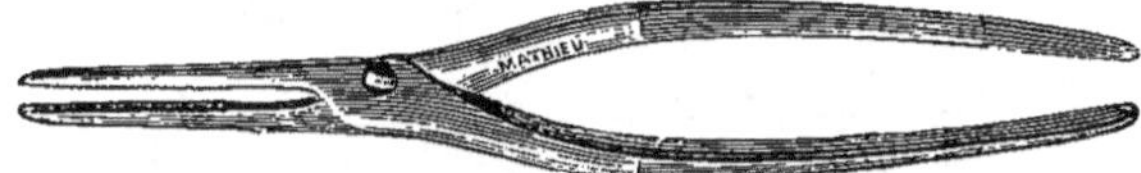

Fig. 204. — Daviers à séquestres, mors très fins.

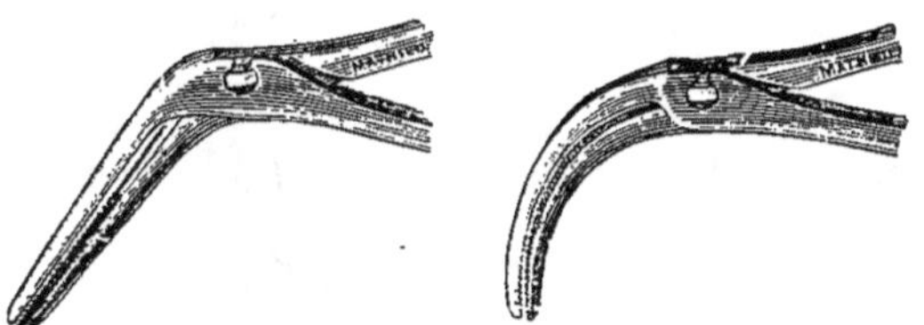

Fig. 205. — Daviers coudé et courbe à mors fins, pour séquestres.

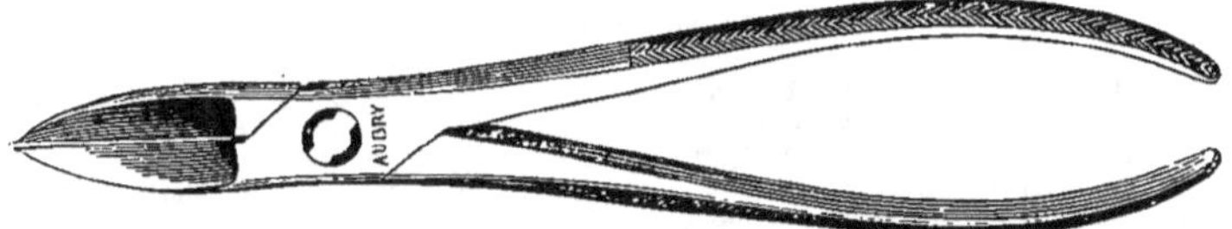

Fig. 206. — Pince coupante.

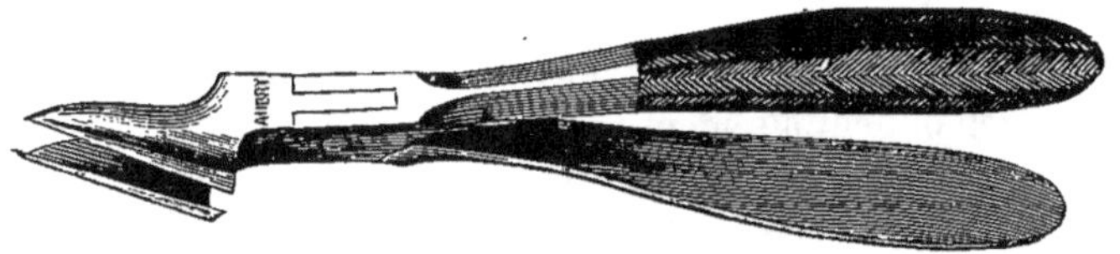

Fig. 207. — Pince coupe net, à longs mors pointus, pour les esquilles.

vent mettre obstacle à une coaptation régulière des surfaces de section. Ceci n'arrive pas avec l'ostéotome à onglet, qui tranche régulièrement la substance osseuse. Après les sections osseuses complétées ou non par une fracture, les fragments sont encore reliés par du tissu fibreux ou des insertions tendineuses.

Pour rompre ces derniers traits d'union, il est nécessaire d'imprimer au fragment inférieur, largement libéré, des mouvements de rotation.

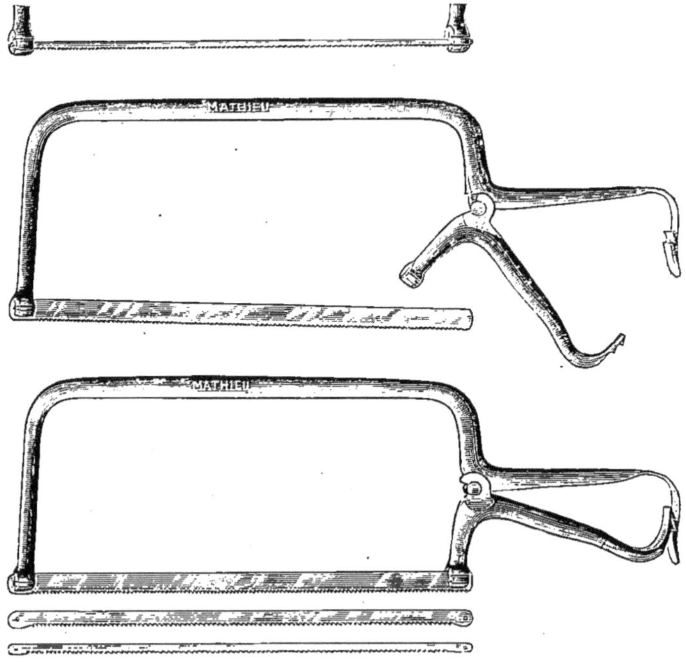

Fig. 208. — Scie à arbre tendeur et à encoche porte-feuillet.

Cette scie, faite de deux pièces, tout en acier nickelé, est facile à aseptiser. Elle permet de scier, dans tous les sens, les feuillets pouvant se monter soit dans l'axe de la scie, soit à un angle de 45° ou de 90°. Il est aussi facile de monter le feuillet de scie après l'avoir préalablement passé sous l'os que l'on veut scier, dans ce cas il faut le scier en tirant vers soi, c'est-à-dire de dedans en dehors. De cette manière on évite les échappées souvent dangereuses pour les parties molles.

d'abduction et d'adduction, surtout lorsque le membre doit être soumis à l'extension continue.

Une ostéotomie faite régulièrement exige rarement des retouches, et le chirurgien obtient aisément une coaptation régulière.

Cependant, si par une traction énergique sur le segment inférieur, l'aide parvient à corriger totalement ou partiellement le raccourcissement, et si l'on ne veut pas employer l'extension continue, on créera, comme nous l'avons dit, au point où s'arrête l'extrémité du fragment inférieur sur la surface de section du supérieur, un cran d'arrêt contre lequel viendra buter l'extrémité de l'inférieur. Deux ou trois coups de maillet sur l'ostéotome tenu au point voulu et dirigé perpendiculairement à l'axe du levier suffiront.

Dans les ostéotomiés cunéiformes, le chirurgien, après avoir déterminé et tracé la base du coin à la surface de la région à entamer, mène les deux sections obliquement en travaillant alternativement à l'une et à l'autre. Cela veut dire qu'on ne commencera pas par faire une section transversale complète de l'os, pour tailler ensuite le coin sur un des

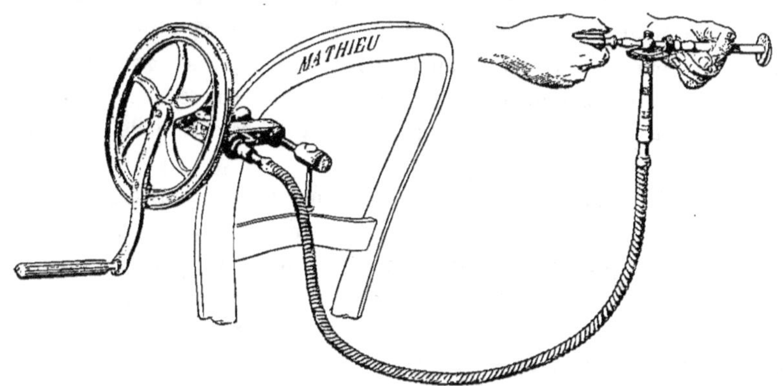

Fig. 209. — Scie rotative.

Cet instrument est destiné à pratiquer l'évidement, la perforation, la trépanation et la section des os. Il se compose :

D'un étau dit sergent servant à le fixer soit sur une chaise, soit sur le bord d'un lit ou tout autre endroit jugé convenable.

Deux roues d'angle à crémaillère sont fixées sur cet étau et mises en mouvement par une manivelle : elles peuvent être également mises en mouvement à l'aide d'une pédale (dans ce cas un volant est nécessaire) ou bien par un moteur électrique.

fragments séparés. Cette manière d'opérer présente des difficultés beaucoup plus grandes que la première, parce que, tant que les fragments ne sont pas séparés, l'ostéotome pénètre avec beaucoup moins de difficulté que s'ils sont mobiles et isolés.

La section cunéiforme, comme l'oblique et la transversale, demande à être faite avec l'ostéotome à onglet dans les régions dangereuses, dans le creux poplité par exemple, et dans les autres avec l'ostéotome à tranchant ondulé.

Dans les opérations sur le membre inférieur, l'aide, chargé de tenir le segment inférieur du membre, joue un rôle considérable.

C'est lui qui, par ses manœuvres, montre à l'opérateur ce qu'il doit faire pour réaliser la coaptation des fragments. C'est lui qui met en saillie les points sur lesquels doit agir l'instrument tranchant pour tailler, rectifier les surfaces de section, et lever les obstacles qui s'opposent à la réduction. C'est lui qui, par la traction exercée sur le segment tenu solidement dans un sens ou dans un autre, fait juger s'il est nécessaire de suturer les fragments pour assurer leur contact, ou conserver le terrain gagné sur le raccourcissement.

Avant de refermer la plaie, suivant les indications, on draine ou non avec un faisceau de catgut ou un tube en caoutchouc.

On procède ensuite aux ligatures, qui généralement sont disposées sur trois plans superposés. Le premier, le plus profond, comprend la suture au catgut, du périoste ou de ses débris: le second, la suture musculo-aponévrotique, également au catgut, en surjet ou à points séparés; le troisième, la suture, au crin de Florence, des téguments.

Lorsqu'on draine et que toute la plaie doit être recouverte pendant un laps de temps assez long par un appareil, il est préférable de faire les points de suture cutanés au catgut.

Puis, on fait un pansement à l'aide de compresses aseptiques, maintenues par quelques circulaires de tarlatane humide et aseptique : ce léger pansement, qui sera complété plus tard, permet de conserver à la région sa forme, de juger si les fragments sont dans une bonne position et le membre dans sa direction normale pendant la pose des différents appareils de contension et d'extension.

Ici encore, le rôle de l'aide qui tient le segment inférieur est des plus importants. Il doit avoir les yeux constamment fixés sur le champ opératoire, et maître de ses mouvements, sans la moindre défaillance, malgré la fatigue, être en mesure de maintenir le membre dans la position qui assure le mieux la coaptation des fragments et la correction de la difformité. C'est une tâche délicate et souvent fort pénible qu'il ne peut bien remplir qu'en se rendant compte du but de l'opérateur, des rapports réciproques des fragments, et des moyens de les assurer. Cette tâche est particulièrement difficile pendant l'application et la dessiccation des attelles plâtrées, car il est nécessaire, à chaque instant, de déplacer les mains sans modifier les rapports imposés aux fragments, ce que la faible épaisseur du pansement permet de constater approximativement.

L'application et le choix de l'appareil ont une importance au moins égale, sinon supérieure, à celle de l'opération, quelle que soit l'habileté de l'opérateur. Rien ne doit être négligé pour permettre à cet appareil de remplir le rôle qu'il est destiné à jouer dans le résultat final; rien ne doit être laissé au hasard et le chirurgien serait imprudent de trop compter sur les innombrables moyens dont dispose la nature pour corriger les imperfections ou les fautes d'un procédé opératoire.

Trop souvent cette partie capitale et intégrante de l'opération est abandonnée à des mains encore inexpérimentées.

Or, tant vaut l'appareil, tant vaut le résultat final.

Il faut toujours, après la pose de l'appareil, examiner avec soin les téguments et explorer la température du membre opéré.

Si, au lieu de reprendre leur teinte rosée, les téguments restent froids et pâles pendant quelques minutes, on est averti qu'il existe quelque part un obstacle à la circulation, soit par compression trop énergique d'un gros tronc artériel, soit par lésion. Dans le premier cas, il suffira de desserrer l'appareil pour voir immédiatement la circulation se rétablir et la peau reprendre sa couleur et sa chaleur. Dans le second, la peau conservera au contraire sa pâleur. En même temps par la plaie se fera une abondante hémorragie. Pour être arrêtée, elle exigera la ligature du vaisseau, et par conséquent l'ablation de l'appareil et des points de suture. C'est après que l'hémorragie sera entièrement tarie qu'on fermera la plaie et qu'on réappliquera l'appareil.

Voici maintenant un point de pratique intéressant.

Nous sommes en présence d'une fracture vicieusement consolidée, avec fistules nous conduisant sur des séquestres.

Faut-il, intervenir, enlever les séquestres, nettoyer les trajets, puis laisser la suppuration tarir, la plaie se cicatriser, et ultérieurement, quand tout semblera en ordre, tenter une deuxième opération osseuse aseptique pour remettre l'os et le membre dans leur position normale?

Faut-il au contraire, tout terminer dans la même séance opératoire : retailler, réséquer les fragments et les coapter ?

La première manière de faire est logique assurément, et semble *a priori* plus prudente que la deuxième, qui nous conduit à la nécessité d'aviver des os dans un milieu manifestement septique.

Mais la pratique nous montre deux séries de faits instructifs, que voici :

Lorsqu'on intervient dans une deuxième séance pour redresser le levier osseux, on n'est pas du tout en milieu aseptique, les os infectés conservent, pendant des mois et même des années, des germes latents dont la virulence reparaît sous des influences multiples, et souvent des plus légères; or, presque toujours l'opération s'accompagne de suppurations, n'empêchant d'ailleurs point la guérison définitive.

Quand on pratique dans la même séance l'ablation des séquestres, le nettoyage et le rétablissement statique du levier, il y a évidemment suppuration, souvent de longue durée, mais nous n'avons pas vu, jusqu'à présent, d'accidents consécutifs à l'intervention.

Les résultats sont bons. Le procédé est plus rapide.

Nous avons 6 cas de la première manière, 5 de la seconde, nombre insuffisant pour nous permettre de tirer des conclusions fermes de ces faits qui méritent d'appeler l'attention.

Ostéotomies pour pseudarthroses. — Bien que les opérations pratiquées sur les pseudarthroses ne comportent pas de section osseuse proprement dite, mais la destruction de tissus fibreux, l'écartement de muscles ou d'aponévroses interposés, l'abrasion, la résection d'extrémités osseuses, nous les ferons entrer dans les ostéotomies.

L'ostéotomie permet de rafraîchir les extrémités des fragments sans diminuer leur longueur, de les débarrasser des ostéophytes qui les déforment, sans entamer leur tissu propre. Car on ne peut considérer comme perte de substance l'abrasion, le détachement des tissus parasites qui absorbent à leur profit les sucs nourriciers destinés à la formation du cal osseux.

Dans les pseudarthroses, les extrémités des fragments sont, ou en rapport régulier sans aucune interposition de tissu mou, ou, ce qui est plus fréquent, déviées en différents sens, et séparées par des tissus fibro-cartilagineux, des esquilles détachées, des muscles ou des aponévroses.

L'intervention a précisément pour but d'ôter ces obstacles à la coaptation et à la consolidation. Elle permettra ainsi le rapprochement des fragments et leur fixation dans les conditions les plus favorables à leur réunion.

Dans ce mode d'intervention, on se sert bien plus souvent de l'ostéotome que de la scie. Après l'opération, la section, plus régulière, n'est pas recouverte de parcelles osseuses détachées, plus ou moins exposées à devenir des corps étrangers pouvant entraver la consolidation et favoriser la suppuration.

En résumé, dans les interventions sur les os, il faut faire des sections nettes avec des ostéotomes bien tranchants, à lames minces, d'une largeur en rapport avec le diamètre du levier, dont l'ostéotome à tranchant ondulé est le type le plus recommandable. Pour les évidements, rien ne vaut la gouge coudée.

Tout instrument qui écrase les lamelles osseuses, comme les pinces, les cisailles, et surtout les pinces grugantes, ou qui les arrache comme les scies, prédisposent à la suppuration, et quand un os est infecté, il l'est pour longtemps; l'amputation est parfois rendue nécessaire par la présence de fistules intarissables qui durent des mois et des années.

A notre avis, les opérations atypiques, sans plan déterminé, sont suivies plus fréquemment que les autres d'accidents septiques.

Le système osseux demande des sections nettes et des attaques franches.

FIÈVRE ASEPTIQUE

FRACTURES COMPLIQUÉES

COMPLICATIONS DES FRACTURES

FIÈVRE ASEPTIQUE

DE LA FIÉVRE ASEPTIQUE DANS LES FRACTURES SIMPLES (FERMÉES)

Bien étudiée par Gangolphe, la fièvre de courte durée, qui apparaît dans les premiers jours des fractures, est plus fréquente qu'on ne le croit, surtout dans le jeune âge où A. Broca l'a constatée dans la moitié des cas.

Les fractures accompagnées de grands épanchements sanguins ou séro-sanguins, d'attritions musculaires, exposent plus que les autres à cette fièvre ; aussi l'observe-t-on de préférence à la suite des solutions de continuité du fémur, de l'humérus et du tibia. On a incriminé un accroissement du travail physiologique nécessaire à l'édification du cal (Famechon, Dernisch), la réaction du système nerveux mise en branle par le shock (Bowlby), la coexistence d'une fissure articulaire ou d'une entorse (Verneuil), une fièvre septicémique atténuée (Weber), un rappel d'affection fébrile antérieure (Maunoury), etc., en réalité cette fièvre est fonction de la résorption des éléments anatomiques nécrosés et des produits de sécrétion des tissus nécrobiosés. On sait, d'ailleurs, que les extraits de muscle et de sérum sanguin sont thermogènes.

De plus, on trouve dans les urines de l'urobiline dérivée du pigment sanguin, et l'on rencontre de l'hématoïdine et des globules rouges dans les ganglions lymphatiques et les viscères.

Comme cette fièvre n'a d'influence ni sur la formation du cal, ni sur l'état général et ne modifie pas le pronostic, on néglige habituellement de la rechercher.

Consécutive à un traumatisme violent, elle n'est pas un signe de fracture, mais une simple présomption ; car on l'observe dans les grands épanchements du tissu cellulaire, des cavités closes articulaires ou autres.

CARACTÈRES DE LA FIÈVRE ASEPTIQUE DANS LES FRACTURES SIMPLES

Du côté de la région traumatisée, on constate un épanchement notable, un gonflement étendu, une augmentation de volume, souvent des ecchy-

QUELQUES TYPES DE COURBES CHEZ LES ENFANTS (A. BROCA).

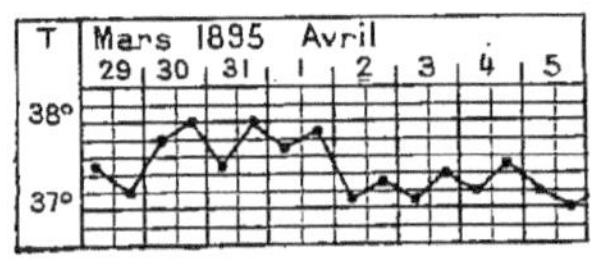

Fig. 210. — Garçon de 9 ans. Fracture de la cuisse droite. Fièvre légère et de courte durée.

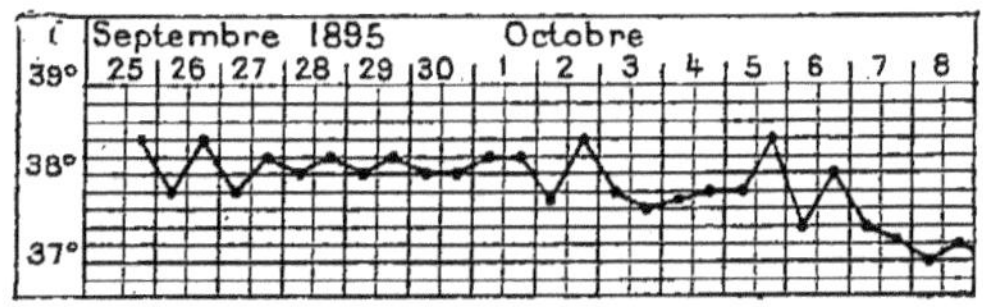

Fig. 211. — Fille de 5 ans 1|2. Fracture de cuisse. Fièvre notable et persistante.

moses. Les téguments, quoique tendus, ne sont pas œdématiés, ne laissent pas de dépression sous le doigt, ne sont pas chauds ; leur coloration est normale ou légèrement vineuse, parfois ecchymotique.

La fièvre aseptique débute tantôt tout de suite après l'accident, tantôt deux ou trois jours après. Elle dure de trois à huit jours, parfois quinze, s'atténue, puis disparaît.

D'après Horsley, on peut distinguer trois types cliniques : tantôt la température axillaire atteint vite 38°,5, et demeure à ce degré pendant une semaine pour redescendre ensuite peu à peu, tantôt, la température affecte la même allure, mais ne dépasse pas 57°,8, tantôt enfin, elle reste quelques jours à 38°,5, revient à la normale et se relève vers le 7e jour à 38° pour retomber ensuite.

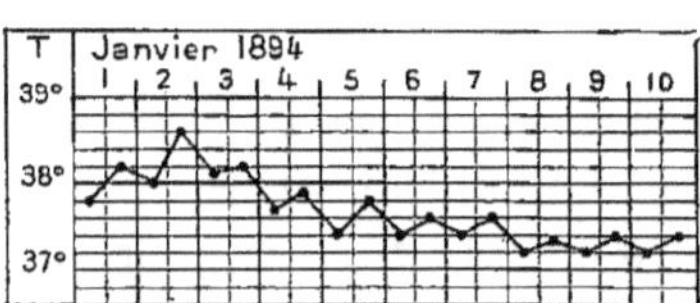

Fig. 212. — Garçon de 8 ans. Décollement épiphysaire de l'extrémité inférieure du fémur, avec hémarthrose du genou.

Dans les fractures de cuisse, la température s'élèverait à 59°,2, dans celles de la jambe à 59°, dans celles de l'humérus à 58°,8, dans celles de l'avant-bras à 58°,4 (Grundler).

Malgré l'élévation de la température qui oscille autour de 58° chez
les adultes, mais qui peut s'élever chez les enfants à 59° et même 40°,

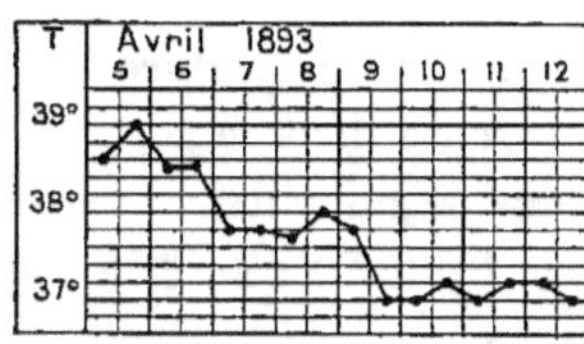

Fig. 213. — Fille de 2 ans.
Fracture de cuisse.

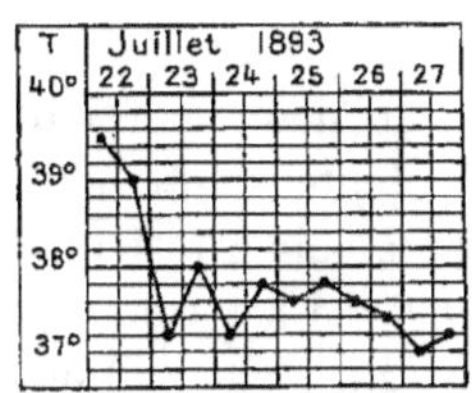

Fig. 214. — Fille de 19 mois.
Fracture de l'extrémité supérieure du fémur.

l'état général est très bon; la peau n'est pas sèche; la langue, humide,
n'est pas saburrale: il n'y a ni frisson, ni dépression, ni malaise, ni
courbature. L'appétit est conservé, le sommeil sans agitation, ni délire.

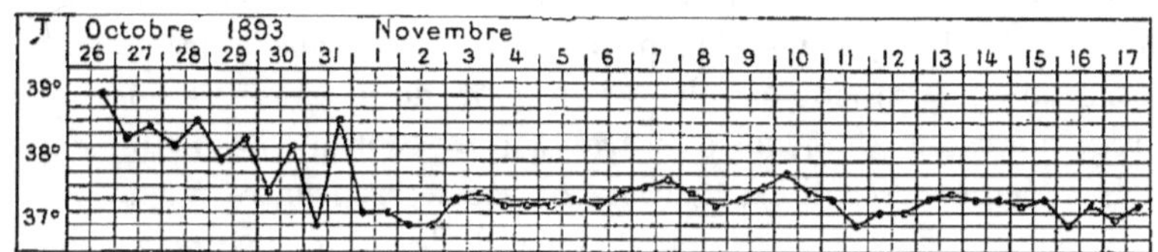

Fig. 215. — Fille de 5 ans 1/2. Fracture de l'extrémité inférieure de l'humérus.
Hyperthermie ayant simulé l'ostéomyélite.

En un mot, personne ne se doute de cet état fébrile, le malade moins
que tout autre; seul le thermomètre en révèle l'existence.

En opposant les symptômes qui accompagnent la fièvre aseptique à
ceux qui sont le cortège habituel des ostéomyélites aiguës provoquées par
des traumatismes, le diagnostic différentiel ne présente pas de difficultés
sérieuses; et, si le doute est permis chez les enfants et les adolescents
pendant 24 ou 48 heures, la marche de la maladie et l'examen de l'état
général se chargeront de le dissiper.

FRACTURES COMPLIQUÉES

On donne le nom de fracture compliquée à toute fracture ouverte, c'est-à-dire à toute solution de continuité osseuse dont le foyer est mis en rapport avec l'air extérieur par une plaie des téguments, si petite que soit cette plaie. La solution de continuité des téguments crée un danger grave en ouvrant la voie à l'infection du foyer de la fracture.

LES BROIEMENTS; LES FRACTURES COMPLIQUÉES COURANTES

La thérapeutique de ces grands broiements est pour nous des plus simples.

Parfois, à la suite de traumatismes violents, on peut constater des lésions considérables ; le membre paraît avoir éclaté sous la pression ; il est d'aspect livide, présente des plaies d'où suinte du sang noir ; au-dessous de la région écrasée, ce membre est froid. on n'y sent que des battements artériels à peine perceptibles, parfois on ne les rencontre même pas.

En cherchant à se rendre compte de l'état du levier osseux, on ne perçoit à la palpation. en déprimant des tissus infiltrés, qu'une sorte de crépitation diffuse.

Le malade est en état de shock, le pouls est petit, le visage couvert de sueur froide, visqueuse, la température au-dessous de la normale.

Il nous faut tout d'abord nous demander ce qu'est le shock ; de la solution de cette question, nous tirerons des indications thérapeutiques. Le P^r Le Dentu a bien voulu nous remettre, sur ce sujet, la note inédite suivante :

« Il s'est élevé, dans ces dernières années, de tels doutes relativement à l'existence même du shock traumatique, que j'ai cru nécessaire de reprendre, dans son ensemble, l'étude de cette importante question. J'ai pris pour base les travaux de nombreux physiologistes qui ont réalisé, dans des conditions rigoureusement semblables à celles qu'on observe en clinique, le shock expérimental.

Il consiste dans une série de phénomènes qui commence par l'irritation des nerfs périphériques, point de départ de réflexes s'exerçant sur l'appareil cardio-pulmonaire et les nerfs vaso-moteurs, et aboutit à une véritable auto-intoxication par suspension ou ralentissement des échanges.

Ce qui rend le problème plus obscur en clinique, c'est l'association ordinaire du shock avec les hémorragies, l'état syncopal, les altérations viscérales, l'infection préexistante ou post-opératoire. Il en résulte de faciles erreurs d'interprétation. Le shock traumatique ne peut pas ne pas exister, puisque la physiologie en démontre la réalité ; mais il est incontestable que ses formes graves sont devenues très rares, et cela parce que les complications associées qui en faisaient jadis un accident redoutable, telles que les infections, ont beaucoup perdu de leur fréquence. Ceci est vrai, surtout pour les opérations abdominales.

Les grandes lésions atteignant les autres parties du corps, les fractures, et les écrasements spécialement, fournissent encore des exemples du shock traumatique, conformément à la conception de J. Hunter et de Dupuytren. »

En cas de shock, notre règle formelle, absolue, est la suivante : on doit lutter contre les phénomènes inhibitoires, la suspension ou le ralentissement extrême des échanges ; il faut en premier lieu s'occuper de ranimer le malade, le réchauffer, le mettre dans une chambre ou salle d'opération chaude ; lui faire des injections de sérum, de caféine, d'huile camphrée, d'éther, le « remonter » ; et dès qu'il est remonté, ce qui peut demander de 3 à 4 heures, intervenir ; employer l'éther si c'est nécessaire, mais user des anesthésiques le moins possible, car les anesthésiques sont des toxiques, et produisent sur les éléments figurés du sang le même effet que les poisons minéraux (Robert Lœwy et Pàris). Si par un hasard extraordinaire une artère saigne, il est élémentaire de placer sur elle une pince hémostatique.

Voilà comment il faut opérer.

Comment intervenir? On doit intervenir avec cette pensée dominante : la conservation à outrance, et c'est un plaisir pour nous que d'affirmer ici, grâce aux progrès de la chirurgie moderne, le triomphe des idées de M. Reclus.

Après avoir nettoyé la région opératoire à l'aide de la brosse et du savon, d'éther, d'alcool et de sublimé au 1/1000, ou de permanganate à 1/2000, ou encore d'eau oxygénée à 6 volumes, on incise franchement les tissus et l'on met largement à nu les fragments osseux.

Il faut alors procéder à la désinfection de la plaie, à l'aide d'un puissant jet d'eau bouillie salée, aussi chaude que les mains de l'opérateur peuvent la supporter, jet que l'on projette à tout instant à l'intérieur de la plaie, tandis qu'on cherche à obtenir, avec les ciseaux ou le bistouri au besoin, une surface cruentée bien régulière, sans ponts musculaires susceptibles de créer des clapiers, et de déterminer des rétentions de sérosités.

Cette plaie sera nettoyée avec un soin minutieux ; il faut en fouiller, avec des tampons et des compresses montées sur des pinces, tous les coins, tous les recoins. On trempera ces compresses dans l'eau oxygénée à 6 volumes ou dans du permanganate de potasse à 1/2000.

Il faut prendre son temps, insister, laver, relaver, y revenir.

De ce premier nettoyage dépend la guérison : c'est assez dire l'importance que nous y attachons.

On termine en touchant toutes les régions lésées avec des compresses trempées dans de l'alcool.

Cela fait, on établira le drainage de la plaie. C'est un point capital dans l'intervention, que le drainage ; il faut bien drainer, c'est-à-dire en plusieurs endroits, particulièrement dans les régions déclives.

Un bon drainage est le secret de maintes guérisons.

On peut utiliser, comme complément des drains, des mèches de gaze ; mais il faut alors éviter qu'elles ne forment tampon à l'orifice de sortie, lorsqu'on referme une partie de la plaie à l'aide de quelques points de suture.

Le pansement se compose de quelques mèches de gaze recouvertes d'ouate hydrophile et fixées par quelques tours de tarlatane humide.

On met le membre en bonne position, et on l'y maintient par un appareil approprié.

Puis, on pratique une injection de sérum antitétanique et l'on remet le malade dans son lit. .

Il faut alors le surveiller, et le surveiller de très près.

On doit prendre les jours suivants sa température et son pouls.

Que la température soit le lendemain à 58, à 59, cela n'a rien de bien inquiétant si le pouls est peu élevé. Mais si la température est normale, ou presque normale, et si le pouls monte à 120, 150, si le malade présente un peu d'agitation, c'est la septicémie ou la gangrène gazeuse qui s'annoncent. Alors, il faut intervenir, enlever le pansement immédiatement et hardiment inciser, débrider, laver et nettoyer avec de l'eau oxygénée à 12 volumes ou du permanganate de potasse au 1/1000, drainer la plaie dans tous les sens avec de très gros drains, en la laissant largement ouverte.

Si les choses vont bien, on peut attendre suivant les cas quelques jours. On n'enlèvera le pansement que s'il apparaît une élévation progressive et continue de la température, si la douleur se localise en un point d'une façon intense, ou s'il se fait par la plaie un écoulement très abondant de sérosité.

Dans tous les cas ordinaires de fractures ouvertes, après une désinfection soignée des téguments, on doit inciser largement sur les fragments faisant saillie, réséquer, si c'est nécessaire, les saillies osseuses, désinfecter soigneusement, laisser les esquilles adhérentes au périoste, réduire, mettre le membre en bonne position, faire une ligature osseuse si c'est indispensable (voir p. 72), drainer et ne pas suturer complètement la peau.

On applique un petit pansement à la gaze, maintenu par quelques tours de tarlatane humide, puis on place un appareil plâtré, dont le plâtre a été gâché dans une solution de sublimé au 1/1000e; on l'échancre au niveau de la région lésée. L'échancrure faite, on peut, si c'est nécessaire, enlever la partie visible de la bande de tarlatane humide fixant la gaze sur la plaie, enlever la compresse de gaze superficielle et en remettre d'autres. on complète le pansement avec de l'ouate hydrophile, qui sera maintenue par des bandes de tarlatane passant cette fois sur le plâtre.

Quelques points de pratique nous retiendront :

Il arrive parfois que, sur le membre blessé, apparaît à un orifice cutané punctiforme, un suintement sanguin noirâtre; les intransigeants préconisent l'incision précoce dans ce cas.

Notre expérience nous permet d'affirmer qu'il n'est pas indispensable d'intervenir immédiatement par un large débridement.

On s'assurera que les gros vaisseaux ne sont pas lésés en recherchant les pulsations artérielles, on nettoiera la peau avec un soin minutieux, et l'on appliquera un pansement aseptique.

Puis, après avoir réduit si possible, on posera un appareil ouaté compressif.

On surveillera naturellement de très près le blessé, et l'on se disposera à intervenir au moindre symptôme, soit local, soit général.

Lorsque, par l'orifice, pointe un fragment, mais qui ne dépasse pas de plus d'un centimètre environ la surface cutanée, on peut, après avoir désinfecté la région et particulièrement le fragment, tenter sa réduction par une traction vigoureuse.

Assez souvent, on obtiendra un résultat satisfaisant.

Parfois, il faut s'aider d'un écarteur pour refouler les téguments et permettre au fragment de rentrer.

Lorsqu'enfin la peau fait obstacle insurmontable à la réduction, on pratiquera un léger débridement.

Au cas où le fragment pointe de plus d'un centimètre, on réduira à ciel ouvert.

D'autres fois, en explorant le foyer de fracture, on trouve l'os rompu en petits morceaux non adhérents, impossibles à coapter, formant corps étrangers ; il faut les enlever. Les règles d'antisepsie ayant été rigoureusement observées, il est permis d'espérer la consolidation : le membre est mis en bonne position, et surveillé attentivement.

Mais, quand à la suite d'un traumatisme violent d'un segment de membre à deux leviers, l'un de ces leviers présente une perte de substance de plusieurs centimètres, il est indiqué, à notre avis, de réséquer une partie équivalente de l'autre levier, de façon à obtenir aisément le contact des fragments.

Dans les cas de fractures compliquées par balles de revolver ou projectiles quelconques, on enlèvera les corps étrangers.

Lorsque le traumatisme n'est pas récent, et qu'une infection suraiguë menace rapidement la vie du sujet, il faut amputer ou désarticuler; sinon, on luttera contre l'inflammation locale.

La balnéation continue, si la région s'y prête, est une ressource précieuse.

Le bain de choix, est, d'après Le Dentu, dont nous partageons l'opinion, le bain d'eau phéniquée à 1/400. On peut laisser des malades pendant des semaines dans cette solution sans accidents d'intoxication. Par cette méthode nous avons obtenu des résultats remarquables.

Lorsque la région ne s'y prête pas, on fera de longues séances, 3/4 d'heure, 1 heure, de pulvérisations sur la plaie; on couvrira bien le malade pour qu'il ne se refroidisse pas; cela est important.

Avant la pulvérisation, par un léger nettoyage, on enlèvera les parties sphacélées de la plaie avec des pinces.

Les pulvérisations d'eau oxygénée sont excellentes, elles sont efficaces[1]. Après la pulvérisation et le nettoyage de la plaie, on fera des attouchements à la teinture d'iode, si c'est nécessaire, et l'on mettra un pansement humide sans taffetas gommé.

Il faut, bien entendu, soutenir l'état général du malade, lui donner des toniques, des diurétiques, une alimentation non toxique.

---

1. On sait que l'eau oxygénée se décompose par la chaleur d'autant plus qu'elle est moins acide, et que la température est plus élevée.

Cependant employée en pulvérisations, elle ne s'altère que fort peu, elle est projetée à l'état d'eau oxygénée.

L'eau oxygénée du commerce à 12 volumes passe à 8 volumes (Robert Lœwy et Loudenot).

COMPLICATIONS DES FRACTURES

La distinction entre les fractures compliquées et les complications des fractures est classique; nous la respecterons, et nous envisagerons seulement dans ce chapitre « tout accident général, ou tout désordre local, de nature à aggraver la lésion principale, à retarder ou à compromettre la consolidation, et à nécessiter une thérapeutique particulière ».

Ainsi, une fracture peut être grave d'emblée par les désordres anatomiques qu'elle provoque, par l'agent qui l'a produite; par l'intensité du traumatisme et par le shock qui en dépend. Le praticien réserve son pronostic. Voici, au contraire, un malade qui a subi son accident presque allègrement, pourrait-on dire; le sujet est jeune, paraît vigoureux; la fracture semble devoir évoluer sous les meilleurs auspices. La famille est rassurée; le médecin se laisse gagner par la confiance unanime et porte un pronostic favorable.

Cependant le patient se sent plus fatigué : des désordres locaux apparaissent. La santé générale est atteinte. La mort peut survenir brusquement. Que sont ces phénomènes nouveaux, pour interrompre d'une façon si néfaste un processus que rien ne semblait devoir entraver? Resterons-nous impuissants, ou pourrons-nous, au contraire, en assurer le traitement prophylactique?

Il est réconfortant de penser que, grâce aux progrès de la chirurgie moderne, grâce à la connaissance de jour en jour plus approfondie des complications des fractures, le chirurgien, en faisant œuvre de clinicien, sera le thérapeute qui, par des soins intelligemment donnés, sauvera presque toujours la vie de son malade des dangers qui la menacent.

Nous nous placerons donc dans la situation du médecin traitant qui, en présence d'une fracture, en apparence bénigne portant sur un os long, doit se demander quels accidents il doit redouter et comment il les préviendra.

Pendant les premières heures et les quelques jours qui suivent, on doit surtout songer aux complications du traumatisme lui-même. Le shock est presque immédiat : il faut lutter contre ce shock sur le champ (voir Fractures compliquées, page 367).

Chez les névropathes, chez les alcooliques avérés, les désordres du système nerveux central ne sont pas toujours en rapport avec la violence de l'accident : ils se manifestent à des degrés divers. Un des plus graves est le délire furieux qui peut aboutir à la mort, et qui, dans tous les cas, compromet le traitement de la fracture. Les injections de sérum, l'opium, le chloral, le tribromure (on peut être amené à donner 10 grammes de chloral et 6 grammes de tribromure par jour), sont donc indiqués chez tout individu suspect d'alcoolisme ou de tare nerveuse quelconque.

Notons, à ce propos, qu'il ne semble pas y avoir d'hémorragie méningée dans le delirium tremens ; il n'y a pas non plus d'irritation méningée caractérisée soit par des modifications du liquide céphalo-rachidien, soit par l'apparition d'éléments cellulaires (Froin, notes inédites). Il n'y a pas non plus d'hypertension considérable du liquide céphalo-rachidien.

Il est donc peu probable que la ponction lombaire puisse devenir une méthode thérapeutique pour le delirium tremens.

Localement, la contusion des parties molles peut s'accompagner d'attrition, de stupeur locale. Les téguments se nécrosent rapidement; le foyer osseux communique avec l'extérieur : la fracture devient compliquée. Le processus nécrobiotique peut être plus étendu, envahir les parois artérielles et veineuses, provoquer des hémorragies graves. Il faut donc éviter ce qui peut causer de l'irritation de la région; s'il se forme une escarre, on s'efforcera d'en retarder le plus possible la chute.

Les pansements à l'eau salée, les injections de sérum artificiel, qui augmentent la vitalité des tissus, nous paraissent ici indiqués.

D'autres fois, ce sont les esquilles qui jouent un rôle de corps étrangers et qui tendent à s'éliminer. Si, par un examen attentif, on arrive à reconnaître qu'elles sont nombreuses, petites et isolées, sans adhérences avec le périoste, il est préférable de les extraire.

Cependant, l'affection évolue dans un sens favorable; le membre est en bonne position; les téguments sont intacts; mais le sujet accuse quelques vagues douleurs au niveau des lésions osseuses : il faut songer à la possibilité d'hématomes limités, d'anévrisme diffus, de thrombose veineuse, toutes causes qui peuvent compromettre la vitalité des téguments et constituer un terrain favorable à l'infection.

On doit alors ouvrir le foyer, le débarrasser de ses caillots, et lier dans la plaie les deux bouts de l'artère.

C'est généralement à cette époque, lorsque les phénomènes douloureux du début sont calmés, que l'on remarque l'existence de lésions des nerfs. Elles se manifestent par des paralysies motrices, par des phénomènes névritiques, par des troubles trophiques, et elles peuvent être dues à la section du nerf ou à son irritation par une esquille ou par le cal en voie de formation.

Suivant les cas, on devra libérer ou suturer le nerf atteint.

Les spasmes musculaires résultent des mêmes causes : ils sont surtout fréquents chez les alcooliques, après une fracture des membres inférieurs ; ils sont capables de s'opposer à la réduction, et d'imposer l'emploi de l'anesthésie. Le chirurgien qui les redoute doit s'abstenir de toute exploration qui n'a pas son utilité immédiate; lorsqu'il les rencontre, il est appelé à les combattre par des calmants.

Nous ne parlerons que pour mémoire des complications septiques des fractures : elles sont présentes à l'esprit de tous, et il n'est pas un chirurgien qui, par des précautions antiseptiques rigoureuses, ne cherche à les prévenir. Elles deviennent d'ailleurs de plus en plus rares : il faut cependant être prévenu de la possibilité de suppurations qui sont produites dans les fractures fermées par l'infection sanguine. On peut les éviter en traitant les plaies et les ulcérations que présentent les malades.

Le tétanos constitue une complication des plus redoutables. Il a été signalé même dans les fractures fermées : il ne serait donc pas déraisonnable, si l'on a un motif quelconque de redouter son apparition, de faire une injection préventive d'antitoxine. Une seconde injection faite quinze jours après la première, mettrait le blessé à l'abri du tétanos.

Pendant la période de consolidation, tout souci d'infection, d'hémorragies, d'altération de la santé générale étant écarté, l'attention sera éveillée surtout par les troubles locaux; raideurs articulaires, atrophie musculaire, altérations des téguments, œdèmes. Il ne faut pas trop s'alarmer de ces phénomènes ni compromettre, pour les faire cesser, une bonne guérison : l'atrophie musculaire et les raideurs articulaires cèdent le plus souvent à un traitement par la gymnastique, le massage et l'électricité pratiqués modérément après consolidation complète de la fracture.

Il serait bon cependant, si l'on constatait un amaigrissement rapide du membre, de rechercher la réaction de dégénérescence.

Même à cette époque, le malade n'est pas à l'abri d'accidents capables de mettre sa vie en danger : l'embolie graisseuse serait assez fréquente, surtout dans les fractures diaphysaires à grands délabrements.

On doit donc analyser les urines, pour reconnaître si elles contiennent ou non de la graisse. S'il y a chylurie, il faut relever la tonicité du cœur et réserver le pronostic.

L'embolie veineuse est plus rare : elle se voit du vingtième au soixante-dixième jour. C'est un accident grave, qu'un changement d'appareil, une mobilisation hâtive, le massage peuvent provoquer. Si l'on soupçonne une thrombose veineuse, on se gardera donc de toute intervention qui n'est pas formellement indiquée, et l'on veillera soigneusement à maintenir l'immobilité absolue du membre.

La gangrène peut être due à la compression des artères principales par les fragments ou des appareils trop serrés, et apparaître précocement.

Le plus souvent, chez l'enfant surtout, ce sont ces derniers qu'il faut incriminer. A ce titre, on a pu dire que la gangrène survenait de préfé-

rence dans les fractures fermées et au membre inférieur. Il est utile de
se pénétrer de ces notions et au moindre symptôme suspect (engourdisse-
ment, douleurs intenses, fourmillement, crampes) on examinera l'état du
membre et la pression de l'appareil.

Nous avons vu, dans un chapitre spécial, tout ce qui intéresse la consolidation (retards, pseudarthroses, cals exubérants, cals vicieux, altérations
pathologiques du cal, cal douloureux) et nous avons exprimé la conception qui permettait de grouper ces divers accidents, et d'en fournir une
explication satisfaisante.

Dans cet article, forcément restreint, nous avons essayé de montrer
comment on pouvait prévoir les complications les plus fréquentes et les
plus graves des fractures des os longs; nous les avons étudiées suivant
l'époque où elles apparaissent le plus souvent. Mais nous sommes les
premiers à reconnaître que rien n'est absolu en clinique, et que c'est
œuvre vaine de vouloir poser un pronostic ferme sur des données qui
n'ont pas la rigueur et la précision scientifiques.

Le chirurgien devra toujours songer à la possibilité d'une anomalie et
poser son diagnostic bien plus d'après ses impressions personnelles, et
son expérience, que d'après une statistique dont la valeur s'efface devant
les cas individuels.

Le traitement doit être dirigé de la façon suivante : lorsque l'état du
blessé ne rend pas nécessaire une thérapeutique d'urgence, ou lorsqu'il
a été paré aux accidents redoutables que provoque parfois le traumatisme
(hémorragies notamment), le devoir du médecin est d'immobiliser en
bonne position le segment fracturé, par l'appareil qui remplira le mieux
cette indication primordiale, et de faire, s'il le juge utile, une injection
préventive de sérum antitétanique.

Plus libre ensuite, il pourra s'enquérir du passé pathologique de son
malade, rechercher les infections anciennes ou récentes, les intoxications,
les diathèses et les dyscrasies : albuminurie, diabète, syphilis, tuberculose, etc. Au cours de l'affection, l'examen des urines (chylurie) rendra
de grands services; nous avons insisté sur ce point.

Souvent le traitement général bien dirigé aura une heureuse influence
sur l'état constitutionnel d'un sujet plus ou moins taré : ainsi, le blessé
se trouvera placé dans les conditions les plus favorables pour que le traitement local aboutisse à un succès aussi prompt et complet que possible.

Mais il ne faut pas oublier que toute fracture, même la moins grave,
entraîne une diminution de la fonction du membre et que le cal est un
lieu de moindre résistance : à ce point de vue, on peut craindre des complications souvent fort lointaines.

C'est l'œuvre du médecin traitant de guider son malade à travers la vie.

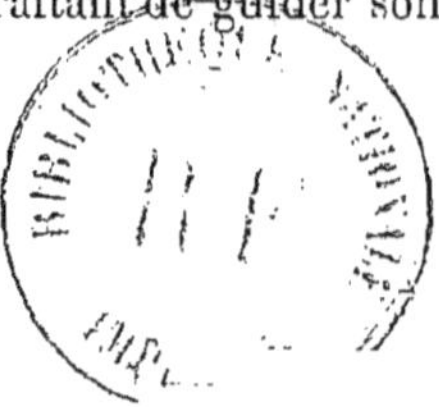

TABLE DES MATIÈRES

CHAPITRE II

CUISSE

CHAPITRE III

JAMBE ET CUISSE

CHAPITRE IV

AVANT-BRAS

CHAPITRE V

BRAS

CHAPITRE VI

FRACTURES DE LA CLAVICULE

LES CALS·

FRACTURES DYSTROPHIQUES

ET

TROUBLES DE LA MINÉRALISATION

OSTÉOTOMIES

FIÈVRE ASEPTIQUE
FRACTURES COMPLIQUÉES
COMPLICATIONS DES FRACTURES

50522. — PARIS, IMPRIMERIE LAHURE

9, RUE DE FLEURUS, 9

MASSON & CIE, ÉDITEURS
Libraires de l'Académie de Médecine, 120, boulevard Saint-Germain, Paris (VIe)

Pr. n° 374

EXTRAIT DU CATALOGUE MÉDICAL [1]

RÉCENTES PUBLICATIONS   Janvier 1904

Traité de   <u>OUVRAGE COMPLET</u>
Pathologie générale

PUBLIÉ PAR

CH. BOUCHARD
MEMBRE DE L'INSTITUT
PROFESSEUR DE PATHOLOGIE GÉNÉRALE A LA FACULTÉ DE MÉDECINE DE PARIS

SECRÉTAIRE DE LA RÉDACTION
G.-H. ROGER
Professeur agrégé à la Faculté de médecine de Paris, Médecin des hôpitaux.

COLLABORATEURS :

MM. Arnozan — D'Arsonval — Benni — F. Bezançon — R. Blanchard — Boinet — Boulay — Bourcy — Brun — Cadiot — Chabrié — Chantemesse — Charrin — Chauffard — J. Courmont — Dejerine — Pierre Delbet — Devic — Ducamp — Mathias Duval — Féré — Gaucher — Gilbert — Gley — Gouget — Guignard — Louis Guinon — J.-F. Guyon — Hallé — Hénocque — Hugounenq — M. Labbé — Lambling — Landouzy — Laveran — Lebreton — Le Gendre — Lejars — Le Noir — Lermoyez — Lesné — Letulle — Lubet-Barbon — Marfan — Mayor — Menetrier — Morax — Netter — Pierret — Ravaut — G.-H. Roger — Gabriel Roux — Ruffer — Sicard — Raymond Tripier — Vuillemin — Fernand Widal.

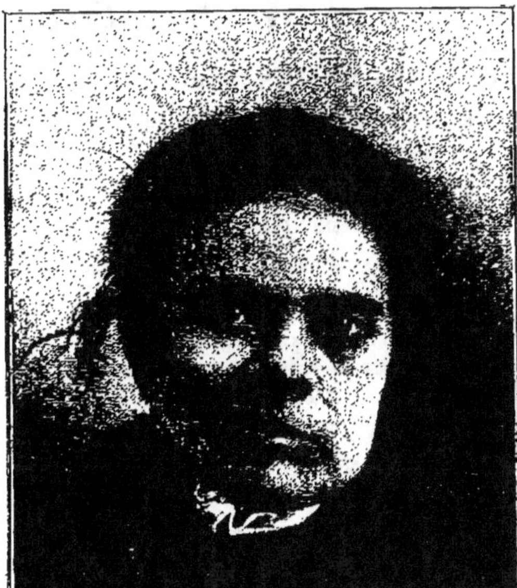

Tome V. Fig. 20. — Paralysie faciale gauche

6 *vol. grand in-8°, avec figures dans le texte :* **126** *fr.*

Chaque volume est vendu séparément.

Tome I. — 1 vol. grand in-8° de 1018 pages avec figures dans le texte : **18** fr.

Tome II. — 1 vol. grand in-8° de 940 pages avec figures dans le texte : **18** fr.

1. La librairie Masson et Cie envoie gratuitement et franco de port les catalogues suivants à toutes les personnes qui lui en font la demande. — Catalogue général contenant, classés par subdivisions, tous les ouvrages ou périodiques publiés à la librairie. — Catalogues de l'Encyclopédie scientifique des Aide-Mémoire : I. Section de l'ingénieur. — II. Section du biologiste. — Catalogue des ouvrages d'enseignement.

TOME III. — 1 vol. in-8° de 1400 pages avec figures dans le texte, publié en deux fascicules : **28 fr.**

TOME IV. — 1 vol. in-8° de 719 pages avec figures dans le texte : **16 fr.**

TOME V. — 1 vol. in-8° de 1180 pages avec nombreuses figures dans le texte : **28 fr.**

TOME VI. — 1 vol. in-8° de 935 pages : **18 fr.**

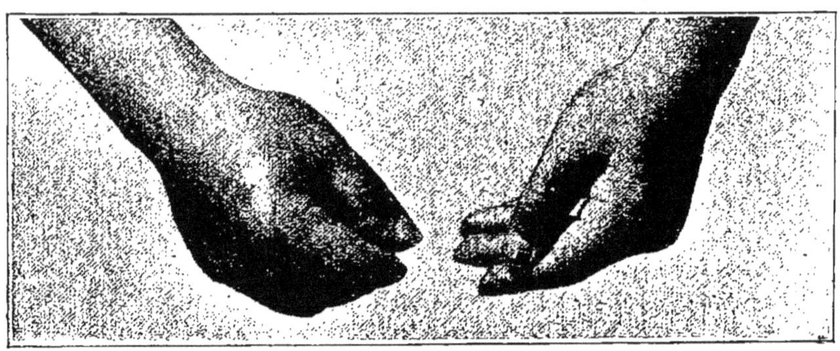

Tome V. Fig. 178. — Attitude des mains dans la maladie de Parkinson.

Nouveaux Procédés d'Exploration

LEÇONS DE PATHOLOGIE GÉNÉRALE

PROFESSÉES A LA FACULTÉ DE MÉDECINE DE PARIS

Par Ch. ACHARD

Agrégé, Médecin de l'hôpital Tenon

RECUEILLIES ET RÉDIGÉES PAR

P. SAINTON   ET   **M. LŒPER**

DEUXIÈME ÉDITION, REVUE ET AUGMENTÉE

1 volume grand in-8°, avec figures dans le texte en noir et en couleurs. . . . . . **8 fr.**

Vient de paraître :

L'Alimentation et les Régimes

Chez l'Homme sain et chez les Malades

Par Armand GAUTIER

Membre de l'Institut et de l'Académie de Médecine
Professeur à la Faculté de médecine de Paris

1 volume in-8° avec figures, broché. . . . . **10 fr.**

Traité des ◙ ◙ ◙ ◙ ◙ ◙ ◙ ◙ ◙ ◙ ◙ ◙
◙ ◙ Maladies de l'Enfance

Deuxième Édition, revue et augmentée

PUBLIÉE SOUS LA DIRECTION DE MM.

J. GRANCHER   ET   **J. COMBY**

PROFESSEUR A LA FACULTÉ DE PARIS   MÉDECIN
MEMBRE DE L'ACADÉMIE DE MÉDECINE   DE L'HÔPITAL DES ENFANTS-MALADES

5 volumes grand in-8° avec figures dans le texte. *En souscription :*   100 francs.

TOME I. 1 volume grand in-8° de 1060 pages, avec figures : **22 fr.**

Chapitre premier : **Physiologie et Hygiène de l'Enfance.**
Chapitre II : **Maladies infectieuses.**
Chapitre III : **Maladies générales de la nutrition.**
Chapitre IV : **Intoxications.**

TOME II. 1 volume grand in-8° de 964 pages, avec figures : **22 fr.**

Chapitre V : **Maladies du tube digestif.**
Chapitre VI : **Maladies du pancréas.**
Chapitre VII : **Maladies du péritoine.**
Chapitre VIII : **Maladies du foie.**
Chapitre IX : **Rate et ses maladies.**
Chapitre X : **Maladies des capsules surrénales.**
Chapitre XI : **Maladies génito-urinaires.**

Sous presse : TOME III

Vient de paraître :

Les Fractures ◙ ◙ ◙ ◙ ◙ ◙
◙ ◙ ◙ ◙ ◙ ◙ ◙ des Os longs

Leur Traitement pratique

PAR LES DOCTEURS

J. HENNEQUIN   ET   **Robert LŒWY**

Membre   Ancien interne des Hôpitaux
de la Société de Chirurgie   Lauréat de l'Institut

AVEC 215 FIGURES DANS LE TEXTE

PRÉCIS D'OBSTÉTRIQUE

PAR

A. RIBEMONT-DESSAIGNES

*Professeur agrégé à la Faculté de médecine de Paris. Accoucheur de l'Hôpital Beaujon.
Membre de l'Académie de médecine.*

ET

G. LEPAGE

*Professeur agrégé à la Faculté de médecine de Paris.
Accoucheur de l'Hôpital de la Pitié.*

SIXIÈME ÉDITION ENTIÈREMENT REFONDUE

1 volume grand in-8° de 1420 pages avec 568 figures dans le texte dont 400 dessinées par
RIBEMONT-DESSAIGNES. Relié toile : **30 fr.**

Cette nouvelle édition du **Précis d'obstétrique** n'est pas une simple réédition de l'édition précédente plus ou moins modifiée, mais est le résultat d'un remaniement complet.

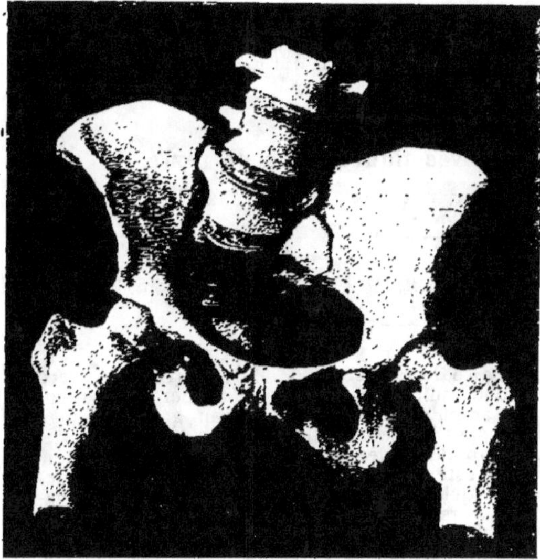

Fig. 376. — Bassin oblique ovalaire avec synostose de l'articulation sacro-iliaque du côté droit.

Pour rester dans le cadre d'une œuvre didactique, il était nécessaire que le volume ne fût pas augmenté. C'est à quoi sont arrivés les auteurs en supprimant la presque totalité des notions anatomo-physiologiques concernant l'appareil génital de la femme et en procédant à une revision soigneuse des figures et du texte.

Ils ont pu ainsi 1° ajouter un certain nombre de figures nouvelles; 2° développer certaines questions de pratique, telles que celles des complications et hémorragies de la délivrance, des infections puerpérales, des ruptures de l'utérus, de l'ophtalmie purulente des nouveau-nés, etc.; mettre au point la plupart des questions importantes; 3° traiter des sujets nouveaux, tels que l'application de la radiographie à l'obstétrique. A la pathologie médicale du nouveau-né ont été ajoutées des notions sommaires sur la pathologie chirurgicale de l'enfant qui vient de naître.

Précis Élémentaire d'Anatomie, ❧ ❧ ❧ ❧ ❧ ❧ ❧
❧ ❧ ❧ ❧ ❧ ❧ ❧ de Physiologie et de Pathologie

PAR

P. RUDAUX

Ancien chef de clinique à la Faculté de médecine de Paris

avec Préface par **M. RIBEMONT-DESSAIGNES**

1 volume avec 462 figures. Cartonné toile . . . . **8 fr.**

Ce volume, destiné aux élèves sages-femmes, contient les notions qui leur sont nécessaires et sert en quelque sorte de complément à la nouvelle édition du **Précis d'Obstétrique,** où les auteurs, en raison de la publication de ce petit volume, ont cru pouvoir supprimer la presque totalité des notions anatomo-physiologiques.

CHARCOT — BOUCHARD — BRISSAUD

BABINSKI — BALLET — P. BLOCQ — BOIX — BRAULT — CHANTEMESSE — CHARRIN
CHAUFFARD — COURTOIS-SUFFIT — DUTIL — GILBERT — GUIGNARD — G. GUILLAIN
L. GUINON — GEORGES GUINON — HALLION — LAMY — LE GENDRE
A. LÉRI — MARFAN — MARIE — MATHIEU — NETTER — ŒTTINGER
ANDRÉ PETIT — RICHARDIÈRE — ROGER — RUAULT
SOUQUES — THOINOT — THIBIERGE — TOLLEMER
FERNAND WIDAL

TRAITÉ DE MÉDECINE

DEUXIÈME ÉDITION

(Entièrement refondue)

PUBLIÉE SOUS LA DIRECTION DE MM.

BOUCHARD	BRISSAUD
Professeur à la Faculté de médecine de Paris Membre de l'Institut.	Professeur à la Faculté de médecine de Paris Médecin de l'hôpital St-Antoine.

10 volumes grand in-8°, avec figures dans le texte

En Souscription. **150** francs.

Chaque volume est vendu séparément.   JANVIER 1904.

Le succès de la première édition du **Traité de Médecine** de MM. Charcot, Bouchard et Brissaud a rendu nécessaire une seconde édition, et, loin de se borner à une réimpression, les auteurs ont voulu présenter au public un ouvrage nouveau, gardant le plan et les idées qui avaient assuré le succès sans précédent du traité, mais complétant et remaniant la plupart de ses parties. Comprenant désormais 10 volumes, dont 9 déjà ont été publiés, le **Traité de Médecine** reste le plus complet, le plus documenté des livres de ce genre, et l'autorité croissante qui s'attache aux noms de ceux qui y collaborent en confirme et en assure le succès persistant.

TOME I. 1 vol. grand in-8° de 845 pages, avec figures dans le texte : **16 fr.**

Les bactéries, par L. GUIGNARD. — *Pathologie générale infectieuse,* par A. CHARRIN. — *Troubles et maladies de la nutrition,* par PAUL LE GENDRE. — *Maladies infectieuses communes à l'homme et aux animaux,* par G.-H. ROGER.

TOME II. 1 vol. grand in-8° de 896 pages, avec figures dans le texte : **16 fr.**

Fièvre typhoïde, par A. CHANTEMESSE. — *Maladies infectieuses,* par F. WIDAL. — *Typhus exanthématique,* par L.-H. THOINOT. — *Fièvres éruptives,* par L. GUINON. — *Erysipèle,* par E. BOIX. — *Diphtérie,* par A. RUAULT. — *Rhumatisme articulaire aigu,* par W. ŒTTINGER. — *Scorbut,* par TOLLEMER.

TOME III. 1 vol. grand in-8° de 702 pages, avec figures dans le texte : **16 fr.**

Maladies cutanées, par G. THIBIERGE. — *Maladies vénériennes,* par G. THIBIERGE. — *Maladies du sang,* par A. GILBERT. — *Intoxications,* par H. RICHARDIÈRE.

TOME IV. 1 vol. grand in-8° de 680 pages, avec figures dans le texte : **16 fr.**

Maladies de l'estomac, par A. MATHIEU. — *Maladies du pancréas,* par A. MATHIEU. — *Maladies de l'intestin,* par COURTOIS-SUFFIT. — *Maladies du péritoine,* par COURTOIS-SUFFIT. — *Maladies de la bouche et du pharynx,* par A. RUAULT.

Tome V. 1 vol. grand in-8°, avec figures en noir et en couleurs dans le texte : 18 fr.

Maladies du foie et des voies biliaires, par A. Chauffard. — *Maladies du rein et des capsules surrénales*, par A. Brault. — *Pathologie des organes hématopoïétiques et des glandes vasculaires sanguines, moelle osseuse, rate, ganglions, thyroïde, thymus*, par G.-H. Roger.

Tome VI. 1 vol. grand in-8° de 612 pages, avec figures dans le texte : 14 fr.

Maladies du nez et du larynx, par A. Ruault. — *Asthme*, par E. Brissaud. — *Coqueluche*, par P. Le Gendre. — *Maladies des bronches*, par A.-B. Marfan. — *Troubles de la circulation pulmonaire*, par A.-B. Marfan. — *Maladies aiguës du poumon*, par Netter.

Tome VII. 1 vol. grand in-8° de 550 pages, avec figures dans le texte : 14 fr.

Maladies chroniques du poumon, par A.-B. Marfan. — *Phtisie pulmonaire*, par A.-B. Marfan. — *Maladies de la plèvre*, par Netter. — *Maladies du médiastin*, par A.-B. Marfan.

Tome VIII. 1 vol. grand in-8° de 580 pages, avec figures dans le texte : 14 fr.

Maladies du cœur, par M. André Petit. — *Maladies des vaisseaux sanguins*, par W. Œttinger.

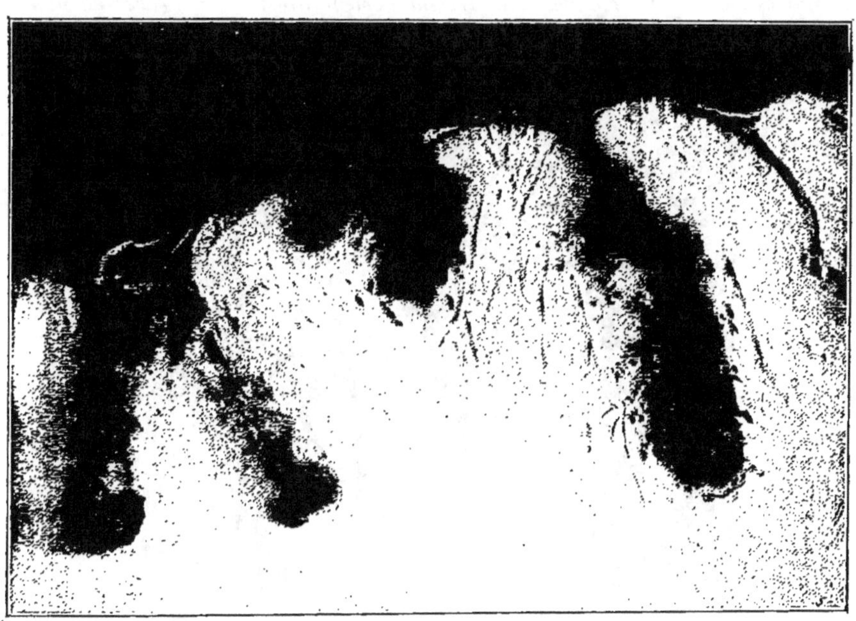

Figure extraite du Tome IX.

Tome IX. 1 vol. grand in-8° avec figures dans le texte

Maladies de l'encéphale, par E. Brissaud, Souques et Tollemer. — *Maladies de la protubérance et du bulbe*, par G. Guillain. — *Maladies intrinsèques de la moelle épinière*, par P. Marie, O. Crouzon et A. Léri. — *Maladies extrinsèques de la moelle épinière* par G. Guinon. — *Maladies des méninges*, par G. Guinon. — *Syphilis des centres nerveux*, par H. Lamy.

Tome X. 1 vol. grand in-8° avec figures dans le texte. *Sous presse.*

OUVRAGE COMPLET :

La Pratique ❧ ❧ ❧ ❧ ❧ ❧ ❧
❧ ❧ ❧ ❧ ❧ ❧ Dermatologique

Traité de Dermatologie appliquée

PUBLIÉ SOUS LA DIRECTION DE MM.

ERNEST BESNIER, L. BROCQ, L. JACQUET

PAR MM.

AUDRY, BALZER, BARBE, BAROZZI, BARTHÉLEMY, BÉNARD, ERNEST BESNIER,
BODIN, BRAULT, BROCQ, DE BRUN, COURTOIS-SUFFIT, DU CASTEL, A. CASTEX,
J. DARIER, DÉHU, DOMINICI, W. DUBREUILH, HUDELO, L. JACQUET, JEANSELME,
J.-B. LAFFITTE, LENGLET, LEREDDE, MERKLEN, PERRIN, RAYNAUD, RIST,
SABOURAUD, MARCEL SÉE, GEORGES THIBIERGE, F. TRÉMOLIÈRES, VEYRIÈRES.

*4 volumes richement cartonnés toile, très largement illustrés de figures en noir
et de planches en couleurs.* . . . . **156 fr.**

Chaque volume est vendu séparément.

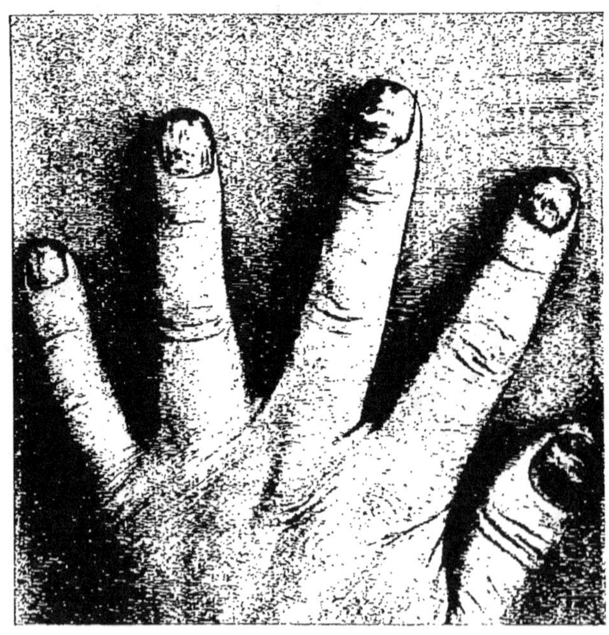

Tome IV. Fig. 50. — Psoriasis des ongles.

TOME I.

Avec 230 figures en noir et 24 planches en couleurs. **36 fr.**

Anatomie et Physiologie de la Peau. — Pathologie générale de la Peau. — Symptomatologie générale des Dermatoses. — Acanthosis nigricans. — Acnés. — Acti-

nomycose. — Adénomes. — Alopécies. — Anesthésie locale. — Balanites. — Bouton d'Orient. — Brûlures. — Charbon. — Classifications dermatologiques. — Dermatites polymorphes douloureuses. — Dermatophytes. — Dermatozoaires. — Dermites infantiles simples. — Ecthyma.

TOME II.

Avec 168 figures en noir et 21 planches en couleurs.　**40 fr.**

Eczéma. — Electricité. — Eléphantiasis. — Epithéliomes. — Eruptions artificielles. — Erythèmes. — Erythrasma. — Erythrodermies. — Esthiomène. — Favus. — Folliculites. — Furonculose. — Gale. — Gangrène cutanée. — Gerçures. — Greffes. — Hématodermites. — Herpès. — Hydroa vacciniforme. — Ichtyose. — Impétigo. — Kératodermie symétrique. — Kératose pilaire. — Langue.

TOME III.

Avec 201 figures en noir et 19 planches en couleurs.　**40 fr.**

Lèpre. — Lichen. — Lupus. — Lymphadénie cutanée. — Lymphangiome. — Madura (Pied de). — Mélanodermies. — Milium et Pseudo-Milium. — Molluscum contagiosum. — Morve et Farcin. — Mycosis fongoïde. — Nævi. — Nodosités cutanées. — Œdème. — Ongles. — Maladie de Paget. — Papillomes. — Pelade. — Pellagre. — Pemphigus. — Perlèche. — Phtiriase. — Pian. — Pityriasis, etc.

TOME IV.

Avec 213 figures en noir et 25 planches en couleurs.　**40 fr.**

Poils. — Porokératose. — Prurigo. — Prurit. — Psoriasis. — Psorospermose. — Purpura. — Rhinosclérome. — Rupia. — Sarcomes. — Sclérodermie. — Séborrhée. — Séborrhéides. — Sensibilité. — Sudoripares (Glandes). — Tatouages. — Telangiectasie. — Tokelau. — Trichophytie. — Trophonévroses. — Tuberculoses. — Tumeurs. — Ulcères de jambes. — Ulcères des pays chauds. — Urticaire. — Urticaire pigmentaire. — Vergetures. — Verrues. — Vitiligo. — Xanthomes. — Xeroderma. — Zona.

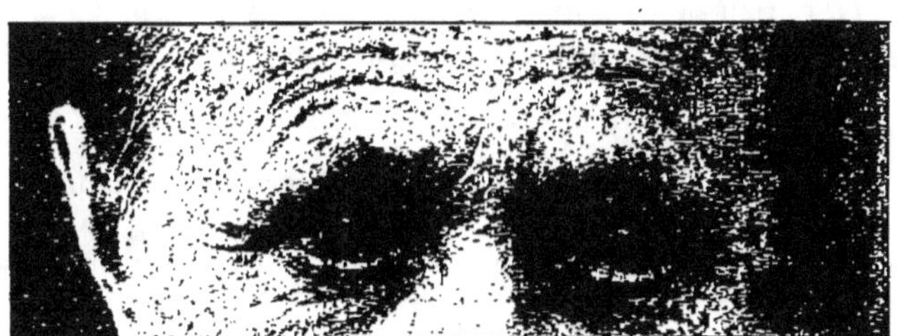

Tome IV. Agénésie sourcilière

Cours de
Dermatologie exotique

Par E. JEANSELME

Professeur agrégé à la Faculté de médecine de Paris
Médecin des Hôpitaux.

1 vol. in-8°, avec 5 cartes et 108 figures en noir et en couleurs.　**10 fr.**

Traité

de Chirurgie

Publié sous la direction

DE MM.

<table>
<tr><td>SIMON DUPLAY</td><td>PAUL RECLUS</td></tr>
<tr><td>Professeur de Clinique chirurgicale à la Faculté de médecine de Paris.
Chirurgien de l'Hôtel-Dieu
Membre de l'Académie de médecine</td><td>Professeur agrégé à la Faculté de médecine
Chirurgien des hôpitaux
Membre de l'Académie de médecine</td></tr>
</table>

PAR MM.

BERGER — BROCA — Pierre DELBET — DELENS — DEMOULIN
J.-L. FAURE — FORGUE — GÉRARD-MARCHANT
HARTMANN — HEYDENREICH — JALAGUIER — KIRMISSON — LAGRANGE
LEJARS — MICHAUX — NÉLATON
PEYROT — PONCET — QUÉNU — RICARD — RIEFFEL — SEGOND
TUFFIER — WALTHER

DEUXIÈME ÉDITION, ENTIÈREMENT REFONDUE
8 volumes grand in-8° avec nombreuses figures dans le texte. . . 150 fr.

TOME PREMIER. 1 vol. grand in-8° de 912 pages avec 218 figures. **18 fr.**

Reclus. Inflammations. — Traumatismes. — Maladies virulentes. — Broca. Peau et tissu cellulaire sous-cutané. — Quénu. Des tumeurs. — Lejars. Lymphatiques, muscles, synoviales tendineuses et bourses séreuses.

TOME II. 1 vol. grand in-8° de 996 pages avec 361 figures . . . **18 fr.**

Lejars. Nerfs. — Michaux. Artères. — Quénu. Maladie des veines. — Ricard et Demoulin. Lésions traumatiques des os. — Poncet. Affections non-traumatiques des os.

TOME III. 1 vol. grand in-8° de 940 pages avec 285 figures. . . **18 fr.**

Nélaton. Traumatismes, entorses, luxations, plaies articulaires. — Lagrange. Arthrites infectieuses et inflammatoires. — Quénu. Arthropathies. Arthrites sèches. Corps étrangers articulaires. — Gérard-Marchant. Crâne. — Kirmisson. Rachis — S. Duplay. Oreilles et Annexes.

TOME IV. 1 fort vol. de 896 pages, avec 354 figures . . . . . . **18 fr.**

Delens. Œil et annexes. — Gérard-Marchant. Nez, fosses nasales, pharynx nasal et sinus. — Heydenreich. Mâchoires.

TOME V. 1 fort vol. de 948 pages, avec 187 figures . . . . . . **20 fr.**

Broca. Vices de développement de la face et du cou. Face, lèvres, cavité buccale, gencives, langue, palais et pharynx. — Hartmann. Plancher buccal, glandes salivaires, œsophage et larynx. — Broca. Corps thyroïde. — Walther. Maladies du cou. — Peyrot. Poitrine. — Delbet. Mamelle.

TOME VI. 1 fort vol. de 1127 pages, avec 218 figures. . . . . . . **20 fr.**

Michaux. Parois de l'abdomen. — **Berger.** Hernies. — **Jalaguier.** Contusions et plaies de l'abdomen. — Lésions traumatiques et corps étrangers de l'estomac et de l'intestin. — **Hartmann.** Estomac. — **Jalaguier.** Occlusion intestinale. Péritonites. Appendicite. — **Faure** et **Rieffel.** Rectum et Anus. — **Quénu.** Mésentère. Rate. Pancréas. — **Segond.** Foie.

TOME VII. 1 fort vol. de 1272 pages, avec 297 figures dans le texte. **25 fr.**

Walther. Bassin. — **Rieffel.** Affections congénitales de la région sacro-coccygienne. — **Tuffier.** Rein. Vessie. Uretères. Capsules surrénales. — **Forgue.** Urètre et prostate. — **Reclus.** Organes génitaux de l'homme.

TOME VIII. 1 fort vol. de 971 pages, avec 163 figures dans le texte. **20 fr.**

Michaux. Vulve et Vagin. — **Pierre Delbet.** Maladies de l'utérus. — **Segond.** Annexes de l'utérus, ovaires, trompes, ligaments larges, péritoine pelvien. — **Kirmisson.** Maladies des membres.

TABLE ALPHABÉTIQUE des 8 volumes du *Traité de Chirurgie.*

Traité de Technique ❧ ❧ ❧ ❧ ❧

❧ ❧ ❧ ❧ ❧ ❧ ❧ ❧ ❧ ❧ ❧ ❧ Opératoire

PAR MM.

Ch. MONOD
Professeur agrégé
à la Faculté de Médecine de Paris
Chirurgien de l'Hôpital Saint-Antoine
Membre de l'Académie de Médecine

J. VANVERTS
Ancien interne
Lauréat des Hôpitaux de Paris
Chef de Clinique
à la Faculté de Médecine de Lille

2 vol. gr. in-8°, formant ensemble 1960 p. et illustrés de 1908 fig. **40 fr.**

Tome I : *1° Méthodes et procédés de l'asepsie et de l'antisepsie, moyens de réunion et d'hémostase, anesthésie; 2° Opérations sur les divers tissus; 3° Opérations sur les membres, le crâne et l'encéphale, le rachis et la moelle, l'appareil visuel, le nez, les fosses nasales, les sinus de la face, le naso-pharynx, l'oreille, le cou, le thorax, le sein.*

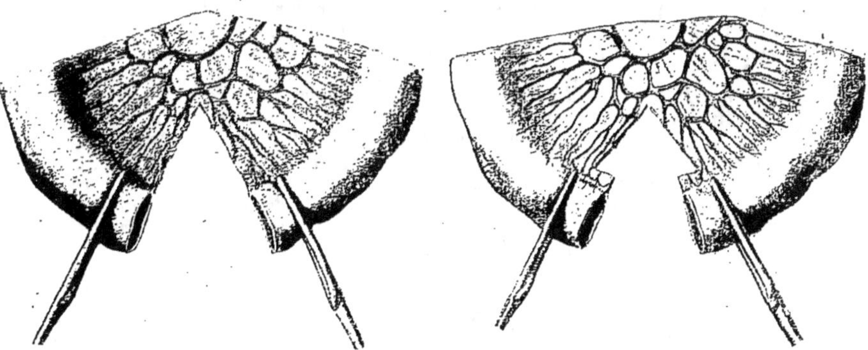

Tome II. Fig. 260 et 261. Résection du mésentère.

Tome II : *Opérations sur la bouche, les glandes salivaires, le pharynx, l'œsophage, l'estomac, l'intestin, le rectum et l'anus, le foie, les voies biliaires, la rate, le rein, l'uretère, la vessie, l'urètre, les organes génitaux de l'homme et de la femme.*

QUATRIÈME ÉDITION DU

Traité
de Chirurgie d'urgence

PAR

FÉLIX LEJARS

Professeur agrégé à la Faculté de médecine de Paris, Chirurgien de l'hôpital Tenon
Membre de la Société de chirurgie.

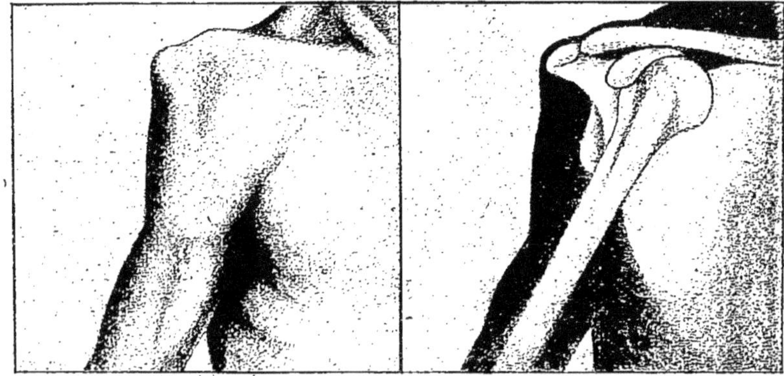

Fig. 570. — Luxation intra-coracoïdienne.

1 volume grand in-8° de 1046 pages, avec 820 figures dans le texte (dont 478 dessinées d'après nature par le Dr E. Daleine et 167 photographies originales), et 16 planches hors texte en couleurs. Relié toile. .   **30** fr.

Parmi les additions faites à cette édition il faut signaler : *les Fractures des os de la face; les Abcès du sein; les Plaies du rachis et de la moelle; les Ruptures de l'utérus pendant le travail; les Plaies de la vulve et du vagin et les Abcès vulvo-vaginaux; les Traumatismes de la verge; les, Hernies inguino-interstitielles et les Étranglements rétrogrades; les Hernies périnéales; les Fractures de l'omoplate, du bassin, des os du carpe et du tarse,* etc. Du reste tous les chapitres ont été repris et refondus avec le double souci de multiplier les détails pratiques et de ne pas trop grossir l'ouvrage. Cette fois encore l'auteur a mis à profit la réfection du livre pour étendre et améliorer l'illustration : un certain nombre de figures ont été supprimées ou refaites, 124 sont entièrement nouvelles; des 835 figures et planches du volume, 148 seulement sont des figures non originales. Au chapitre des Luxations et des Fractures, il lui a semblé utile de faire précéder l'exposé du traitement d'un bref résumé de l'exploration nécessaire et de la représentation des types principaux. C'est dans le même but que plusieurs régions ont été dessinées dans *l'attitude chirurgicale :* région de *la joue, latérale du cou, sus et sous-claviculaire, inguino-crurale, périnée, poignet, face interne du pied, aisselle.* Enfin seize planches en couleurs, d'après des aquarelles d'A. Leuba, représentent les temps principaux de certaines opérations : *trépanation du crâne et de l'apophyse mastoïde, entéro-anastomose; hystérectomie abdominale; entérostomie; appendicite; rupture de grossesse tubaire; colpotomie; uréthrotomie externe; cystostomie; kélotomies inguinale, crurale, ombilicale; entérectomie pour gangrène herniaire; cerclage de la rotule; suture osseuse.*

Traité
de Physiologie

PAR

J.-P. MORAT
PROFESSEUR A L'UNIVERSITÉ DE LYON

Maurice DOYON
PROFESSEUR AGRÉGÉ A LA FACULTÉ DE MÉDECINE
DE LYON

5 vol. grand in-8°, avec fig. en noir et en couleurs dans le texte. En souscription (décembre 1903). **55** *fr.*

I. — **Fonctions élémentaires.** — II. — **Fonctions d'innervation.** — III. — **Fonctions de nutrition.** — Circulation; calorification. — IV. — **Fonctions de nutrition** (suite). — Digestion; absorption; respiration; excrétion. — V. — **Fonctions de relation.** — Sens. — Langage; expression; locomotion. — **Fonctions de reproduction**, à l'exception du développement embryologique.

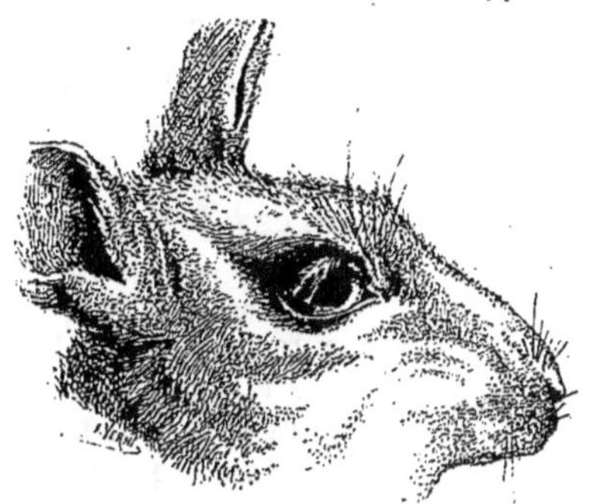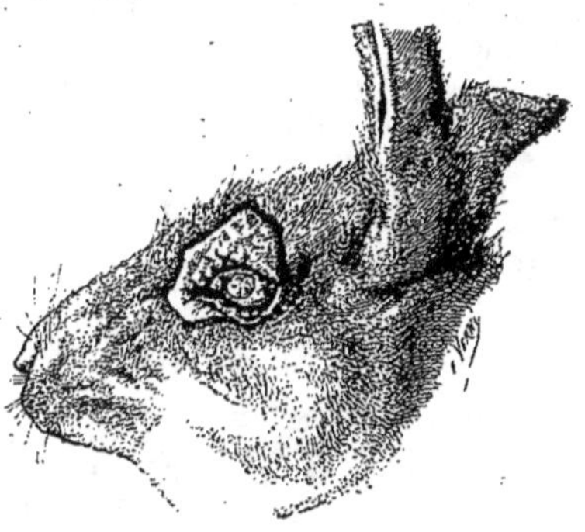

Tome II. Fig. 136. Troubles trophiques après section du sympathique cervical.
Tête de lapin, aspect normal. | Inflammation de la conjonctive et opacité du cristallin.

Ces volumes ne seront pas publiés dans l'ordre ci-dessus, mais le seront dans celui de leur achèvement. — Chaque volume sera vendu séparément. — Toutefois, les éditeurs acceptent jusqu'à nouvel ordre, **au prix à forfait de 55 francs,** des souscriptions à l'ouvrage complet. — Les souscripteurs payeront en retirant chaque volume le prix marqué; mais le tome V et dernier leur sera fourni gratuitement ou à un prix tel qu'ils n'aient, en aucun cas, payé plus de 55 francs pour le total de l'ouvrage.

Janvier 1904.   *Volumes publiés :*

II. — **Fonctions d'innervation,** par J.-P. MORAT. 1 vol. grand in-8°, avec 263 figures noires et en couleurs. . . . . **15** fr.

III. — **Fonctions de nutrition.** — Circulation, par M. DOYON ; Calorification, par J.-P. MORAT. 1 vol. grand in-8°, avec 173 figures noires et en couleurs. . . . **12** fr.

IV. — **Fonctions de nutrition** (*suite et fin*). — Respiration; excrétion, par J.-P. MORAT; Digestion; absorption, par M. DOYON. 1 vol. grand in-8°, avec 167 figures en noir et en couleurs . . . . **12** fr.

Sous Presse : TOME I. — Fonctions élémentaires.

C'est un grand traité de physiologie, tel qu'il n'en était pas paru depuis la troisième édition (1888) de l'ouvrage classique de Beaunis, que les auteurs ont eu le courage d'entreprendre et qu'ils mèneront certainement à bien, si l'on en juge par le remarquable spécimen qui forme le premier volume.

E. GLEY (*Archives de physiologie*).

Traité
de
Physique Biologique

PUBLIÉ SOUS LA DIRECTION DE MM.

D'ARSONVAL
Professeur au Collège de France
Membre de l'Institut et de l'Académie de médecine.

CHAUVEAU
Professeur au Muséum d'histoire naturelle
Membre de l'Institut et de l'Académie de médecine.

GARIEL
Ingénieur en chef des Ponts et Chaussées
Professeur à la Faculté de médecine de Paris
Membre de l'Académie de médecine.

MAREY
Professeur au Collège de France
Membre de l'Institut et de l'Académie de médecine.

SECRÉTAIRE DE LA RÉDACTION
M. WEISS
Ingénieur des Ponts et Chaussées
Professeur agrégé à la Faculté de médecine de Paris.

Le **Traité de Physique Biologique** sera publié en trois volumes : Tome I. *Mécanique. Actions moléculaires. Chaleur.* — Tome II. *Radiations. Optique.* — Tome III. *Électricité. Acoustique.* — Chaque volume sera vendu séparément.

Les tomes I et II sont vendus **25** fr. chaque. On souscrit dès maintenant à l'ouvrage complet au prix de **70** fr. — Ce prix restera tel jusqu'à la publication du tome III.

Au moment où dans les Facultés de médecine s'est produit un changement considérable dans l'enseignement de la physique, il a semblé utile de réunir en un ouvrage tous les matériaux qui pouvaient faire le fond de cet enseignement.

Déjà les maîtres qui ont pour ainsi dire fondé la Physique biologique ont écrit sur certains points spéciaux des traités importants. — Mais, si l'on en excepte les manuels à l'usage des étudiants, il n'a encore paru aucun ouvrage d'ensemble. Il y avait là, semble-t-il, une lacune à combler.

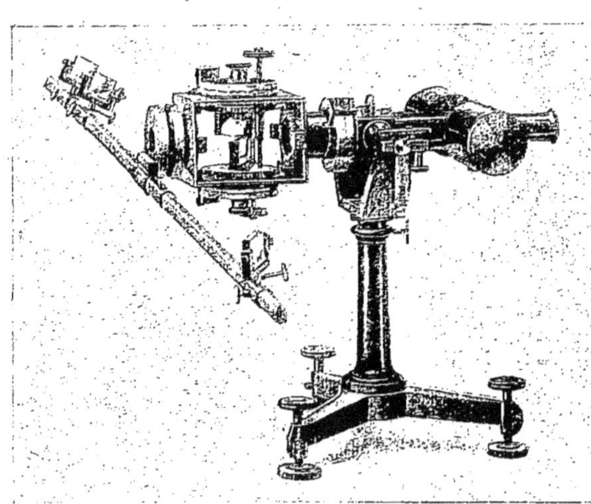

Tome II. Fig. 364.

TOME PREMIER

1 volume in-8° de 1150 pages avec 591 figures dans le texte : **25** fr.

Ce volume contient : Des erreurs dans les mesures. Principes généraux de mécanique, par M. G. WEISS. — Propriétés des solides. Résistance des matériaux. Architecture des os, par M. GARIEL. — Architecture des muscles. Principes généraux de méthode graphique. La contraction musculaire, par M. G. WEISS. Locomotion humaine, par M. PAUL RICHER. — La locomotion animale, par M. MAREY. — Principes généraux d'hydrostatique et d'hydrodynamique, par M. WEISS. — Cœur. Cardiographie, par M. WERTHEIMER. — Circulation du sang dans les vaisseaux. Pression et vitesse pouls et sphygmographie, par M. E. MEYER. — Pléthysmographie, par M. HALLION — Capillarité et tension su perficielle. Solubilité des solides. Imbibition, par M. A. IMBERT. — Filtration, par M. GARIEL. — Osmose, par M. A. DASTRE. — Propriétés des gaz. Analyse des gaz. Gaz du sang. Phénomènes physiques de la respiration, par M. J. TISSOT. — Principes généraux de la chaleur, par M. WEISS. — Thermométrie, par M. GARIEL. — Température, par M. J.-P LANGLOIS. — Calorimétrie. Etuves et régulateurs de température, par M. C. SIGALAS. — Chaleur animale, par M. LAULANIÉ. —Travail fourni par les animaux. Rendement des moteurs animés. Propagation de la chaleur. Protection des animaux, par M. GARIEL. — Influence de la pression sur la vie, par MM. P. REGNARD et P. PORTIER. — Influence des agents atmosphériques sur les

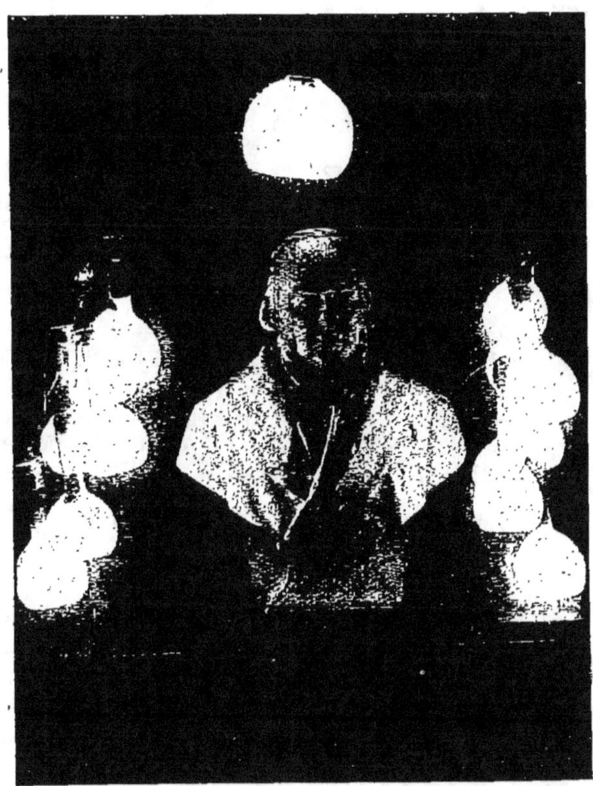

Tome II. Fig. 193. — Buste de CLAUDE BERNARD éclairé à la lumière des microbes photogènes.

éléments cellulaires, par M. A. CHARRIN. — Actions hygrométriques sur les végétaux. Influence de la chaleur sur les végétaux. Actions mécaniques sur les végétaux, par M. MANGIN.

TOME DEUXIÈME

1 volume in-8° de 1160 pages avec figures dans le texte : **25 fr.**

Principes généraux d'optique géométrique, par M. G. WEISS. — Constitution des radiations, par M. G. WEISS. — Spectroscopie et analyse spectrale, par M. HÉNOCQUE. — Mesure et utilisation de la lumière, par M. ANDRÉ BROCA. — Photographie, par M. A. LONDE. — Chaleur rayonnante, par M. GARIEL. — Polarisation rotatoire et polarimétrie, par M. MALOSSE. — Phosphorescence et fluorescence, par M. GARIEL. — Action de la lumière sur les animaux, par M. RAPHAEL DUBOIS. — Biophotogenèse ou production de la lumière par les êtres vivants, par M. RAPHAEL DUBOIS. — Action des radiations sur les végétaux, par M. MANGIN. — Diffusion, par M. GARIEL. — Endoscopie, par M. GUILLOZ. — Étude optique de l'œil. Œil réduit. Aberrations chromatiques, par M. SIGALAS. — Puissance des Systèmes centres. Numérotage des verres, par M. SIGALAS. — Accommodation, par TSCHERNING. — Emmétropie, Myopie, Hypermétropie, Presbytie, par M. BERTIN-SANS. — Astigmatisme, par M. IMBERT. — Détermination et correction des amétropies, par M. IMBERT. — Instruments d'optique physiologique : Ophtalmomètres, Optomètres, Ophtalmoscopes, par A. IMBERT. — Acuité visuelle. Champ visuel, par SULZER. — Impressions lumineuses sur la rétine, par M. CHARPENTIER. — Phénomènes entoptiques, par M. WEISS. — Mouvements des yeux, par M. GARIEL. — Vision binoculaire, par M. TSCHERNING. — Loupe et microscope, par M. GUILLOZ. — L'œil dans la série animale, par M. PETTIT.

TOME TROISIÈME : Électricité — Acoustique (Sous presse).

Traité d'Anatomie Humaine

PUBLIÉ SOUS LA DIRECTION DE

P. POIRIER
et
A. CHARPY

Professeur d'anatomie à la Faculté
de médecine de Paris
Chirurgien des hôpitaux

Professeur d'anatomie
à la Faculté de médecine
de Toulouse

AVEC LA COLLABORATION DE

O. AMOËDO — A. BRANCA — CANNIEU — B. CUNÉO — G. DELAMARE
Paul DELBET — DRUAULT — P. FREDET — GLANTENAY
A. GOSSET — P. JACQUES — TH. JONNESCO
E. LAGUESSE — L. MANOUVRIER — MOTAIS — A. NICOLAS
P. NOBÉCOURT — O. PASTEAU — M. PICOU
A. PRENANT — H. RIEFFEL — CH. SIMON — A. SOULIÉ

5 vol. grand in-8° avec figures noires et en couleurs

ÉTAT DE LA PUBLICATION (Janvier 1904)

Tome I. — **Introduction.** — **Notions d'Embryologie.** — **Ostéologie.**
— **Arthrologie.** *Deuxième édition, entièrement refondue.* 1 fort volume
grand in-8°, avec 814 figures, noires et en couleurs . . . . . . **20 fr.**

Tome II. — 1er fascicule : **Myologie.** *Deuxième édition, entièrement refondue.*
1 volume grand in-8°, avec 331 figures. . . . . **12 fr.**

2e fascicule : **Angéiologie** (Cœur et artères). Histologie. *Deuxième édition,
entièrement refondue.* 1 volume grand in-8° avec 150 figures . . . **8 fr.**

3e fascicule : **Angéiologie** (Capillaires. Veines) *Deuxième édition revue.*
1 vol. grand in-8° avec 85 figures. . . . . **6 fr.**

4e fascicule : **Les Lymphatiques.** 1 volume grand in-8° avec 117 fig. **8 fr.**

Tome III. — 1er fascicule : **Système nerveux.** Méninges. Moelle. Encéphale.
Embryologie. Histologie. *Deuxième édition, entièrement refondue.* 1 vol.
grand in-8° avec 265 figures. . . . . **10 fr.**

2e fascicule : **Système nerveux.** Encéphale. *Deuxième édition, entièrement
refondue.* 1 vol. grand in-8° avec 151 figures . . . . **10 fr.**

3e fascicule : **Système nerveux.** Les nerfs. Nerfs crâniens. Nerfs rachi-
diens. 1 volume grand in-8° avec 205 figures. . . . . **12 fr.**

Tome IV. — 1er fascicule : **Tube digestif.** Développement. Bouche. Pharynx.
OEsophage. Estomac. Intestins. Anus. *Deuxième édition, entièrement refondue.* 1 volume grand in-8° avec 201 figures. . . . . **12 fr.**

2e fascicule : **Appareil respiratoire.** Larynx. Trachée. Poumons. Plèvre.
Thyroïde. Thymus. *Deux^{me} édit. revue.* 1 volume grand in-8° avec 121 fig. **6 fr.**

3e fascicule : **Annexes du Tube digestif.** Dents. Glandes salivaires.
Foie. Voies biliaires. Pancréas. Rate. **Péritoine.** 1 volume grand in-8° avec
561 figures. . . . . **16 fr.**

Tome V. — 1er fascicule : **Organes génito-urinaires.** Reins. Uretère. Vessie.
Urètre. Prostate. Verge. Périnée. Appareil génital de l'homme. Appareil
génital de la femme. 1 volume grand in-8° avec 431 figures . . . **20 fr.**

2e fascicule : **Les Organes des Sens** (pour paraître en Février 1904).

Vient de paraître :

Traité d'Anatomie ❦ ❦ ❦
❦ ❦ ❦ ❦ ❦ ❦ ❦ ❦ Pathologique
GÉNÉRALE

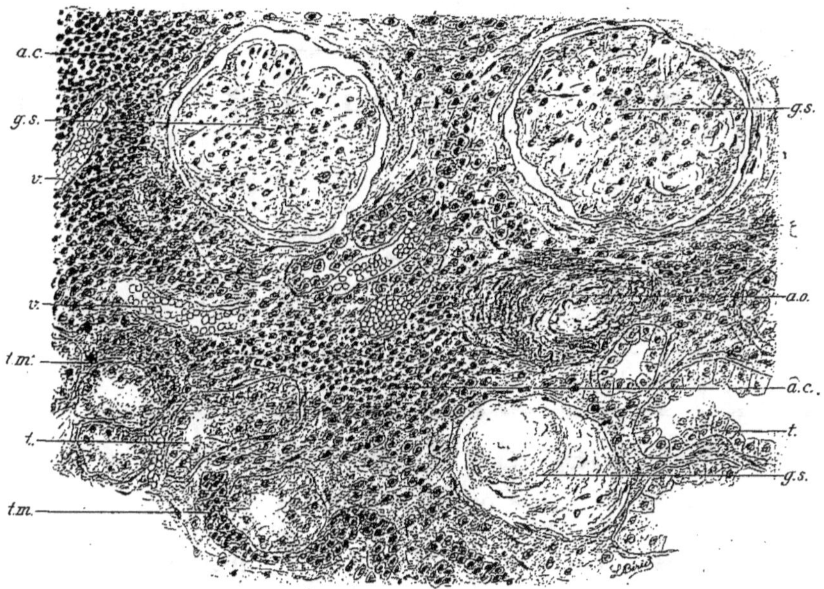

Fig. 60. — Néphrite chronique avec détails des lésions sur un point limite.

PAR

R. TRIPIER

Professeur d'anatomie pathologique à la Faculté de Médecine
de l'Université de Lyon

1 vol. grand in-8° avec 239 figures en noir et en couleurs. 25 fr.

Ce livre est le produit de longues études qui correspondent à 20 années d'enseignement de l'anatomie pathologique. Ayant rempli les fonctions de médecin dans les hôpitaux et tout d'abord étudié l'anatomie pathologique plus particulièrement dans ses rapports avec la clinique, l'auteur n'a jamais perdu de vue ce but essentiellement pratique. 239 figures, dont un grand nombre en couleurs, exclusivement exécutées sous la direction de l'auteur, illustrent ce traité et complètent l'exposé des lésions. Ce livre qui s'adresse aux étudiants et aux savants sera également précieux pour les praticiens soucieux de se tenir au courant.

CINQUIÈME ÉDITION REVUE ET AUGMENTÉE

DU

Traité élémentaire de Clinique Thérapeutique

PAR

Le Dʳ Gaston LYON

Ancien chef de clinique médicale à la Faculté de médecine de Paris

1 vol. grand in-8° de 1654 pages, relié peau. . . . . **25 fr.**

Formulaire Thérapeutique

PAR MM.

G. LYON   et   **P. LOISEAU**

Ancien interne des Hôpitaux   Ancien interne des Hôpitaux
Ancien chef de clinique   Ancien Préparateur
à la Faculté de Médecine   à l'École supérieure de Pharmacie

AVEC LA COLLABORATION DE E. LACAILLE

Assistant à la Clinique médicale de la Faculté de l'Hôtel-Dieu
Chargé des conférences et du laboratoire d'Electrothérapie et de Radiographie

DEUXIÈME ÉDITION REVUE

1 vol. in-18 tiré sur papier indien très mince, relié maroquin souple. . . . . **6 fr.**

Les Maladies du Cuir chevelu

par le Dʳ R. SABOURAUD

Chef du laboratoire de la Ville de Paris à l'hôpital Saint-Louis

I. Maladies Séborrhéiques. — Séborrhée, Acnés, Calvitie

1 vol. in-8°, avec 91 figures dans le texte dont 40 aquarelles en couleurs . . . . **10 fr.**

II. Maladies desquamatives

Pytiriasis et Alopécies pelliculaires

1 vol. in-8° avec 122 figures dans le texte en noir et en couleurs. . . . . **22 fr.**

COMMENTAIRE ADMINISTRATIF ET TECHNIQUE

De la Loi du 15 Février 1902

RELATIVE A LA

Protection de la Santé publique

PAR MM.

Le Dʳ A.-J. MARTIN   et   **Albert BLUZET**

Inspecteur général de l'Assainissement   Docteur en Droit
Chef des services techniques du Bureau   Rédacteur principal au Bureau de l'Hygiène
d'Hygiène de la Ville de Paris   au Ministère de l'Intérieur

Un vol. in-8° de 480 pages avec une *table alphabétique*. Broché, **7 fr. 50**; cartonné toile. **8 fr. 50**

COLLECTION DE PLANCHES MURALES

DESTINÉES A

L'Enseignement
de la Bactériologie

Publiées par l'INSTITUT PASTEUR DE PARIS

Cette collection touche comme principaux sujets : charbon, rouget, choléra des poules, pneumonie, lèpre, suppuration, peste, gonocoque, choléra, fièvre typhoïde, morve, tuberculose, lèpre, actinomycose, diphtérie, tétanos, etc., et les maladies à protozoaires : coccidies, paludisme, maladie de la mouche tsé-tsé, trypanosomes, etc.

Conditions de la Publication. — La collection comprend actuellement 65 planches du format 80×62 centimètres, tirées en couleurs sur papier toile très fort, munies d'œillets permettant de les suspendre sur deux pitons et réunies dans un carton disposé spécialement à cet effet. *Elle est accompagnée d'un texte explicatif rédigé en trois langues (français, allemand, anglais).* **Prix : 250 francs** (port en sus). (*Les planches ne sont pas vendues séparément.*)

CLINIQUE MÉDICALE LAËNNEC

PLANCHES MURALES
DESTINÉES A L'ENSEIGNEMENT
de l'Hématologie
et de la Cytologie

PUBLIÉES SOUS LA DIRECTION
DE

L. LANDOUZY et **M. LABBÉ**
Professeur de Clinique Chef de Laboratoire

SANG NORMAL, SANG PATHOLOGIQUE, SERUM, CYTODIAGNOSTIC

La collection comprend 15 planches du format 80×62 centimètres, tirées en couleurs sur papier toile très fort, munies d'œillets permettant de les suspendre sur deux pitons et réunies dans un carton disposé à cet effet. *Elle est accompagnée d'un texte explicatif en trois langues (français, allemand, anglais).*

Prix de la Collection : 60 francs (port en sus). (*Les planches ne sont pas vendues séparément*).

ALBARRAN ET IMBERT. — *Les Tumeurs du Rein*, par MM. J. ALBARRAN, Professeur agrégé à la Faculté de Médecine de Paris et L. IMBERT, Professeur agrégé à la Faculté de Médecine de Montpellier. 1 vol. grand in-8° avec 106 figures dans le texte, en noir et en couleurs . . . . **20 fr.**

BOREL. — *Choléra et Peste dans le Pèlerinage musulman. Étude d'Hygiène internationale*, par le Dr FRÉDÉRIC BOREL, médecin sanitaire maritime, ancien médecin de l'Administration sanitaire de l'Empire ottoman. 1 vol. in-8°, avec 6 tableaux . . . . **4 fr.**

BRISSAUD. — *Leçons sur les maladies nerveuses* (Salpêtrière, 1893-1894), par le professeur BRISSAUD. recueillies et publiées. par HENRY MEIGE. 1 vol. in-8° avec 240 fig. . . . . **18 fr.**

— *Leçons sur les maladies nerveuses (Deuxième série ; hôpital Saint-Antoine)*, par le professeur BRISSAUD, recueillies et publiées, par HENRY MEIGE. 1 vol. in-8° avec 165 figures . . . . **15 fr.**

BROCA. — *Leçons cliniques de Chirurgie infantile*, par A. BROCA, chirurgien de l'Hôpital Tenon (Enfants-Malades), professeur agrégé. 1 vol. in-8° broché, avec 75 figures et 6 planches hors texte en photocollographie. . . . . **10 fr.**

CHARRIN. — *Leçons de pathogénie appliquée. Clinique médicale, Hôtel-Dieu* (1895-1896), par A. CHARRIN, professeur agrégé, médecin des hôpitaux, assistant au Collège de France. 1 vol. in-8° . . . . **6 fr.**

— *Les Défenses naturelles de l'organisme : Leçons professées au Collège de France*, par A. CHARRIN. 1 vol. in-8°. . . . . **6 fr.**

DEGUY ET WEILL. — *Manuel pratique du traitement de la diphtérie (Sérothérapie, Tubage, Trachéotomie)*, par DEGUY, chef du laboratoire de la Faculté à l'hôpital des Enfants (Service de la diphtérie), et BENJAMIN WEILL, moniteur de tubage et de trachéotomie de la Faculté à l'hôpital des Enfants-Malades. Introduction par A.-B. MARFAN, 1 vol. in-8° br., avec figures . . . . . . **6 fr.**

DIEULAFOY. — *Clinique médicale de l'Hôtel-Dieu de Paris*, par le Professeur G. DIEULAFOY, 4 vol. gr. in-8°, avec figures dans le texte.

    I. 1896-1897. 1 vol. in-8° . . . . **10 fr.**
    II. 1897-1898. 1 vol. in-8° . . . . **10 fr.**
    III. 1898-1899. 1 vol. in-8° . . . . **10 fr.**
    IV. 1900-1901. 1 vol. in-8° . . . . **10 fr.**

DUCLAUX. — *Pasteur. Histoire d'un esprit*, par E. DUCLAUX, membre de l'Institut, directeur de l'Institut Pasteur, 1 vol. gr. in-8°, avec 22 figures. . . **5 fr.**

— *Traité de microbiologie*, par E. DUCLAUX.
    Tome I. *Microbiologie générale.* — Tome II. *Diastases, toxines et venins.* — Tome III. *Fermentation alcoolique.* — Tome IV. *Fermentations variées des diverses substances ternaires.* Chaque volume gr. in-8° avec figures. **15 fr.**
    L'ouvrage formera 7 volumes qui paraîtront successivement.

DUPLAY. — *Cliniques chirurgicales de l'Hôtel-Dieu*, par SIMON DUPLAY, professeur à la Faculté de médecine de Paris, membre de l'Académie de médecine, recueillies et publiées par les Drs M. CAZIN et L. CLADO.

    1re SÉRIE. 1 vol. in-8°, avec figures dans le texte . . . . **7 fr.**
    2e SÉRIE. 1 vol. in-8°, avec figures dans le texte . . . . **8 fr.**
    3e SÉRIE. 1 vol. in-8°, avec figures dans le texte. . . . . **8 fr.**

DUVAL. — *Précis d'histologie*, par M. MATHIAS DUVAL, professeur à la Faculté de médecine de Paris, membre de l'Académie de médecine. *Deuxième édition revue et augmentée.* 1 vol. gr. in-8°, avec 427 figures dans le texte. . . **18 fr.**

FARABEUF. — *Précis de Manuel opératoire*, par L.-H. FARABEUF, professeur à la Faculté de médecine de Paris, membre de l'Académie de médecine. *Nouvelle édition.* 1 volume in-8°, avec 799 figures dans le texte. . . . . **16 fr.**

GAUTIER (A.). — *Cours de Chimie minérale et organique*, par M. Arm. Gautier, membre de l'Institut, professeur à la Faculté de médecine de Paris. *Deuxième édition*, revue et mise au courant. 2 vol. grand in-8°, avec figures.

   I. *Chimie minérale* 1 vol. grand in-8°, avec 244 figures dans le texte. **16 fr.**
   II. *Chimie organique*. 1 vol. grand in-8°, avec 72 figures. . . . . . . **16 fr.**

— *Leçons de Chimie biologique normale et pathologique*. *Deuxième édition* publiée avec la collaboration de M. Arthus, professeur de physiologie à l'Université de Fribourg. 1 vol. in-8°, avec 110 figures. . . . . **18 fr.**

GRASSET. — *Consultations médicales sur quelques maladies fréquentes*, par le Dʳ Grasset, professeur à l'Université de Montpellier. *Cinquième édition, revue et considérablement augmentée.* 1 vol. in-16, reliure souple. . . . **5 fr.**

— *Leçons de Clinique médicale*, faites à l'hôpital Saint-Éloi de Montpellier, par le Dʳ J. Grasset, professeur de clinique médicale à l'Université de Montpellier.

   1ʳᵉ SÉRIE (1886-1890). 1 vol. in-8°, avec 10 planches. . . . . **12 fr.**
   2ᵉ SÉRIE (novembre 1890-juillet 1895). 1 fort vol. in-8°, avec une figure dans le texte et 10 planches lithographiées. . . . . **12 fr.**
   3ᵉ SÉRIE (novembre 1895-mars 1898). 1 vol. in-8° de VII-826 pages, avec 20 planches hors texte, dont 10 en couleurs et 6 en phototypie . . . **15 fr.**

HAYEM. — *Leçons sur les maladies du sang* (*Clinique de l'hôpital Saint-Antoine*), par Georges Hayem, professeur, médecin des hôpitaux, membre de l'Académie de médecine, recueillies par MM. E. Parmentier, médecin des hôpitaux, et R. Bensaude, chef du laboratoire d'anatomie pathologique à l'hôpital Saint-Antoine. 1 vol. in-8°, avec 4 planches en couleurs. . . . . **15 fr.**

JAVAL. — *Entre aveugles* : *Conseils à l'usage des personnes qui viennent de perdre la vue*, par le Dʳ Émile Javal, directeur honoraire du laboratoire d'ophtalmologie de l'École des Hautes Études, membre de l'Académie de médecine. 1 vol. in-16 avec frontispice. **2 fr. 50**

KIRMISSON. — *Leçons cliniques sur les maladies de l'appareil locomoteur* (*os, articulations, muscles*), par le Dʳ Kirmisson, professeur à la Faculté de médecine, chirurgien des hôpitaux, membre de la Société de chirurgie. 1 vol. in-8°, avec figures dans le texte . . . . **10 fr.**

— *Traité des maladies chirurgicales d'origine congénitale*, par le professeur Kirmisson. 1 vol. in-8°, avec 311 fig. et 2 pl. en couleurs . . . **15 fr.**

— *Les Difformités acquises de l'Appareil locomoteur pendant l'enfance et l'adolescence*, par le professeur Kirmisson. 1 vol. in-8°, avec 430 figures dans le texte. . . . . **15 fr.**

LAVERAN. — *Du Paludisme et de son hématozoaire*, par A. Laveran, membre de l'Académie de médecine, membre de l'Institut de France. 1 vol. grand in-8°, avec 4 planches en couleurs et 2 planches photographiques . . . . . **10 fr.**

— *Traité du Paludisme*, par A. Laveran. 1 vol. grand in-8°, avec 27 figures dans le texte et une planche en couleurs . . . . **10 fr.**

— *Traité d'hygiène militaire*, par le Dʳ Laveran. 1 vol. in-8°, avec 270 fig. **16 fr.**

Manuel de pathologie externe, par MM. Reclus, Kirmisson, Peyrot, Bouilly, professeurs agrégés à la Faculté de médecine de Paris, chirurgiens des hôpitaux. Septième édition entièrement refondue, illustrée de nombreuses figures. 4 vol. in-8°, avec figures dans le texte. . . . . **40 fr.**

   I. *Maladies des tissus et des organes*, par le Dʳ P. Reclus.
   II. *Maladies des régions : Tête et Rachis*, par le Dʳ Kirmisson.
   III. *Maladies des régions : Poitrine et abdomen*, par le Dʳ Peyrot.
   IV. *Maladies des régions : Organes génito-urinaires, membres*, par le Dʳ Bouilly.
Chaque volume est vendu séparément. . . . . **10 fr.**

MEIGE (Henry) **ET FEINDEL** (E.). — *Les Tics et leur Traitement.* Préface de M. le Professeur Brissaud. 1 vol. in-8° de 640 pages . . . . **6 fr.**

METCHNIKOFF. — *L'immunité dans les maladies infectieuses,* par Elie Metchnikoff, professeur à l'Institut Pasteur, membre étranger de la Société royale de Londres. Un vol. gr. in-8° avec 45 figures en couleurs dans le texte. **12 fr.**

— *Études sur la Nature humaine, essai de philosophie optimiste,* par Elie Metchnikoff, professeur à l'Institut Pasteur. 1 vol. in-8° avec fig. dans le texte. **6 fr.**

NOCARD ET LECLAINCHE. — *Les maladies microbiennes des animaux,* par Ed. Nocard et E. Leclainche, professeur à l'Ecole de Toulouse. *Troisième édition entièrement refondue et considérablement augmentée.* 2 vol. grand in-8. **22 fr.**

OLLIER. — *Traité expérimental et clinique de la régénération des os* et de la production artificielle du tissu osseux, par le Pr Ollier, professeur de clinique chirurgicale à la Faculté de médecine de Lyon. 2 vol. in-8°, avec figures dans le texte et planches en taille-douce. (Grand prix de chirurgie.). . . . . . . **30 fr.**

— *Traité des Résections* et des opérations conservatrices que l'on peut pratiquer sur le système osseux, par le Pr L. Ollier. 3 vol. . . . . **50 fr.**

    I. *Introduction. — Résections en général.* 1 vol. in-8°, avec 127 fig. . . . **16 fr.**
    II. *Résections en particulier. Membre supérieur.* 1 vol. in-8°, avec 156 fig. **16 fr.**
    III. *Résections en particulier. Résections du membre inférieur, tête et tronc.*

    1 vol. in-8°, avec 224 fig. . . . . **22 fr.**

PANAS. — *Traité des maladies des yeux,* par Ph. Panas, professeur de clinique ophtalmologique à la Faculté de médecine, chirurgien de l'Hôtel-Dieu, membre de l'Académie de médecine, membre honoraire et ancien président de la Société de chirurgie. 2 vol. gr. in-8°, avec 453 fig. et 7 pl. en coul. Reliés toile. **40 fr.**

— *Leçons de clinique ophtalmologique, professées à l'Hôtel-Dieu,* par Ph. Panas, recueillies et publiées par le Dr A. Castan (de Béziers). 1 vol. in-8°, avec figures dans le texte. . . . . **5 fr.**

PANAS ET ROCHON-DUVIGNEAUD. — *Recherches anatomiques et cliniques sur le glaucome et les néoplasmes intra-oculaires,* par le professeur Panas et le Dr Rochon–Duvigneaud, ancien chef de clinique de la Faculté. 1 vol. in-8°, avec 41 figures dans le texte. . . . . **7 fr.**

PÉTIT. — *Guide thérapeutique des Infirmeries régimentaires,* par le Dr Henry Petit, médecin-major de 1re classe. 1 vol. in-12 de 350 p., cart. toile anglaise. **3 fr. 50**

PONCET. — *Traité clinique de l'actinomycose humaine. Pseudo-actinomycoses et botryomycose,* par Antonin Poncet, professeur de clinique chirurgicale à l'Université de Lyon, membre correspondant de l'Académie de médecine, et Léon Bérard, chef de clinique chirurgicale à l'Université de Lyon. *Ouvrage couronné par l'Académie de médecine et par l'Institut.* 1 vol. in-8°, avec 45 fig. dans le texte et 4 planches hors texte en couleurs. . . . . **12 fr.**

PROUST. — *Douze conférences d'hygiène rédigées conformément aux programmes du 12 août 1890,* par A. Proust. Nouv. éd. 1 vol. in-18, cartonné toile. . . . . **2 fr. 50**

— *La Défense de l'Europe contre la Peste et la Conférence de Venise de 1897,* par A. Proust. 1 vol. in-8°, avec fig. et 1 carte en couleurs. . **9 fr.**

PRUNIER. — *Les Médicaments chimiques*, par Léon Prunier, membre de l'Académie de médecine, pharmacien en chef des hôpitaux de Paris, professeur à l'École supérieure de pharmacie.

I. *Composés minéraux*. 1 vol. grand in-8°, avec 137 fig. dans le texte. . **15 fr.**
II. *Composés organiques*. 1 vol. grand in-8°, avec 47 fig. dans le texte. **15 fr.**

RANVIER. — *École pratique des Hautes Études. Laboratoire d'histologie du Collège de France.* Travaux publiés sous la direction de L. Ranvier, professeur d'anatomie générale, Membre de l'Institut, avec la collaboration de M. L. Malassez, directeur adjoint, et des répétiteurs et préparateurs du cours.

Tomes I à XVIII (1884-1900). Chaque vol. in-8° avec pl. hors texte . . **20 fr.**
Les tomes V et VIII ne se vendent plus séparément.

— *Traité technique d'histologie*, 2ᵉ éd., entièrement refondue et corrigée, par M. L. Ranvier. 1 vol. gr. in-8° de 880 p., avec 414 grav. dans le texte et 1 pl. en chromo . . . . **12 fr.**

RECLUS. — *L'anesthésie localisée par la cocaïne*, par le Dᵣ Paul Reclus, professeur agrégé à la Faculté de médecine de Paris, chirurgien de l'hôpital Laënnec, membre de l'Académie de médecine. 1 vol. petit in-8° avec 59 figures dans le texte. . . . . **4 fr.**

REDARD. — *Traité pratique des déviations de la colonne vertébrale*, par P. Redard, ancien chef de clinique chirurgicale de la Faculté de médecine de Paris, chirurgien en chef du dispensaire Furtado-Heine, membre correspondant de l'«American Orthopedic Association». 1 volume grand in-8°, avec 231 figures dans le texte. . . . . **12 fr.**

REGNARD. — *La Cure d'altitude*, par le Dᵣ Paul Regnard, membre de l'Académie de médecine, professeur de physiologie générale à l'Institut national agronomique, directeur adjoint du laboratoire de physiologie de la Sorbonne. *Deuxième édition.* 1 fort vol. grand in-8°, avec 29 planches hors texte et 110 figures dans le texte, relié toile pleine. . . . . **15 fr.**

RÉNON. — *Étude sur l'Aspergillose chez les animaux et chez l'homme,* par M. Rénon, ancien interne des hôpitaux de Paris. 1 vol. in-8°, avec figures dans le texte. . . . . **5 fr.**

ROGER. — *Les maladies infectieuses*, par G.-H. Roger, professeur agrégé à la Faculté de médecine de Paris, médecin de l'hôpital de la porte d'Aubervilliers, membre de la Société de Biologie. 1 vol. in-8° de 1520 pages publié en 2 fascicules avec figures dans le texte. . . . . **28 fr.**

SOULIER (H.). *Traité de Thérapeutique et de Pharmacologie*, par M. H. Soulier, professeur à la Faculté de médecine de Lyon, membre correspondant de l'Académie de médecine. *Additionné d'un memento formulaire des médicaments nouveaux* (1901). *Ouvrage couronné par l'Académie des sciences et par l'Académie de médecine.* 2 vol. grand in-8°. . . . . **25 fr.**

THIBIERGE. — *Syphilis et Déontologie. Secret médical; responsabilité civile; énoncé du diagnostic; jeunes gens syphilitiques; la syphilis avant et pendant le mariage; divorce; nourrissons syphilitiques; nourrices syphilitiques; domestiques et ouvriers syphilitiques; syphilitiques dans les hôpitaux; transmission de la syphilis par les instruments; médecins syphilitiques; sages-femmes et syphilis,* par Georges Thibierge, médecin de l'hôpital Broca. 1 vol. in-8° broché. **5 fr.**

TRABUT. — *Précis de Botanique médicale*, par L. Trabut, professeur d'histoire naturelle médicale à l'École de médecine d'Alger. *Deuxième édition,* entièrement refondue. 1 vol. in-8°, avec 954 figures. . . . . **8 fr.**

Encyclopédie Scientifique ✤ ✤ ✤ ✤ ✤ ✤

✤ ✤ ✤ ✤ ✤ ✤ ✤ ✤ des Aide-Mémoire

Publiée sous la direction de **H. LÉAUTÉ**, Membre de l'Institut

Au 1ᵉʳ Janvier 1904, 336 VOLUMES publiés

Chaque ouvrage forme un vol. petit in-8°, vendu : Br., **2 fr. 50.** Cart. toile **3 fr.**

DERNIERS VOLUMES MÉDICAUX PUBLIÉS
dans la *SECTION DU BIOLOGISTE*

BAZY. — *Maladies des Voies urinaires, Urètre, Vessie*, par le Dʳ Bazy, chirurgien des hôpitaux, membre de la Société de chirurgie. 4 vol.
    I. *Moyens d'exploration et traitement.* 2ᵉ édition. II. *Séméiologie.* III. *Thérapeutique générale. Médecine opératoire.* IV. *Thérapeutique spéciale.*

BERNARD. — *Les Méthodes d'exploration de la perméabilité rénale*, par Léon Bernard, Chef de clinique médicale à la Faculté de Paris.

BONNIER. — *L'Oreille*, par Pierre Bonnier. 5 vol.
    I. *Anatomie de l'oreille.* II. *Pathogénie et mécanisme.* III. *Physiologie : Les Fonctions.* IV. *Symptomatologie de l'oreille.* V. *Pathologie de l'oreille.*

BROCQ ET JACQUET. — *Précis élémentaire de Dermatologie*, par MM. Brocq et Jacquet, médecins des hôpitaux de Paris. 2ᵉ édition entièrement revue. 5 vol.
    I. *Pathologie générale cutanée.* II. *Difformités cutanées, éruptions artificielles, dermatoses parasitaires.* III. *Dermatoses microbiennes et néoplasies.* IV. *Dermatoses inflammatoires.* V *Dermatoses d'origine nerveuse. Formulaire thérapeutique.*

CHARRIN. — *Poisons de l'Organisme*, par le Dʳ A. Charrin, professeur agrégé, médecin des hôpitaux. 3 vol.
    I. *Poisons de l'urine* (2ᵉ éd.). II. *Poisons du tube digestif.* III. *Poisons des tissus.*

CHATIN ET CARLE. — *Photothérapie. La lumière, agent biologique et thérapeutique*, par A. Chatin, préparateur chef adjoint du Laboratoire d'Électrothérapie à l'hôpital Saint-Louis, et M. Carle, ancien Chef de clinique des maladies cutanées à la Faculté de Médecine de Lyon.

FAISANS. — *Maladies des Organes respiratoires. — Méthodes d'Exploration; Signes physiques*, par le Dʳ Léon Faisans, médecin de l'Hôpital de la Pitié. *Troisième édition.*

GRÉHANT. — *Hygiène expérimentale : L'Oxyde de Carbone*, par N. Gréhant, professeur de Physiologie générale au Muséum d'histoire naturelle.

HÉDON. — *Physiologie normale et pathologique du Pancréas*, par E. Hédon, professeur de physiologie à la Faculté de médecine de Montpellier.

LAVERAN. — *Prophylaxie du Paludisme*, par A. Laveran, membre de l'Institut et de l'Académie de Médecine.

MERKLEN. — *Examen et Séméiotique du Cœur, signes physiques*, par le Dʳ Pierre Merklen, médecin de l'hôpital Laënnec. *Deuxième édition.*

ROMME. — *L'Alcoolisme et la Lutte contre l'Alcool en France*, par le Dʳ R. Romme, préparateur à la Faculté de médecine de Paris.
— *La Lutte sociale contre la Tuberculose.*

SERGENT (Edmond et Étienne). — *Moustiques et maladies infectieuses. Guide pratique pour l'étude des moustiques*, par les Dʳˢ Edmond et Etienne Sergent, de l'Institut Pasteur de Paris. Avec une Préface du Dʳ E. Roux.

SERGENT ET BERNARD. — *L'Insuffisance surrénale*, par E. Sergent, ancien interne, médaille d'or des Hôpitaux, et L. Bernard, chef de clinique adjoint à la Faculté. *Ouvrage couronné par la Faculté de Médecine de Paris.*

TRIPIER ET PAVIOT. — *Péritonite sous-hépatique d'origine vésiculaire* dans ses rapports avec la colique hépatique, la pérityphlite, l'appendicite, etc., par R. Tripier, Professeur d'Anatomie pathologique à la Faculté de Lyon et J. Paviot, Agrégé, Médecin des Hôpitaux.

VOUZELLE. — *La Syphilis*, par le Dʳ Vouzelle, ancien interne des hôpitaux. 2 vol.
    I. *Chancre et syphilis secondaire.* II. *Syphilis tertiaire et hérédo-syphilis.*

Bibliothèque Diamant

DES

Sciences médicales et biologiques

A l'usage des Étudiants et des Praticiens

Cette Collection est publiée dans le format in-16 raisin, avec nombreuses figures dans le texte, cartonnage à l'anglaise, tranches rouges.

VIENT DE PARAITRE

QUATORZIÈME ÉDITION

entièrement refondue et considérablement augmentée du

MANUEL DE PATHOLOGIE INTERNE

par Georges DIEULAFOY

Professeur de Clinique médicale à la Faculté de médecine de Paris
Médecin de l'Hôtel-Dieu, membre de l'Académie de médecine

*4 vol. in-16 diamant avec figures en noir et en couleurs, cartonnés à l'anglaise,
tranches rouges . . . . .* **32 fr.**

DERNIERS VOLUMES PUBLIÉS

ARTHUS. — *Éléments de Chimie physiologique,* par Maurice Arthus, professeur de physiologie et de chimie physiologique à l'Université de Fribourg (Suisse). *Quatrième édition revue et augmentée.* 1 vol., avec figures. . . **5 fr.**

— *Éléments de Physiologie,* par Maurice Arthus. 1 vol., avec figures. . **8 fr.**

BARD. — *Précis d'anatomie pathologique,* par M. L. Bard, professeur à la Faculté de médecine de Lyon, médecin de l'Hôtel-Dieu. *Deuxième édition, revue et augmentée.* 1 volume, avec 125 figures . . . . **7 fr. 50**

BERLIOZ. — *Manuel de Thérapeutique,* par le Dr F. Berlioz, professeur à l'Université de Grenoble, avec une préface du professeur Bouchard. *Quatrième édition revue et augmentée.* 1 vol. . . . . **6 fr.**

— *Précis de Bactériologie médicale,* par F. Berlioz, avec une préface du professeur Landouzy. 1 vol. avec figures. . . . . **6 fr.**

BROCA (A.). — *Précis de Chirurgie cérébrale,* par Aug. Broca, chirurgien de l'hôpital Tenon, professeur agrégé à la Faculté de médecine. 1 vol. avec fig. **6 fr.**

GILIS. — *Précis d'Embryologie, adapté aux sciences médicales,* par Paul Gilis, professeur agrégé à la Faculté de médecine de Montpellier, avec une préface de M. le professeur Mathias Duval. 1 vol., avec 175 figures. . . . . . . **6 fr.**

LAUNOIS. — *Manuel d'Anatomie microscopique et d'Histologie,* par M. P.-E. Launois, professeur agrégé à la Faculté de médecine, médecin des hôpitaux. Préface de M. le professeur Mathias Duval. *Deuxième édition entièrement refondue.* 1 vol., avec 261 figures . . . . **8 fr.**

SOLLIER. — *Guide pratique des maladies mentales* (*séméiologie, pronostic, indications*), par le Dr Paul Sollier, chef de clinique adjoint des maladies mentales à la Faculté de médecine de Paris. 1 vol. . . . . **5 fr.**

SPILLMANN ET HAUSHALTER. — *Manuel de diagnostic médical et d'exploration clinique,* par P. Spillmann, prof. de clinique médicale à la Faculté de médecine de Nancy et P. Haushalter, prof. agrégé. *Quatrième édition entièrement refondue.* 1 vol., avec 89 figures . . . . **6 fr.**

THOINOT ET MASSELIN. — *Précis de Microbie. Technique et microbes pathogènes,* par M. le Dr L.-H. Thoinot, professeur agrégé à la Faculté de médecine de Paris, médecin des hôpitaux, et E.-J. Masselin, médecin vétérinaire. Ouvrage couronné par la Faculté de médecine (Prix Jeunesse). *Quatrième édition entièrement refondue.* 1 vol., avec figures en noir et en couleurs. . . . . . . **8 fr.**

WURTZ. — *Précis de Bactériologie clinique,* par le Dr R. Wurtz, professeur agrégé à la Faculté de médecine de Paris, médecin des hôpitaux. *2e édition revue et augmentée,* 1 vol., avec tableaux et figures. . . . . **6 fr.**

L'ŒUVRE MÉDICO-CHIRURGICAL
Dʳ CRITZMAN, directeur

SUITE DE MONOGRAPHIES CLINIQUES

SUR LES QUESTIONS NOUVELLES

En Médecine, en Chirurgie et en Biologie

La science médicale réalise journellement des progrès incessants. Les traités de médecine et de chirurgie auront toujours grand'peine à se tenir au courant. C'est pour obvier à ce grave inconvénient que nous avons fondé ce recueil de Monographies, avec le concours des savants et des praticiens les plus autorisés.

Chaque monographie est vendue séparément. . . . . **1 fr. 25**

Il est accepté des abonnements pour une série de 10 Monographies consécutives au prix à forfait et payable d'avance, de **10** francs pour la France et **12** francs pour l'étranger (port compris).

MONOGRAPHIES EN VENTE (Décembre 1903).

2. **Le Traitement du mal de Pott,** par A. Chipault, de Paris.
4. **L'Hérédité normale et pathologique,** par le prof. Ch. Debierre, de Lille.
5. **L'Alcoolisme,** par Jaquet, privat-docent à l'Université de Bâle.
6. **Physiologie et pathologie des sécrétions gastriques,** par A. Verhaegen.
7. **L'Eczéma,** *maladie parasitaire,* par Leredde.
8. **La Fièvre jaune,** par Sanarelli, de Montevideo.
9. **La Tuberculose du rein,** par Tuffier, prof. agr., chir. de l'hôp. de la Pitié.
10. **L'Opothérapie.** *Traitement de certaines maladies par des extraits d'organes animaux,* par le prof. A. Gilbert et L. Carnot.
11. **Les Paralysies générales progressives,** par M. Klippel.
12. **Le Myxœdème,** par G. Thibierge.
13. **La Néphrite des saturnins,** par H. Lavrand, prof. chargé de cours à la Faculté catholique de Lille, lauréat de l'Académie de Paris.
14. **Traitement de la syphilis,** par le Professeur E. Gaucher.
15. **Le Pronostic des tumeurs,** *basé sur la recherche du glycogène,* par A. Brault, méd. de l'hôp. Tenon.
16. **La Kinésithérapie gynécologique.** *Traitement des maladies des femmes par le massage et la gymnastique (système de Brandt),* par H. Stapfer.
17. **De la Gastro-entérite aiguë des nourrissons,** par A. Lesage, méd. des hôp.
18. **Traitement de l'Appendicite,** par Félix Legueu, prof. agr., chir. des hôp.
19. **Les lois de l'Energétique dans le régime du diabète sucré,** par E. Dufourt, méd. de l'hôp. thermal de Vichy.
20. **La Peste** (*Epidémiologie, Bactériologie. Prophylaxie. Traitement*), par H. Bourges, chef du laboratoire d'hygiène à la Faculté de médecine de Paris.
21. **La Moelle osseuse à l'état normal et dans les infections,** par G.-H. Roger, prof. agr. à la Faculté de Paris, méd. des hôp., et O. Josué.
22. **L'Entéro-colite muco-membraneuse,** par Gaston Lyon, ancien chef de clinique médicale de la Faculté de Paris.
23. **L'Exploration clinique des fonctions rénales par l'élimination provoquée,** par Ch. Achard, prof. agr. à la Faculté, méd. des hôp. et J. Castaigne.
24. **L'Analgésie chirurgicale,** par voie rachidienne (injections sous-arachnoïdiennes de cocaïne), par Tuffier, prof. agr. à la Faculté de Paris, chir. des hôp.
25. **L'Asepsie opératoire,** par MM. Pierre Delbet, prof. agr. à la Faculté de Paris, chir. des hôp., et Louis Bigeard, chef de clinique chirurgicale adjoint.
26. **Anatomie chirurgicale et médecine opératoire de l'Oreille moyenne,** par Broca, prof. agr. à la Faculté de Paris, chir. des hôp.
27. **Traitements modernes de l'hypertrophie de la prostate,** par E. Desnos.
28. **La Gastro-entérostomie** (Indications, Procédés d'investigation et procédés opératoires, Resultats), par les Professeurs Roux et Bourget (de Lausanne).
29. **Les Ponctions rachidiennes accidentelles et les complications des plaies pénétrantes du rachis,** par E. Mathieu, directeur du Val-de-Grâce.
30. **Le Ganglion lymphatique,** par M. Dominici.
31. **Les Leucocytes.** *Technique (Hématologie, cytologie),* par M. le prof. Courmont et F. Montagnard.
32. **La Médication hémostatique,** par le Dʳ P. Carnot, docteur ès sciences.
33. **L'Elongation trophique.** *Cure radicale des maux perforants, ulcères variqueux, etc.,* par l'élongation des nerfs, par le Dʳ A. Chipault, de Paris.
34. **Le Rhumatisme tuberculeux** (*pseud*-*rhumatisme d'origine bacillaire*), par le professeur Antonin Poncet et Maurice Maillard.
35. **Les Consultations de nourrissons,** par Ch. Maygrier, agrégé.
36. **La Médication phosphorée,** par le professeur Gilbert et le Dʳ Posternak.

Annales de Dermatologie
et de Syphiligraphie

PUBLIÉES PAR MM.

ERNEST BESNIER
Médecin de l'hôpital Saint-Louis
Membre de l'Académie de médecine

A. DOYON
Médecin inspecteur des eaux d'Uriage
Correspondant de l'Académie de médecine

L. BROCQ
Médecin de l'hôpital Broca-Pascal

R. DU CASTEL
Médecin de l'hôpital Saint-Louis
Membre de l'Académie de médecine

A. FOURNIER
Professeur honoraire à la Faculté de médecine
Médecin de l'hôpital Saint-Louis

H. HALLOPEAU
Médecin de l'hôpital Saint-Louis
Membre de l'Académie de médecine

G. THIBIERGE
Médecin de l'hôpital Broca-Pascal

W. DUBREUILH
Professeur agrégé à la Faculté
de médecine de Bordeaux

Directeur de la publication : Dʳ G. THIBIERGE

PRIX DE L'ABONNEMENT ANNUEL : Paris, **30** fr. — Départements et Union postale, **32** fr.

BULLETIN DE LA SOCIÉTÉ FRANÇAISE
DE
Dermatologie et de Syphiligraphie

PUBLIÉ PAR LES SOINS DE MM. LES SECRÉTAIRES DE LA SOCIÉTÉ

Le *Bulletin* parait tous les mois (excepté pendant les vacances de la Société), sous forme de cahier grand in-8°, et donne le procès-verbal complet de la séance précédente.

ABONNEMENT ANNUEL : Paris et Départements, **12** fr. — Union postale, **14** fr.
Nota : Les abonnés aux *Annales de Dermatologie* ont droit à recevoir cette publication aux conditions suivantes : Paris et Départements, **6** fr. — Union postale, **7** fr.

Revue d'Hygiène et de Police Sanitaire

Organe de la Société de Médecine publique et de Génie sanitaire

FONDÉE PAR **E. VALLIN**

PARAISSANT TOUS LES MOIS

SOUS LA DIRECTION DE

A.-J. MARTIN
Inspecteur général de l'Assainissement de la Ville de Paris,
Membre du Comité consultatif d'Hygiène de France.

ABONNEMENT ANNUEL : Paris. **20** fr. — Départements, **22** fr. — Union postale, **23** fr.

Archives d'Anatomie microscopique

FONDÉES PAR

E.-G. BALBIANI ET **L. RANVIER**

PUBLIÉES PAR

L. RANVIER ET **L.-F. HENNEGUY**
Professeur d'Anatomie générale   Professeur d'Embryogénie comparée
au Collège de France   au Collège de France

Les **Archives d'Anatomie microscopique** *paraissent par fascicules in-8° d'environ 150 pages; elles publient de nombreuses planches hors texte en noir et en couleurs et des figures intercalées dans le texte. Quatre fascicules, paraissant à des époques indéterminées, correspondent à un volume. — L'abonnement est fait par volume au prix unique de* **50** *francs.*

REVUE D'ORTHOPÉDIE

PARAISSANT TOUS LES DEUX MOIS

SOUS LA DIRECTION DE

M. le Dr KIRMISSON

PROFESSEUR DE CLINIQUE CHIRURGICALE INFANTILE A LA FACULTÉ DE MÉDECINE
CHIRURGIEN DE L'HOPITAL TROUSSEAU
MEMBRE DE LA SOCIÉTÉ DE CHIRURGIE
MEMBRE CORRESPONDANT DE L'« AMERICAN ORTHOPEDIC ASSOCIATION »

Avec la collaboration de MM.

O. LANNELONGUE
Professeur à la Faculté de médecine de Paris,
Membre de l'Institut.

LE DENTU
Professeur à la Faculté de médecine de Paris,
Membre de l'Académie de médecine.

A. PONCET
Professeur à la Faculté
de médecine de Lyon.

PIÉCHAUD
Professeur à la Faculté
de médecine de Bordeaux.

PHOCAS
Professeur agrégé à la Faculté
de médecine d'Athènes

Secrétaire de la Rédaction : Dr **GRISEL**, chef de clinique à l'hôpital Trousseau.

La Revue d'Orthopédie paraît tous les deux mois, par fascicules grand in-8°, illustrés de nombreuses figures dans le texte et de *planches-hors texte*, et forme chaque année un volume d'environ 500 pages.

ABONNEMENT ANNUEL : PARIS. 15 fr. — DÉPARTEMENTS, 17 fr. — UNION POSTALE, 18 fr.

Annales des Maladies de l'Oreille et du Larynx
du Nez et du Pharynx

DIRECTEURS :

M. LERMOYEZ
Médecin de l'Hôpital Saint-Antoine

P. SEBILEAU
Professeur agrégé, chirurgien des hôpitaux.

E. LOMBARD
Oto-Rhino-Laryngologiste des Hôpitaux

SECRÉTAIRES DE LA RÉDACTION : H. **BOURGEOIS** ET H. **CABOCHE**

Les **Annales des Maladies de l'Oreille et du Larynx** paraissent tous les mois, et forment chaque année un volume in-8°, avec figures dans le texte.

ABONNEMENT ANNUEL : PARIS, 12 fr. — DÉPARTEMENTS, 14 fr. — UNION POSTALE, 15 fr.

REVUE GÉNÉRALE D'OPHTALMOLOGIE
RECUEIL MENSUEL BIBLIOGRAPHIQUE, ANALYTIQUE, CRITIQUE

DIRIGÉ PAR MM.

Le Professeur **DOR**, à Lyon. | Le Dr **E. ROLLET**, à Lyon.

La *Revue* paraît tous les mois et forme chaque année un vol. gr. in-8°, avec figures.

ABONNEMENT ANNUEL : Paris, 20 fr. — Départements, 22 fr. — Union postale, 22 fr. 50.

REVUE DE LA TUBERCULOSE
Paraissant tous les trois mois

POUR FAIRE SUITE AUX

Études expérimentales et cliniques sur la Tuberculose

Fondées par le Professeur **VERNEUIL**, de l'Institut

SOUS LA DIRECTION DE MM.

CH. BOUCHARD, Président de l'Œuvre de la Tuberculose

BROUARDEL, CHAUVEAU, CORNIL, A. FOURNIER, J. GRANCHER, LANNELONGUE, NOCARD,
F. RAYMOND, CH. RICHET, KELSCH, L. LANDOUZY

Rédacteur en chef : Dr Henri **CLAUDE**
Médecin des hôpitaux.

ABONNEMENT ANNUEL : Paris, 12 fr. — Départements, 14 fr. — Union postale, 15 fr.